现代医学影像诊断与技术

张蕾 等 主编

上海科学普及出版社

图书在版编目（CIP）数据

现代医学影像诊断与技术／张蕾等主编. —上海：上海科学普及出版社，2024.5
ISBN 978-7-5427-8689-0

Ⅰ.①现… Ⅱ.①张… Ⅲ.①影像诊断 Ⅳ.①R445

中国国家版本馆CIP数据核字（2024）第074016号

统　　筹　张善涛
责任编辑　陈星星　　郝梓涵
整体设计　宗　宁

现代医学影像诊断与技术

主编　张　蕾　等

上海科学普及出版社出版发行

（上海中山北路832号　邮政编码200070）

http://www.pspsh.com

各地新华书店经销　　山东麦德森文化传媒有限公司印刷

开本　787×1092　1/16　印张　23.25　插页　2　字数　595 000

2024年5月第1版　　2024年5月第1次印刷

ISBN 978-7-5427-8689-0　定价：198.00元

前 言
FOREWORD

医学影像诊断与技术在临床上应用非常广泛,对疾病的诊断提供了科学和直观的依据。其可以更好地配合临床诊疗,在临床医师最终准确诊断病情中起到不可替代的作用。随着医学科技的进步,医学影像诊断与技术也经历了从传统的 X 线检查到如今的磁共振、超声、PET-CT 等多元化、高精度的检查手段的发展历程。这一进步不仅提高了疾病的诊断准确率,更为医师提供了更为直观、深入的疾病信息,使得采取的治疗手段更为精准。

在以上的背景下,编者编写了《现代医学影像诊断与技术》一书。编写本书的初衷是希望为医学影像领域的专业人士提供一个全面、实用的参考资料,帮助他们更好地掌握和应用现代医学影像技术。同时希望本书能推动医学影像技术的进一步发展,从而为更多患者带来福音。

本书不仅涵盖了基础的影像学原理,还介绍了最新的影像技术应用场景。此外,本书还结合实际病例,深入浅出地阐述了各种疾病在不同影像学检查中的表现和特征,为读者提供了丰富的实践经验。本书的特点主要体现在其全面性、实用性和前沿性上:全面性体现在内容涵盖了医学影像学领域的各个方面;实用性体现在书中提供了大量的临床案例和实用技巧;前沿性则体现在书中追踪了医学影像技术的最新发展动态。本书可作为临床影像科医务工作者的参考用书。

由于编者人数较多,文笔不尽一致,加上编写时间有限,尽管多次校稿,书中难免存在疏漏和不足之处,恳请广大读者提出宝贵意见和建议,以便再版时修订。

《现代医学影像诊断与技术》编委会
2024 年 1 月

目 录
CONTENTS

第一章

医学影像检查方法与技术

第一节 CT 检查方法

一、CT 普通扫描

CT 普通扫描是指不用对比剂增强或造影的 CT 扫描,又称 CT 平扫。平扫是 CT 扫描最基本的扫描方式(图 1-1)。CT 检查一般先做平扫,根据扫描结果必要时再做其他扫描方式。

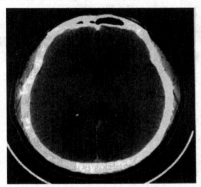

图 1-1 颅脑 CT 扫描图像

(一)非螺旋 CT 扫描

非螺旋 CT 扫描常称轴位扫描或序列扫描。扫描时,检查床载被检者位置不变,球管与探测器系统在曝光的同时围绕人体旋转一圈扫描一个层面,该层面扫描结束后,检查床载被检者移动到下一层面再进行扫描。球管围绕被检者旋转的运行轨迹成一个个独立的圆形。

非螺旋 CT 扫描管电压通常为 120～140 kV,管电流 70～260 mA,扫描时间 6～20 秒,矩阵 512×512,层厚 5～10 mm,层距 5～10 mm,连续扫描。标准算法、软组织算法均可。非螺旋 CT 扫描对 CT 机没有特殊要求,在非螺旋 CT 机和螺旋 CT 机上都可实施。

非螺旋 CT 扫描速度慢,不利于被检者制动,但是其数据没有螺旋 CT 数据的插值,图像信噪比高,质量好,因此经常在某些不需快速扫描的检查部位时使用。颅脑、椎间盘的常规扫描常选用非螺旋扫描。

1

（二）螺旋 CT 扫描

螺旋 CT（HCT）有单层螺旋 CT 和多层螺旋 CT。螺旋 CT 扫描机采用滑环技术，球管与探测器系统在曝光的同时围绕人体单向连续旋转，同时检查床载被检者单向连续移动，球管围绕被检者旋转的运行轨迹成螺线形（图 1-2）。螺旋 CT 采集的不是一个层面的数据，而是一个器官或一个部位的纵向连续的扫描数据，因而这种扫描方法又被称为容积扫描。螺旋 CT 扫描的速度较非螺旋 CT 大幅度提高，一次屏气大多可完成规定区域的扫描任务，同时减少了呼吸伪影，避免了漏扫。对于连续容积扫描数据，可进行任意地、回顾性图像重建、重组，无层间隔大小的约束和重组次数的限制，提高了后处理技术中的多平面和三维成像图像的质量。

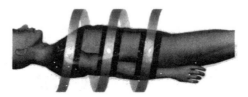

图 1-2　单层螺旋 CT 扫描示意图

SCT 扫描一般管电压为 80～140 kV，管电流为 50～450 mA，扫描时间最长可连续曝光 100 秒，层厚通常在 1～10 mm。

多层螺旋 CT（MSCT）一次采集可同时获得多层 CT 图像，包括双层、4 层、8 层、16 层、64 层和 320 层等（图 1-3）。

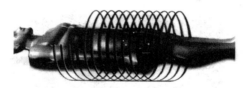

图 1-3　多层螺旋 CT 扫描示意图

多层螺旋 CT 的特点有以下几点。①宽探测器结构：MSCT 探测器排数为多排，球管旋转一周可完成更多层面的容积数据采集并重建出更多层面的图像；②具有先进的旋转方式，有电机皮带驱动、磁悬浮等；③使用大容量 X 线球管；④X 线束为锥形束，根据拟采集的层厚选择锥形束宽度，激发不同数目的探测器，实现一次采集获得多层图像；⑤采集层厚薄。MSCT 采集层厚可达亚毫米级，提高了后处理图像的质量。⑥使用大容量高速计算机处理数据。随着 MSCT 采集到的原始数据量大为增加。采用大容量计算机使处理速度相应加快，重建时间更短，图像后处理更快捷。

MSCT 的临床应用范围比单层螺旋 CT 有了进一步扩展，它除具有单层螺旋 CT 的优点外，还有以下优势。①同层厚时的扫描速度提高：有利于进行血管检查、胸腹部的检查和对急、重症被检者的检查；②检测效率提高：MSCT 将单层螺旋 CT 中纵向扫描层面两侧被浪费的 X 线用来采集数据，提高了 X 线的利用率。整个器官或一个部位一次屏息下的容积扫描，不会产生病灶的遗漏；③CT 图像质量提高：MSCT 扫描时获取的容积数据，具有较高的纵向分辨率，减少了容积效应和运动伪影；④图像后处理质量提高：MSCT 在相同扫描时间内可获得范围更长或范围相同但层面更薄的容积数据，并且可任意地、回顾性重建，获得更加清晰、直观、逼真的后处理图像；⑤同层厚时 X 线剂量减少。MSCT 对射线的利用率较高，减少了 X 线管的负荷，降低了

X线管的损耗。

经过 20 年的发展，MSCT 无论从硬件技术，还是软件功能等方面均有了很大的提高，并在许多临床应用方面显示出优势，如心脏和冠状动脉成像、脑血管成像、CT 灌注成像、智能血管分析及骨关节容积重组等。

（三）双源 CT 扫描

双源 CT（DSCT）是新型 CT 扫描仪，它的基本结构秉承了多层螺旋 CT 的设计，但在 X 线球管和探测器系统做了大胆的创新，由沿袭使用的一个球管、一组探测器系统，改变成了双球管和双探测器系统，两套采集系统同置于扫描机架内，成 90°角排列（图 1-4），两个球管既可同时工作，也可分别使用。当心脏成像、双能减影和全身大范围扫描时，可采用两个球管同时工作，一般的扫描可只用一组球管探测器系统工作。

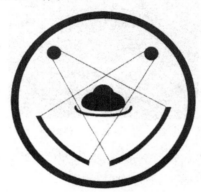

图 1-4 双源 CT 扫描示意图

双源 CT 进一步提高了扫描速度和时间分辨率，对心脏的 CT 检查具有明显的优势，减小了对心率的依赖。双源 CT 的两个球管设置不同的千伏值时，发射不同的能量，还可以进行双能量成像。

（四）薄层扫描

薄层扫描是指层厚≤5 mm 的扫描方法。目前，应用非常广泛，一般采用 1～5 mm。在普通 CT 机和螺旋 CT 机上都可实施，平扫和增强扫描均可，主要优点是减少部分容积效应。薄层扫描的主要用途有以下几个方面。

（1）较小组织器官如鞍区、颞骨乳突、眼眶和椎间盘等，常规用薄层平扫。

（2）检出较小病灶，如肝脏、肾脏等的小病灶，胆系和泌尿系统的梗阻部位等，在普通扫描的基础上加做薄层扫描。

（3）一些较大的病变，为了观察病变的内部细节，局部可加做薄层扫描。

（4）拟进行图像后处理，最好用薄层螺旋扫描，扫描层面越薄，重组图像的质量越高。薄层扫描因层面接受 X 线光子减少，信噪比降低，图像质量有所下降。为保证符合诊断需要的图像质量，通常需增大扫描条件。目前，最薄的扫描可达亚毫米扫描，即<1 mm 层厚的扫描。从诊断意义上讲，1 mm 以下的薄层层面信息主要用于图像后处理重组。

（五）连续扫描、重叠扫描和间隔扫描

根据层距和层厚的关系，分为连续扫描、重叠扫描和间隔扫描。若层距与层厚相等，则为连续扫描（也称序列扫描），各层之间既无间隙，也无重叠；若层距大于层厚，则为间隔扫描，部分层面组织未被扫描;若层距小于层厚,则为重叠扫描,层面相邻部分重复扫描。CT 检查常规使用连续扫描,肺高分辨扫描通常使用间隔扫描,重叠扫描通常指非螺旋 CT 而言,现已少用。

(六)靶扫描

靶扫描是指对较小的感兴趣区进行扫描的方法,又称放大扫描、目标扫描(图 1-5)。通常对检查部位先行普通扫描,利用此扫描图像确定感兴趣区,缩小扫描视野后进行的扫描。靶扫描图像增加了感兴趣区的像素数目,提高了空间分辨率。多层螺旋 CT 通常采用扫描后小视野、大矩阵重建的方式减小像素尺寸,提高空间分辨率。

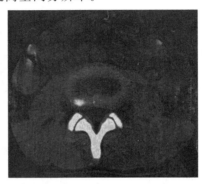

图 1-5 腰椎间盘靶扫描

靶扫描主要用于小器官和小病灶的显示,如垂体、内耳、肾上腺和肺内孤立结节的扫描。对 CT 机没有特殊要求,扫描条件与普通扫描相同。

(七)高分辨率 CT 扫描

高分辨率 CT(HRCT)是使用较高的 X 线剂量进行薄层扫描,大矩阵、骨算法重建图像,获得具有良好的空间分辨率 CT 图像的扫描方法。有时,还采用小视野重建图像。管电压120～140 kV,管电流120～220 mA,层厚 1～2 mm,层距可视扫描范围大小决定,可无间隔或有间隔扫描,矩阵通常 512×512,选用骨算法重建。此方法突出优点是具有良好的空间分辨率,主要用于小病灶、小器官和病变细微结构的检查。如肺部 HRCT,能清晰显示以次级肺小叶为基本单位的肺内细微结构,有助于诊断和鉴别诊断支气管扩张,肺内小结节、弥漫性间质性病变等。也可用于检查内耳、颞骨乳突和肾上腺等小器官。HRCT 扫描因层厚小,需使用高的曝光条件(图 1-6)。

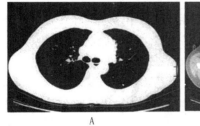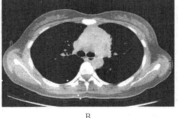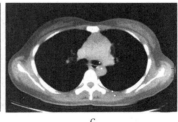

A   B   C

图 1-6 肺高分辨率扫描

A.肺高分辨率扫描(WL:−600,WW:1 000);

B.肺高分辨率扫描(WL:−650,WW:1 600);

C.常规肺扫描(WL:−650,WW:1 600)

(八)定量扫描

定量CT(QCT)是指利用CT检查来测定某一感兴趣区内特殊组织的某一种化学成分含量的扫描方法。依X线的能级分单能定量CT和多能定量CT。用于测定骨矿物质含量,监测骨质疏松或其他代谢性骨病被检者的骨矿物质密度。扫描时在被检者胸腰椎下面放置标准密度校正体模,体模内含数个已知不同密度的溶液或固体参照物。扫描后测量各感兴趣区的CT值,通过专用软件,与参照密度校正并计算出骨密度值。

(九)低剂量CT

(LDCT)扫描:低剂量扫描指在保证诊断要求的前提下,降低扫描X线剂量进行CT扫描的方法,可以降低被检者X线吸收剂量,并且减少球管损耗。随着MSCT技术的不断发展,LDCT在成人胸部健康体检、肺癌普查、肺小结节病变随访、眼眶、鼻窦及儿童颅脑中的应用越来越受到重视并发挥很大的作用。

(十)双能量成像

利用双源CT两种不同的能量采集的数据进行处理,实现组织结构的减影、识别等的CT技术称为CT双能量成像。双能量成像开辟了CT临床应用的新领域。双源CT可利用两个X线球管发射不同的能量(即设置不同的千伏值,如140 kV和80 kV),两种不同的能量对不同的组织的衰减值不相同,如某被检者在80 kV时,骨骼的CT值为670 HU,对比剂为296 HU;当能量提高为140 kV时,骨骼的CT值降低为450 HU,而对比剂降低为144 HU。利用两种不同的能量,DSCT可对血管增强与骨骼进行直接减影(图1-7);可对某些组织如肿瘤组织进行特征性识别;可对人体的体液成分进行识别;可对人体不同成分的结石进行鉴别;此外,还在四肢韧带、肌腱和软骨的显示与疾病诊断方面展现出令人满意的效果。

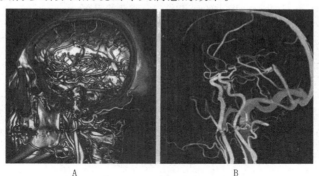

图1-7　DSCT对骨骼与增强血管减影

A.减影前VR显示骨骼及血管影;B.减影后VR仅余血管影

(十一)CT透视及CT导向穿刺活检

CT快速连续扫描的同时,进行高速图像重建和连续图像显示,可以达到近似X线透视的实时观察图像的效果,称为CT透视。CT透视主要用于CT导向穿刺活检。CT导向穿刺活检是在CT引导下,将穿刺针刺入病灶内,进行组织活检、抽吸和注入药物等诊断、治疗的手段。在常规CT扫描的基础上,确定出病灶位置,在病灶区对应的体表表面,贴上进针的体表标志,在此区域扫描数层,确定病灶中心层面所对应的体表标志的进针点、进针深度和角度(图1-8)。在CT透视扫描下,进针并监视调整进针的方向位置,位置满意后进行组织活检、抽吸、注入药物等临床操作。CT透视能在CT扫描的同时观察针尖的位置与病灶的关系,操作者可以实时、快速、准确地调整穿刺针的方向和深度,与一般的 CT 引导的穿刺相比,明显提高了病灶穿刺活检的准确性,同时能及时发现和处理穿刺过程中的并发症。不足之处在于术者接收 X 线辐射和被检者局部 X 线照射量较大、穿刺针的金属伪影、重建伪影和图像显示延迟等问题有待进一步解决。

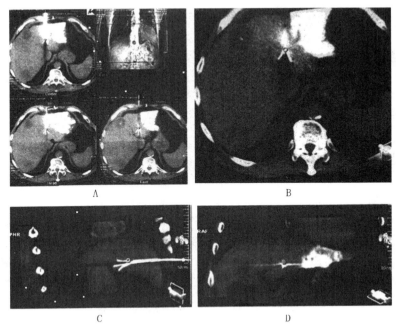

图 1-8 CT 导向穿刺活检界面

A.三个相邻的横断面;B.横断面;C.矢状面;D.冠状面

二、CT 增强扫描

静脉注射对比剂后的扫描称增强扫描(CE)。其作用是增加组织器官的对比度,临床应用普遍。注射对比剂后血液内碘浓度增高,血管和血供丰富的组织结构含碘量升高,而血供少的组织结构含碘量较低,使组织结构的密度差别增大,正常组织与病变组织之间密度差别增大,有利于病变的显示和区别。

(一)对比剂

1.对比剂

用于增强扫描的水溶性碘对比剂与 X 线血管造影用对比剂基本相同,多为三碘苯环的衍生物,根据分子结构在溶液中以离子或分子形式存在分为两型,以离子形式存在的称为离子型对比剂,以分子形式存在的称为非离子型对比剂。两种类型均有单体和二聚体之分。离子型单体对比剂渗透压高 1 500～1 600 mOsm/kg,非离子型单体对比剂渗透压 500～700 mOsm/kg 二聚体对比剂渗透压均比相应单体减半。对比剂的浓度多为 300～400 mgI/mL。

一般使用非离子型对比剂进行 CT 增强扫描。常用的药物有碘海醇、碘普胺、碘佛醇、碘帕醇和碘比醇等。

2.对比剂毒性不良反应和变态反应

对比剂进入体内,有化学毒性、渗透压毒性、免疫反应、离子失衡和肝肾功能损害等毒性反应,部分被检者还可以发生变态反应,变态反应的临床表现及处理详见造影检查部分。

3.对比剂的注射方法及用量

对比剂用量一般按体重计算,15～20 mL/kg,儿童用量酌减。根据不同的检查部位、扫描方法、被检者的年龄和体质等,其用量、流速略有不同。

对比剂通常使用静脉团注法,通过手背静脉或肘静脉注射。以 25～35 mL/s 的流速快速注入对比剂80～100 mL,然后进行扫描。其血管增强效果明显,应用广泛。另一种注射方法是快速静脉滴注法,即以15～20 mL/s的流速将100～120 mL 的对比剂快速滴注,当注入约一半左右时开始扫描。此方法血管内对比剂浓度维持时间较长,但强化效果不如团注法,不利于时相的选择和微小病变的显示,多用于扫描速度慢的 CT 机,现已少用。

CT 增强扫描通常使用高压注射器准确、匀速地注入对比剂。高压注射器由注射头、控制台、机架和多向移动臂组成,有单筒高压注射器和双筒高压注射器。使用双筒高压注射器时,对比剂和生理盐水分别抽入注射头上的两个针筒内。注射参数可在控制台上进行选择,通常包括注射顺序、注射速度(mL/s)、注射总量(mL)等。血管造影时,在对比剂注射后常需紧接着注入生理盐水 30～50 mL,可以减少高浓度对比剂对上肢血管的刺激、将残留在输液管内的对比剂冲入血管,以及迅速推移静脉内的高浓度的对比剂以免造成放射状伪影。

(二)增强扫描的方法

1.常规增强扫描

常规增强扫描是指静脉注射对比剂后按普通扫描的方法进行扫描。

2.动态增强扫描

动态增强扫描是指静脉注射对比剂后,在极短的时间内对感兴趣区进行快速连续扫描。对比剂通常采用团注法静脉注入。扫描方式有以下几种。

(1)进床式动态扫描,通常使用螺旋CT,对一组层面或整个脏器连续进行数次增强扫描。

(2)同层动态扫描,可选病灶的最大层面或感兴趣层面,对该层面连续进行多次扫描。

动态增强扫描可以获得动脉早期、动脉期、静脉期、静脉晚期等不同时相的强化图像。还可以针对多次扫描的同一病灶测定 CT 值,将其制成时间密度曲线,以研究该层面病变血供的动态变化特点,借以诊断及鉴别诊断。

3.延迟增强扫描

延迟增强扫描是在常规增强扫描后延迟数分钟至数小时再行感兴趣区扫描的方法。此方法作为增强扫描的一种补充,观察组织与病变在不同时间的密度差异,可用于肝脏小病灶的检出及肝癌和肝海绵状血管瘤之间的鉴别及肾盂、膀胱病变的显示等。

4.双期和多期增强扫描

双期和多期增强扫描是指一次静脉注射对比剂后,分别于血供的不同时期,对欲检查器官进行两次或多次扫描。扫描步骤如下所述。

(1)根据平扫选择增强扫描范围,设定不同时期的开始时间,扫描条件与平扫相同。

(2)抽取对比剂 80～100 mL,生理盐水 30～50 mL,建立手背静脉通道。设定高压注射器注射参数。

(3)检查各项参数无误,同时按下注射开始键和扫描键,CT 机即按设置好的起始扫描时间对欲检查器官分别进行两次或多次扫描。

此方法可用于身体各个部位,利用螺旋 CT 机扫描速度快的优势,准确显示不同时期组织器官及病灶的血供特点,提高病灶的检出率和定性能力。各期扫描的扫描时机与脏器血液循环时间有关,另外也受年龄、体质、心肾功能和有无门静脉高压等因素影响,操作中要根据部位的不同,综合考虑各种因素,灵活选定扫描时机,才能获得最佳的增强图像(图1-9)。

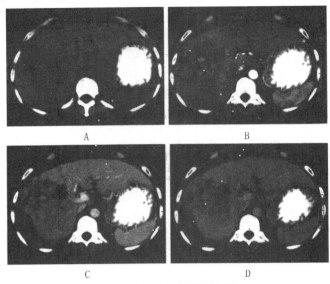

图1-9　肝癌三期增强扫描
A.平扫;B.动脉期;C.门静脉期;D.平衡期

(三)增强扫描的应用

增强扫描增加了组织与病变间密度的差别,更清楚地显示病变与周围组织间的关系及病变的大小、形态和范围,有助于发现平扫未显示或显示不清楚的病变;不同的病变显示不同的增强特性,增强扫描可以动态观察某些脏器或病变中对比剂的分布与排泄情况,根据其特点,判断病变性质。如肝脏海绵状血管瘤和肝癌的增强扫描表现特点不同,原发性肝癌和肝脏转移性肿瘤的增强特点不同。增强扫描还可以帮助区分病变组织和水肿等继发改变;可以借以鉴别血管结构和淋巴结等其他结构;可观察血管结构及血管性病变。增强扫描得到了广泛应用,目前已成为大部分占位性病变的常规检查手段。

螺旋CT尤其是多层螺旋CT的广泛应用,提供了更快的扫描速度、更薄的扫描层面,保证了多期扫描的扫描时间更准确;提高了对比剂的利用率,对比剂用量相对减少;在心脏检查时,明显改善了冠状动脉及心脏形态学的显示;在脑、肺、肝及肾脏病变的CT灌注成像及功能分析方面也显示出很大的潜能。

三、CT血管造影

CT血管造影(CTA)实质是血管的增强扫描,经周围静脉快速注入对比剂后,在靶血管对比剂充盈的高峰期,使用多层螺旋CT进行快速连续的薄层扫描,并经重组得到血管的直观图像(图1-10)。

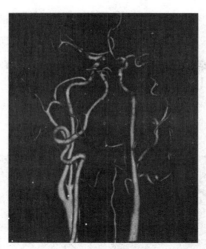

图 1-10 CTA 显示头颈部血管

　　CT 血管造影需要多层螺旋 CT,螺距 0.3～2.0 mm,层厚 0.5～1.5 mm,重建间隔 0.5～1.0 mm,矩阵512×512,对比剂为碘对比剂,浓度＞300 mgI/mL,经手背静脉或肘静脉团注法注入,注射速度3.5～4.5 mL/s,注射总量 80～100 mL,对比剂注射后紧接着注射 30～50 mL 生理盐水。开始注射对比剂后,经过一定的延迟时间进行快速薄层扫描。目前,较多通过团注追踪智能触发技术自动触发扫描。还可以根据经验值确定延迟时间进行扫描。也可以采用小剂量对比剂预扫描实验确定延迟时间,通常使用碘对比剂 20 mL,生理盐水 20 mL,进行小剂量对比剂同层动态测试,测定靶血管的 CT 值变化,绘制时间密度曲线,根据 CT 值峰值制定出延迟时间。CTA 准确确定扫描时机非常重要,过早扫描会使靶血管的起始段不明显,过晚启动会使靶血管显影浅淡。

　　多层螺旋 CT 和双源 CT 的薄层、快速扫描给 CTA 提供了设备保证。扫描获得的高空间、高时间分辨率容积数据经重建、重组后可以充分显示血管形态、走形、分布和管腔狭窄与扩张等,并可通过分析软件进行多种分析。CTA 属于无创或微创检查,高质量的 CTA 图像接近血管造影,可以显示 1～4 级,甚至 5 级动脉结构。三维显示立体结构清楚,可以任意角度旋转观察,目前广泛用于全身各大血管,如主动脉、肾动脉、颈动脉、冠状动脉和脑血管等的检查,尤其是冠状动脉病变筛选、斑块评价和支架与搭桥术后随访及主动脉病变与肺动脉栓塞等病变的检查与诊断方面越来越成为首选检查方法。CTA 的最大局限性在于部分容积效应,使相邻结构间发生密度值的传递及边缘模糊,其诊断准确率、空间和时间分辨率仍不如常规血管造影。随着 CT 扫描技术的不断提高和三维技术软件的不断更新,CTA 技术的应用将更加广泛和普及,在某些大血管病变的诊断而不需要介入治疗的情况下,CTA 有取代 DSA 的趋势。

四、CT 灌注成像

　　CT 灌注成像(CTP)是指用 CT 同层动态增强扫描来分析局部器官或病变的动态血流变化,并以图形和图像的形式将其显示出来的一种功能性成像技术。CT 灌注成像属于 CT 功能成像技术,原理是经静脉团注对比剂后,在对比剂首次通过受检组织的过程中对选定层面进行快速、连续扫描,而后利用灌注软件测量所获得图像像素值的密度变化,并采用灰度或色彩在图像上表示,最终得到人体器官的灌注图像。需在 MSCT 机上进行扫描,团注水溶性非离子型碘对比剂,并使用专用灌注软件进行处理和分析。CTP 可以获得扫描层面内每一像素的时间-密度曲线 (TDC),根据该曲线利用不同的数学模型计算出血流量(BF)、血容量(BV)、相对组织血容量 (rBV)、对比剂峰值时间(TTP)和对比剂平均通过时间(MTT)等。

BF 是指单位体积组织在单位时间内的血液供应量,与组织器官或病变的血容量、组织耗氧量、静脉引流和淋巴回流状况等因素有关;BV 指某一体积组织内血液的含量;相对组织血容量是指单位体积的相对血液含量;MTT 是指对比剂由供血动脉进入组织并到达引流静脉所需时间的平均值(图 1-11)。

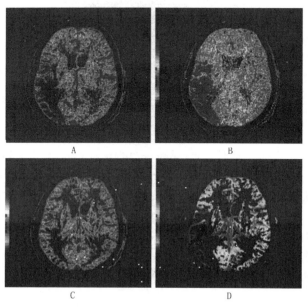

图 1-11　脑灌注成像

CTP 是一种定量的检查方法,目前应用较多的是脑血流灌注,对缺血性脑梗死的早期诊断具有明显优越性;在肿瘤病变的鉴别诊断和分级诊断及其他方面的应用也具有较好的应用前景。

五、实时增强监视

实时增强监视是指增强扫描时对一定解剖区域的 CT 值进行监视,并根据 CT 值的变动来自动触发预定的扫描程序。实时增强监视并不是一种独立的检查方法,而是增强扫描,尤其是 CT 心脏、血管造影检查的一种辅助手段,它是通过软件来协助实施的,也称团注追踪技术。首先对检查器官进行平扫,然后设定好增强扫描的扫描程序,在靶血管内选定一个监测的感兴趣区并设定 CT 值阈值,开始注射对比剂并延迟一定时间后即对该区进行连续的快速扫描,并监视其 CT 值的变化,当对比剂到达该区时 CT 值会突然升高,达到预定阈值时则会自动触发预定的扫描程序。靶血管常选用主动脉根部或者颈内动脉,注射对比剂开始后延迟的时间常为 5 秒左右,CT 值阈值根据对比剂浓度、用量、注射速度和解剖部位不同而不同,通常在 80~100 HU。当感兴趣区放置不当等原因导致自动触发失败时,需根据情况立即手动启动扫描。

实时增强监视为增强扫描准确掌握扫描时机提供了可能。增强扫描时,从静脉开始注射对比剂到对比剂到达不同器官的动脉期和静脉期的时间不同,且被检者的年龄、性别、体质、心排血量和心率及是否伴有门静脉高压等均会影响对比剂到达各个器官的时间,而根据经验确定开始扫描时间难免产生人为的误差,扫描时机不准确,导致图像诊断信息损失。而实时增强监视则有效地解决了这一难题,可准确地确定开始扫描的最佳时间,使扫描时间与器官组织的增强同步,从而获得高质量的增强图像。

六、PET-CT

(一)工作原理

PET-CT扫描仪是正电子发射体层摄影(PET)和CT有机组合的产物。它基于肿瘤组织的代谢与正常组织的代谢不同,通过正电子药物示踪剂在PET-CT显像上反映,是目前诊断肿瘤的强有力的检测手段。这种检测方法无痛、无创伤、能对肿瘤进行早期诊断,在临床中应用越来越普遍。目前,应用得最多的PET显像剂是放射性核素氟化脱氧葡萄糖(^{18}F-FDG)。它是一种正电子糖代谢显像剂,由回旋加速器产生,然后经过化学合成,其显像机制是恶性肿瘤细胞增殖活跃,对能量需求量大,显像剂在恶性肿瘤内浓聚。

检查前,一般需禁食6小时,保持空腹血糖<10 mmol/L,静脉注射显像剂,安静休息60分钟,排尿后进行检查。先行CT扫描,然后进行PET 2D或3D扫描。扫描范围可为部分肢体、头颈躯干部或者全身,必要时可于1.0~2.5小时后行盆腔延迟显像。PET图像可以反映病灶生化代谢功能的变化,但是图像空间分辨率低;CT图像空间分辨率高,解剖结构显示精细;PET/CT除了分别获得PET图像和CT图像外,还可以将二者图像融合,优势互补,大大提高了诊断价值。肿瘤的放射性摄取程度可通过图像观察,也可通过测量标准摄取值(SUV)判断。

PET-CT中的CT扫描主要具有两项基本功能。

(1)采用低辐射剂量技术进行局部和全身CT扫描,对检查部位的病灶进行准确定位。

(2)采用X线对PET图像进行衰减校正以提高PET图像的分辨率、缩短检查时间。

(二)临床应用

PET-CT目前在临床上主要应用于肿瘤、心血管系统疾病和神经系统疾病三个方面。

(1)在肿瘤疾病中的应用:肿瘤的诊断与鉴别诊断,尤其在恶性肿瘤早期发现、隐匿性转移和复发灶上有较高的临床价值;提供恶性肿瘤准确的分期和分级,为制订治疗方案提供可靠的依据;鉴别诊断治疗后肿瘤的变化,如瘢痕、放射性坏死与肿瘤复发残余,并对肿瘤治疗的疗效进行评估;为不明原因的转移性肿瘤寻找原发病灶;为恶性肿瘤放疗提供准确的定位。

(2)在心血管系统中的应用:冠心病的诊断和监测,心肌存活率测定,引导导管介入手术,心肌病的辅助诊断等。在冠心病的诊断中,PET-CT的CT技术重点,在心脏冠状动脉成像、冠状动脉钙化定量分析及心功能的计算,而PET成像的重点是心肌血流灌注,心肌代谢及心室功能研究,这些信息的结合可以全面了解血管状况与心肌血流灌注之间的关系、心肌血流代谢灌注的心肌存活情况及心室功能状况等信息。

(3)在神经系统疾病中的应用:多用来研究脑缺血和梗死时的一些参数,包括局部脑血流、局部脑氧代谢率、局部脑氧摄取分数和局部脑血流容积等。

(张 西)

第二节 实时二维超声

实时二维超声仪是当前超声成像检查的主体部分,应用极为广泛和深入。Howry 和 Bliss 首次报道应用这一新的超声成像技术以来,随着科技的进步,在技术上有三次重大的突破,第一次为 B 超双稳态显示到"灰阶"(Gray Scale)显示,使图像具有更丰富的层次,提高了对病变的分辨率。第二次为"实时"(Real time)技术的出现,使图像由静态到动态,不仅能显示动态结构,而且使成像检查更加方便和快捷,扩大了超声的应用范围。第三次突破即是微型电子计算机更广泛地与超声技术相结合,使超声设备的全数字化和多功能超声仪的成功应用,促使超声诊断技术向更高水平发展。

一、实时二维超声的工作原理

实时二维超声仪实属亮度调制型(Brightness mode),系将回声信号以光点亮度或辉度形式加以显示,故名 B 超。

(一)实时二维超声仪的结构与工作原理

实时二维超声仪主要由超声换能器即探头和主机(包括脉冲信号发射和接收系统、显示与记录)以及电源等部分组成。将仪器发射系统产生的短促高频电脉冲信号转化成高频机械振动,即由逆压电效应产生超声信号,并通过体表向人体组织器官内发射。探头随即接收体内多种不同界面反射回来的强弱不同的信号(机械振动),即由正压电效应转换成高频电信号。超声仪的接收系统将高频电信号加以接收和放大,通过对数字放大器压缩动态范围,经过时间增益补偿(TGC)、灰阶变换等前处理和后处理,并经过数字扫描转换器(DSC),将探头扫描获得的系列回声信号变成视频信号,同时在荧光屏上显示出来。这种人体内部组织器官系列回声通过超声扫描构成反映人体局部断层切面图,即声像图(Ultrasonography)。

实时二维超声仪的基本电路结构如下图所示(图 1-12)。

1. 主控电路

主控电路即同步触发信号发生器,由它周期性地产生同步触发脉冲信号,分别去触发发射电路与扫描发生器中的时基扫描电路。其触发脉冲的重复频率即决定其超声脉冲发射的重复频率。

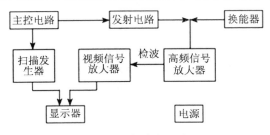

图 1-12 B 型超声仪工作原理

2. 发射电路

当受主控电路触发后,便产生高频电脉冲去激发换能器(探头),换能器受到激发后,即发射一定频率和宽度的脉冲超声波。发射频率通常由压电晶片的材料特性和厚度决定,而频宽则取决于探头的结构及发射电路的阻力。

3.高频信号放大电路

当换能器向人体发射出脉冲超声波之后,即接收其来自人体内的超声回波并将其转换为高频电信号,继而通过高频信号放大电路放大。高频信号放大电路一般具有 120 dB 以上的增益和足够大的带宽。在该电路中设有时间增益补偿(TGC)电路等。

4.视频信号放大

B 超成像的主要原理是将单条声束传播途径中遇到各个界面所产生的一系列散射和反射信号,在示波屏时间轴上以光点辉度(灰度)表达。声束顺序扫切脏器时,每一单条声束线上的光点群按次分布连成一切面声像图。

B 超仪器的工作过程:首先由探头内的压电晶体,回波电信号经高频信号放大器放大后,再由检波器进行检波。回波信号中含有返回目标的多种信息,包括幅度、频率、相位等。一般多采用幅度检波,但随着电子技术的发展采用多声束形成技术,即利用接收声束间的相位信息等,从而提高成像质量。检波后的视频包括信号,频率较低,需经过视频信号放大器作适当放大,然后加至显示器的极上进行图像的亮度调制(DSC),即在其信号合成及 A/D 转换后,经视频放大调节显示器的亮度。

5.扫描发生器

扫描发生器产生的扫描电压加至显示器的偏转系统上,使电子束按一定的规律扫描。

6.显示器

通常采用的为阴极射管(CRT),或液晶显示器,从人体反射回来的超声信息最终从显示器荧光屏幕上展示为图像,高分辨率的彩色显示器,一般采用逐行扫描,无闪烁,图像稳定,清晰。

根据成像和显示方式不同,分为静态成像和动态或实时成像以及灰阶或双稳态显示。静态成像图像展示范围较广,图像较清晰,但成像速度慢,检查时间长,现已很少使用。目前应用最为广泛者为实时(帧频大于 30 f/s)及灰阶(灰阶数大于 64)仪器。

(二)超声换能器

关于超声换能器根据晶片的个数,分为单晶片和多晶片,前者用于 A 超、M 超及机械的扇扫 B 超仪中,但目前已很少应用,后者即用于线阵、凸阵、相控阵和环阵等电子扫描换能器中。

1.线阵探头

将多个晶体片组成若干个阵元沿一直线排列,并用电子开关按一定时序将激励电压加至某些阵元上,发射出一束超声,同时由电子开头按一定时序去接通某些阵元接收反射回的超声信息,由此形成声束扫描。高频的线阵探头主要适用于浅表小器官的检查。

2.凸阵探头

晶片是沿圆弧排列并按一定组合和顺序工作,向外发射并按超声脉冲的换能器阵,其内部结构类似线阵,只是各窄条晶片均匀分布在凸形圆弧上,其振动面的法线是呈扇形辐射状的,其波束以扇面扫描故呈扇面显示图像。凸阵扫描介于线阵扫描和相控阵扫描之间,故应用范围较广。

3.相控阵探头(扇形探头)

利用雷达天线的相控阵扫描原理,通过适当调整,控制各单元激励信号的时相,以实现声束偏转的换能器阵为主体的超声探头。其扫描声束呈扇面,接触面小,远区视野广阔,故适于心脏的超声检查。

还有根据不同需要设计的各种专用探头如经食管、经直肠、经阴道等特殊的腔内探头以及为了借助声像图指导穿刺用的穿刺和术中探头,尤其是超高频探头的应用(20～40 MHz)。采用 20 MHz 频率的体表探头,可以进行皮肤的厚度、层次及弹性的测定。导管式的腔内微型探头,外径仅 2 mm 可作心脏冠状动脉、胆管和胰管内成像。有的甚至不用机械传动方式,而在人体外用磁场控制其旋转,从而进行管腔内无线超声成像。

(三)二维图像的分辨率与二次谐波成像

近年来随着高新超声工程技术的发展,诸如全数字化声束形成技术和信息处理技术以及二次谐波成像等新技术的应用,大大地提高了图像的分辨率与清晰度。

二维图像的分辨率包括如下几种。

1.空间分辨率

空间分辨率即细微分辨率,它与声束特性和像素的数量有关,纵向半波长愈短发射频率愈高,其轴向分辨率愈好;侧向声束(长轴,短轴)愈窄或愈细,其侧向分辨率愈好,亦即细微分辨愈高。

2.对比分辨率

对比分辨率指能显示器官组织回声信号间微小差别的能力,其与灰阶级数有关,灰阶级数愈多,其对比分辨率愈好。常用的有 64 级,128 级和 256 级灰阶等。

3.时间分辨率

时间分辨率即单位时间成像的帧速率,其帧速率愈高(一般为 30 帧/秒),时间分辨率愈好,愈能真实地反映活动脏器的瞬间变化情况。

二次谐波成像技术即利用超声波在人体组织中传播、反射(和散射)均具有非线性效应,使发射的基波 f_0 会出现谐波频率。当接收时提取 $2f_0$ 的谐波回声信号,包括自然组织谐波与造影剂的谐波信号。在实际的谐波接收过程中,采取多种技术措施使二次谐波与基波相分离,而提取纯净的谐波成分。

谐波成像在成像困难的患者中,可提高信/噪比改善组织的对比分辨率、空间分辨率、消除近场伪像,提高图像的清晰度。

二、检查方法

(一)检查前的准备

一般的超声检查不需要特殊准备,但在腹部检查时为了避免胃肠内容物或气体的干扰,一般应在空腹时进行。必要时需饮用温开水充盈胃腔,以此作"透声窗"进行检查。在经腹妇产科或盆腔部位检查时亦同样适度充盈膀胱,以避气体干扰。

(二)检查时的体位以及常用的扫查切面

超声探测时常规采取仰卧位,也可根据需要取侧卧位或俯卧位、半卧位或站立位。露出皮肤,涂布耦合剂,探头紧贴皮肤进行扫查,常用的扫查切面如下。

(1)矢状面扫查(sagital scan)(纵切面的一种)以扫查面由前向后并与人体的长轴平行。

(2)横向扫查(transverse scan)(横切面,水平切面)即扫查面与人体的长轴垂直。

(3)斜向扫查(oblique scan)即扫查面与人体的长轴成一定角度。

(4)冠状扫查(coronary scan)(冠状切面或额状切面,属纵切面的一种)即扫查面与腹壁和背部平行或与人体额状面平行。

(三)扫查的手法

在操作过程中,使用探头常采用以下四种手法。

1.顺序连续平行断面法

顺序连续平行断面法即"编织"式扫查法,在选定某一成像平面后,依次将探头沿该平面平行移动作多个平行的断面图像,可从各个连续的图像中,观察分析脏器轮廓、内部结构及病灶的整体情况。

2.立体扇形断面法

立体扇形断面法即定点摆动扫查法,在选定某一成像平面后,不移动探头在体表的位置,而以顺序改变探头与体表之间的角度时,可在一个立体的扇形范围内,观察分析脏器及病灶的整体情况。

3.十字交叉法

十字交叉法即纵横平面相交扫查法。对某一切面为圆形的图像为了鉴别是圆球形还是管状,可采用十字交叉法的纵横切面相交予以鉴别。此外,在对病灶中心定位穿刺引导时,亦可采用此法即十字交叉中心定位法。

4.对比加压扫查法

对比加压扫查法即利用探头加压腹部观察回声有无变化,并对两侧腹部对应部位进行对比以鉴别真假肿块。各种特制的腔内探头使用时,除应严格选择适应证外,须按一定的操作规程进行(图 1-13)。

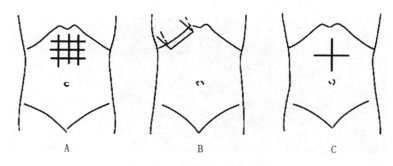

图 1-13　各种扫查手法示意

A.顺序连续平行断面法;B.立体扇形断面法;C.十字交叉法

(四)回声的描述与命名

超声图像是由许多像素所构成,像素的亮暗反映了回声的强弱。反映在荧光屏上从最亮到最暗的像素变化过程即从白到灰再到黑的过程称为灰度(gray)。将灰度分为若干等级,即为灰阶(grey scale)。在荧光屏上一侧用格数表示灰阶的标志称为灰标(mark of grey scale)。人体被测脏器与病灶的断面图像即是根据各种不同界面的灰阶强度,回声的空间范围和几何形状来加以描述。

1.回声强弱的命名

根据图像中不同灰阶强度将其回声信号如下。

(1)强回声(strong echo):强回声反射系数大于 50%,灰度明亮,后方常伴声影,如结石和各种钙化灶等即是(图 1-14)。

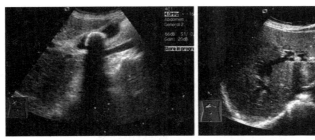

图 1-14 强回声光团伴后方声影图像

左图示胆囊内结石,右图示肝内胆管结石

(2)高回声(hyper echo,high level echo):高回声反射系数大于 20%,灰度较明亮,后方不伴声影,如肾窦和纤维组织等为此类回声。

(3)等回声(iso-echo,medium echo):等回声灰阶强度呈中等水平,如正常肝、脾等实质脏器的回声即是。

(4)低回声(hypo echo,low level echo):低回声呈灰暗水平的回声,如肾皮质等均质结构即表现为此类回声。

(5)弱回声(poor echo):弱回声表现为透声性较好的暗区,如肾锥体和正常淋巴结的回声即属此类。

(6)无回声(echofree):均匀的液体内无声阻差异的界面,即呈无回声暗区,正常充盈的胆囊、膀胱和肝肾囊肿等即呈典型的无回声区(图 1-15)。

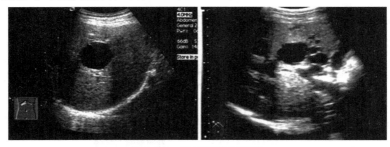

图 1-15 无回声暗区图像

左图示肝内单个囊肿,右图示肝内多发性囊肿

2.回声分布的描述

按其图像中光点的分布情况分为均匀或不均匀,不均匀者有:①随机性不均,包括点状、线状和小区性分布不均;②规律性的深度递减。此外,在病灶内部的回声分布可用均质或非均质表述。

3.回声形态的命名

(1)点状回声(echogenic dots)回声呈细小亮点状。

(2)斑片状回声(echogenic spot)回声聚积呈明亮的小片状,其大小在 0.5 cm 以下,有清晰的边界。

(3)团状回声(echogenic area)回声光点聚集呈明亮的光团,有一定的边界。

(4)环状回声(echogenic ring)回声光点排列呈圆环状。

(5)带状或线状回声(enhogenic band)回声光点排列呈明亮的带状或线状。

4.某些特殊征象的描述

某些病变呈现某种特殊征象,即形象化的命名为某征,用以突出或强调这些征象的特点,常用的有"靶环征"(target sign)及"牛眼征"。即在某些病灶中心呈强回声区而其周围形成圆环状低回声,称晕圈或声晕(acoustic halo)。在结节外周呈1～2 mm低回声环形围绕者称"暗环"(dark ring)(图1-16)。肝脏肿瘤自肝表面隆起者,称"驼峰"征(hump sign);肝门部肝外胆管因阻塞扩张后在声像图上形成与肝门部门静脉平行,且管径相近或略宽,即所谓"双筒枪"征(shotgun sign)。肝内胆管扩张与相应的门静脉构成平行"管道"征(parallel channel sign)。又如,胃肠肿瘤时壁增厚与残腔形成的"假肾"征(pseudo-kidney sign)。宫内避孕环强回声后方出现狭长带状强回声即"彗星尾"征(comet-tail sign)。乳房内或肝内小囊肿无回声区后方回声增强所出现的"蝌蚪尾"征(tadpole tail sign)等。

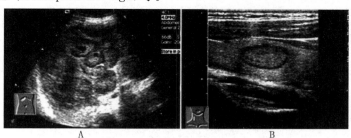

图1-16　"靶环征"声晕图像
A.转移性肝癌;B.甲状腺实质性结节(腺瘤)

5.病灶后方回声的描述

在某些圆球形病灶声像图后方出现的回声,即回声增强效应(echo enhancement effect)和侧后声影(posterior lateral acoustic shadow)、中心声影(central acoustic shadow)等。

在超声图像命名时,既要反映回声的差异,又要具有形态学特点并与大体病理改变相联系。

(五)超声图像分析的内容

观察分析声像图时,首先应了解切面方位,以便于认清所包括的解剖结构,并注意分析以下内容。

1.外形

脏器的形态轮廓是否正常,有否肿大或缩小。如系肿块,则其外形为圆形、椭圆形或不规则形,呈分叶状或条索形等。

2.边界和边缘回声

肿块有边界回声且显示光滑完整者为有包膜的证据,无边界回声和模糊粗糙,形态不规则者多为无包膜的浸润性病变。除观察边缘回声光滑或粗糙、完整或有中断等征象外,边缘回声强度也有重要区别,某些结节状或团块状肿块周边环绕一圈低回声暗圈,即"暗环"征(dark ring)或周边为高回声的边缘,即"光轮"征(echogenic ring)等。仔细地观察病变的形态和边缘,在病变性质的鉴别以及了解肿瘤的生物学活性等均有一定意义。

3.内部结构特征

内部结构特征可分为结构如常、正常结构消失、界面增多或减少、界面散射点的大小与均匀度以及其他各种不同类型的异常回声等。

4.后壁及后方回声

由于人体各种正常组织和病变组织对声能吸收衰减不同,则表现后壁与后方回声的增强效应(enhancement effect)或减弱乃至形成后方"声影"(acoustic shadow),如衰减系数低的含液性的囊肿或脓肿,则出现后方回声增强,而衰减系数高的纤维组织、钙化、结石、气体等则其后方形成"声影"。另外,某些质地均匀,衰减较大的实质性病灶,内部可完全表现为低回声,在声像图上酷似液性病灶,但无后壁及后方回声增强效应可作区别。

5.周围回声强度

当实质性脏器内有占位性病变时,可致病灶周围回声的改变,如系膨胀性生长的病变,则其周围回声呈现较均匀性增强或有血管挤压移位;如系浸润性生长病变,则其周围回声强弱不均或血管走行中断。肝脓肿则在其边缘与正常组织之间出现从高回声向正常回声过渡的"灰阶梯度递减区"。

6.邻近关系

根据局部解剖关系判断病变与邻近脏器的连续性,有无压迫、粘连或浸润。如胰头癌时可压迫胆总管致肝内外胆管扩张、胆囊肿大以及周围血管的挤压移位,淋巴结或远隔脏器转移灶等。

7.量化分析

量化分析包括测量病变所在位置、数目、范围、大小等,即应用电子游标测量其径线、面积、体积(或容量)和时距四种基本时空度量。另外,还有谱分析,包括灰阶直方图、视频密度分析以及超声多普勒频差分析,对有关血流动力学参数的定量检测等。

8.功能性检测

根据声像图上的形态改变、活动、搏动等进行生理学上的功能检测分析,如应用脂餐试验观察胆囊的收缩功能,空腹饮水后测定胃的排空功能及收缩和蠕动状态以及心脏的各种复杂功能等。

通过以上内容的观察分析,以达到对病变进行定位、定量和定性诊断的目的。但在诊断分析中需要注意以下事项。

(1)对超声成像过程中某些伪回声或伪像要注意识别和避免,如多次反射或旁瓣效应所致的假界面等。

(2)注意临床思维,不能单纯地"看图论病"。因在影像检查中常有"同图异病"或"异图同病"的表现。故必须结合有关临床资料,综合分析。

(3)注意动态观察,以了解其不同病理阶段的变化,同时注意各项影像技术的互补作用,以达到正确诊断的目的。

三、应用的范围与局限性

实时二维超声系超声成像检查的主体和基础。它可提供人体各部位软组织器官和病变及管腔结构高清晰度断层图像,准确地反映其解剖结构和病变的形态学变化。由于成像速度快,对心血管等活动器官,能实时地观察其活动状态,反映其生理功能。在高清晰度断层图像上,叠加显示彩色血流信息,便可无创地检测有关血流动力学参数以及观察组织器官血流灌注状态等。因此,实时二维超声已广泛应用于内科、外科、妇产科、儿科和眼科等临床各科。它已成为许多内脏、软组织器官首选的影像学检查方法。尤其对肝、肾等实质性脏器内局限性病变的诊断以及胆囊内微小的隆起性病变和结石的诊断均有很高的敏感性。在妇产科领域对早期妊娠的诊断和围产医学中的应用均有一定价值。在计划生育、健康体检或防癌普查工作中超声亦已成为重要检查方法。

借助于多种腔内探头、术中探头,对某些微小病变的早期发现,肿瘤侵犯范围的精确定位,有无周围淋巴结的转移等,用以进行肿瘤的分期和制定合理的治疗方案。

超声引导定位穿刺技术即介入性超声诊断与治疗,进一步提高临床诊断与治疗水平。

应当指出,超声诊断也有其局限性,由于超声的物理性质,使其对骨骼、肺和肠道的检查易受到气体的干扰使图像显示不清楚,在应用上受到一定限制。另外,声像图表现所反映的器官和组织声阻抗差的改变只有一定的规律性而缺乏病原学上的特异性,需注意结合其他资料综合分析。此外,超声成像中的伪像亦较多,需注意识别。超声每一切面所显示范围较小,图像的整体性不如 CT 和 MRI。因此,有选择地联合应用或有针对性地选择 CT、MRI 等其他影像技术相互补充也是十分必要的。

(王　艳)

第三节　M 型超声心动图

M 型超声心动图(M-mode echocardiography)是用曲线形式显示单向超声束通过心脏某些结构时观察其活动规律的一维成像方法,在超声心动图发展的早期曾发挥过重要作用,目前仍然得到广泛应用。本节简要介绍 M 型超声心动图成像的工作原理、检查方法、临床诊断上的应用以及其发展前景,以资参考。

一、M 型超声心动图成像的工作原理

Edler 等最早应用的记录方法是将 A 型诊断仪荧光屏上的图像成像于电影摄影机可活动的胶片上,摄影机感光胶片前设一平行于时基扫描线的狭缝,遮盖波幅的其他部分,仅存近基线处的反射,形成一条类似辉度显示的扫描线。当胶片沿着与时基扫描线垂直的方向匀速移动时,即可将活动界面的反射展开,呈现出一种能观察心脏结构活动规律的 M 型超声心动图。后来,一些研究者利用选通电路,摒弃胸壁、心前壁、室间隔及左心室后壁的反射,仅获取前后活动的二尖瓣前叶的回声,将其在时基扫描(快扫描)Y 轴上时间先后的变化,转换为电压高低的变化,当记录纸沿 X 轴走动时,即可同步描记心电图、心音图和二尖瓣前叶活动幅度与速度,这种方法被称为单线直接记录法。随着电子技术的进步,此法已为慢扫描驱动法所替代。后者的工作原理如图 1-17 所示。

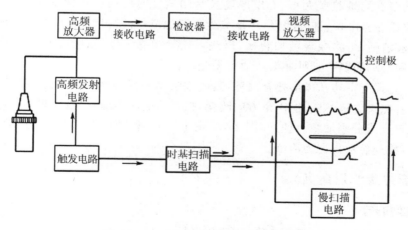

图 1-17　M 型超声心动图成像原理示意

时基扫描电路起始工作后产生一尖陡的锯齿波,扫描时间很短(50～270 微秒),故又称快扫描电压,当施加在垂直偏转 Y_1、Y_2 上,即形成一条自上而下的时基扫描线,如适当调节扫描之速度,可使此线代表一定的距离与深度。

由触发电路产生的讯号同时激发高频发射电路与时基扫描电路,使二者开始工作。高频发射电路的高频讯号通过探头压电晶体片的逆压电效应转变为高频超声信号。后者在介质中传播时,当遇有声阻不同的界面即发生反射,反射信号冲击探头的压电晶体,通过正压电效应变为高频的电讯号。其能量虽小,但经接收电路多次放大、检波,最后作用于示波管的控制极,在监视器上形成可视信号。

由于高频发射电路、接收电路与时基扫描电路三者同时开始工作,故将所接收的回声讯号在监视器上沿扫描线依次排列,显示为一串光点信号。介质中界面声阻差大,则光点强;声阻差小,则光点弱。反射面距探头近者,反射光点距始脉冲近;反射面距探头远者,反射光点距始脉冲远。因此,由垂直扫描线上光点之强弱、多少及远近,即可推知介质中质地是否均匀(反映组织结构是否复杂)及各界面之距离、大小等。为了解其活动规律,慢扫描电路使水平偏转板 X_1、X_2 之电压呈宽锯齿样变化,驱动时基扫描线周而复始,连续进行,故心内结构的反射点展开,形成一幅能显示时间、距离、幅度及反射光点强弱的时间-位置活动的曲线图,此即所谓 M 型超声心动图。

由于电子技术的进步,M 型超声心动图曲线不仅可以与心电、心音图并联,而且能与压力曲线、心尖与颈动脉搏动图及 Doppler 曲线同步观察,有很大的优点。目前图像经数字扫描转换器处理后,呈现为数字化推进式连续图像,克服了胶片长时间保存或播放后褪色甚至损坏的缺陷,随时回放观察,非常方便。

二、扫查的方式

目前 M 型超声心动图扫查时均在二维超声心动图的引导下进行,即先由二维图像心脏整体形态和各个结构进行观察,而后根据需要,选定取样线的方位,显示取样线方向上所有结构层次的活动情况。常用的 M 型超声心动图扫查方式有定点扫查和移动扫查。

所谓定点扫查是指探头固定于体表某一区域,声束方向不变,观察心脏某一径线上各界面活动的规律。此法多在测量腔室大小、心壁厚度及活动速度时应用。在检查时应注意以下事项:①患者取平卧位或左侧卧位,平静呼吸,尽量减少心脏的位移;②扫查某点时,尽量使探头与胸壁垂直,如波形不够清晰,可将探头稍加转动,以获得比较满意的图像;③探头位置及声束方向固定,借以了解不同心动周期中心脏界面活动有无变化。

移动扫查的方式有平移及扇形扫查两种:具体方法是将探头置于肋间隙,缓慢移行,声束方向亦稍改变,或者探头位置不变,但声束方向改变,扫查的范围为扇形,借以观察各结构的连续关系,平移及扇形扫查或分别或结合使用(图 1-18,图 1-19)。移动扫查的方法现已较少使用,因为目前用二维超声检查显示得更为清晰。

三、检查部位及波形命名

(一)心前区扫查

1.心底波群(the echo pattern of the heart base)

于胸骨左缘第 3 肋间扫查时,在大动脉短轴切面或左心长轴切面上经过主动脉根部选择取样线即可见此波群,其解剖结构自前至后分别为胸壁、右心室流出道、主动脉根部及左心房(图 1-20)。由于这些结构均在心底部,故称心底波群。此波群国内在早期曾称为第 4 区。

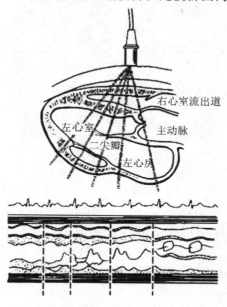

图 1-18　心前区心脏纵轴扫描

声束由心尖向心底扫描,依次出现心尖波群、心室波群、二尖瓣(前后叶)波群、二尖瓣(前叶)波群和心底波群

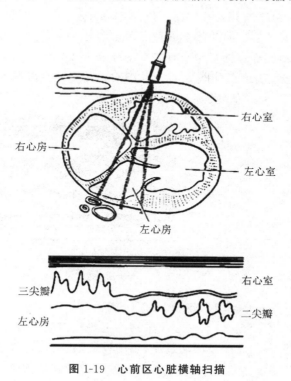

图 1-19　心前区心脏横轴扫描

21

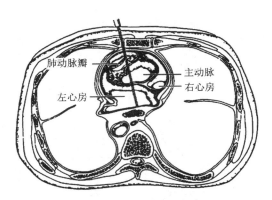

图 1-20　心底横切面解剖结构

(1)主动脉根部曲线(the echo curve of the aortic root):心底波群中有两条明亮且前后同步活动之曲线。上线代表右心室流出道后壁与主动脉前壁,下线代表主动脉后壁与左心房前壁。两线在收缩期向前,舒张期向后,多数患者尚可见重搏波。曲线上各点分别称为 U、V、W、V'。U 波在心电图 R 波之后,为曲线之最低点。V 称主波,在 T 波之后,为曲线之最高点。其后曲线下降至 W,再上升形成 V',称重搏波。

(2)主动脉瓣曲线(the echo curve of the aortic valve):主动脉根部前后两曲线间,有时可见一六边形盒样结构的主动脉瓣活动曲线。收缩期两线分开,分别靠近主动脉前后壁;舒张期则迅速闭合,成一单线,位于中心处。经解剖定位和声学造影确定,上方曲线代表右冠瓣(右瓣),下方曲线代表无冠瓣(后瓣)。曲线分开处称 K 点(开,kai),位于心电图 R 波及第一心音之后,相当于等容收缩期末,主动脉瓣开放。曲线闭合处称 G 点(关,guan),在 T 波之后、第二心音处,相当于主动脉瓣关闭,相当于等容舒张期开始。有时主动脉瓣开放曲线显示不清晰,仅见舒张期瓣膜关闭时之曲线,起点处即 G 点,终点处即 K 点。此图对判断主动脉瓣有无狭窄及关闭不全、确定射血期起始和终结有较大参考价值(图 1-21)。

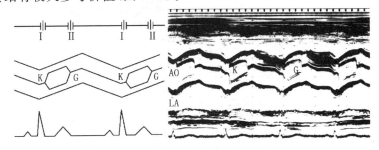

图 1-21　主动脉瓣曲线

K 为主动脉瓣开放点,G 为主动脉瓣闭合点

2.二尖瓣波群(the echo pattern of the mitral valve)

于胸骨左缘第 3～4 肋间扫查时,在左心长轴切面上经过二尖瓣前叶选择 M 型取样线时即可见一组具特征性的波群,其内有一条活动迅速、幅度较大的曲线,经解剖定位与声学造影证实为二尖瓣前叶的反射。以此为标志,可以向前或向后逐层识别其他解剖结构。由于二尖瓣在这些结构中特异性最强,故命名为二尖瓣波群(图 1-22),国内早期曾称为第 3 区及 2b 区。根据声束方向之不同,所见的解剖结构亦有所差异。探头稍向上指时,可见胸壁、右心室、室间隔、左心

室流出道、二尖瓣前叶、左心房及房室环区左心房后壁,此为二尖瓣(前叶)波群,即 3 区。探头稍向下指,其解剖结构为胸壁、右心室、室间隔、左心室流出道,二尖瓣前后叶及左心室后壁,此称二尖瓣(前后叶)波群,即 2b 区。

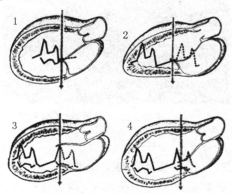

图 1-22　正常人各时相二尖瓣 M 型曲线形成

二尖瓣(前后叶)波群主要曲线如下。

(1)二尖瓣前叶曲线(the echo curve of the anterior mitral leaflet):正常人呈双峰曲线,各点与尖峰依次称 A、B、C、D、E、F、G。A、E 两峰分别位于心电图 P 波及 T 波之后。C 点在第一心音处,二尖瓣关闭时。D 点在第二心音后等容舒张期之末,二尖瓣由此时起开放。二尖瓣狭窄时,CD 段与正常人相同,E 峰后则下降缓慢,曲线平直,FG 不能显示。相当于原 A 峰处曲线下降点仍称 A(图 1-23)。

(2)二尖瓣后叶曲线(the curve of the posterior mitral leaflet):二尖瓣后叶曲线与前叶活动方向相反,幅度较小,颇似其倒影。二者在收缩期合拢,在曲线上形成共同之 CD 段。舒张期瓣口开放,后叶与前叶分离,形成单独活动的二尖瓣后叶曲线。

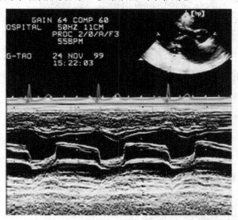

图 1-23　正常二尖瓣与真性和假性二尖瓣狭窄图像特点

正常人在舒张期后叶曲线上与 A 峰、E 峰相对应处之下降点分别称为 A′峰与 E′峰。二尖瓣狭窄时,后叶在舒张期随前叶向前移动,方向相同,但幅度低,其起止点仍命名为 A′峰与 E′峰(图 1-24)。

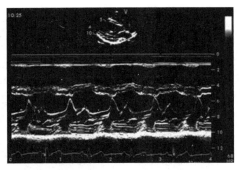

图 1-24 正常人二尖瓣后叶 M 型曲线

3.心室波群（the ventricular echo pattern）

于胸骨左缘第 4 肋间扫查,在左心长轴切面上经过二尖瓣腱索水平选择 M 型取样线时可见心室波群。自前至后,所代表的解剖结构分别为胸壁、右心室前壁、右心室腔、室间隔、左心室（及其内的腱索）与左心室后壁。此波群可以测量心室腔的大小与心室壁的厚度等,以往曾称为 2a 区（图 1-25）。

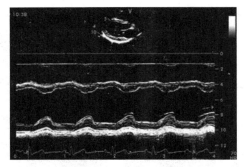

图 1-25 正常人左心长轴切面上经过二尖瓣腱索水平的 M 型曲线

（1）室间隔曲线（the echo curve of the interventricular septum）:在二尖瓣波群中部,于二尖瓣前叶之前可见活动幅度较小的室间隔曲线。正常室间隔左心室面曲线在收缩期向后,舒张期向前,与左心室后壁呈逆向运动。在右心容量负荷明显增加（如房间隔缺损）时,则收缩期向前,舒张期向后,与左心室后壁呈同向运动。

（2）左心室后壁曲线（the echo curve of the left ventricular posterior wall）:左心室后壁曲线上收缩末期最高点（在心电图 T 波稍后处）称 Ls,舒张末期最低点（心电图 R 波处）称 Ld。

4.三尖瓣波群（the echo pattern of the tricuspid valve）

在胸骨旁或心尖四腔图检查时选择经过三尖瓣前叶的取样线,可见一活动幅度较大的双峰曲线,距体表较近（5 cm 左右）,为三尖瓣前叶的反射。正常人探测时稍困难,常不能获得连续完整的曲线;当右心扩大,心脏整体顺钟向转位则易于观察。此波群曾称 5 区。三尖瓣前叶曲线的形态及波形产生机制与二尖瓣相似,故曲线上各点亦以 A、B、C、D 等命名。

5.肺动脉瓣波群（the echo pattern of the pulmonary valve）

于心底短轴切面上选取通过肺动脉长轴及肺动脉瓣后叶的取样线,即可记录肺动脉后瓣曲线,收缩期肺动脉瓣开放,曲线向后;舒张期瓣膜关闭,曲线向前。此波群曾称 6 区。如果某些透声条件好的患者可于胸骨旁第 2 肋间显示三叶肺动脉瓣,不仅能获取后叶 M 型曲线,还能观察左、右前叶曲线。

(二)胸骨上窝扫查

Goldberg 等提出由胸骨上窝扫查,自上而下,可探及主动脉弓、右肺动脉及左心房等结构。笔者通过声学造影,所得结果与此稍有差异:①起始处为左无名静脉,其下为主动脉弓;②肺动脉问题,当声束下指或稍向左偏移时,所见之肺动脉代表肺动脉干,仅当声束右偏时,可见右肺动脉。正常人前者较宽,在 20 mm 以上;后者较窄,多在 18 mm 以下,检查时应予以鉴别。

(三)经食管扫查

Frazin 等报告将小的椭圆形探头放入患者食管,从心脏后方向前观察。如以主动脉根部的回声确定探头位置,由此再前进并稍向右转,可见二尖瓣前叶的反射。由于声束由后向前穿过心内结构,故图像上反射光点的排列次序与心前区扫查时相反。随着经食管超声心动图的发展,在各种切面上均可选择感兴趣的部位进行 M 型曲线检查,细致分析各层结构的活动。现经食管超声心动图已在临床上广泛应用,在二维超声指导下进行 M 型曲线观察,简便准确,对了解心脏各结构的活动有较大的价值。

四、波形的识别

在 M 型超声心动图检查过程中,为能很好地观测和分析图像,必须正确地认识各组波群中每一曲线所代表的解剖结构。由于二维超声心动图的普及应用,能清晰显示心脏各部位的切面图像,在此基础上选择取样线,进而显示出感兴趣区内相应结构的 M 型活动曲线,将两种图像对照观察,根据取样线方向上深度的不同,对各解剖结构不难辨识。经过多年来的探讨,目前对 M 型超声各个波群与曲线已有较深刻的了解,如仍有困难,可借助以下方法进行辨认。

(一)掌握某些曲线的特征

心脏各结构在活动时大多有一定的特征,其中瓣膜组织的活动曲线特异性极强(如二尖瓣前叶呈双峰曲线,主动脉瓣呈六边形盒样曲线)。根据这些特征,可从多条曲线中首先鉴别出这些比较特殊的解剖结构。

(二)观察曲线与体表间的距离

有些心脏结构活动规律类似,如两侧房室瓣在活动时由于血流动力学的改变相似,故曲线形态相似。但三尖瓣位置表浅,距体表较近,方向偏右,成人在 30~50 mm 处;二尖瓣位置较深,方向偏左,距体表较远,在 60~80 mm 处。故根据曲线与体表间的距离,可以进行鉴别。

(三)观察波形的连续性

心脏内存在某些连续性结构,可供观察时参考。例如主动脉前壁与室间隔,主动脉后壁与二尖瓣前叶互相移行。转动探头,可以分别显示其间的连续关系。如能识别其一,即可确定其二。

(四)分析所在层次

心脏各结构的前后排列有一定程序,只要确定其中一层结构,向前、向后逐层分析,即可一一辨认。如二尖瓣前叶曲线之前为左心室流出道,再前为室间隔。以此类推,即可确定右心室腔和右心室前壁。

(五)声学造影定位

经周围静脉或在心内某一腔室注射声学造影剂后,根据造影剂反射出现的区域,即可指明所代表的腔室和结构,这对观察图像有一定帮助。

（六）与已知生理记录相比较

临床上常用的心电图、心音图为已知的生理参数，可以清晰地显示心动周期。将这些记录曲线与M型曲线相比较，对照观察曲线的时相特点，即可推断所代表的心脏结构。

五、M型图像观测的项目

由于M型超声心动图能细致展示心脏各结构的活动状态，故对曲线上各种数据的观测，在临床诊断和研究上具有很大意义。目前所使用的仪器上均有精确的测量和计算程序，检查者只要在曲线上定点，系统即可自动计算距离、间期及速度等信息。为使观测的标准大致统一，现将曲线的幅度、间期、速度、内径及心壁厚度等数据的测量方法举例说明如下。

（一）幅度

幅度指曲线上两点间的垂直距离，通常以cm（或mm）计算。测量时应注意选取曲线的上缘。如二尖瓣前叶曲线上EC幅度，可由曲线上E、C两点的上缘各做水平线，测量此两线间的垂直距离即是。

（二）间期

间期即曲线上两点之间，或超声心动图曲线上某点与心电图、心音图上某点间所经历的时间，通常以秒计数，如时值很短，亦可用毫秒为单位。由于曲线较粗，故测量时均由两点的左缘处计算。

（三）速度

此指曲线上某点在单位时间内活动的距离，通常以cm/s或m/s计算。

（四）内径

内径为超声心动图上某一腔室或管道在同一瞬间垂直的长度，通常以cm计算。测量时选取其前壁反射的下缘到后壁反射的上缘之间的距离（此值可能较心腔实际数值稍小）。

（五）厚度

此指心脏某一实质结构的前后径，单位亦为cm。测量时应适当调节灵敏度，由此结构前侧反射的上缘到此结构后侧反射的下缘即为其厚度。如心室波群中测定室间隔厚度时，应取其右心室面上缘到左心室面下缘的垂直距离（此值可能较实际厚度稍大）。

六、M型超声的潜力

M型超声心动图在超声医学发展的过程中曾发挥过重大作用，随着二维超声、声学造影、彩色及频谱多普勒、经食管超声、血管内超声与三维超声等新技术的推广应用，M型超声应用价值相对减小。但应指出，由于此项检查具有其独特的优点和巨大的潜力，有些方面是其他显示方式不可替代的，不仅不会被淘汰，而且颇具发展空间，应予以充分重视。

（一）时相分辨率

二维超声虽然图像清晰，方位分辨能力极佳，能显示各个结构的形态、轮廓、走向、连续关系与活动状态，但由于其图像帧频多为25～50帧/秒，两帧的间隔20～40毫秒，即使是目前顶尖的超声诊断仪，帧频也难以达到100帧/秒，这使得对感兴趣区的取样率甚低，故时相分辨率欠佳，对类似于频率超过百次/秒的二尖瓣高速颤动等现象无法扫查。而M型超声心动图声束方向固定不变，扫描线集中通过所扫查对象上的某一点，取样频率等于脉冲重复频率，取样的信息量甚大，对感兴趣区的扫描线数可至2 000～5 000条/秒，间期可用微秒计数，几乎达二维成像法的百倍,故时相分辨率极高,能区分心脏结构活动时相的微小差异。在观察前述的二尖瓣高速颤动现象时,对瓣膜的每次微小快速振动可由 10 个左右的取样线点进行显示,故当主动脉瓣关闭不全舒张期反流血液冲击二尖瓣前叶或因腱索断裂导致二尖瓣尖端游离而出现收缩期高速颤动时,M 型曲线上能清晰地观察到此种幅度大小不一的高速颤动,对估计瓣膜病变程度和血流动力学变化有较大的意义。

(二)观察心脏结构的活动轨迹

由于 M 型曲线可连续记录,显现多个连续心动周期的变化,故较切面图能更清晰、方便地显示舒缩两期变化,观察心壁与瓣膜的活动规律,由曲线的活动轨迹及其斜率能准确地了解与判断室壁与瓣膜的动态和速度,例如:①显示正常室间隔中下段收缩期向后,舒张期向前,与左心室后壁呈逆向活动的规律;②房室瓣与半月瓣的开放和关闭速度、活动幅度大小以及射血时间长短等项指标的测定。这些均系 M 型超声心动图的强项,其他方法常难以做到。

有些仪器在二维超声图像上可以选取两条甚至三条 M 型取样线,同时显示两组瓣膜或其他结构的活动轨迹,同步观察并对照二者时相上的差异,准确检测等容收缩期(房室瓣关闭到半月瓣开放)和等容舒张期(半月瓣关闭到房室瓣开放)起止点以及间期长短。这些参数在评价心肌收缩与舒张功能具有较大的意义。可惜目前多数新型仪器放弃了这一有效的功能,建议恢复此功能。如能将 M 型曲线与在该扫描线上取样的多普勒频谱同步对照分析,将有助于探讨瓣叶活动和血流动态之间的相互关系,对阐明曲线与频谱上各个波峰产生机制和出现血流动力学异常的原因有重要作用。

(三)实时计测心腔容量

由于 M 型曲线能清晰显示心内膜的位置与动态活动,准确计测收缩末期与舒张末期左心室前后径的大小,进而估计心腔容积,是临床上一种行之有效的传统方法。而结合声学定量(AQ)技术,仪器则能快速自动勾画心内膜边缘并测量其前后径的长度,实时计测心腔每一瞬间(包括收缩末期与舒张末期)的容积,推算出每搏量与每分钟心排血量,这对及时了解心功能变化有重要意义。

(四)声学造影剂流线的定量测量

进行声学造影时,在 M 型超声心动图上可以看到代表心腔内微气泡活动轨迹的流线,故能准确地显示造影的起始时间、流线方向、流线速度及瓣膜关闭不全所形成的逆流线等。有学者证实此流线斜率可代表流线速度。从理论上看:微气泡和红细胞在心血管腔内与血液系同步活动,由微气泡流线直接测得的血流速度,应比快速傅立叶转换间接推算的血流速度更为可靠,故临床上可借助微气泡流线的斜率监测与矫正多普勒的测值。另外,根据 M 型超声曲线上造影剂在各个心腔出现的先后时序,可以判定分流的类型、方向,对诊断微量右向左分流、肺动-静脉瘘、三尖瓣闭锁等疾病有重要价值。

(五)研究心音的产生机制

M 型超声心动图可与心电图、心音图及心内压力曲线同步显示,在探讨心音产生机制方面有重要作用。例如二尖瓣关闭(相当于二尖瓣曲线的 C 点)出现第一心音;主动脉瓣关闭(相当于主动脉瓣曲线的 G 点)产生第二心音,且心音的强弱与瓣叶关闭时其间的距离有密切关系;第三心音位于 M 型曲线 E 峰之后和脉冲多普勒 E 峰的峰尖,可能为舒张早期左心房血流进入左心室,冲击心壁所引起;第四心音与 A 峰同步,与舒张晚期心房收缩,主动排血,再次推起二尖瓣有关。而病理状态下如二尖瓣狭窄时的开瓣音恰位于二尖瓣曲线的 E 峰,系因瓣叶由后侧迅速前移,形成气球样膨出,引起瓣叶振动所致。

（六）心律失常者的 M 型曲线

这是超声应用的另一领域，M 型超声在其中发挥重要作用。二尖瓣 M 型曲线反映左心房与左心室间压力差的变化，由曲线的形态可以间接推断心律有无异常。例如一度房室传导阻滞时 AC 段上有一停滞的 B 点；二度与三度房室传导阻滞时 A 峰、E 峰顺序错乱，分别出现于 P 波与 T 波之后；交界区心律时心率缓慢，E 峰间距相等，但 A 峰消失；心房纤颤时 E 峰的间距与幅度各不相同，E 峰后的波动数目与幅度宽窄均无规律。心房扑动时 E 峰后出现的波动幅度较高，整个舒张期波动的数目较同期的房扑数少 1 个，而心房纤颤者 E 峰后的波动数目与幅度宽窄均无规律。胎儿心律失常者，心电图不易显示，而 M 型超声心动图能观察其瓣膜活动规律，对心律失常类型的发现与鉴别有较大的帮助。此外还有通过测量房室传导间期判断室上性心动过速并指导临床用药等其他个别报道。

（七）探讨多普勒频谱和 M 型曲线的关系

由于多普勒频谱和 M 型瓣膜曲线所代表的都是血流所产生的动力学变化，故二尖瓣口多普勒频谱和二尖瓣 M 型曲线上的 A 峰与 E 峰的出现时间、方向、幅度和波形宽度非常相似；二尖瓣曲线 DE 斜率和多普勒 E 峰的血流速度、主动脉瓣曲线 K 点开放时的斜率和五腔图上主动脉瓣口血流速度密切相关，这些均有内在联系。临床上借此可以互相佐证，探讨多普勒频谱和 M 型曲线的关系。

（八）M 型彩色多普勒探测血液反流与分流

M 型彩色多普勒的取样线每秒在 2 000 条以上，能清晰准确地判断心腔内正常及异常血流，如左心室流出道的血流方向、起止时间及其与二尖瓣开放的时间关系，这对判断有无主动脉瓣反流和室间隔缺损右向左微量分流有重要价值。当主动脉瓣反流时在二尖瓣波群上可见彩色血流线在主动脉瓣关闭之后，二尖瓣开放之前，由室间隔处向下直指二尖瓣曲线的 DE 段，有时这种彩色血流能在二尖瓣前侧持续显现于舒张全期，流线方向是由左上向右下。而在室间隔缺损伴微量由右向左分流时，于等容舒张期在左心室流出道出现少许彩色流线，时间短暂，止于 E 峰之前，流线方向也是由左上向右下（图 1-26）。

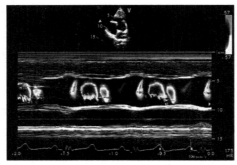

图 1-26　M 型超声心动图显示的法洛四联症患者的室间隔分流

M 型彩色多普勒显示室间隔连续中断处收缩早期为红色左
向右分流束，收缩晚期与舒张期则为蓝色右向左分流束

（九）M 型组织多普勒曲线的临床意义

二维组织多普勒图像对显示、评价室壁运动及心律失常兴奋点有所帮助，如能结合 M 型组织多普勒曲线进行观察，由于每秒取样扫描线大大增加，故能用于：①显示室壁在心动周期的等容收缩期、射血期、等容舒张期、快速与缓慢充盈期及心房收缩期等不同时相中的活动规律；②了

解心壁各层在收缩期跨壁速度梯度的差异;③通过观察心包脏壁层速度梯度的差异判断心包有无粘连和缩窄;④通过观察心肌运动的先后顺序而了解异常兴奋或起搏点的位置,确定预激综合征患者的心室预激区;⑤在束支传导阻滞和安装有起搏器的患者可以发现异常的心室去极化的位置及时间先后顺序,这些资料对确定心律失常的原因和起搏点的位置将有重要价值。

在 M 型组织多普勒曲线上每秒取样扫描线大大增加,故能用于显示室壁在心动周期的各个时相的活动规律

(十)解剖及曲线 M 型超声心动图的应用

目前较顶尖的超声诊断仪脉冲重复频率和二维图像帧数很高,在这种仪器上 M 型超声心动图的取样线可以按照解剖的要求,随意放置于心脏结构中感兴趣的部位(不必和声束平行),故能选择性观察感兴趣区域最理想的"解剖 M 型超声心动图曲线"(图 1-27),有利于心壁动态的观测。另外尚可将取样线变为弧形,沿心壁描记,得到"曲线 M 型超声心动图曲线",如结合 M 型彩色组织多普勒同时记录各个区域心壁活动的规律,在判断心肌梗死的部位和严重程度上有重要参考价值。

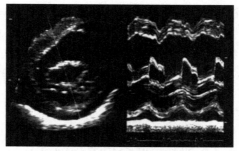

图 1-27　解剖 M 型超声心动图显示的心室波群
此为用随意取样线经左心室短轴切面所获得的解剖 M 型超声心动图
心室波群,清晰显示右心室腔、室间隔、左心室与左心室后壁各个结构

综上所述,可以认为将来相当长的一段时间内,M 型超声心动图还有其不可替代的作用,故目前多数厂家所出的仪器上将 M 型与二维超声心动图结合起来,由切面图看整体轮廓,由 M 型曲线看各结构的活动规律,从而取得更好的效果。

（张　蕾）

第四节　颅脑 CT 检查技术

一、适应证与相关准备

(一)适应证

颅脑外伤、脑血管意外、脑肿瘤、新生儿缺氧缺血性脑病、颅内炎症、脑实质变性、脑萎缩、术后和放疗后复查以及先天性颅脑畸形等。

(二)相关准备

检查前去掉受检者头上发夹、耳环等金属饰物。不合作患者可在检查前采用药物镇静,成人

一般用静脉注射或肌内注射 10 mg 地西泮,小儿口服水合氯醛。婴幼儿 CT 检查可待其熟睡时进行。增强扫描者,建立好静脉通道。

二、检查技术

(一)普通扫描

1.扫描体位

患者仰卧于扫描床上,头置于头架中,下颌内收,头颅和身体正中矢状面与台面中线垂直,两外耳孔与台面等距。

2.扫描基线与定位像

头部 CT 扫描的基线选择听眦线。定位像为头颅侧位。

3.扫描范围

自颅底至颅顶,包括整个颅脑。

4.扫描参数

管电压≥120 kV,管电流≥250 mA,准直器宽度 1～2 mm,重建间隔小于或等于准直器宽度的 50%,FOV 为 25 cm×25 cm,矩阵≥512×512,螺距为 1.0～1.2;骨算法与软组织算法重建,重建横断面、冠状面或矢状面;横断面的重建基线为听眦线,冠状面的重建基线为听眦下线的垂线,矢状面的重建基线为正中矢状线。骨窗:窗宽 3 000～4 000 HU,窗位 500～700 HU;软组织窗:窗宽 90～100 HU,窗位 35～50 HU。

5.颅脑 X 刀、γ 刀术前定位扫描

患者颅脑呈标准的头颅前后位,扫描时需先作头颅侧位定位像,确定扫描基线和扫描范围。病变部位的扫描层厚与间隔为 2 mm,螺距为 1,重建厚度为 1.5 mm;非病变部位层厚用 5 mm,间隔用 7.5 mm,螺距为 1.5,重建厚度为 2.5 mm。多层螺旋 CT 可用较薄的层厚一次扫描。X 刀和 γ 刀治疗前需作头颅三维重建,以计算治疗时 X 射线或 γ 射线的剂量。

(二)增强扫描

软组织病变或血管性病变的增强扫描,使用高压注射器,非离子型碘对比剂总量 50～70 mL流率2.0～3.0 mL/s,延迟扫描时间依病变的性质而定,如脑血管畸形、动脉瘤等血管性病变,可在注射对比剂后 50 秒开始扫描;颅内感染、囊肿等,可在注射对比剂后 60 秒开始扫描;颅内转移瘤、脑膜瘤等,可在注射对比剂后 6～8 分钟开始扫描。头部增强的扫描技术参数同颅脑平扫。

(三)脑血流灌注 CT 扫描

在脑缺血性卒中发作的超早期,头部 CT 灌注成像可显示病灶,可定量分析颅内缺血性病变的程度,动态观察脑血流动力学变化,以及病变的位置和范围等。选用头部血流灌注扫描序列,先进行常规的颅脑平扫,再选定某一重点观察层面,然后以 4～7 mL/s 的速率经静脉注射对比剂 50 mL,在对比剂注射的同时对选定层面进行持续 30～46 秒的同层动态连续扫描,得到灌注图像,最后进行常规轴位增强扫描。

三、影像处理

根据临床和诊断需要,进行不同方位的图像重建。重建层厚 6～8 mm,层间距与层厚相同。根据疾病诊断的需要选用窗宽、窗位;按解剖顺序摄影被检部位或所有病变部位的图像,保持显示图像解剖层面的连续性和图像整体性,适当选择病变部位放大摄影或测量 CT 值等。

颅脑 CT 图像常用脑窗摄影,窗宽 80～100 HU,窗位 35 HU 左右。颅脑 CT 图像符合以下任一条件者,必须加摄骨窗:①颅底、内听道病变;②颅脑外伤;③颅骨病变,或颅内病变侵犯颅骨。骨窗的窗宽 1 000～1 400 HU,窗位 300～500 HU。

耳鸣及疑脑桥小脑角区病变者,调节窗口技术,以观察内听道有无扩大,并根据需要对局部进行放大。头皮下软组织病变,用软组织窗摄影:窗宽 300～400 HU,窗位 35～45 HU。

脑 CT 血流灌注图像的处理在病变侧或对侧相应部位选取兴趣区,获得兴趣区的时间-密度曲线(TDC),依据曲线通过不同数学模型转换成计算机伪彩处理,得到局部脑血流量(CBF)、脑血流容量(CBV)、对比剂平均通过时间(MTT)和对比剂峰值时间(TTP)等血流动力学参数和灌注图像表现,以便评价脑组织的灌注状态。

(张 西)

第五节 眼与眼眶 CT 检查技术

一、适应证与相关准备

(一)适应证

眼球突出的病因诊断、球内和眶内肿瘤、炎性假瘤和血管性疾病、眼外伤、眶内异物及先天性疾病等。

(二)相关准备

嘱患者去除头、耳及颈部饰物,取下活动义齿。扫描前,应向患者说明在扫描过程中除头部不动外,还要闭眼,使眼球保持固定不动;不能闭眼者,可让其盯住正前方一个目标。增强扫描者,建立好静脉通道。

二、检查技术

(一)普通扫描

1.扫描体位

患者仰卧于扫描床上,头置于头架中,下颌内收,头颅和身体正中矢状面与台面中线垂直,两外耳孔与台面等距。

2.扫描基线与定位像

眼眶 CT 扫描的基线选择听眶线,听眶线与视神经的走向大体一致,对显示视神经和眼外肌较好;定位像为头颅侧位。

3.扫描范围

扫描范围一般从眶底至眶顶,病变较大时,可根据需要扩大扫描范围。

4.扫描参数

管电压≥100 kV,管电流采用智能 mAs 技术,准直器宽度 1～2 mm,重建间隔为准直器宽度的 50%,FOV 为 25 cm×25 cm,矩阵 512×512,螺距为 1.0～1.2;骨算法与软组织算法重建,重建横断面、冠状面或矢状面。骨窗:窗宽3 000～4 000 HU,窗位500～700 HU;软组织窗:窗宽90～100 HU,窗位35～50 HU。

(二)增强扫描

怀疑肿瘤性病变、炎性病变或视神经病变,增强扫描可使血管、肌肉和富血供的病变清楚显示,有利于对病变的定性。使用高压注射器,非离子型碘对比剂总量60～80 mL,流率2.0～3.0 mL/s,扫描时间动脉期为注射后25秒。对病变性质不明确者,可在注射后50～60秒加扫静脉期,扫描参数同平扫。

三、影像处理

根据临床和诊断需要,做不同方位的图像重建。按解剖顺序摄影眼部图像,横断位和冠状位图像分别排列。重建层厚3 mm,层间距3 mm。一般进行放大摄影,包括完整的眼部解剖结构和适当的邻近组织,避免病变定位困难。眼眶图像的显示和摄影常用软组织窗,但眼部外伤、钙化或病变侵犯眶壁时,则需加摄骨窗像。

(张　西)

第六节　耳部CT检查技术

一、适应证与相关准备

(一)适应证

先天性耳道畸形,如先天性外耳道闭锁、内耳道畸形等;肿瘤,如听神经瘤、胆脂瘤等;炎症,如化脓性中耳炎等;外伤,如听小骨骨折、鼓室气房血肿等。

(二)相关准备

CT扫描前,嘱患者去掉头颈部的金属饰物和活动义齿;不合作患者,需作相应处理后才行CT扫描;增强扫描者,建立好静脉通道。

二、检查技术

(一)普通扫描

1.扫描体位

患者仰卧于扫描床上,头置于头架中间,头颅和身体正中矢状面与台面中线垂直,两外耳孔与台面等距。

2.扫描基线与定位像

颞骨横断位扫描常用0°和30°断面。0°轴位扫描时,头稍仰,使听眶线与床面垂直。扫描基线为听眶线,断面图像对锤骨和砧骨关系、鼓窦入口、舌下神经管、耳蜗、前庭、半规管、咽鼓管、颈动脉管和颈静脉孔等重要结构显示较好;30°轴位扫描时,头稍前屈,使听眉线与床面垂直,扫描基线为听眉线(与听眶线夹角呈30°)。其断面图像对锤-砧关节、面神经管水平段和膝部、鼓窦、外半规管、前庭窗、圆窗和前庭导水管等显示较好。定位像为头颅侧位。

3.扫描范围

扫描范围为外耳道下缘至岩骨上缘。

4.扫描参数

管电压≥120 kV,管电流采用智能 mAs 技术,准直器宽度 0.50～0.75 mm,重建间隔为准直器宽度的 50%,FOV 为 25 cm×25 cm,矩阵 512×512,螺距为 0.6～1.0;骨算法与软组织算法重建,重建横断面、冠状面或矢状面。

(二)增强扫描

临床疑有听神经瘤或血管病变时,须做增强扫描。耳部增强扫描,注射对比剂的量及注射速度同颅脑增强扫描。

三、影像处理

根据临床和诊断需要,进行不同方位的图像重建。重建层厚 1 mm,层间距与层厚相同。耳部图像需单侧局部放大或重建放大后摄影。外耳道闭锁的放大图像,应包括全部耳部皮肤。增强扫描图像用软组织窗摄影;HRCT 图像采用特殊的窗口技术,窗宽 3 000～4 000 HU,窗位 350～450 HU。使用仿真内镜及 3D 软件重建,可观察听骨链和内耳骨迷路情况。

(张 西)

第七节 鼻窦 CT 检查技术

一、适应证与相关准备

(一)适应证

适用于鼻窦占位病变、炎症及外伤等。

(二)相关准备

去除头、颈、耳等部位的金属饰物和活动义齿。扫描时除身体不动,做到平静呼吸,不能有张口动作。增强扫描者,建立好静脉通道。

二、检查技术

(一)普通扫描

1.扫描体位

患者仰卧于扫描床上,头置于头架中,下颌内收,头颅和身体正中矢状面与台面中线垂直,两外耳孔与台面等距。

2.扫描基线与定位像

扫描层面与硬腭层面平行。

3.扫描范围

扫描范围一般从硬腭至额窦,病变较大时,可根据需要扩大扫描范围。

4.扫描参数

管电压≥100 kV,管电流采用智能 mAs 技术,准直器宽度 1～2 mm,重建间隔为准直器宽度的 50%,FOV 为 25 cm×25 cm,矩阵 512×512,螺距为 1.0～1.2;骨算法与软组织算法重建,重建横断面、冠状面或矢状面。骨窗:窗宽 3 000～4 000 HU,窗位 500～700 HU;软组织窗:窗宽 90～100 HU,窗位 35～50 HU。

(二)增强扫描

怀疑有鼻窦或鼻咽部占位病变时,需加做增强扫描,静脉注射对比剂 50～60 mL,流速 2.5～3.0 mL/s,延迟扫描时间 20～25 秒。对病变性质不明确者,可在 50～60 秒加扫静脉期。扫描参数同鼻窦部平扫。

三、影像处理

根据临床和诊断需要,做多方位的图像重建。重建层厚 4～6 mm,层间距与层厚相同。鼻窦图像可放大摄影,窗技术用软组织窗。外伤或肿瘤累及骨组织时,须加摄骨窗像。观察蝶窦、筛板及额窦有无分隔时,图像窗宽 2 000～3 000 HU,窗位-200～100 HU。

(张 西)

第八节 咽喉部 CT 检查技术

一、适应证与相关准备

(一)适应证

适用于咽喉部肿瘤性病变(喉癌、喉乳头状瘤等)、非肿瘤性病变(息肉、囊肿等)等。

(二)相关准备

扫描前嘱患者去掉头、颈及耳部的金属饰物。要求患者在扫描中保持不动,并且不能说话或做吞咽动作。增强扫描者,建立好静脉通道。

二、检查技术

(一)普通扫描

(1)扫描体位:患者仰卧于扫描床上,头置于头架中,头稍后仰,头颅和身体正中矢状面与台面中线垂直,两外耳孔与床面等距。

(2)扫描基线与定位像:扫描层面分别与咽部或喉室平行,定位像为咽喉部侧位。

(3)扫描范围:咽部检查从口咽下 1 cm 向上至颅底。喉部从舌骨平面至环状软骨下缘,若发现肿瘤可扫描至颈根部,以了解淋巴结受累情况。

(4)扫描参数:管电压≥120 kV,管电流采用智能 mAs 技术,准直器宽度 0.5～1.2 mm,重建间隔为准直器宽度的 50%,FOV 为 25 cm×25 cm,矩阵 512×512,螺距为 0.8～1.0;骨算法与软组织算法重建,重建横断面、冠状面或矢状面。骨窗:窗宽 3 000～4 000 HU,窗位 500～700 HU;软组织窗:窗宽 300～400 HU,窗位 30～45 HU。

（5）在检查梨状窝病变时，可在扫描时嘱患者做 Valsalva 动作，使咽壁扩张，更好显示腔壁病变。

（二）增强扫描

为显示肿瘤及其与颈部大血管、周围淋巴结关系，需加做增强扫描。静脉注射对比剂 50～60 mL，流速 2.5～3.0 mL/s，延迟扫描时间 20～25 秒。对病变性质不明确者，可在 50～60 秒加扫静脉期。扫描范围、层厚及层间距同咽喉部平扫。螺旋层厚与层间距用 5 mm，小病灶可用 2～3 mm。扫描层厚 1 mm，间隔 1 mm，螺距为 1。

三、影像处理

根据临床和诊断需要，做不同方位的图像重建。重建层厚 3～5 mm，层间距与层厚相同，如果需要显示真假声带和喉室，需做 1～2 mm 薄层重建，FOV 为 160 mm；如果怀疑声带有小的占位病变或声门运动障碍时，应在声带或声门下区范围做 2～3 mm 薄层重建，亦可在做字母 E 发声时扫描，咽喉部图像的显示和摄影一般用软组织窗，外伤患者须加摄骨窗。占位病变应测量其增强前后 CT 值的变化。应用仿真内镜观察时，需仔细调节病变部位的 CT 值阈值。

（张　西）

第九节　胸部 CT 检查技术

一、适应证与相关准备

（一）适应证

（1）纵隔：CT 检查可以发现常规 X 线不易发现的纵隔肿瘤，并能准确地显示病变的性质、大小及范围。可发现有无淋巴结的肿大，显示病变与周围结构的关系。

（2）肺脏：可以发现肺、支气管和肺门等部位的各种疾病，如肺内的良恶性肿瘤、结核、炎症和间质性、弥漫性病变等。对肺门的增大，可以区分是血管性结构还是肿瘤或淋巴结肿大。

（3）胸膜和胸壁：能准确定位胸膜腔积液和胸膜增厚的范围与程度，鉴别包裹性气胸与胸膜下肺大泡，了解胸壁疾病的侵犯范围及肋骨和胸膜的关系。

（4）外伤：了解外伤后有无气胸、胸腔积液及肋骨骨折等情况。

（5）食管病变。

（二）相关准备

（1）认真审阅申请单，了解患者检查的目的和要求，详细阅读临床资料及其他影像学资料。

（2）检查前向患者简述扫描的全过程，取得患者的配合。

（3）去除检查部位的金属饰物和异物，如发卡、纽扣、钥匙、膏药等，防止产生伪影。

（4）对不合作的患者，包括婴幼儿、躁动不安和意识丧失的患者要给予镇静剂，必要时给予麻醉。

（5）向患者说明呼吸方法，做好呼吸训练。

（6）对于耳聋和不会屏气的患者，在病情许可的情况下，可训练陪伴帮助患者屏气。方法是当听到"屏住气"的口令时，一手捏住患者鼻子，一手捂住患者口部，暂时强制患者停止呼吸，等曝光完毕后,听到"出气"的口令后立即松手。

(7)如果呼吸困难不能屏气或婴幼儿,也可在扫描中加大 mA,缩短时间,以减轻运动伪影。

(8)增强扫描患者,预先建立好静脉通道。

二、检查技术

(一)普通扫描

1.扫描体位

患者仰卧于扫描床上,头先进,两臂上举抱头,身体置于床面正中。

2.扫描范围与定位像

扫描范围从肺尖开始,一直扫描到肺底。定位像为胸部前后正位像,既可作为定位扫描用,又能给诊断提供参考。

3.扫描参数

管电压≥120 kV,管电流采用智能 mAs 技术,准直器宽度 0.5~1.2 mm,重建间隔为准直器宽度的 50%,FOV 根据患者体型大小设定,应包括整个胸廓,矩阵 512×512,螺距为 1.0~1.2;体部软组织算法和肺组织算法重建横断面、冠状面。肺窗:窗宽 1 400~1 800 HU,窗位600~800 HU;纵隔窗:窗宽 200~350 HU,窗位 30~50 HU。

(二)增强扫描

对于怀疑胸部占位病变患者,应进行增强扫描。静脉团注对比剂 60~70 mL,流速 2.0~2.5 mL/s,延迟扫描时间 20~25 秒;对病变性质不明确者,可在 50~60 秒加扫静脉期。扫描范围和扫描参数同平扫。

三、影像处理

根据临床和诊断需要,做不同方位的图像重建。胸部图像的显示和摄影常规采用双窗技术,即肺窗和纵隔窗。对于外伤患者,应观察和摄影骨窗。对肺部的片状影、块状影及结节病灶,可由肺窗向纵隔窗慢慢调节,选择最佳的中间窗观察和摄影。对于怀疑支气管扩张的患者,还应进行高分辨率算法的薄层重建,以更好显示病变。摄影时按人体的解剖顺序从上向下,多幅组合。对于一些小的病灶可采用放大摄影,或进行冠状面、矢状面重建,以便于进行定位描述。另外,还应摄影有无定位线的定位像各一幅。

(张 西)

第十节 腹部 CT 检查技术

一、适应证与相关准备

(一)适应证

1.肝脏和胆囊

包括肝肿瘤、肝囊肿、肝脓肿、脂肪肝、肝硬化、胆道占位、胆管扩张、胆囊炎和胆结石等。

2.脾脏

能确定脾脏的大小、形态、内部结构和先天变异等,并能区分良、恶性肿瘤、炎症及外伤引起的出血等。

3.胰腺

CT能确定急性胰腺炎的类型;慢性胰腺炎可显示微小的钙化、结石;能确定有无肿瘤,肿瘤的来源、部位和范围;了解外伤后胰腺有否出血等。

4.肾和肾上腺

确定肾脏有无良恶性肿瘤及其大小、范围,有无淋巴结转移等;确定有无肾脏的炎症、脓肿及结石的大小和位置;肾动脉CT血管造影可显示有无血管狭窄及其他肾血管病变;显示外伤后有无肾损伤及出血情况;确定肾上腺有无良、恶性肿瘤的存在,以及功能性疾病如肾上腺皮质功能减退等。

5.腹部及腹膜后腔

可以明确有无良、恶性肿瘤的存在,如血管夹层动脉瘤、脂肪瘤和平滑肌肉瘤等;观察有无腹部肿瘤及腹膜后腔的淋巴结转移、炎症和血肿等。

(二)相关准备

(1)检查前应尽可能食用少渣饮食,特别不能服用含有金属的药品,或进行消化道钡剂造影。

(2)检查当天以空腹为宜。

(3)患者应携带其他影像学资料及其他临床相关检查资料。

(4)CT增强患者应严格掌握适应证,做好碘变态反应的救治工作。

(5)将对比剂(如60%泛影葡胺或非离子型对比剂)加入温开水中,配制成1%～2%的浓度给患者口服。检查肝脏、胰腺及脾脏时,扫描前15分钟口服该浓度对比剂500 mL,使胃及十二指肠壶腹部充盈,形成良好对比。检查前再口服300～500 mL,以便胃充盈,可有效克服部分容积效应,避免产生伪影,使扫描图像能更好地将胃及其他相邻脏器区别开来。若观察肾及肾上腺则要提前20～30分钟口服与上述相似浓度的对比剂。对于腹膜后腔检查则应提前2小时口服1%～2%浓度的对比剂800～1 000 mL,以便于充盈整个肠道系统。

(6)患者换掉有金属扣子和挂钩的衣裤,取出口袋中的金属物品,解除腰带,去除腰围、腹带及外敷药物等。

(7)做好耐心细致的解释工作,使患者消除疑虑和恐惧,明白检查的程序和目的。训练患者的呼吸,并保持每次呼吸幅度一致。

二、检查技术

(一)普通扫描

1.扫描体位

患者仰卧于扫描床上,头先进,两臂上举抱头,身体置于床面正中。

2.定位像与扫描范围

定位像为腹部前后正位像。扫描基线在定位像上设定,肝脏和脾脏以膈顶为扫描基线,胆囊和胰腺以肝门为扫描基线,肾和肾上腺以肾上极为扫描基线,腹膜后腔以肝门为扫描基线。扫描范围:肝、脾从膈顶扫描至肝右下角;胆囊及胰腺从肝门直至胰腺扫描完整;肾从肾上极扫描到肾下极;肾上腺从起始扫描到肾脏中部;腹膜后腔从肝门扫描到髂前上棘。

3.扫描参数

管电压≥120 kV,管电流采用智能 mAs 技术,准直器宽度 0.6～1.5 mm,重建间隔为准直器宽度的 50%,FOV 根据患者体型大小设定,应包括整个腹部(包括腹壁脂肪),矩阵 512×512,螺距为 1.0～1.2;体部软组织算法重建横断面、冠状面。窗宽 150～200 HU,窗位 40～60 HU。

(二)增强扫描

腹部增强扫描的对比剂注射方法均采用静脉内团注法,对比剂用量 60～80 mL,流速2～3 mL/s。

肝脏、脾脏增强通常采用三期扫描,动脉期延迟扫描时间 25～30 秒,门脉期延迟扫描时间 60～70 秒,实质期延迟扫描时间 85～90 秒。若怀疑肝血管瘤,则实质期的延迟扫描时间为 3～5 分钟或更长,直至病灶内对比剂充满为止;胰腺增强扫描通常采用"双期",动脉期延迟扫描时间 35～40 秒,静脉期延迟扫描时间 65～70 秒;肾脏增强扫描通常扫描皮质期、髓质期和分泌期,皮质期延迟扫描时间 25～30 秒,髓质期延迟扫描时间 60～70 秒,分泌期延迟扫描时间2～3 分钟。

三、影像处理

根据临床和诊断需要,做不同方位的图像重建。腹部扫描采用标准或软组织模式,用螺旋扫描。肝、脾扫描采用 8 mm 层厚,8 mm 间隔;胆道扫描采用 3 mm 层厚,3 mm 间隔;肾脏扫描采用 5～8 mm 层厚,5～8 mm 间隔;肾上腺采用 3 mm 层厚,3 mm 间隔;腹膜后腔扫描采用 8 mm 层厚,8 mm 间隔。腹部 CT 图像的显示一般用软组织窗,根据观察脏器和病变情况,适当调节窗宽和窗位。一般的,窗宽 150～200 HU,窗位 40～60 HU;肾上腺窗宽 200～300 HU,窗位 30～50 HU。按解剖顺序将平扫、增强、延迟扫描的图像依时间先后摄影,对肾上腺的图像应放大摄影。有些小病灶除须放大摄影外,还可行矢状位、冠状位重建。

(张 西)

第十一节 盆腔 CT 检查技术

一、适应证与相关准备

(一)适应证

男性可观察膀胱、前列腺和睾丸有无良、恶性肿瘤及前列腺增生、膀胱结石、炎症憩室;女性可观察膀胱、子宫和卵巢有无良、恶性病变及其他病变;在外伤情况下,可观察有无骨折、泌尿生殖器官的损伤和出血等。

(二)相关准备

(1)检查前应尽可能食用少渣饮食,特别不能服用含有重金属的药品,或进行消化道钡剂造影。

(2)患者应携带其他影像学资料及相关的临床检查资料。

(3)增强扫描患者应严格掌握适应证,并做好碘过敏试验。

（4）检查前 2 小时口服 1％～2％的对比剂 800～1 000 mL,以充盈小肠和结肠,形成良好对比,待膀胱胀满时行 CT 扫描。

（5）换掉有金属异物的衣裤,扫描区不应有高密度异物。

（6）做好解释工作,使患者消除疑虑和恐惧,明确检查程序和目的,配合检查。

二、检查技术

（一）普通扫描

1.扫描体位

患者仰卧于扫描床上,头先进,两臂上举抱头,身体置于床面正中。

2.扫描范围与定位像

定位像为盆腔前后正位像。扫描范围从髂棘至耻骨联合下缘。

3.扫描参数

管电压≥120 kV,管电流采用智能 mAs 技术,准直器宽度 0.6～1.5 mm,重建间隔为准直器宽度的 50％,FOV 根据患者体型大小设定,应包括整个盆腔,矩阵 512×512,螺距为 1.0～1.2;体部软组织算法重建,横断面、冠状面。窗宽 150～200 HU,窗位 40～60 HU。

（二）增强扫描

为了盆腔占位病变的定性,并确定其部位、大小和范围,以及是否有盆腔淋巴结转移等,必须作双期增强扫描。增强扫描常规用静脉内团注法,对比剂总量 60～80 mL,流速 2.0～2.5 mL/s,动脉期延迟扫描时间 35～40 秒,静脉期延迟扫描时间 65～70 秒。

三、影像处理

根据临床和诊断需要,做不同方位的图像重建或血管重建。主要扫描膀胱和前列腺时采用 5 mm 层厚,5 mm 间距。若为扫描整个盆腔观察肿块大小时可采用 8 mm 层厚,8 mm 间距。盆腔图像的显示一般用软组织窗,若脏器或病变密度相对较低时,可适当调低窗位显示。盆腔 CT 图像摄影时,按解剖顺序将平扫,增强扫描的图像依时间先后顺序摄影,对一些占位病变可行矢状面和冠状面重建。

（张　西）

第十二节　胸部 MRI 检查技术

一、肺部 MRI 成像技术

对于大多数的肺部检查,磁共振成像不是首选,空间分辨率不如 CT,对细小结构显示欠佳,特别对 10 mm 以下的结节难以显示,对钙化显示不敏感,检查时间长患者难合作,肺部检查首选 CT。

（一）检查前准备

（1）接诊时,核对患者一般资料,明确检查目的和要求。

（2）患者是否属禁忌证的范围。并嘱患者认真阅读检查注意事项，按要求准备，提供耳塞。

（3）进入检查室之前，应除去患者身上一切能除去的金属物品、义齿、磁性物质及电子器件，以免引起伪影及对物品的损坏。

（4）常规使用心电门控，训练受检者屏气或应用呼吸补偿技术。

（5）有焦躁不安及幽闭恐惧症患者，应给适量的镇静剂或麻醉药物。

（二）常见适应证与禁忌证

1.适应证

（1）肺部肿瘤，了解肿瘤的大小与肺叶、肺段、支气管的关系。

（2）肿瘤定位非常正确，能够显示肿块与血管、支气管的受压情况。

（3）纵隔与肺门肿块。

2.禁忌证

（1）装有心脏起搏器或带金属植入物者。

（2）急诊患者不适合检查。

（3）术后体内留有金属夹子者。检查部位邻近体内有不能去除的金属植入物。

（4）MRI 对比剂有关的禁忌证。严重心、肝、肾衰竭禁用对比剂。

（5）早期妊娠者（3 个月内）的妇女应避免 MRI 扫描。

（三）线圈及患者体位

1.线圈选择

体部相控阵表面线圈，后纵隔、脊柱旁病变可采用脊柱相控阵线圈。

2.体位设计

患者仰卧位，手臂放于两旁，训练患者有规律的呼吸并放置呼吸传感器在下胸部或上腹部。在给患者摆放表面线圈和扫描定位时，使纵向定位线穿过线圈和受检者的中线；水平定位线穿过线圈的十字中点。表面线圈上缘与喉结平齐。

采集中心对准胸骨中点。

（四）扫描方位

首先行冠、矢、轴三平面定位像扫描，在定位像上确定扫描基线、扫描方法和扫描范围。胸部常规扫描方位有横轴位、矢状位、冠状位，必要时加扫其他斜面的图像。

1.横轴位（T_2WI、T_1WI、GRE 屏气序列）

取冠状位定位像定位，相位编码方向为前后向（选择"无相位卷褶"技术）。

2.斜冠状位（T_2WI、T_1WI）

取正中矢状位做定位像，使扫描线与气管长轴平行。相位编码方向为左右向（选择"无相位卷褶"技术）。

3.矢状位（T_1WI）

取横轴位做定位像，相位编码方向为前后向。

（五）常用成像序列

1.脉冲序列

（1）T_2WI-TSE 是最基本的扫描序列，通常添加脂肪抑制及呼吸门控技术。

（2）T_1WI-GRE 三维容积内插快速 GRE 序列（西门子的 VIBE 序列，GE FAME、LAVA 序列及飞利浦的 THRIVE 序列）采集速度比二维扰相位 GRE 序列更快，扫描层面更薄，具有高空间分辨率,有利于小病灶的显示。

（3）HASTE(半傅立叶变换的单次激发超快速自旋回波序列),此序列扫描速度快,对受检者的体位运动和呼吸、心跳运动不敏感。该序列通常用于肺水肿、肺出血和肺炎的检查。

2.三维容积内插快速 GRE 序列

包括西门子的 VIBE 序列、GE FAME、LAVA 序列及飞利浦的 THRIVE 序列。采集速度比二维扰相位 GRE 序列更快,扫描层面更薄,具有高空间分辨率,有利于小病灶的显示。

3.HASTE(半傅立叶变换的单次激发超快速自旋回波序列)

此序列扫描速度快,对受检者的体位运动和呼吸、心跳运动不敏感。该序列通常用于肺水肿、肺出血和肺炎的检查。

(六)胸部常见病变的特殊检查要求

（1）与气管平行的斜冠状位相,能清楚显示气管分叉、隆突区病变。FSE T_2WI 加脂肪抑制技术,显示胸壁病变更佳。

（2）胸部病变往往多发,横断位扫描要包括整个胸部,以免漏掉病变。如果病变较小,可加做薄层扫描。

（3）T_1WI 像呈高信号的病变要在同样情况下加做 T_1WI 加脂肪抑制技术。T_2WI 常规要加脂肪抑制技术。

（4）由于胸部的呼吸运动伪影干扰,使用呼吸门控时,还要取得患者的配合,嘱患者做平静有规律的呼吸尤为重要。

（5）胸内甲状腺肿为由颈部连至前纵隔的病变,矢状位图像有利于显示其与颈部甲状腺相连。

二、乳腺 MRI 成像技术

(一)检查前准备

（1）最佳检查时间由于正常乳腺组织增强在月经周期的分泌期最为显著,因而对乳腺核磁检查尽量安排在月经周期的 7～14 天进行。

（2）接诊时,核对患者一般资料,明确检查目的和要求。对目的和要求不清的申请单,应请临床医师务必写清,以免检查部位出错。

（3）并嘱患者认真阅读检查注意事项,按要求准备,提供耳塞。

（4）进入检查室之前,应除去患者身上一切能除去的金属物品、义齿等磁性物质及电子器件,以免引起伪影及对物品的损坏。

（5）告诉患者扫描过程中不得随意运动,平静呼吸,若有不适,可通过话筒和工作人员联系。

（6）对有焦躁不安及幽闭恐惧症患者,应给适量的镇静剂或麻醉药物。一旦发生幽闭恐惧症立即停止检查,让患者脱离现场。

(二)常见适应证与禁忌证

1.适应证

（1）乳腺占位病变的定性:X 线摄影或超声影像检查不能确定性质时,可考虑磁共振检查。

（2）乳腺癌的分期:对浸润性乳腺癌的高敏感性,有助于显示和评价肿瘤对胸肌筋膜、胸大肌以及肋间肌的浸润等。对外科手术有指导意义,特别在保留乳房治疗时建议行乳腺增强的核磁检查。

（3）辅助化疗疗效的评估:在化疗前、化疗中及化疗后进行磁共振检查有助于对化疗反应性的评估。

(4)保乳术后复发的监测:保留乳房手术(包括组织成形术)后,鉴别肿瘤复发和术后瘢痕。

(5)乳房成形术后随访:假体植入术后乳腺 X 线摄影评估困难者,MRI 检查有助于乳腺癌的诊断和植入假体完整性的评价。

2.禁忌证

(1)妊娠期妇女。

(2)体内装置有起搏器、外科金属夹子等铁磁性物质以及其他不得接近强磁场者。

(3)患有幽闭恐惧症者。

(4)具有对任何钆螯合物过敏史的患者。

(三)线圈及患者体位

1.线圈选择

乳腺专用表面线圈。

2.体位设计

患者俯卧于乳腺线圈上,双侧乳房悬于线圈凹槽内,使乳房处于自然下垂状态,乳头置于线圈中心,并将额头置于专用枕上。

采集中心对准线圈中心(双乳头连线)。

(四)扫描方位

双侧乳腺检查以横轴位为主,矢状位为辅。乳腺病变检查做平扫加动态增强扫描。

1.横轴位[T_2WI 加脂肪抑制、T_1WI、3D SPGR(VABRANT)、弥散加权成像(DWI)]

在矢状位定位像上定位,定位线包括双侧乳腺上下缘及两侧胸壁。横轴位相位编码方向在左右向,以防心脏搏动伪影对图像的影响。定位中心在胸壁前缘。

2.矢状位(T_2WI 加脂肪抑制、3D SPGR)

取冠状位或横轴位定位,两侧乳腺分别定位,相位编码方向上下向。

3.矢状位(3D SPGR)

以横断位乳头层面做定位像,定位线包括整个乳腺及侧胸壁。相位编码方向上下向,增强扫描不受心脏搏动影响。

(五)推荐脉冲序列及扫描参数

乳腺平扫及动态增强扫描参数(1.5 T)。

(1)T_2WI 加脂肪抑制。

(2)T_1WI。

(3)DWI。

(4)动态增强序列。

(六)乳腺扫描的特殊检查要求

(1)乳腺扫描不使用呼吸门控,因为患者俯卧位呼吸幅度小。

(2)乳腺内富含脂肪平扫 T_2WI 及 T_1 增强扫描一定要加脂肪抑制技术。

(3)乳腺病变定性诊断主要依赖于动态增强扫描。①乳腺动态增强扫描:常使用 3D 模式,尽量使图像各向同性便于多平面重组观察病灶,如果不具备 3D 序列也可用 2D。先做增强前平扫,然后注射对比剂延迟 18～20 秒后连续扫描,共扫描 6～7 次。扫描后做时间-信号强度曲线后处理。②时间-信号强度曲线:反映强化前后病灶信号强度的变化,分三型。Ⅰ型为增长型:信号强度迅速上升达到峰值后便呈平缓上升状态,多为良性病灶表现;Ⅱ型为平台型:强化初期迅速上升,在强化中后期呈平台状,为可疑病灶(可良性也可恶性);Ⅲ型下降型:信号强度在中后期呈下降趋势,多为恶性病灶。

(4)DWI 序列(b=1 000 s/mm²)为乳腺疾病的诊断及鉴别诊断提供参考,恶性病变在 DWI 表现为明显高信号,其表观弥散系数(ADC)值标准以 1.3 mm²/s 为界,低于此值多为恶性,高于此值多为良性,且恶性肿瘤 ADC 值明显小于良性病变和正常组织。这与恶性肿瘤细胞密度高水分子活动受限明显有关。

(5)乳腺病变扫描结果分析相关指标:病灶的形态、DWI 信号、ADC 值及动态增强扫描时间-信号强度曲线的类型等有关。

(刘永杰)

第十三节　腹部 MRI 检查技术

一、肝脏 MRI 成像技术

(一)检查前准备

1.受检者的准备

除需与颅脑、脊柱等部位检查相同的准备外,肝脏 MRI 检查要求受检者空腹。一般情况下肝脏 MRI 检查无须服用消化道对比剂。

2.受检者的呼吸训练与监控

与颅脑、脊柱等部位的检查相比,肝脏的 MRI 检查需要受检者更多的配合。在检查前及摆放受检者体位的过程中,应注意与受检者交流,让受检者了解检查的全过程,这样不但可以缓解被检查者的紧张心理,还可使其更好地配合检查。

呼吸运动是影响肝脏 MRI 图像质量的重要因素之一,呼吸运动的有效控制和监控可以有效地提高肝脏 MRI 图像的质量,而后者主要依赖于呼吸的训练和监控。受检者的训练主要是呼吸和屏气训练。无论是呼吸触发技术或者呼吸补偿技术,都要求受检者进行均匀且较缓慢的呼吸。一般来讲肝脏 MRI 检查采用的是呼气门控,采集信号的触发位点在呼气相的中后期,停止位点为下一次吸气相的起始点,即利用两次呼吸相之间的相对静止期进行信号的采集。

(二)常见适应证与禁忌证

磁共振的多参数成像的特点在肝脏病变的鉴别诊断中具有重要价值。有时不需对比剂即可鉴别肝脏病变。MRCP 对胰、胆管病变的显示具有独特的优势。

除 MRI 通常禁忌证外,无特殊禁忌证。

(三)线圈选择及患者体位设计

1.线圈选择

线圈通常选择表面线圈,如专用的腹部线圈或者心脏扫描线圈。原则上被检查部位或组织要尽量贴近线圈,可根据具体情况灵活选择线圈,如小儿腹部扫描可选择头线圈等。

2.体位设计

肝脏的 MRI 检查一般采用仰卧位,双手臂置于身体两侧或上举至头颈部两侧,人体长轴与床面长轴重合。肝脏 MRI 扫描主要的扫描方位是横断面,双手臂置于身体两侧不会影响横断面的扫描。而当采用冠状面动态扫描时,为避免卷褶伪影才有必要把双手上举置于头颈部两侧。双手臂置于身体两侧时注意使用衬垫隔开受检者手臂与身体,不使其直接接触,以免产生灼伤,尤其是在 3.0 T 及以上场强的磁体中更要注意。

一般来说,肝脏 MRI 扫描定位线中心置于剑突下缘。

(四)扫描方位

肝脏 MRI 检查以横轴位为主,辅以冠状位。必要时可加矢状位或斜位的扫描。一般情况下,腹部横轴位的相位编码方向一般选择前后方向,并尽可能采用矩形 FOV。冠状面的相位编码方向一般选择左右方向。

1.横断位

以冠状位做定位参考像,在冠状位定位像上使横轴位定位线垂直于人体长轴。横轴位扫描范围应包括整个肝脏。T_1WI 像与 T_2WI 像层面要保持一致。

2.冠状位

以横轴位及矢状位做定位参考像。扫描范围根据肝脏前后径及病变大小而定。

(五)推荐脉冲序列

平扫横轴位 T_2WI/FS、T_2WI、T_1WI,冠状位 T_2WI/FS,增强后常规进行横轴位动态增强 T_1WI、冠状位 T_1WI。

区别肿瘤及血管瘤:多回波序列、DWI(弥散加权成像)b 值 $400\sim600$。

(六)肝脏常见病变的特殊检查要求

(1)肝脏血管瘤是常见的肝脏良性肿瘤,临床多无症状,且并发症极低,大多不需要手术切除,影像学检查的目的就是确诊。肝脏血管瘤在常规平扫图像上的表现与囊肿难以区分,无增强扫描时鉴别囊肿和血管瘤可加扫 FLAIR 或短 TR SE 多回波序列,FLAIR 上囊肿呈现低信号,血管瘤仍呈现高信号,而多回波序列中血管瘤信号为高信号,囊肿在第一回波中信号低于后续的回波。或者可使用 Balance-SSFP(FIETA/GE、True FISP/西门子、B-FFE/飞利浦)序列,囊肿在 Balance-SSFP 图像上仍呈现与 T_2WI 上类似的很高信号,而血管瘤的信号与 T_2WI 相比会有所衰减。DWI 亦可方便鉴别二者,囊肿呈现低信号,而血管瘤呈现略高信号。

增强扫描鉴别血管瘤需要加扫延时扫描。增强的方式与 CT 上的碘对比剂相似,小血管瘤动脉期可即刻明显强化,大血管瘤动脉期多呈现周边结节状强化,随时间延迟逐渐向病变内强化,延迟扫描病变强化程度多等于或高于肝实质,大血管瘤可伴有动静脉瘘征象。

(2)肝硬化再生结节常规扫描难以与肿瘤病变相鉴别,动态增强序列是鉴别诊断的重要依据。

(3)肝细胞癌动态增强序列是鉴别肝细胞癌的重要依据。

(七)图像优化(序列参数应用技巧)

1.扫描时相的掌握

在循环状态正常的情况下,肝脏动脉期的时刻一般为注射对比剂后的 $23\sim25$ 秒,扫描时原则上要把 K 空间中心数据的采集时刻置于开始注射对比剂后的 $23\sim25$ 秒。对于二维扰相梯度回波 T_1WI 序列等没有采用 K 空间中心优先填充的三维扰相梯度回波 T_1WI 序列来说,如果整个序列的采集时间为 20 秒左右,则动脉期采集的起始点一般是在开始注射对比剂后 15～18 秒,若序列采集时间短,则应适当延长延迟时间,如序列采集时间为 15 秒,则延迟时间可以为 17～20 秒;对于采用中心填充或椭圆中心填充等 K 空间中心优先采集技术的三维扰相梯度回波 T_1WI 来说,动脉期的采集起始点一般为开始注射对比剂后 22～23 秒。对于反转恢复超快速梯度回波 T_1WI 序列来说,动脉期采集起始点一般在开始注射对比剂后 23～25 秒。对于任何序列,门静脉期的扫描时刻一般在注射对比剂开始后 50～60 秒,平衡期为 3～4 分钟,相比动脉期,静脉期和平衡期对时相的要求不是很严格,并可根据具体的需要进行延时扫描。

无论采用何种序列进行动态增强扫描,在计算动脉期起始时间都应该考虑到受检者执行屏气准备所需的时间,这个时间应该根据受检者的实际情况灵活调整。如某患者动脉期开始时刻是在开始注射对比剂且该病例屏气准备时间需要 5 秒的话,则在开始注射对比剂后 10 秒即让患者开始屏气准备,此时正好到 15 秒,即开始启动采集;而如果患者屏气准备时间需要 10 秒的话,则应该在开始注射对比剂后 5 秒即让患者开始屏气准备。

对于循环异常的受检者,其各期时相的掌握应该根据具体情况而灵活调整,可采用测量循环时间等方法进行估算,也可采用智能触发或透视触发等技术启动扫描。

在有些新型的高场 MRI 设备上,三维容积内插快速扰相梯度回波序列采集整个肝脏的时间仅需要 3～12 秒,可进行双动脉期扫描得到动脉早期和动脉晚期的图像,甚至可以进行多动脉期的扫描,这样对于时相的掌握的要求就有所降低。

2.T_1WI 序列

(1)SE 序列:在肝脏应用中,SE-T_1WI 序列要求受检者均匀呼吸,并施加呼吸补偿技术(GE)或长程平均技术(LOTA 技术,西门子)。

该序列的优点在于:①图像有较高的信噪比;②序列结构比较简单,信号变化比较容易解释;③无须屏气,有利于儿童或年老体弱者的检查。

该序列的缺点在于:①存在不同程度的呼吸运动伪影;②存在运动相关的部分容积效应,减低了图像的 T_1 对比;③采集时间较长,不能进行动态增强扫描。故 SE T_1WI 仅用于不能屏气但可以均匀呼吸的受检者。

(2)二维扰相 GRE 序列:是目前最常用的肝脏 T_1WI 序列之一,这类序列有 GE 公司的 FSPGR、西门子的 FLASH 和飞利浦的 T_1-FFE。

该序列具有以下优点:①采集速度快,一次屏气可以完成单个部位的 T_1WI 的采集;②图像有足够的信噪比和良好的组织对比,T_1 对比总体上优于 SE T_1WI 序列;③既可用于平扫,又可用于动态增强扫描;④可以进行化学位移成像。

该序列的缺点在于:①屏气不佳者,图像有明显的运动伪影;②层厚一般大于三维采集序列,且有层间距,不利于微小病灶的显示。该序列多用于能够良好屏气的受检者的常规 T_1WI 扫描。

(3)三维扰相 GRE 序列:另一个目前常用的肝脏 T_1WI 序列(高场机)。通常使用并行采集等快速采集技术并采用容积内插技术,这类序列有西门子公司的 VIBE、GE 公司的 FAME 和 LAVA 序列及飞利浦的 THRIVE 序列等。

这类序列具有以下优点:①快速采集,如果同时采用多种快速采集技术,其采集速度超过二维扰相 GRE 序列;②与二维采集相比,图像层厚可更薄,有利于小病灶的显示;③容积内连续采集,有利于后处理重建;④用于增强扫描,可以同时得到肝实质和血管的图像。

该序列的缺点在于:①对硬件的要求较高,高场机效果较好,在 0.5 T 以下的低场机的采集速度不足以在一次屏气扫描完整个部位;②图像的 T_1 对比不及二维扰相梯度回波序列。该序列在高场机主要用于动态增强扫描。

(4)二维反转恢复快速梯度回波序列:二维反转恢复快速梯度回波(IR-FGRE)序列属于超快速的 T_1WI,这类序列有 GE 的 FIRM 序列、西门子的 Turbo FLASH T_1WI 和飞利浦的 TFE T_1WI 等。其优点在于采集速度快,单层采集时间一般在 1 秒以下,因此即使受检者不屏气也没有明显的呼吸运动伪影。

该序列的缺点在于:①图像的信噪比及组织对比较差;②由于图像是单层采集,类似于 CT,因此在动态增强扫描时,同一次屏气的不同层面可能不完全在同一时相。该序列一般仅用于不能屏气者的 T_1WI 或动态增强扫描,也可用于肝脏单层的灌注加权成像。

3. T_2WI 序列

(1)呼吸触发中短回波链 FSE(TSE) T_2WI 序列:是目前应用最广泛的肝脏 T_2WI 序列,ETL 常为 7~16,采集时间一般为 3~6 分钟,由于 ETL 较短,其 T_2 对比与常规 SE 序列相近;而采用的呼吸触发技术明显减少了呼吸运动伪影。一般把该序列作为腹部 T_2WI 的首选序列。该序列的缺点在于呼吸不均匀的受检者仍有较为严重的运动伪影。

(2)长回波链屏气 FSE(TSE) T_2WI 序列:该序列 ETL 常在 20 以上,可在 20~30 秒获得 15~20 层图像。该序列的优点在于:①成像快速,可以进行屏气扫描;②可以进行权重较重 T_2WI,有利于实性病变与良性富水病变的鉴别。缺点在于 ETL 太长,图像的软组织 T_2 对比较差,不利于实性病变特别是小肿瘤的检出。该序列主要用于不能均匀呼吸但可较好屏气的受检者。

(3)半傅立叶单次激发快速 SE(SS-FSE 或 HASTE) T_2WI 序列。该序列的特点:①信号采集速度快,单层成像时间不到 1 秒,即便不屏气也几乎没有运动伪影;②与单次激发 FSE(TSE) T_2WI 序列相比,可选用相对较短的有效 TE(60~80 毫秒),适合于肝脏 T_2WI 检查;③由于回波链很长,因此图像的软组织 T_2 对比比屏气的长回波链 FSE 还差。该序列仅用于不能屏气又不能均匀呼吸的受检者。在飞利浦的机型上,对 T_2WI 除了可以使用单次激发快速序列还可以添加门控技术,并使用复数个重复激励次数来进行平均以获得更好的图像质量。

(4)SE-EPI T_2WI 序列:SE-EPI T_2WI 可采用单次激发或多次激发技术,用于肝脏者多采用单次激发。单次激发 SE-EPI T_2WI 序列的优点在于:①成像速度快,单层图像采集时间不足 1 秒;②在所有的屏气 T_2WI 序列中,其 T_2 对比最好;③可以用于 DWI。缺点在于伪影较重,在不少受检者由于伪影存在,图像几乎不能用于诊断。该序列可用作前述三个 T_2WI 的补充序列。

(5)Balance-SSFP 序列:这类序列有 GE 的 FIESTA、西门子的 True FISP 及飞利浦的 Balance-FFE 序列等。

该序列的优点:①水样成分如血液、胆汁、胰液等与软组织之间的对比很好,水样成分呈现很高信号,而软组织为中等偏低信号;②由于勾边现象,脏器的轮廓显示清晰;③图像信噪比良好。

缺点在于:① T_1/T_2 对比,软组织对比很差,几乎在所有序列中对比最差,不利于肝脏实性病变的检出;②容易产生磁敏感伪影。该序列在主要作为补充序列用于肝内外脉管结构的显示,切不可用该序列来替代常规的 T_2WI 序列。

(八)对比剂应用

增强扫描不但可以增加病变的检出率,对于病变的定性诊断也很有帮助。因此对于腹部病变特别是肿瘤或肿瘤样病变的 MRI 检查,应该常规进行动态增强扫描。

对比剂:0.1 mmol/kg,2 mL/s 速度静脉注射。

(九)摄片和图像后处理

通常摄取横轴位 T_2WI/FS 及 T_1WI,增强后主要摄取横轴位 T_1 加权脂肪抑制图像,并摄取病变部位冠状位 T_1 加权脂肪抑制图像。

必要时重建:薄层重建清晰显示病变及侵犯范围。

(十)肝细胞特异性对比剂-普美显的应用

普美显是一种 MRI 新型肝细胞特异性对比剂,其有效成分是钆塞酸二钠(Gd-EOB-DTPA),在瑞典首先获得批准后应用于临床,目前在中国已经正式上市。

普美显是在钆喷酸葡胺(Gd-DTPA)分子上添加脂溶性的乙氧基苯甲基(EOB)而形成,其不仅具有非特异性细胞外对比剂的性质,还具有肝细胞特异性对比剂的特性。普美显(规格为10 mL预装玻璃注射器,每毫升中含钆塞酸二钠 181.43 mg;成人推荐剂量 0.025 mmol/kg)是一种无色透明溶液,渗透压和黏滞度均较低。与非特异性细胞外对比剂钆喷酸葡胺(Gd-DTPA)比较,约 10% 的普美显能短暂与血清蛋白结合,因此其在血浆中的 T_1 弛豫率约为钆喷酸葡胺的 2 倍。

静脉注射后,普美显通过肝细胞膜上的有机阴离子转运多肽 1 从细胞外间隙转运至肝细胞内,然后经胆小管多特异性有机阴离子转运体或多重耐药相关蛋白 2 排泄至胆小管内。其原理与另一种肝细胞特异性 MRI 对比剂莫迪司(Gd-BOPTA)相似,莫迪司在人体仅 5% 被肝细胞吸收,经胆汁排泄,而普美显约 50% 进入肝细胞内,再经胆道排泄。功能正常的肝细胞持续摄取普美显,使肝实质的 T_1WI 信号强度升高,而没有肝细胞或肝细胞功能受损的病变区则不摄取对比剂呈相对低信号,这就使病灶与正常肝脏的对比度加大,使肝内微小病变显示得更清楚。此外,由于普美显具有高胆管排泄率,还可显示肝内外胆道系统的结构、通畅程度,以及功能情况,在胆管系统的应用具有显著优势。

1.正常肝脏普美显增强 MRI 成像特点

肝脏普美显增强 MRI 包括动态期(动脉期、门静脉期、延迟期)和肝细胞期,正常肝脏在动态期的强化特点与使用钆喷酸葡胺相似,其初始强化峰值在 60～70 秒,之后大约 50% 的普美显经肾脏逐渐排泄。其余 50% 的普美显被肝细胞摄取吸收,注射后 20 分钟扫描获得肝细胞期图像,表现为肝脏的均匀强化。动态期成像用于判断病灶血供,肝细胞期图像则有助于显示病灶,两者结合使检出肝脏病灶的敏感性和特异性均得到显著提高。

2.肝脏普美显增强的特点

(1)肝细胞癌(图 1-28):肝细胞癌简称为肝癌,好发于 30～60 岁,男性多见。早期通常无症状,中晚期出现肝区疼痛、消瘦乏力、黄疸和腹部包块。多数患者血甲胎蛋白显著升高。

在注射钆对比剂后,绝大多数肝癌(80%～90%)病灶动脉期显著强化,而延迟期因对比剂流出而呈低信号。也有部分富血供病灶在延迟期无"流出"的低信号表现。少数肝癌(10%～20%)动脉期乏血供表现为低信号。通常表现不典型肝癌为体积小、分化程度高的癌灶。

肝癌应用普美显进行增强扫描,其强化方式与钆喷酸葡胺基本一致,表现为"快进快出"。由于普美显使肝实质渐进性强化,病灶与肝脏的对比度加大,病灶看上去"流出"得更快一些。

在肝细胞期图像,由于肝癌病灶不能摄取普美显而呈低信号,肿瘤边缘显示得更清晰,有利于小病灶的检出,提高了肝癌诊断的敏感性和特异性。需要注意的是,2.5%～8.5% 的高分化肝癌在肝细胞期呈等信号或高信号,其机制尚不明确。

由于肝癌的发病与肝硬化密切相关,从肝硬化发展至肝癌经历再生结节(RN)、发育不良结节(DN)、早期肝癌和中晚期肝癌的病理演变过程。15％～25％的肝硬化含有 DN,结节内有异型肝细胞。组织学依据 DN 的分化程度,将之分为低级别和高级别两类,高级别 DN 被认为是癌前病变,最短 4 个月即发生恶变。在普美显增强的肝细胞期,RN 因保留肝细胞功能呈等信号,DN 若保留摄取对比剂功能而排泄受阻,则呈均匀或不均匀高信号,失去摄取对比剂能力的 DN 呈低信号。

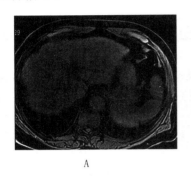 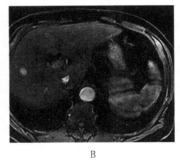 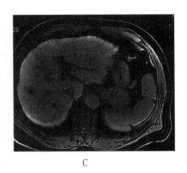

A B C

图 1-28 肝细胞癌

A.平扫横断位压脂 T₁WI,示肝右叶小结节呈相对等信号;B.静脉注入普美显后动脉期,
示肝右叶小结节呈明显强化,信号均匀;C.静脉注入普美显后延迟 20 分钟,示肝右叶小
结节呈明显低信号;此病灶经外科切除术后病理证实为肝细胞癌Ⅱ级

(2)肝转移瘤:肝转移瘤临床常见,主要来自胃肠道、胰腺、乳腺和肺的原发恶性肿瘤。肝转移瘤通常多发,大小从数毫米到 10 cm 以上,病灶容易发生坏死、囊变和出血,可有钙化。除原发性肿瘤的症状外,患者还出现肝大、肝区疼痛、消瘦、黄疸和腹水肝脏症状。肝转移瘤 MRI 平扫通常表现为 T₁加权像稍低信号、T₂加权像稍高信号(富血供转移瘤的信号强度较高)。黑色素瘤转移表现特殊,T₁加权像高信号、T₂加权像低信号。增强扫描的表现与原发肿瘤血供有关,富血供转移瘤表现为一过性显著结节样强化,但肿瘤边缘环状强化、中央坏死区无强化的"牛眼征"表现更为常见;乏血供转移瘤则无强化或仅有延迟强化。普美显增强在肝细胞期,因转移瘤不含肝细胞,故不摄取对比剂呈低信号。已经证明普美显增强 MRI 对检出<1 cm 的肝转移瘤更敏感。

(3)肝血管瘤(图 1-29):血管瘤是最常见肝脏良性肿瘤,组织学上分为硬化性血管瘤、血管内皮细胞瘤、毛细血管瘤和海绵状血管瘤等类型,以海绵状血管瘤最多见。平常所谓肝血管瘤就是指海绵状血管瘤,可累及任何年龄人群,但多见于成年人(30～60 岁)女性。病灶血大小不一,多数在 3～5 cm。单发多见,多发者仅占 5％～15％。绝大部分肝血管瘤患者无临床症状,少数大病灶可压迫肝组织或邻近脏器,产生上腹部不适、胀痛等症状。

肝海绵状血管瘤在 T₁加权像呈略低信号,T₂加权像呈高信号,在多回波序列,随回波时间延长,其信号强度逐渐增高呈"灯泡征"。钆喷酸葡胺增强动脉期病灶边缘呈结节状强化,门静脉期病灶强化范围扩大,延迟扫描强化区逐步向病灶中心推进,直至基本充填与肝实质信号相近。若病灶内有纤维化或血栓囊变成分,可见无强化的更低信号区,为肝血管瘤的特征性表现。使用普美显增强,其早期表现与钆喷酸葡胺类似,但在动态增强后期,因肝细胞摄取导致对比剂在血池的分布减少,病灶不能被完全充填。由于血管瘤内部异常扩张血窦不含正常肝细胞,在肝细胞期病灶为低信号。应该指出,动脉期快速充填小血管瘤的平扫和普美显增强表现均与富血供转移瘤接近,两者的鉴别诊断很困难。

(4)肝脏局灶性结节增生(图 1-30):肝局灶性结节增生是一种肝脏少见良性占位性病变,常单发(约 20% 多发)。病理上病灶由结构紊乱的正常肝细胞、Kupffer 细胞、血管和胆管等构成，但无正常肝小叶的条索状结构，其境界清晰，无包膜。好发于 30～60 岁的女性，病灶平均直径约为 5 cm，也可达 8 cm。典型肝局灶性结节增生在结节剖面中有特征性中央星型瘢痕，内含畸形血管结构(见于 50% 的病例)。肝局灶性结节增生无出血倾向，亦未见恶变报道，患者通常无症状，多在影像学检查时偶然发现。

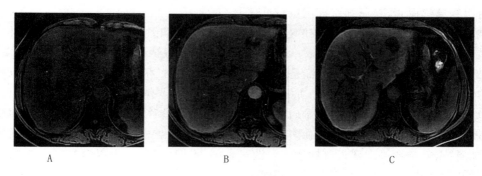

图 1-29　肝血管瘤

A.平扫横断位压脂 T_1WI，示肝左叶一类圆形病变呈低信号，边界清晰；B.静脉注入普美显后门静脉期，示肝左叶病变呈向心性强化；C.静脉注入普美显后延迟 20 分钟，示肝左叶病变呈明显低信号

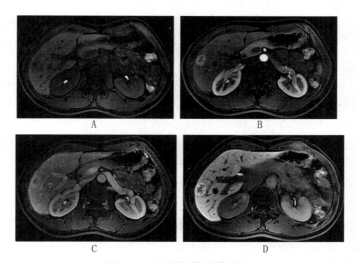

图 1-30　肝局灶性结节增生

A.平扫 T_1WI，示肝右后叶包膜下片状等低混杂信号影，边界欠清；B.静脉注入普美显后动脉期，示肝右后叶病变呈明显、不均匀强化，中央见片状低信号区；C.静脉注入普美显后门静脉期，示肝右后叶病变持续强化，中央疤痕区范围相对动脉期略缩小；D.静脉注入普美显后延迟 20 分钟，示肝右后叶病变呈中央低信号、边缘高信号。此病灶经外科切除术后病理证实为肝局灶性结节增生

　　肝局灶性结节增生在平扫 T_1 加权像呈等信号，T_2 加权像稍高或等信号。中央瘢痕在 T_1 加权像呈低信号，T_2 加权像呈高信号，少数肝局灶性结节增生中心瘢痕出现机化呈低信号，与纤维板层肝癌中心致密纤维和血管瘤瘢痕相似。不典型的肝局灶性结节增生在 T_1 加权像上呈低信号，T_2 加权像上呈等信号，肿块内可无瘢痕出现，信号均匀，边界清楚，有时在肿瘤边缘可见流空的血管影。肝局灶性结节增生的 MRI 增强典型表现有一定特征性，中央见星芒状延迟增强的瘢

痕组织,结节增强呈"快进慢出",较容易作出诊断。使用普美显进行增强,因肝局灶性结节增生含功能正常的肝细胞,但胆管异常,并且不与周围胆管系统相连,因此肝细胞期病灶表现为等或高信号。Van Kessel 等人总结了 26 例肝局灶性结节增生在普美显增强 20 分钟延迟肝细胞期的表现,与周围肝实质相比,38%的病灶呈均匀等信号,15%为不均匀高信号,19%为不均匀等信号,23%为内部低信号伴周围环状高信号,仅 5%低信号。肝局灶性结节增生中心星状瘢痕含纤维结缔组织和畸形血管,在肝细胞期图像呈低信号。

(5)肝腺瘤:肝腺瘤亦称肝细胞腺瘤(HCA),是少见肝脏良性肿瘤。据报道长期服用避孕药者的发病率为 3/10 000～4/10 000,而不服用避孕药或服用避孕药史短于 2 年的妇女,发病率仅为 1/1 000 000。肝腺瘤的病理学特征是肝细胞良性增生,由扩张的血窦分隔,外围假包膜,瘤内常见脂肪成分、坏死或出血。患者的临床表现随肿瘤大小、部位及有无并发症而不同。5%～10%的患者无任何症状,在查体或手术时偶然发现。约 1/3 患者发现腹部肿块和右上腹隐痛,伴恶心、食欲缺乏等。肿瘤发生破裂出血时,可出现突发右上腹剧痛。查体可发现腹肌紧张,局部压痛、反跳痛,重症患者可出现失血性休克。偶见黄疸、发热。HCA 不仅有破裂出血的倾向,还有恶变为肝细胞癌的潜能,通常需要手术切除。

MRI 平扫 T_1 加权像肿瘤常呈等或稍低信号,T_2 加权像以高信号为主,瘤内若有出血坏死则信号不均匀。动脉期呈显著强化或轻到中度强化,瘤内出血无强化;门脉期和延迟期强化程度下降或持续强化。假包膜在 T_1 加权像为低信号,T_2 加权像为高信号,呈持续显著强化或延迟强化。使用普美显肝腺瘤多在动脉期显著强化,增强后期"流出"现象;肝细胞期典型肝腺瘤呈低信号,这是与肝局灶性结节增生鉴别的重要特征,但偶尔肝腺瘤可呈等至高信号,机制尚不明确。

二、胆囊、胆道 MRI 成像技术

(一)检查前准备

1.受检者的准备

与肝脏 MRI 检查相比,胆囊、胆道 MRI 检查要求更为严格,受检者需空腹检查,禁食禁水6 小时以上,防止胃肠道液体太多,影响对胆道的显示和观察。

有需要者可服用胃肠道阴性对比剂来抑制胃肠道的液体信号。

2.受检者的呼吸训练与监控

与肝脏 MRI 检查一样,需要患者的良好配合,MRCP 一般需要进行屏气和呼吸触发两种扫描方式,检查前应对患者充分训练。

(二)常见适应证与禁忌证

胆囊与胆管内的胆汁属于静止的液体,表现为高信号,扩张的胆道系统与周围组织形成良好对比。虽然胆囊内结石无法在 MRI 上直接显影,但其周围所包绕的胆汁形成的对比能较好地显示其大小、位置以及形态。MRCP 对胰胆管病变的显示具有独特的优势。

除 MRI 检查通常禁忌证外无特殊禁忌证。

(三)线圈选择及患者体位设计

1.线圈选择

线圈通常选择表面线圈如专用的腹部线圈或者心脏扫描线圈。

2.体位设计

体位同肝脏 MRI 扫描,患者仰卧位,定位线中心置于剑突下缘。

（四）扫描方位

胆囊 MRI 检查以横轴位为主，辅以冠状位。必要时可加沿管道走行方向的斜矢状位或斜冠位。

MRCP 通常进行冠状位扫描，必要时进行平行于左右胆管的斜冠位扫描。

1.横轴位

以冠状位做定位参考像，在冠状位定位像上使横轴位定位线垂直于人体长轴。横轴位一般常规扫描整个肝脏。T_1WI 像与 T_2WI 像层面要保持一致。

2.冠状位

以横轴位及矢状位做定位参考像。

（五）推荐脉冲序列

平扫横轴位 T_2WI/FS、T_2WI、T_1WI 冠状位 T_2WI/FS，增强后常规进行横轴位动态增强 T_1WI、冠状位 T_1WI。

MRCP：2D 或 3D，在梗阻部位进行薄层横轴位 T_2WI/FS。

（六）胆囊、胆道常见病变的特殊检查要求

除常规扫描序列外可以加做 MRCP。MRCP 对胰胆管病变的显示具有独特的优势，结合常规 MRI 图像可以获得直观的诊断印象，需要注意的是在有梗阻的部位加扫薄层扫描，必要时口服阴性对比剂降低胃肠道高信号水对图像质量的影响。

（七）图像优化（序列参数应用技巧）

MRCP 主要有三种扫描方式，即屏气厚块一次投射 MRCP、呼吸触发 3D MRCP、2D 连续薄层扫描 MRCP，一般联合使用前两种。

MRCP 必须使用脂肪抑制技术。

（八）对比剂应用

与 CT 相比，MRI 有更高的软组织分辨率，一部分病变依靠 MRI 平扫即可检出，甚至可以确诊。但胆囊、胆道器官由于管壁较薄，而且发生实质性病变时的天然对比往往不好，需要借助对比剂制造人工对比。增强扫描不但可以增加病变的检出率，对于病变的定性诊断也很有帮助。因此对于胆囊肿瘤和胆道梗阻性病变的 MRI 检查，应该常规进行动态增强扫描。

对比剂：0.1 mmol/kg，2～3 mL/s 速度静脉注射。

（九）摄片和图像后处理

通常摄取横轴位 T_2WI/FS 及 T_1WI，增强后主要摄取横轴位 T_1 加权脂肪抑制图像，并摄取病变部位冠状位 T_1 加权脂肪抑制图像。

必要时重建：薄层重建清晰显示病变及侵犯范围。

三、胰腺 MRI 成像技术

（一）检查前准备

1.受检者的准备

同肝脏 MRI 检查，胰腺 MRI 检查要求受检者最好能够空腹检查。一般情况下胰腺 MRI 检查无须做特殊准备。

2.受检者的呼吸训练与监控

同肝脏 MRI 检查。

(二)常见适应证与禁忌证

胰腺周围有脂肪衬托,MRI 扫描中胰腺各种病变通常在脂肪抑制技术下能获得较好的对比。慢性胰腺炎、胰腺癌等造成胰管扩张时,MRCP 可以帮助进行诊断。近来 DWI 在胰腺疾病的诊断与鉴别诊断中也表现出了相当的潜力。

除 MRI 检查通常禁忌证外,无特殊禁忌证。

(三)线圈选择及患者体位设计

1.线圈选择

线圈通常选择表面线圈如专用的腹部线圈或者心脏扫描线圈。

2.体位设计

同肝脏扫描体位。

(四)扫描方位

胰腺 MRI 检查以横轴位为主,辅以冠状位。必要时可加矢状位或斜位的扫描。一般情况下,胰腺横轴位以前后方向为相位编码方向,并尽可能同时采用矩形 FOV。冠状面扫描一般选择左右方向为相位编码方向。

1.冠状位

以横轴位及矢状位做定位参考像。一般使用标准冠状位。扫描范围根据胰腺前后径及病变大小而定。

2.横轴位

以冠状位做定位参考像,在冠状位定位像上使横轴位定位线垂直于人体长轴。横轴位扫描范围包括整个胰腺。T_1WI 像与 T_2WI 像层面要保持一致。

(五)推荐脉冲序列

与肝脏扫描序列相似,需要薄层扫描。

平扫横轴位 T_2WI/FS、T_2WI、T_1WI 冠状位 T_2WI/FS。

增强后常规进行横轴位动态增强 T_1WI、冠状位 T_1WI。

DWI(弥散加权成像)b 值 400~600。

(六)胰腺常见病变的特殊检查要求

1.胆囊、胆管、胰管病变

除常规扫描序列外可以加做 MRCP,MRCP 对胰胆管病变的显示具有独特的优势,结合常规 MRI 图像可以获得直观的诊断印象,需要注意的是在有梗阻的部位加扫薄层扫描。

2.胰腺癌

胰腺癌主要依据胰腺肿瘤的信号,增强特点以及继发胰管扩张等表现作出诊断,血管侵袭和腹膜后淋巴结肿大对诊断具有重要意义,增强扫描有助于胰腺癌诊断。当存在胆道低位梗阻时,应注意胰头部肿瘤的可能性。

扫描层厚与间距均要薄,3~5/0.3~1.0 mm,图像质量以 T_1WI 脂肪抑制(T_1WI/FS)、T_2WI 脂肪抑制(T_2WI/FS)最好。

T_1WI 脂肪抑制:由于脂肪信号受抑制,胰腺腺泡组织内的水溶性蛋白成分高,使胰腺呈相对高信号,显示正常胰腺和毗邻结构较为有利。

(七)图像优化(序列参数应用技巧)

胰腺动态增强扫描同肝脏动态增强扫描。

胰腺体积较小,应进行薄层扫描,钩突要包括在扫描范围之内,对于恶性肿瘤的患者应适当扩大扫描范围。

(八)对比剂应用

胰腺的天然对比往往不好,需要借助对比剂制造人工对比。增强扫描不但可以增加病变的检出率,对于病变的定性诊断也颇有帮助。因此对于胰腺病变特别是肿瘤或肿瘤样病变的 MRI检查,应该常规进行动态增强扫描。

对比剂:剂量 0.1 mmol/kg;速度 2～3 mL/s,静脉注射。

(九)摄片和图像后处理

通常摄取横轴位 T_2WI/FS 及 T_1WI,增强后主要摄取横轴位 T_1 加权脂肪抑制图像,并摄取病变部位冠状位 T_1 加权脂肪抑制图像。

必要时重建:薄层重建清晰显示病变及侵犯范围。

四、肾上腺 MRI 成像技术

(一)检查前准备

1.受检者的准备

同肝脏的 MRI 扫描。

2.受检者的呼吸训练与监控

同肝脏的 MRI 扫描。

(二)常见适应证与禁忌证

占位性病变,免疫炎性细胞浸润或纤维化引起的皮质和(或)髓质萎缩,先天性类固醇合成酶缺陷引起的皮质增生等会引起肾上腺形态改变的疾病都可以用 MRI 进行检测。

除 MRI 检查通常禁忌证外无特殊禁忌证。

(三)线圈选择及患者体位设计

1.线圈选择

线圈通常选择表面线圈如专用的腹部线圈或者心脏扫描线圈。

2.体位设计

肾上腺的检查体位与肝脏检查体位设计一致。

肾上腺定位线中心对准剑突与脐连线中点。

(四)扫描方位

肾上腺 MRI 检查以横轴位为主,冠状位对显示肾上腺与肝脏、双肾的关系更加有效,尤其在区别病变位于肾上腺还是肾脏时冠状位扫描是必不可少的。一般情况下,横轴位选择前后方向为相位编码方向,并尽可能同时采用矩形 FOV。冠状面扫描则一般选择左右方向为相位编码方向。

1.横轴位

以冠状位做定位参考像,在冠状位定位像上使横轴位定位线垂直于人体长轴。横轴位扫描范围从肾上极上 2 cm 到肾门,若病变体积较大,可适当增加扫描范围以扫描完整个病变。T_1WI像与 T_2WI像层面要保持一致。

2.冠状位

以横轴位及矢状位做定位参考像。一般使用标准冠状位。扫描范围根据肾上腺前后径及病变大小而定。

(五)推荐脉冲序列

常规采用薄层扫描。

平扫横轴位 T_2WI/FS、T_2WI、同反相位 T_1WI、冠状位 T_2WI。

增强后常规进行横轴位动态增强 T_1WI、冠状位 T_1WI。

(六)腹部常见病变的特殊检查要求

肾上腺肿瘤同反相位成像可帮助区分肾上腺腺瘤、髓样脂肪瘤,为发现肾上腺占位时的重要扫描序列。肾上腺腺瘤因为含有一定量的脂肪,其信号在反向位图像上有明显的下降,而肾上腺恶性病变如转移瘤或原发性肾上腺皮质癌不含或含有极少量脂肪,在反相位图像上不产生信号下降。

同反相位成像对于纯脂肪组织不能起到鉴别作用,应与脂肪抑制序列相互结合以助定性。

动态强化亦有助于鉴别诊断。在动态增强扫描时,腺瘤多呈早期、轻/中度强化且廓清迅速,非腺瘤多呈早/中期、中/重度强化且廓清缓慢。

对于肾上腺占位病变,进行冠状位扫描有助于明确病变与周围组织的结构关系。

(七)图像优化(序列参数应用技巧)

扫描时相同肝脏 MRI 扫描。

(八)对比剂应用

肾上腺的天然对比往往不好,需要借助对比剂制造人工对比。增强扫描不但可以增加病变的检出率,对于病变的定性诊断也颇有帮助。如在动态增强扫描时,腺瘤多呈早期、轻/中度强化且廓清迅速,非腺瘤多呈早/中期、中/重度强化且廓清缓慢。

对比剂:剂量 0.1 mmol/kg;速度 2~3 mL/s,静脉注射。

(九)摄片和图像后处理

通常摄取横轴位 T_2WI/FS 及 T_1WI,增强后主要摄取横轴位 T_1 加权脂肪抑制图像,并摄取病变部位冠状位 T_1 加权脂肪抑制图像。

必要时重建:薄层重建清晰显示病变及侵犯范围。

五、肾脏、输尿管 MRI 成像技术

(一)检查前准备

1.受检者的准备

肾脏 MRI 检查并不要求受检者空腹检查。一般情况下肾脏 MRI 检查无须服用消化道对比剂。

2.受检者的呼吸训练与监控

同肝脏的 MRI 检查。

(二)常见适应证与禁忌证

肾与其周围脂肪囊在 MRI 图像上可形成鲜明的对比,肾实质与肾盂内尿液也可形成良好对比。MRI 对肾脏疾病的诊断具有重要价值,对肾实质及血管病变的显示优势明显。MRI 泌尿系统成像(MRU)可直接显示尿路,对输尿管狭窄、梗阻具有重要诊断价值,对肾功能差、IVP 检查不显影的患者尤为适用。

除 MRI 通常禁忌证外,无特殊禁忌证。

(三)线圈选择及患者体位设计

1.线圈选择

线圈通常选择表面线圈如专用的腹部线圈或者心脏扫描线圈。

2.体位设计

肾脏的 MRI 检查体位与肝脏 MRI 检查一致。

肾脏定位线中心对准剑突与脐连线中点。

(四)扫描方位

肾脏 MRI 检查以横轴位及冠状位并重。一般情况下,肾脏横轴位以前后方向为相位编码方向,并尽可能同时采用矩形 FOV。冠状面扫描选择左右方向为相位编码方向。

1.横轴位

以冠状位做定位参考像,在冠状位定位像上使横轴位定位线垂直于人体长轴。横轴位扫描范围包括整个肾脏。T_1WI 像与 T_2WI 像层面要保持一致。

2.冠状位

以横轴位及矢状位做定位参考像。一般使用标准冠状位。扫描范围根据肾脏前后径及病变大小而定。

(五)推荐脉冲序列

平扫横轴位 T_2WI/FS、T_2WI、T_1WI 冠状位 T_2WI/FS,增强后常规进行横轴位动态增强 T_1WI、冠状位 T_1WI。

肾脏动态增强扫描同肝脏动态增强扫描。

(六)常见病变的特殊检查要求

1.尿路梗阻

除常规扫描序列外可以加做 MRU,需要注意的是在有梗阻的部位加扫薄层扫描明确梗阻原因。

肾盂、输尿管的病变往往与膀胱病变同时发生,所以必要时行膀胱的扫描提供更多的信息。

2.肾癌

怀疑肾癌时,检查范围需适当增大,除了肾脏病变外,还应加强对腹膜后淋巴结、肾静脉、下腔静脉的显示。

(七)图像优化(序列参数应用技巧)

肾脏占位病变疑有脂肪成分时,可以进行同反相位扫描以帮助诊断。

(八)对比剂应用

磁共振增强扫描可明显增加肾实质的对比,对肾实质的病变特别是肿瘤或肿瘤样病变的 MRI 检查具有重要的意义。

对比剂:剂量 0.1 mmol/kg;速度 2~3 mL/s,静脉注射。

(九)摄片和图像后处理

通常摄取横轴位 T_2WI/FS 及 T_1WI,增强后主要摄取横轴位 T_1 加权脂肪抑制图像,并摄取病变部位冠状位 T_1 加权脂肪抑制图像。

必要时重建:薄层重建清晰显示病变及侵犯范围。

六、前列腺 MRI 成像技术

(一)检查前准备

1.受检者的准备

前列腺 MRI 检查并不严格要求受检者空腹检查。一般情况下前列腺 MRI 检查无须服用消化道对比剂,对于前列腺 MRI 扫描,受检者最好有适量的尿液充盈膀胱。使用直肠内线圈时则需提前一天只进食流食,以保证直肠内清洁。

2.受检者的呼吸训练与监控

与腹部 MRI 检查相比,多数情况下呼吸运动对于前列腺部位的 MRI 扫描影响不大,无须进行呼吸控制。

(二)常见适应证与禁忌证

前列腺增生、前列腺炎是男性常见疾病,而对于前列腺来说,前列腺癌的诊断和分期尤为重要。MRI 是诊断前列腺癌,尤其是早期者的有效方法,对于前列腺癌的局部分期有重大意义。

有直肠肛门手术史、近期活检、肠梗阻、肛瘘、巨大痔、炎症性肠病、抗凝治疗及出血性疾病患者不可使用直肠内线圈。

(三)线圈选择及患者体位设计

1.线圈选择

线圈可以选择表面线圈如专用的腹部线圈或者心脏扫描线圈,有条件的话也可以使用直肠内线圈。

2.体位设计

前列腺的 MRI 检查一般采用仰卧位,双手臂置于扫描区域以外的位置,人体长轴与床面长轴重合。双手臂置于身体两侧时注意使用衬垫隔开受检者手臂与身体,不使其直接接触,以免产生灼伤,尤其在3.0 T 及以上场强的磁体中更要注意。

前列腺 MRI 定位线中心对脐与耻骨联合连线中点。

(四)扫描方位

前列腺 MRI 检查包括横轴位、矢状位、冠状位。

1.矢状位

以横轴位及冠状位做定位参考像。一般使用标准矢状位。扫描范围包括前列腺或根据病变大小而定。

2.横轴位

以冠状位做定位参考像,在冠状位定位像上使横轴位定位线垂直于人体长轴。横轴位扫描范围包括整个前列腺。T_1WI 像与 T_2WI 像层面要保持一致。

3.冠状位

以横轴位及矢状位做定位参考像。一般使用标准冠状位。扫描范围以膀胱底部为中心或根据病变大小而定。

(五)推荐脉冲序列

平扫横轴位高分辨 T_2WI/FS、T_2WI、T_1WI、T_1WI/FS;矢状位及冠状位 $T_2WI/FS+MRS+DWI$。

增强后横轴位 T_1WI/FS、冠状位 T_1WI/FS、矢状位 T_1WI/FS。

(六)前列腺常见病变的特殊检查要求

前列腺癌患者有血性精液,疑有精囊炎时应加扫 T_1WI/FS 序列,病变的精囊腺显示为高信号。

(七)图像优化(序列参数应用技巧)

盆腔部位受呼吸运动影响极小,一般不使用呼吸门控,可减少扫描时间。

膀胱内存储一定量的尿液可清晰显示膀胱壁,但 MRI 扫描时间较长,不宜提前过度积尿,以免患者检查过程中不适而产生运动伪影。

使用动态增强序列进行扫描时,用该序列在注射对比剂前进行一次平扫可代替常规 T_1WI/FS序列,观察出血、钙化等情况的同时方便与增强后序列进行对比。由于前列腺血流动力学较慢的特性,扫描启动时间一般在注射造影剂后 25 秒左右。

(八)对比剂应用

对比剂:剂量 0.1 mmol/kg;速度 2~3 mL/s,静脉注射。

(九)摄片和图像后处理

通常摄取横轴位 T_2WI/FS 及 T_1WI,增强后主要摄取横轴位 T_1 加权脂肪抑制图像,并摄取病变部位冠状位及矢状位 T_1 加权脂肪抑制图像。

必要时重建:薄层重建清晰显示病变及侵犯范围。

七、子宫 MRI 成像技术

(一)检查前准备

1.受检者的准备

子宫 MRI 检查并不严格要求受检者空腹检查。一般情况下子宫 MRI 检查无须服用消化道对比剂,对于膀胱 MRI 扫描,受检者最好有适量的尿液充盈膀胱。

2.受检者的呼吸训练与监控

与腹部 MRI 检查相比,多数情况下呼吸运动对于子宫部位的 MRI 扫描影响不大,无须进行呼吸控制。

(二)常见适应证与禁忌证

MRI 多方位、大视野成像可清晰显示子宫的解剖结构。尤其对女性盆腔疾病诊断有价值,对盆腔内血管及淋巴结的鉴别较容易,是盆腔肿瘤、炎症、子宫内膜异位症、转移癌等病变的最佳影像学检查手段。

对于子宫 MRI,有铁磁性节育环者不宜进行此项检查。

(三)线圈选择及患者体位设计

1.线圈选择

线圈可以选择表面线圈如专用的腹部线圈或者心脏扫描线圈。

2.体位设计

同前列腺的 MRI 检查。

(四)扫描方位

子宫 MRI 检查包括横轴位、矢状位、冠状位。

1.矢状位

以横轴位及冠状位做定位参考像。一般使用标准矢状位。扫描范围包括子宫或根据病变大小而定。

2.横轴位

以冠状位做定位参考像,在冠状位定位像上使横轴位定位线垂直于人体长轴。横轴位扫描范围包括整个盆腔。T_1WI 像与 T_2WI 像层面要保持一致。

3.冠状位

以横轴位及矢状位做定位参考像。一般使用标准冠状位。扫描范围以膀胱底部为中心或根据病变大小而定。

(五)推荐脉冲序列

平扫横轴位 T_2WI/FS、T_2WI、T_1WI、T_1WI/FS;矢状位及冠状位 T_2WI/FS。

增强后横轴位 T_1WI/FS、冠状位 T_1WI/FS、矢状位 T_1WI/FS。

(六)盆腔常见病变的特殊检查要求

在主要观察子宫的情况下,可不采用常规定位,横轴位定位线垂直子宫宫体长轴,冠状位定位线平行于子宫宫体长轴。

(七)图像优化(序列参数应用技巧)

(1)盆腔部位受呼吸运动影响极小,一般不使用呼吸门控,可减少扫描时间。

(2)膀胱内存储一定量的尿液不但可清晰显示膀胱壁还可以更好显示子宫轮廓,但 MRI 扫描时间较长,不宜提前过度积尿,以免患者检查过程中不适而产生运动伪影。

(3)矢状位对于子宫内膜癌的诊断及分期极为重要,而对于宫颈癌及卵巢,轴位和冠状位的扫描是主要方位。

(八)对比剂应用

对比剂:0.1 mmol/kg,2～3 mL/s 速度静脉注射。

(九)摄片和图像后处理

通常摄取横轴位 T_2WI/FS 及 T_1WI,增强后主要摄取横轴位 T_1 加权脂肪抑制图像,并摄取病变部位冠状位及矢状位 T_1 加权脂肪抑制图像。

必要时重建:薄层重建清晰显示病变及侵犯范围。

（刘永杰）

第十四节　心血管 MRI 检查技术

一、心脏 MRI 检查技术

(一)检查前准备

(1)接诊时,核对患者一般资料,明确检查目的和要求。对目的和要求不清的申请单,应请临床医师务必写清,以免检查部位出错。

(2)患者是否属禁忌证的范围。并嘱患者认真阅读检查注意事项,按要求准备。

(3)进入检查室之前,应除去患者身上一切能除去的金属物品、磁性物质及电子器件,以免引起伪影及对物品的损坏。

(4)控制患者的心率在 90 次/分以内,心律不齐者应用药物保持其心律整齐。训练患者的呼吸,根据每个患者的情况,可采用深吸气末屏气或吸气→呼气→屏气后 MRI 开始扫描。

(5)按各厂家电极安放要求连接 VCG 或 ECG 电极。

(6)告诉患者所需检查的时间,扫描过程中不得随意运动,若有不适,可通过话筒和工作人员联系。

(7)婴幼儿、焦躁不安及幽闭恐惧症患者,应给适量的镇静剂或麻醉药物。一旦发生幽闭恐惧症立即停止检查,让患者脱离现场。

(8)急、危重患者必须做 MRI 检查时,应有临床医师陪同观察。心包疾病患者检查时应密切观察患者的情况,患者感觉不适时及时终止检查,采取相应救治措施。

(二)常见适应证与禁忌证

1.适应证

(1)先天性心脏病。

(2)心脏瓣膜病。

(3)冠状动脉性心脏病。

(4)心肌病。

(5)心包病。

(6)心脏肿瘤等。

2.禁忌证

(1)装有心电起搏器或带金属植入者。

(2)使用带金属的各种抢救用具而不能去除者。

(3)检查部位邻近体内有不能去除的金属植入物(产品说明适用于 MRI 检查的血管支架除外)。

(4)MRI 对比剂有关的禁忌证。严重心、肝、肾衰竭禁用对比剂。

(5)早期妊娠(3 个月内)的妇女应避免 MRI 扫描。

(6)幽闭症患者。

(三)线圈选择及患者体位设计

1.线圈

心脏专用相控阵线圈。

2.体位

患者仰卧位,头先进,将心脏置于线圈中心,双手置于身体两侧,人体长轴与床面长轴一致。移动床面位置,开定位灯,使"十字"定位灯的纵横交点对准线圈纵、横轴中点,即以线圈中心为采集中心,锁定位置,并送至磁场中心。

(四)扫描方位

先扫定位片,采用快速成像序列同时冠、矢、轴三方向定位图。用交互扫描的方式进行定位线的定位。

扫描完以上基本位置后,根据各疾病的不同需求,选择适当的体位进行结构或电影的成像;范围包括需显示的结构。

(五)推荐脉冲序列

(1)快速自旋回波。

(2)快速梯度回波。

(六)图像优化(序列参数应用技巧)

1.技术要点

在心脏 MRI 检查过程中,患者的配合显得尤为重要。检查前向患者耐心细致地讲解注意事项、训练屏气情况;解释检查过程和大概的扫描时间,让患者消除恐惧积极配合,以减少因紧张导致采集数据时心率发生大的变化,来减少心肌搏动不稳定所带来的伪影。同时,使用呼吸、心电门控要注意更新心率。

VPS(view per segment,每段采集层数)调整方法:心率 95 次/分→VPS10、心率 85 次/分→VPS12、心率 75 次/分→VPS14、心率 65 次/分→VPS16、心率 55 次/分→VPS18。

使用表面线圈优化技术来纠正图像的不均匀性,心肌灌注不使用 PURE 或 SCIC 任何信号均匀性纠正技术。

2.伪影问题

磁敏感伪影在 3.0 T 磁共振中显得较为突出,尤其在偏共振中心时出现比低场强更为明显的黑带伪影。心脏电影可以发现邻近膈肌或肺等结构的心肌存在大片的信号缺失。对于磁敏感效应引起的磁场不均匀可以采用容积匀场技术,使局部磁场相对均匀,从而减轻消除磁敏感伪影,获得较为理想的图像。

(七)对比剂应用

3.0 T 可以采用很少的对比剂剂量得到较 1.5 T 更好的灌注及延迟增强图像。

(八)摄片和图像后处理

心脏 MRI 检查包括心脏形态、心脏功能(射血分数)、心肌灌注及心肌活性等多项后处理分析。

二、颈部血管 MRI 检查技术

(一)检查前准备

(1)接诊时,核对患者一般资料,明确检查目的和要求。对目的和要求不清的申请单,应请临床医师务必写清,以免检查部位出错。

(2)患者是否属禁忌证的范围。并嘱患者认真阅读检查注意事项,按要求准备。

(3)进入检查室之前,应除去患者身上一切能除去的金属物品、磁性物质及电子器件,以免引起伪影及对物品的损坏。

(4)建立上肢静脉通道。

(5)告诉患者所需检查的时间,扫描过程中不得随意运动,尽可能避免吞咽动作;若有不适,可通过话筒和工作人员联系。

(6)婴幼儿、焦躁不安及幽闭恐惧症患者,应给适量的镇静剂或麻醉药物。一旦发生幽闭恐惧症立即停止检查,让患者脱离现场。

(7)急、危重患者必须做 MRI 检查时,应有临床医师陪同观察。

(二)常见适应证与禁忌证

1.适应证

(1)血管壁的病变:动脉粥样硬化、动脉炎、动脉瘤等。

(2)血管腔的病变:斑块、栓子或肿瘤异常导致血管狭窄或闭塞;外源性病变包括肿瘤或非肿瘤病变压迫推移、侵犯血管而造成管腔狭窄或闭塞。

2.禁忌证

(1)装有心电起搏器或带金属植入者。

(2)使用带金属的各种抢救用具而不能去除者。

(3)检查部位邻近体内有不能去除的金属植入物(产品说明适用于 MRI 检查的血管支架除外)。

(4)MRI 对比剂有关的禁忌证。严重心、肝、肾衰竭禁用对比剂。

(5)早期妊娠(3 个月内)的妇女应避免 MRI 扫描。

(6)幽闭症患者。

(三)线圈选择及患者体位设计

1.线圈

可采用头颈联合阵列线圈或全脊柱阵列线圈(颈胸腰联合阵列线圈)的颈段。

2.体位

受检者仰卧位,颈部位于颈线圈上,头先进,身体长轴与线圈(床)长轴一致,双臂置于身体两侧,受检者体位应舒适,头不可过仰,颈部放松与颈线圈自然贴近。使用软质表面线圈时,颈部两侧加软垫使线圈尽量贴近颈部并固定线圈。嘱受检者在检查过程中控制咳嗽及吞咽动作。矢状位定位光标对鼻尖与胸骨柄切迹连线,轴位定位光标对甲状软骨水平及线圈中心,锁定位置后,进床至磁体中心。

(四)扫描方位

(1)三维 TOF 采用横断面扫描。

(2)三维增强 MRA 利用冠状位采集。

(五)推荐脉冲序列

(1)3D TOF。

(2)CE-MRA 采用三维扰相梯度回波 T_1WI。

(六)图像优化(序列参数应用技巧)

3D TOF MRA 的血流饱和现象不容忽视,饱和现象主要受两个方面因素的影响:慢血流信号明显减弱、容积内血流远侧的信号也明显减弱。为了减少血流饱和,可采用以下对策。①缩小激发角度,但这将造成背景组织信号抑制不佳。②采用多个薄层块重叠采集把成像容积分成数个层块,每个层块厚度减薄,层块内的饱和效应就会减轻。③逆血流采集容积采集时先采集血流远端的信号,然后向血流的近端逐渐采集,可有效减少血流饱和。④FOV 上缘加预饱和带消除静脉流动伪影。

颈部 CE-MRA 分为对比剂透视触发技术、对比剂团注测试技术和造影剂跟踪自动触发技术。下面就临床常用的前两种技术扫描启动时间概述如下。

1.对比剂透视触发法

需采用 K 空间中心优先填充序列。扫描时实时监测透视窗口,观察对比剂到达情况,主动脉弓显影最亮时启动切换扫描序列,静脉期大约在对比剂注入后 40 秒扫描。

2.对比剂团注测试法

根据不同的 K 空间填充方法确定对比剂团注后 3D GRE 序列的启动时间。①K 空间循序对称填充:启动时间＝达峰时间－1/4 采集时间;②K 空间中心优先填充:启动时间＝达峰时间。

(七)对比剂应用

对于对比剂过敏患者采用颈部 3D TOF MRA。颈部 CE-MRA,使用双筒高压注射器,分别抽注对比剂和生理盐水,对比剂剂量 0.2 mmol/kg,注射速率 3.0 mL/s,15 mL 生理盐水等速率冲刷静脉通路,维持团注效应。

(八)摄片和图像后处理

最大信号强度投影(MIP):原始数据减影后行 MIP 重建,重建图像以 9°间隔,沿垂直轴旋转 180°,得到 20 幅图像,血管显示为高信号。

三、胸、腹部大血管 MRI 检查技术

(一)检查前准备

同颈部血管。

(二)常见适应证与禁忌证

1.适应证

(1)血管壁的病变:动脉粥样硬化、动脉炎、动脉瘤及主动脉夹层等。

(2)血管腔的病变:斑块、栓子或肿瘤异常导致血管狭窄或闭塞;外源性病变包括肿瘤或非肿瘤病变压迫推移、侵犯血管而造成管腔狭窄或闭塞。

2.禁忌证

同颈部血管。

(三)线圈选择及患者体位设计

1.线圈

心脏线圈或体部相控阵线圈。

2.体位

受检者仰卧位,足先进,身体长轴与线圈(床)长轴一致,双臂举过头顶置于三角海绵垫上,受检者体位应舒适。使用呼吸门控,训练患者屏气。将受检目标血管置于线圈中心,锁定位置后,进床至磁体中心。

(四)扫描方位

三维增强 MRA 利用冠状位采集。

(五)推荐脉冲序列

CE-MRA 采用三维扰相梯度回波 T_1WI。

(六)图像优化(序列参数应用技巧)

胸腹部 CE-MRA 的扫描技术与颈部血管类似,但胸腹部血管成像受呼吸运动的影响,需屏气下采集数据。下面就临床常用的对比剂透视触发技术和对比剂团注测试技术的扫描启动时间概述如下。

(1)对比剂透视触发法需采用 K 空间中心优先填充序列。扫描时实时监测透视窗口,观察对比剂到达情况,左心室显影最亮时启动切换扫描序列,嘱患者直接屏气,连续扫描 2 个时相。

(2)对比剂团注测试法根据不同的 K 空间填充方法确定对比剂团注后 3D GRE 序列的启动时间。①K 空间循序对称填充:启动时间＝达峰时间－1/4 采集时间;②K 空间中心优先填充:启动时间＝达峰时间。

团注造影剂后,血液的 T_1 弛豫时间从 1 200 毫秒缩短至 100 毫秒以下,但其持续的时间比较短暂,因此扫描启动时机的把握显得尤为重要,除了正确计算启动时间外,还必须结合每位患者呼、吸气及屏气的节奏因素,综合考量,精准触发。

(七)对比剂应用

胸腹部 CE-MRA,使用双筒高压注射器,分别抽注对比剂和生理盐水。对比剂剂量 0.2 mmol/kg,注射速率 3.0 mL/s,15 mL 生理盐水等速率冲刷静脉通路,维持团注效应。

(八)摄片和图像后处理

最大信号强度投影(MIP):原始数据减影后行 MIP 重建,重建图像以 9°间隔,沿垂直轴旋转 180°,得到 20 幅图像,血管显示为高信号。

四、上、下肢血管 MRI 检查技术

(一)检查前准备

同胸腹部血管。

(二)常见适应证与禁忌证

1.适应证

(1)血管壁的病变:动脉粥样硬化、动脉炎、动脉瘤及夹层等。

(2)血管腔的病变:斑块、栓子或肿瘤异常导致血管狭窄或闭塞;外源性病变包括肿瘤或非肿瘤病变压迫推移、侵犯血管而造成管腔狭窄或闭塞。

2.禁忌证

同胸腹部血管。

(三)线圈选择及患者体位设计

1.线圈

上肢采用体部相控阵线圈;下肢采用 Body coil。

2.体位

受检者仰卧位,足先进,身体长轴与线圈(床)长轴一致,双臂举过头顶置于三角海绵垫上(上肢血管造影患侧置于身旁,并与胸腹壁之间衬以海绵垫),受检者体位应尽量舒适。将受检血管置于线圈中心(下肢血管造影两侧一并采集),锁定位置后,进床至磁体中心。

(四)扫描方位

上肢血管三维增强 MRA 一般采用矢状位采集,而下肢血管则采用冠状位扫描。

(五)推荐脉冲序列

CE-MRA 采用三维扰相梯度回波 T_1WI。

(六)图像优化(序列参数应用技巧)

大范围 CE-MRA(多段 CE-MRA),随着对比剂在动脉血循环中流动而不断跟进改变,采集视野从近心端的大动脉依次到远心端的四肢动脉血管,将多次采集的影像拼接联合而获得,从而全面评估动、静脉血管病变。

下面就临床常用的对比剂透视触发技术的扫描启动时间概述如下:对比剂透视触发法需采用 K 空间中心优先填充序列。扫描时实时监测透视窗口,观察对比剂到达情况,上肢动脉造影于主动脉弓显影最亮时启动切换扫描序列;下肢动脉造影于腹主动脉显像时启动切换扫描序列,自动进床连续扫描上、中、下 3 段血管相。

（七）对比剂应用

上、下肢 CE-MRA，使用双筒高压注射器，分别抽注对比剂和生理盐水。对比剂剂量 0.2 mmol/kg，注射速率 3.0 mL/s，15 mL 生理盐水等速率冲刷静脉通路，维持团注效应。上、下肢磁共振静脉血管造影对比剂按 1：(15～20) 稀释浓度，从远端静脉注入，并于腕或踝部止血带压迫浅静脉，对比剂剂量120 mL/侧，注射速率 1.0～2.0 mL/s。

（八）摄片和图像后处理

最大信号强度投影（MIP）：原始数据减影后行 MIP 重建，重建图像以 9°间隔，沿垂直轴旋转 180°，得到 20 幅图像，血管显示为高信号。

（刘瑞红）

第十五节　四肢骨关节 MRI 检查技术

一、肩关节 MRI 成像技术

（一）检查前准备

(1)确认受检者没有禁忌证。

(2)嘱受检者及陪同家属除去随身携带的金属物品，如手机、手表、刀具、硬币、钥匙、发卡、别针、磁卡、金属手链、戒指等。禁止推床、轮椅、金属拐杖、金属假肢等进入扫描室。

(3)嘱受检者在扫描过程中不要随意运动。

(4)婴幼儿、烦躁不安及幽闭恐惧症受检者，应给适量的镇静剂或麻醉药物（由麻醉师实施），以提高检查成功率。

(5)急危重受检者，必须做 MRI 检查时，应由临床医师陪同观察，同时备有抢救器械、药品，受检者发生紧急情况时，应迅速移至扫描室外抢救。

（二）常见适应证与禁忌证

1.适应证

MRI 具有较高的软组织分辨率，因此，在骨、关节软骨病变、韧带损伤及关节周围软组织病变检查中具有重要价值，为骨关节系统早期病变的首选影像学检查方法。主要应用于早期骨软骨缺血性坏死；肌肉软组织疾病；关节感染；关节复杂损伤；非特异性关节炎；早期急性骨髓感染；骨髓肿瘤或侵犯骨髓的转移瘤；骨关节的恶性肉瘤和良性骨关节肿瘤；韧带损伤。

2.禁忌证

(1)装有心脏起搏器及电子耳蜗者。

(2)四肢骨植入磁性固定钢板及人工磁性金属关节（钛金属除外）。

(3)血管金属支架、血管止血金属夹。

(4)带有呼吸机及心电监护设备的危重患者。

(5)体内有胰岛素泵等神经刺激器患者。

(6)妊娠三个月内。

(三)线圈选择及体位设计

1.线圈选择

可采用肩关节专用线圈或软线圈。

2.体位设计

受检者仰卧,头先进。上肢伸直,掌心向上,用沙袋固定手掌,受检者对侧肩背部抬高,呈半侧卧状态,受检侧肩关节位于线圈中心并尽量靠近检查床中线。横断位定位光标对准线圈中心。锁定位置后进床至磁体中心。

(四)扫描方位

常规进行横断面、斜冠状面及斜矢状面成像。

1.横断面成像

在矢状面及冠状面像上设置横断面成像,层面与关节盂垂直。

2.斜冠状面成像

在横断面及矢状面定位像上设置肩关节冠状面成像层面,一般沿肩胛骨和冈上肌走行方向选层,并垂直于盂肱关节,在矢状面与肱骨长轴平行。在冠状面定位像上设置 FOV 大小及调整 FOV 端正。

3.斜矢状面成像

在横断面及冠状面像上设置肩关节斜矢状面成像层面,平行于盂肱关节。在矢状面像上设置 FOV 大小及调整 FOV 端正。

(五)推荐脉冲序列

可选用:①自旋回波序列(SE);②快速自旋回波序列(FSE/TSE);③梯度回波序列(FLASH)2D/3D;④快速梯度回波序列(FLASH)2D/3D;⑤翻转恢复序列(STIR);⑥快速翻转恢复序列。

常规推荐:①冠状面 T_2WI-FSE/T_2WI-FSE-脂肪抑制、T_1WISE;②矢状面 T_2WI-FSE、T_2WI-FSE-脂肪抑制、T_1WISE;③横断面 T_2WI-FSE-脂肪抑制/T_1WI-SE。

软骨与肌腱:①T_1WI-SE-脂肪抑制;②2D-FLASH-脂肪抑制;③3D-FLASH-脂肪抑制;④T_2WI-3D-FISP。

骨髓:①T_1WI-SE-脂肪抑制;②T_1WI-STIR(TIR);③T_2WI-FSE-脂肪抑制。

(六)常见病变的特殊检查要求

一般无特殊检查要求。

(七)图像优化

矩形采集;相位编码方向取短轴向以减少采集时间;超样采集以消除回卷伪影。

(八)对比剂应用

一般采用 T_1WI 阳性对比剂进行增强扫描,序列选择 T_1WI-脂肪抑制三维成像。

(九)摄片和图像后处理

一般不需特殊后处理。

二、肘关节 MRI 成像技术

(一)检查前准备

与肩关节 MRI 相同。

（二）常见适应证与禁忌证

与肩关节 MRI 相同。

（三）线圈选择及体位设计

1.线圈选择

可采用软线圈或膝关节线圈。

2.体位设计

受检者仰卧，上肢伸直，掌心向上；使用膝关节线圈时，患者俯卧，肘关节上举过头。用沙袋固定手掌，对侧肩背部抬高，呈半侧卧状态，受检侧肘关节位于线圈中心，受检侧肘关节及线圈中线尽量靠近检查床中线（磁体 Z 轴中线）。横断位定位光标对准线圈中心，锁定位置后进床至磁体中心。

（四）扫描方位

常规进行横断面、冠状面及矢状面扫描。

1.横断面成像

在矢状面及冠状面像上设置横断面成像，垂直于冠状面扫描，包括整个肘关节。

2.冠状面成像

在横断面及矢状面定位像上设置肘关节冠状面成像层面，平行于肱骨内外髁，在冠状面定位像上设置 FOV 大小及调整 FOV 端正。

3.矢状面成像

在横断面及冠状面像上设置肘关节矢状面成像层面，垂直于肱骨内外髁，在矢状面像上设置 FOV 大小及调整 FOV 端正。

（五）推荐脉冲序列

脉冲序列与肩关节 MRI 相同。

三、腕关节 MRI 成像技术

（一）检查前准备

与肘关节 MRI 相同。

（二）常见适应证与禁忌证

与肘关节 MRI 相同。

（三）线圈选择及体位设计

1.线圈选择

可采用腕关节专用线圈或软线圈。

2.体位设计

患者俯卧，腕关节上举过头；或者仰卧，上肢伸直置于身体一侧，受检侧腕关节位于线圈中心，受检侧关节及线圈中线尽量靠近检查床中线（磁体 Z 轴中线）。横断位定位光标对准线圈中心，锁定位置后进床至磁体中心。

（四）扫描方位

常规进行横断面、冠状面及矢状面扫描。

1.冠状面成像

在横断面及矢状面定位像上设置腕关节冠状面成像层面，在冠状面定位像上设置 FOV 大小及调整 FOV 端正。

2.横断面成像

在矢状面及冠状面像上设置横断面成像,平行于腕关节扫描,包括整个腕关节。

3.矢状面成像

在横断面及冠状面像上设置腕关节矢状面成像层面,在矢状面像上设置 FOV 大小及调整 FOV 端正。

(五)推荐脉冲序列

脉冲序列与肘关节 MRI 相同。

(六)常见病变的特殊检查要求

一般无特殊检查要求。

(七)图像优化

矩形采集;相位编码方向取短轴向以减少采集时间;在长轴方向超样采集以消除回卷伪影;在长轴方向上下方设置横断面预饱和带以减少血管搏动伪影。

(八)对比剂应用

一般采用 T_1WI 阳性对比剂进行增强扫描,序列选择 T_1WI-脂肪抑制三维成像。

(九)摄片和图像后处理

一般不需特殊后处理。

四、双手 MRI 成像技术

(一)检查前准备

与腕关节 MRI 相同。

(二)常见适应证与禁忌证

与腕关节 MRI 相同。

(三)线圈选择及体位设计

1.线圈选择

可采用软线圈或矩形阵列线圈(体部阵列线圈)。

2.体位设计

采用软线圈进行单侧手掌 MRI 时,受检者仰卧,头先进。上肢伸直,掌心向上,用沙袋固定手掌,受检侧对侧肩背部抬高,呈半侧卧状态,受检侧手掌尽量靠近检查床中线(Z 轴中线)。

采用矩形阵列线圈进行双侧手掌 MRI 时。可采用俯卧位,头先进,双手上举过头,掌心向下,伸直靠拢置于矩形线圈中心。

矢状定位光标对床中线及线圈中线,横断位定位光标对准线圈中心。

(四)扫描方位

与腕关节 MRI 相同。

(五)推荐脉冲序列及参数

与腕关节 MRI 相同。

(六)常见病变的特殊检查要求

对临床疑有肌腱损伤、断裂的患者,扫描定位线的设定需按肌腱的走行而定,并采用大 FOV,包括肌腱的起始点。

(七)图像优化

矩形采集;相位编码方向取短轴向以减少采集时间;在长轴方向超样采集以消除回卷伪影;在长轴方向上下方设置横断面预饱和带以减少血管搏动伪影。

(八)对比剂应用

一般采用 T_1WI 阳性对比剂进行增强扫描,序列选择 T_1WI-脂肪抑制三维成像。

(九)摄片和图像后处理

一般不需特殊后处理。

五、髋关节 MRI 成像技术

(一)检查前准备

(1)确认受检者没有禁忌证。

(2)嘱受检者及陪同家属除去随身携带的金属物品,如手机、手表、刀具、硬币、钥匙、发卡、别针、磁卡、金属手链、戒指等。禁忌推床、轮椅、金属拐杖、金属义肢等进入扫描室。

(3)嘱受检者在扫描过程中不要随意运动。

(4)婴幼儿、烦躁不安及幽闭恐惧症受检者,应给适量的镇静剂或麻醉药物(由麻醉师实施),以提高检查成功率。

(5)急危重受检者,必须做 MRI 检查时,应由临床医师陪同观察,同时备有抢救器械、药品,受检者发生紧急情况时,应迅速移至扫描室外抢救。

(二)常见适应证与禁忌证

1.适应证

MRI 具有较高的软组织分辨率,因此,在骨、关节软骨病变、韧带损伤及关节周围软组织病变检查中具有重要价值,为骨关节系统早期病变的首选影像学检查方法。主要应用于早期骨软骨缺血性坏死;肌肉软组织疾病;关节感染;关节复杂损伤;非特异性关节炎;早期急性骨髓感染;骨髓肿瘤或侵犯骨髓的转移瘤;骨关节的恶性肉瘤和良性骨关节肿瘤;韧带损伤。

2.禁忌证

(1)装有心脏起搏器及电子耳蜗者。

(2)四肢骨植入磁性固定钢板及人工磁性金属关节(钛金属除外)。

(3)血管金属支架、血管止血金属夹。

(4)带有呼吸机及心电监护设备的危重患者。

(5)体内有胰岛素泵等神经刺激器患者。

(6)妊娠三个月内。

(三)线圈选择及体位设计

1.线圈选择

可采用矩形阵列线圈(体部阵列线圈)。

2.体位设计

线圈置于检查床上,长轴与床长轴一致。受检者仰卧,脚先进。髂前上棘置于线圈中心。矢状定位光标对线圈长轴中线,横断位定位光标对线圈中心。锁定位置后进床至磁体中心。

(四)扫描方位

常规进行横断面及冠状面成像。

1.横断面成像

在冠状面像上设置横断面成像,层面覆盖髋臼上缘至股骨大转子,或根据病变范围设定扫描层数。

2.冠状面成像

在横断面像上设置冠状面成像层面,层面覆盖髋关节前后缘,或根据病变范围设置层数。在冠状面像上设置 FOV 大小及调整 FOV 端正。

(五)推荐脉冲序列

可选用:① 自旋回波序列(SE);② 快速自旋回波序列(FSE/TSE);③ 梯度回波序列(FLASH)2D/3D;④快速梯度回波序列(FLASH)2D/3D;⑤ 翻转恢复序列(STIR);⑥ 快速翻转恢复序列。

常规推荐:横断面 T_2WI-FSE、T_1WI-SE、T_2WI-FSE-脂肪抑制;冠状面 T_2WI-FS E/T_2WI-FSE-脂肪抑制序列、T_1WI-SE。

(六)常见病变的特殊检查要求

若观察白血病等血液病骨髓病变,冠状面 T_1WI-SE 比较有意义,增加 T_1WI-FSE-脂肪抑制,可对比观察骨髓浸润。

(七)图像优化

矩形采集;相位编码方向取短轴向以减少采集时间;超样采集以消除回卷伪影。

(八)对比剂应用

一般采用 T_1WI 阳性对比剂进行增强扫描,序列选择 T_1WI-脂肪抑制三维成像。

(九)摄片和图像后处理

一般不需特殊后处理。

六、大腿/小腿及其肌肉 MRI 成像技术

(一)检查前准备

与髋关节 MRI 相同。

(二)常见适应证与禁忌证

与髋关节 MRI 相同。

(三)线圈选择及体位设计

1.线圈选择

可采用四肢专用正交线圈、体部阵列线圈。

2.体位设计

线圈置于检查床上,长轴与床长轴一致。受检者仰卧,脚先进。使用单孔四肢专用正交线圈时,受检侧肢体置于线圈中,一侧关节包括在线圈内。使用体部阵列线圈时,双侧受检肢体并列于线圈内,近侧或远侧关节包括在线圈内。矢状位定位光标对线圈长轴中线,横断位定位光标对线圈中心。锁定位置后进床至磁体中心。

(四)扫描方位

常规进行冠状面、矢状面及横断面成像。

1.矢状面成像

在冠状面像及横断面像上设置矢状面成像层面,层面与长骨长轴平行一致,在矢状面定位像

上设置 FOV 大小及调整 FOV 端正。

2.冠状面成像

在矢状面及横断面定位像上设置冠状面成像层面,使层面与长骨长轴平行。在冠状面定位像上设置 FOV 大小及调整 FOV 端正。

3.横断面成像

在矢状面及冠状面像上设置横断面成像,层面与长骨长轴垂直。根据病变范围设定扫描层数。

(五)推荐脉冲序列

可选用:①自旋回波序列(SE);②快速自旋回波序列(FSE/TSE);③梯度回波序列(FLASH)2D/3D;④快速梯度回波序列(FLASH)2D/3D;⑤翻转恢复序列(STIR);⑥快速翻转恢复序列。

常规推荐:①矢状面 T_2WI-FSE、T_1WI-SE;②横断面 T_2WI-FSE-脂肪抑制、T_1WI-SE;③冠状面 T_2WI-FSE、T_1WI-SE;④在矢状面或冠状面增加 T_2WI-FSE-脂肪抑制序列。

软骨与肌腱推荐:①T_1WI-SE-脂肪抑制;②2D-FLASH-脂肪抑制;③3D-FLASH-脂肪抑制;④T_2WI-3D-FISP。

骨髓推荐:①T_1WI-SE-脂肪抑制;②T_1WI-STIR(TIR);③T_2WI-FSE-脂肪抑制。

(六)常见病变的特殊检查要求

使用矩形阵列线圈行双腿成像时,冠状面及横断面成像可加大 FOV 行双侧同时扫描,以便左右对比观察。

(七)图像优化

矩形采集;相位编码方向取短轴向以减少采集时间;在长轴方向超样采集以消除回卷伪影;在长轴方向上下方设置横断面预饱和带以减少血管搏动伪影。

(八)对比剂应用

一般采用 T_1WI 阳性对比剂进行增强扫描,序列选择 T_1WI-脂肪抑制冠状面、矢状面及横断面成像。

(九)摄片和图像后处理

一般不需特殊后处理。

七、膝关节 MRI 成像技术

(一)检查前准备

与下肢 MRI 相同。

(二)常见适应证与禁忌证

与下肢 MRI 相同。

(三)线圈选择及体位设计

1.线圈选择

采用膝关节专用线圈或软线圈。

2.体位设计

受检者仰卧,脚先进。采用软线圈进行单侧膝关节成像时,应使软线圈贴近受检关节,并置于检查床中线(磁体 Z 轴中线)。矢状定位光标对线圈长轴中线,横断位定位光标对线圈中心。

（四）扫描方位

常规进行冠状面、矢状面成像,必要时增加横断面成像。

1.冠状面成像

在矢状面及横断面定位像上设置膝关节冠状面成像层面,使层面与膝关节左右方向平行。在冠状面定位像上设置 FOV 大小及调整 FOV 端正。

2.矢状面成像

在冠状面像及横断面像上设置膝关节矢状面成像层面,层面与前交叉韧带由后外向前下的走向平行。在矢状面定位像上设置 FOV 大小及调整 FOV 端正。

3.横断面成像

在矢状面及冠状面像上设置膝关节横断面成像,层面与膝关节长轴垂直。

（五）推荐脉冲序列

可选用:① 自旋回波序列（SE）;② 快速自旋回波序列（FSE/TSE）;③ 梯度回波序列（FLASH）2D/3D;④ 快速梯度回波序列（FLASH）2D/3D;⑤ 翻转恢复序列（STIR）;⑥ 快速翻转恢复序列。

常规推荐:① 冠状面 T_2WI-FSE/T_2WI-FSE-脂肪抑制、T_1WISE;② 矢状面 T_2WI-FSE、T_2WI-FSE-脂肪抑制、T_1WI-SE;③ 横断面 T_2WI-FSE-脂肪抑制/T_1WI-SE。

软骨与肌腱:① T_1WI-SE-脂肪抑制;② 2D-FLASH-脂肪抑制;③ 3D-FLASH-脂肪抑制;④ T_2WI-3D-FISP。

骨髓:① T_1WI-SE-脂肪抑制;② T_1WI-STIR（TIR）;③ T_2WI-FSE-脂肪抑制。

半月板:① 矢状面-DESS;② 矢状面-T_2WI-3D-FISP。

（六）常见病变的特殊检查要求

使用矩形阵列线圈行双膝关节成像时,冠状面及横断面成像应加大 FOV 行双侧同时扫描,以便左右对比观察。

（七）图像优化

矩形采集:相位编码方向取短轴向以减少采集时间;超样采集以消除回卷伪影;在长轴方向上下方设置横断面预饱和带以减少血管搏动伪影。

（八）对比剂应用

一般采用 T_1WI 阳性对比剂进行增强扫描,序列选择 T_1WI-脂肪抑制冠状面、矢状面及横断面成像。

（九）摄片和图像后处理

一般不需特殊后处理。

八、踝关节 MRI 成像技术

（一）检查前准备

与膝关节 MRI 相同。

（二）常见适应证与禁忌证

与膝关节 MRI 相同。

(三)线圈选择及体位设计

1.线圈选择

采用踝关节专用线圈。

2.体位设计

受检者仰卧,脚先进。将患侧踝关节置于线圈内,利用各种辅助固定装置使其处于稳定状态,以减少运动伪影的产生。矢状定位光标对线圈长轴中线,横断位定位光标对线圈中心。

(四)扫描方位

常规进行横断面、矢状面和冠状面成像。

1.横断面成像

在矢状面及冠状面像上设置踝关节横断面成像,在矢状位上平行于距骨顶并与胫骨长轴垂直。

2.矢状面成像

在冠状面像及横断面像上设置踝关节矢状面成像层面,与跟骨长轴平行,并垂直于内外踝连线。在矢状面定位像上设置 FOV 大小及调整 FOV 端正。

3.冠状面成像

在矢状面及横断面定位像上设置踝关节冠状面成像层面,与胫骨长轴平行,并平行于内外踝连线。在冠状面定位像上设置 FOV 大小及调整 FOV 端正。

(五)推荐脉冲序列

与膝关节 MRI 相同。

(六)常见病变的特殊检查要求

跟腱损伤患者的扫描,常进行平行于跟腱长轴的矢状位和横断位扫描。对于跟腱损伤后出现的水肿、出血、渗液等常采用 T_2WI、T_1WI 等序列扫描。扫描时应选用较薄层厚、层间距及较大的 FOV 以利于显示跟腱。

(七)图像优化

矩形采集;相位编码方向取短轴向以减少采集时间;超样采集以消除回卷伪影;在长轴方向上下方设置横断面预饱和带以减少血管搏动伪影。

(八)对比剂应用

一般采用 T_1WI 阳性对比剂进行增强扫描,序列选择 T_1WI-脂肪抑制冠状面、矢状面及横断面成像。

(九)摄片和图像后处理

一般不需特殊后处理。

九、双足 MRI 成像技术

(一)检查前准备

与踝关节 MRI 相同。

(二)常见适应证与禁忌证

与踝关节 MRI 相同。

(三)线圈选择及体位设计

1.线圈选择

采用足线圈或矩形阵列线圈(体部阵列线圈)。

2.体位设计

受检者仰卧,脚先进。采用软线圈进行单侧足成像时,应使软线圈贴近受检足,并置于检查床中线(磁体 Z 轴中线)。采用矩形阵列线圈行双足成像时,以绑带固定小腿部使双足并拢,置于线圈中心及磁体 Z 轴中线。矢状位定位光标对线圈长轴中线,横断位定位光标对线圈中心。

(四)扫描方位

常规进行冠状面、矢状面及横断面成像。

1.冠状面成像

在矢状面及横断面定位像上设置足冠状面成像层面,使层面与足长轴平行。在冠状面定位像上设置 FOV 大小及调整 FOV 端正。

2.横断面成像

在矢状面及冠状面像上设置足横断面成像,层面与足长轴垂直。根据病变范围设定扫描层数。

3.矢状面成像

在冠状面像及横断面像上设置足矢状面成像层面,层面与足长轴平行。在矢状面定位像上设置 FOV 大小及调整 FOV 端正。

(五)推荐脉冲序列

与踝关节 MRI 相同。

(六)常见病变的特殊检查要求

使用矩形阵列线圈行双足成像时,冠状面及横断面成像可加大 FOV 行双侧同时扫描,以便左右对比观察。

(刘永杰)

第二章

心血管疾病的超声诊断

第一节　冠状动脉粥样硬化性心脏病

随着我国人们生活水平的日益提高,冠状动脉粥样硬化性心脏病(简称冠心病)的发病率逐年提高。近年来,超声仪器的不断改进及相应软件的研发为超声医学的发展提供了必要的技术支持,不断涌现的超声新技术为冠心病及各种心脏病变的评价提供了有效的工具,同时超声诊断因其简便性、无创性、可重复性及可床旁操作等优势在冠心病诊断中发挥着不可替代的作用。

一、冠状动脉的解剖及血流动力学

(一)冠状动脉解剖

正常冠状动脉分别起源于左、右冠状动脉窦,左冠状动脉起源于左冠状动脉窦,左冠状动脉主干在肺动脉左侧和左心耳之间向左走行大约 1 cm 后分为左前降支和回旋支,部分患者在左前降支和回旋支之间还发出斜角支。左前降支沿前室间沟走向心尖,多数达后间隔再向上、向后止于心脏的膈面;前降支在前纵沟沿途发出许多分支供应心室前壁中下部及室间隔前 2/3。回旋支沿房室沟走向左后部,绕过左心室钝缘到达膈面,它在行进中发出许多分支分布于左心室前壁上部、侧壁、后壁及其乳头肌。右冠状动脉起源于右冠状动脉窦,然后沿后室间沟走向心尖;右冠状动脉除分布于右心室壁外,尚分布于左心室后壁及室间隔后 1/3。上述血管及其分支如发生动脉粥样硬化或痉挛,可造成管腔狭窄而产生心肌缺血。

(二)冠状动脉血流动力学

心脏每分钟排血约 5 L。心脏连续不停地做功,耗氧量巨大。静息状态下氧的清除率为 $70\%\sim80\%$,心肌组织内氧储备极少,因此心肌对供血不足最敏感。当心脏耗氧量增加时,冠状动脉的血流量将通过多种机制进行调节以满足心肌的需要,包括血流动力学因素(舒张期血压、舒张期长短、冠状动脉内径);冠状动脉平滑肌的紧张度;神经调节因素(冠状动脉外膜上的肾上腺素能神经纤维调节及通过调节心脏收缩活动、收缩频率、电生理及心肌代谢等方面调节);代谢因素(多种代谢产物可引起血管扩张)等。

冠心病的病变基础是动脉粥样硬化的不断进展,造成冠状动脉管腔的狭窄,特别是易损斑块的破裂导致的血小板聚积和血栓形成,是冠心病急性事件的主要原因。

二、冠状动脉的超声心动图检查

超声心动图尤其是经食管超声心动图可以观察冠状动脉的起源、走行、形态及其内血流。近年来发展的彩色多普勒冠状动脉血流成像技术更可以较为直观地显示冠状动脉主干及其分支的血流,同时可探测心肌内冠状动脉血流,并对冠状动脉远端血流进行检测。以经胸超声观察冠状动脉为例介绍。

(一)二维超声心动图

二维超声心动图可清晰显示左、右冠状动脉的起始部,在心底短轴切面于主动脉根部 4～5 点钟处可见左冠状动脉的开口,在 10 点钟处可见右冠状动脉的起源(图 2-1)。

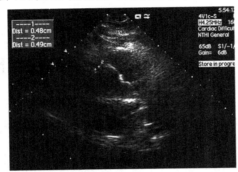

图 2-1　左、右冠状动脉经胸二维超声心动图成像

在心底短轴切面于主动脉根部可见左、右冠状动脉的起源

在胸骨旁主动脉根部短轴切面调整探头方位,可显示左冠状动脉的主干向左走行,随即顺时针旋转探头 30°时,可见其长轴图像,发现分叉处时指向肺动脉瓣者为左前降支,其下方者为左回旋支。左主干向肺动脉倾斜 15°～30°,而后平直走行,左前降支顺室间隔下行,而左旋支向左后走行。将探头稍向上翘,于主动脉根部的右上缘 10 至 11 点的部位可见右冠状动脉长轴图像。在左心室长轴切面清楚显示主动脉前壁时,向内旋转探头,再略向上扬,也可见右冠状动脉。右冠状动脉自右冠状动脉窦起源后迅速右行或进一步从出口处下行。右冠状动脉近端长轴在心尖四腔切面和剑突下五腔切面可显示,右冠状动脉中段短轴在剑突下心尖四腔切面可显示。冠状动脉及其分支不在同一水平,难以显示冠状动脉的全貌,通常在一个切面上只能显示一段冠状动脉,因此在超声扫查时须不时变换探头的方向方能观察到冠状动脉的连续情况。

在二维超声心动图上冠状动脉呈梭状、圆形或管状。左主干开口呈漏斗状,正常左主干长度<2 cm(约 95％),直径为 4～10 mm(平均 7 mm),右冠状动脉直径为 3～6 mm,左前降支近端为 3～5 mm。

(二)彩色多普勒冠状动脉血流成像技术

近年来发展的彩色多普勒冠状动脉血流成像技术弥补了二维超声心动图观察冠状动脉的不足,在显示冠状动脉主干及其分支的同时,可探测心肌内冠状动脉血流,其有效性经冠状动脉造影对照证实对左前降支远端的总检出率达 90％。与冠状动脉造影相比,此项技术具有无创、可重复观察的优越性,是冠状动脉造影的重要补充(图 2-2)。扫查方法如下。

1.左前降支

患者取平卧或左侧卧位,在左心二腔切面基础上探头略向右侧倾斜,使室间隔前方出现部分右心室结构再将探头逐渐向左倾斜,待右心室结构正好消失,此时室间隔前方显示沿前室间沟下行的前降支的中下段。二维超声可显示其远端的短轴切面,稍微旋转探头可显示左前降支的长轴管型结构,用彩色多普勒显示其血流,脉冲多普勒可显示其血流频谱。在心尖三腔切面可显示左前降支末段彩色多普勒血流图。

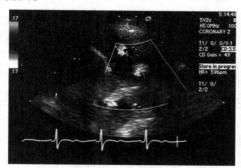

图 2-2 左冠状动脉彩色多普勒血流成像
清晰显示左冠状动脉主干,左前降支近端(LAD)和回旋支(CX)近端的血流

2.右冠状动脉后降支

患者取左侧卧位,于胸骨左缘第四或五肋间显示左心室短轴切面,彩色多普勒可显示其血流。在左心二腔切面基础上探头略向下移动,显示左心室心尖部,待右心室结构正好消失,此时左心室下壁与膈肌之间可出现沿后室间沟下行的后降支的中下段。

3.左旋支

在心尖四腔切面略改变探头倾斜角度,于左心室的左外侧可显示左旋支的分支——钝缘支的血流。

在左心室短轴切面上,于室间隔的前、后方可分别显示前降支和后降支的横断面,左心室左侧可见钝缘支的横断面,室间隔前段及左心室前壁心肌内可见心肌内的冠状动脉血流。彩色多普勒显示冠状动脉为舒张期持续的线状红色血流信号,脉冲多普勒显示的以舒张期为主的双期血流频谱。在彩色多普勒冠状动脉血流成像引导下采用频谱多普勒可定量分析冠状动脉血流灌注情况,认识冠状动脉血流的生理,了解各种生理和病理因素对冠状动脉血流灌注的影响,评估药物治疗的效果,为诊断和治疗提供可靠的依据。

常用参数有收缩期最大和平均血流速度(PSV,MSV);舒张期最大和平均血流速度(PDV,MDV);收缩期和舒张期血流速度时间积分(VTIS,VTID);总血流速度时间积分(VTIS+D);总平均速度(MV);舒张期和收缩期血流速度时间积分比值(VTID/VTIS);收缩期和舒张期血流速度时间积分与总血流速度时间积分比值(VTIS/VTIS+D,VTID/VTIS+D)等。

彩色多普勒冠状动脉血流成像对于室间隔前段、左心室前壁及侧壁前段心肌内血流可较为清晰的显示,而室间隔后段及左心室后壁心肌内的冠状动脉血流显示欠佳。右心室游离壁心肌内冠状动脉血流成像亦不理想。

(三)经胸超声观察内乳动脉桥

冠状动脉搭桥术是冠状动脉血流重建的一种有效方法,尤其对治疗多支病变或主干近端高危病变患者,与介入治疗和常规药物治疗相比有明显的优势。内乳动脉作为移植血管,其远期通畅率高于自体大隐静脉,冠状动脉前降支病变多采用该血管与前降支吻合的方法进行治疗。

内乳动脉又称胸廓内动脉,其解剖结构左右两侧基本相似,是锁骨下动脉的第一支分支,发自锁骨下动脉第一段的下壁,与椎动脉的起始部相对,沿胸骨侧缘外侧 1～2 cm 处下行,至第 6 肋间隙处分为腹壁上动脉和肌膈动脉两终支。内乳动脉血管长度约 20 cm,平均直径 3 mm。

左内乳动脉(LIMA)检查方法:将探头置于左锁骨上窝做横切,探及锁骨下动脉长轴,将探头旋转 90°,以彩色多普勒显示血流信号,于锁骨下动脉下壁即椎动脉起始部的对侧可见内乳动脉起始部。尽可能调整声束与血流的角度,在距起始部 1.0～1.5 cm 范围内取样,获得脉冲多普勒频谱。彩色多普勒超声能够提供有关内乳动脉的形态学信息,且通过多普勒检测了解其血管功能,为术前准备及术后随访评估提供相关信息,锁骨上窝较胸骨旁 LIMA 显示率高。检测指标:血管内径(D)、收缩期峰值流速(V_S)、舒张期峰值流速(V_D)、收缩期速度时间积分(VTI_S)、舒张期速度时间积分(VTI_D)、收缩期与舒张期峰值流速的比值(V_S/V_D)、收缩期与舒张期流速度时间积分的比值(VTI_S/VTI_D)。

冠状动脉搭桥术后,LIMA 脉冲多普勒频谱曲线特征由术前的收缩期优势型转变为术后的舒张期优势型,与冠状动脉的频谱曲线相似。在左心室长轴切面基础上,探头向患者心尖方向滑动,并使探头旋转到右心室结构正好消失时,应用冠状动脉血流成像技术,可显示沿前室间沟下行的 LAD 的中远段。在该切面,部分患者可显示桥血管与自体 LAD 吻合的特征性倒"Y"形冠状动脉血流成像图,即由桥血管远段、远段自体 LAD 及近段自体 LAD 组成,交汇点即吻合口的位置。在心尖二腔切面也可显示桥血管与自体 LAD 的吻合口。

冠状动脉血流成像技术检查 LIMA 桥以其无创性、可重复性、便于随访的优势,成为评价冠状动脉搭桥术前后内乳动脉功能及血管通畅性首选而可靠的检测技术。

三、心肌缺血的超声心动图检查

心肌一旦发生缺血,立即出现室壁运动异常,故缺血节段的室壁运动异常是诊断缺血心肌的主要方法之一。

(一)左心室室壁节段的划分

1. 20 节段划分法

美国超声心动图学会推荐的 20 节段法,将胸骨旁左心室长轴四面分为三段,即基底段、中间段、心尖段;沿左心室短轴环,在基底段和中间段的室壁,再每隔 45°划分一段,各分为 8 个节段在心尖水平分为 4 个段,共计 20 段。这种方法可以构成一球面的左心室节段系统,这个系统像一个靶图,将异常节段标在靶图中,又称牛眼图,可以很容易显示异常节段室壁占整个心室壁的比例,估测病变程度。在心室再同步化治疗中亦可发挥定位作用。

2. 16 节段划分法

根据冠状动脉与各室壁节段间的对应关系,使用 16 节段划分法。该法在长轴切面把左心室壁分为基部、中部、心尖部,在短轴切面把左心室壁分为前壁、前间隔、后间隔、下壁、后壁、侧壁,而心尖部短轴切面仅分为四段即前壁、后间隔、下壁、侧壁,共计十六段。这种划分法与冠状动脉血供分布密切结合,又使各段容易在超声心动图两个以上的常规切面中显示出来。从图 2-3 中可看出,心尖侧壁和心尖下壁为冠状动脉供血重叠区,心尖侧壁可由左前降支或左回旋支供血,心尖下壁可由左前降支或右冠状动脉供血。在判断心尖侧壁的供血冠状动脉时,如果心尖侧壁室壁运动异常的同时伴有室间隔或左心室前壁的室壁运动异常,则心尖侧壁划为左前降支供血节段;如果伴有左心室后壁或后侧壁的室壁运动异常,则心尖侧壁划为左回旋支供血节段。同样,在分析判断心尖下壁的供血冠状动脉时,如果心尖下壁室壁运动异常的同时伴有下壁运动异常,则心尖下壁划为右冠状动脉供血节段;如果伴有室间隔或左心室前壁的室壁运动异常,则心尖下壁划为左前降支的供血节段。

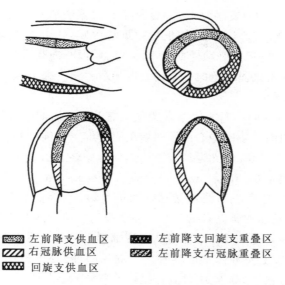

左前降支供血区　　左前降支回旋支重叠区
右冠脉供血区　　　左前降支右冠脉重叠区
回旋支供血区

图 2-3　冠状动脉供血区域分布图

3. 17 节段划分法

20 节段和 16 节段划分法均不包括心尖顶部,即没有心腔的真正心肌心尖段。近年来超声方法评价心肌灌注的各项技术逐步应用发展,心尖顶部心肌段日益受到关注。因此,美国心脏病学会建议几种心脏影像学检查方法统一采用 17 段心肌分段方法,其命名及定位参考左心室长轴和短轴 360°圆周,以基底段、中部-心腔段及心尖段作为分段命名,沿左心室长轴从心尖到基底定位。17 节段划分法实际上是在 16 节段划分法的基础上把心尖单独作为一个节段。

(二)节段性室壁运动异常的分析

缺血性节段性室壁运动异常是冠心病在二维超声心动图上的特征性表现,节段性室壁运动异常的表现:①室壁运动幅度减低、消失、反常(矛盾)运动。②室壁运动时间延迟。③心肌收缩时的变形及变形率减低。④心肌收缩运动梯度低下。⑤室壁收缩期增厚率减低、消失、负值。心内膜运动<2 mm 者为运动消失,2~4 mm 者为运动减弱,≥5 mm 者为运动正常。

1.节段性室壁运动异常的目测分析

应用目测法对室壁运动进行定性分析。①运动正常:收缩期心内膜向内运动幅度和室壁增厚率正常者。②运动减弱:较正常运动幅度减弱,室壁增厚率<50%者。③不运动:室壁运动消失。④矛盾运动:收缩期室壁朝外运动。⑤运动增强:室壁运动幅度较正常大。同时采用室壁运动记分(wall motion score,WMS)法进行半定量分析:运动增强=0 分;运动正常=1 分;运动减弱=2 分;不运动=3 分;矛盾运动=4 分;室壁瘤=5 分。将所有节段的记分相加的总和除以所观察的室壁总数即得"室壁运动指数"(wall motion index,WMI)。凡室壁运动指数为 1 者属正常,室壁运动指数大于 1 者为异常,室壁运动指数≥2 者为显著异常。研究表明室壁运动指数与左心室射血分数显著相关,室壁运动指数越高,射血分数越低。

2.组织多普勒成像(tissue Doppler imaging,TDI)

TDI 通过直接提取心肌运动多普勒信号,获得心肌长轴运动的方向运动速度、位移、时相等多项信息,对节段室壁运动进行定性、定量研究。

3.彩色室壁动态技术(color kinesis,CK)

CK 由声学定量技术(AQ)发展而来。AQ 技术是根据心肌和血液的背向散射信号不同,计算机自动将二者鉴别开来,在心肌和血液的分界(即心内膜)处给予曲线勾画出来,CK 技术正是在此基础上建立起来的。它通过心动周期中不同的时间段心内膜所在位置的不同给予不同的颜色,室壁运动即可通过观察某段室壁的收缩期心内膜运动幅度大小、心内膜颜色变化的方向来判断有无节段性室壁运动异常。

CK 以不同色彩显示在同一幅图像上直观显示整个心动周期心内膜向内或向外运动幅度和时相,从收缩期开始由内向外依次将心内膜图像编码为红→橘红→黄→绿→蓝,从舒张期开始由内向外依次为红→蓝→绿→黄,将无运动或矛盾运动者始终显示为红色,可用于分析室壁运动。

4.实时三维成像技术(real-time three-dimensional echocardiography,RT-3DE)

RT-3DE 克服了二维超声心动图切面有限的不足,可显示整个左心室室壁运动。RT-3DE 对正常左心室局部收缩功能的研究表明左心室各节段的收缩功能并非均一,前壁、前间壁和侧壁收缩功能明显强于下壁和后壁,局部心搏量从心底部到心尖部有逐步下降的趋势,这说明单纯应用局部射血分数来评价左心室局部功能具有一定的局限性。RT-3DE 测量包括:左心室节段的局部心搏量、局部射血分数、局部-整体射血分数等系列局部心功能,可进一步提高冠心病患者左心室局部收缩功能定量评价的准确性。

四、超声心动图负荷试验

负荷超声心动图是一种无创性检测冠心病的诊断方法。其通过最大限度激发心肌需氧增加而诱发心肌缺血,通过实时记录室壁运动情况,评估心肌缺血所致节段性室壁运动异常。由于心肌缺血时室壁运动异常往往遭遇心电图改变和心绞痛发生,从而提高了超声诊断冠心病的敏感性,也增加了其安全性。负荷超声心动图常用负荷的方法如下。①运动负荷试验:运动平板试验、卧位或立位踏车试验等。②药物负荷试验:包括正性肌力药(多巴酚丁胺)和血管扩张剂(双嘧达莫、腺苷)。③静态负荷试验:包括冷加压试验、握力试验、心房调搏等。

(一)运动负荷试验

常用的运动负荷试验为运动平板试验和踏车试验。运动试验的禁忌证与心电图运动试验相同,运动采用的方案及运动终点也与心电图运动试验一样。负荷超声心动图以出现室壁运动异常或原有异常室壁运动加重为确诊冠心病的标准。超声心动图运动试验在运动前记录各常规切面图像,运动中由于直立的体位,晃动的躯体及呼吸频率加快均影响了运动中超声心动图检查,运动后需立即让患者平卧检查。由于运动停止后心肌缺血尚能维持一段时间,其心肌缺血持续的时间与运动负荷量和心肌损害程度有关,故应尽快检查才能发现室壁运动异常。采用卧位踏车试验可避免患者起立运动,躺下检查的不便和停止运动时间过长记录不到异常的室壁运动的缺点。

虽然运动负荷超声心动图是最为生理的负荷试验,没有药物所致的血流动力学方面的不良反应。但由于受患者年龄、体能、下肢血管疾病或下肢肌肉骨骼疾病的限制,及运动所致的呼吸增快、胸壁过度运动等因素影响超声图像质量,因而其临床应用受到一定限制。

(二)药物负荷试验

由于药物负荷试验不受体力及下肢疾病的限制,目前临床应用较为普遍。常用药物有多巴酚丁胺、腺苷和双嘧达莫。

1.多巴酚丁胺负荷超声心动图

多巴酚丁胺是异丙肾上腺素衍生物,是人工合成的儿茶酚胺类药物,具有较强的 β_1 受体兴奋作用,即正性肌力作用。经研究证实,静脉滴入 1～2 分钟后开始生效,8～10 分钟达高峰,血浆半衰期约 2 分钟,停药后 5～10 分钟作用消失。静脉注射 2.5～10 $\mu g/(kg \cdot min)$ 时,可使心肌收缩力增强,心排血量增加,左心室充盈压、肺毛细血管楔压和中心静脉压下降,以此可检出存活心肌。当应用 20 $\mu g/(kg \cdot min)$ 以上时,可使心率增快,血压增高,心肌需氧量增加,流向狭窄冠状动脉的血流量减少,使该血管供血的心肌缺血,从而检测出缺血心肌。

多巴酚丁胺剂量及用法:起始浓度为 5 $\mu g/(kg \cdot min)$,每 3 分钟递增至 10 $\mu g/(kg \cdot min)$、20 $\mu g/(kg \cdot min)$、30 $\mu g/(kg \cdot min)$,最大剂量为 50 $\mu g/(kg \cdot min)$。经超声心动图各切面观察每一剂量及终止后 5 分钟的室壁运动,并记录血压、心率及 12 导联心电图。终止试验标准:多巴酚丁胺达峰值剂量;达到目标心率;出现新的室壁运动异常或室壁运动异常加重;出现心绞痛;心电图 ST 段下降≥2 mV;频繁室性期前收缩或室速;收缩压≥29.3 kPa(220 mmHg),或舒张压≥17.3 kPa(130 mmHg),或收缩压比用药前降低≥2.7 kPa(20 mmHg);出现不能耐受的心悸、头疼、恶心、呕吐等不良反应。若出现室壁运动异常可诊断为冠心病。

以往对多巴酚丁胺负荷试验结果的判定多采用对节段心肌功能视觉评价上,以计算室壁运动记分指数(wall motion score index,WMSI)为评判标准,带有明显的主观性和经验依赖性,当图像质量较差时,不同观察者之间得出的结论差异明显,诊断精确性低。随着超声新技术的开展,在多巴酚丁胺负荷超声心动图基础上结合多种新方法以提高诊断率。①与声学造影结合:通过注入声学造影剂使左心室造影,增强对心内膜边界的辨认,提高视觉评价的准确率,并且通过心肌灌注成像判断心肌活性,二者的结合能同时实现收缩储备和心肌灌注的评价,使对心肌活性的判断更客观准确。②与应变率成像结合:可测量所有心肌节段的心肌运动的量化指标在静息状态与负荷状态下的变化情况,特别是采集二维原始图像的 VVI 技术及二维应变技术的应用,避免了多普勒技术角度、帧频及噪声的影响,提高了试验的准确性。③与彩色室壁运动(CK)结合:在 CK 技术基础上评价室壁运动,提高了对室壁运动判断的准确性,减少了人为主观因素的影响,试验的敏感度、特异度和诊断准确率增加。

2.双嘧达莫药物负荷试验

双嘧达莫(潘生丁)为冠状动脉扩张剂,其发挥作用的机制主要是通过抑制心肌细胞、内皮细胞和血管平滑肌细胞对腺苷的摄取及增加冠状动脉对腺苷的敏感性。双嘧达莫使正常的冠状动脉扩张,使其血流量增加达正常的 5 倍,而心肌耗氧量不增或略低。但对已有粥样硬化和狭窄的冠状动脉,其扩张作用显著减弱,甚至完全不能扩张。在冠心病患者,正常的冠状动脉充分的扩张的同时,病变血管的血液灌注明显减少,出现"盗血现象"诱发心肌缺血。双嘧达莫药物负荷试验是评价冠状动脉固定狭窄病变和冠状动脉小血管病变的有效手段,在存活心肌的评价中应用较少。

双嘧达莫剂量及用法:0.56 $\mu g/kg$ 以生理盐水稀释后 4 分钟内缓慢静脉注射,观察 4 分钟,若无反应再于 2 分钟内给 0.28 $\mu g/kg$ 静脉注射,总剂量 0.84 $\mu g/kg$,10 分钟内注射完。

3.腺苷负荷超声心动图

腺苷是目前认为作用最确切和最强的冠状动脉扩张物质。部分正常细胞在代谢过程中可产生少量腺苷,但在心肌缺血时则可产生大量腺苷。腺苷可直接作用于内皮细胞和血管平滑肌细

胞的腺苷 A_2 受体而使动脉扩张,低剂量应用腺苷可通过增加冠状动脉血流速度检测冠状动脉血流储备,高剂量应用可通过对冠状动脉的"盗血作用"诱发心肌缺血。腺苷在首次推出后即成为新一代的负荷试验药物。腺苷以其半衰期短、作用直接、不良反应轻的优势,在缺血性心脏病的诊断及对治疗效果的评估上具有广泛的应用价值。

腺苷注射液经静脉持续静脉泵注入,剂量为 140 μg/(kg·min),用药时间 6 分钟。在给予腺苷注射液前、用药 3 分钟、终止给药时和停药后 5 分钟分别记录二维超声心动图与 12 导联心电图,观察 ST 段变化,同时监测血压和心率,出现明显阳性结果或不良反应及时停药。腺苷不良反应的发生率达 80%,主要有头痛、面红、心悸、胸部不适、呼吸加深或困难、低血压、房室传导阻滞等。但腺苷的半衰期极短,停药后不良反应很快消失。

五、存活心肌的超声心动图检测

随着冠心病内科介入治疗及外科冠状动脉搭桥术的广泛开展,如何评价受损心肌的血流灌注,功能改善状况也越来越受到关注。因为再血管化治疗仅能提高具有存活心肌患者的生存率,无活性的心肌经再血管化治疗后功能不能恢复。为此,提出了存活心肌的概念:即指冠状动脉缺血或再灌注后具有收缩力储备的心肌,包括:①顿抑心肌,指在严重短暂的心肌缺血缓解后(一般少于 20 分钟)受损心肌功能延迟恢复的状态,即血流已经恢复正常或接近正常时心肌收缩功能仍低下,延迟恢复。②冬眠心肌,指长期低血流灌注使受损心肌收缩功能适应性下降,心肌降低做功、减少氧耗,以维持细胞活性。二者的共同的特点是心肌代谢存在、心肌细胞膜完整、具有收缩储备,对正性肌力药物有收缩增强的反应。

研究表明,冠状动脉微血管的完整性是确保心肌收缩力储备和局部功能恢复的先决条件,是心肌存活的必备条件。但微血管的完整性(心肌组织灌注)与收缩储备并不匹配,心肌收缩储备与微血管完整性是存活性的两个不同方面,它们不能互相替代。因此,如何运用超声方法评价存活心肌成为超声技术发展的新热点。

(一)药物负荷超声心动图

1.小剂量多巴酚丁胺负荷超声心动图

目前临床检测存活心肌多应用小剂量多巴酚丁胺,起始浓度为 2.5 μg/(kg·min),每次递增 2.5 μg/(kg·min)至 10 μg/(kg·min)或 15 μg/(kg·min),每个剂量维持 5 分钟。也有应用多巴酚丁胺 3 μg/(kg·min)、5 μg/(kg·min)、10 μg/(kg·min),每个剂量维持 5 分钟的方法。

小剂量多巴酚丁胺负荷试验的注意事项:①心肌梗死患者对小剂量多巴酚丁胺耐受性好,多数患者不出现不良反应。②必须注意观察室壁运动的改变,尤其是心肌梗死节段,但对正常节段也应注意观察,因部分患者有多支血管病变,在负荷后也可能出现新的室壁运动异常。③在试验过程中,应注意有无室性心律失常和心肌缺血表现。禁忌证为:心肌梗死后,病情不稳定,仍有心肌缺血表现者;有频发严重心律失常者;左心室腔内血栓者;高血压控制不佳者;不能耐受多巴胺类药物者。

心肌缺血反应的标志是在静脉滴注多巴酚丁胺时,收缩减弱节段收缩运动进一步恶化,无收缩活动节段在小剂量时出现一过性改善,但在较大剂量时,收缩运动再度恶化(双相反应)。缺血心肌收缩期后异常收缩常提示该处心肌存活,出现以下改变有利于诊断存活心肌:①收缩活动减弱的节段负荷后较前增强。②无收缩活动的节段负荷后出现收缩变厚,位移增加。③收缩减弱的节段在小剂量时较前改善,但随着剂量增加,出现收缩活动再次减弱。以第 3 条为特异性最高。有文献报道:如果心肌部分受损,有 50％心肌存活时心肌的收缩后收缩最显著,超声心动图可应用收缩后收缩指数、收缩后增厚及心肌背向散射积分周期变异(CVIB)等参数进行评价。

多巴酚丁胺负荷超声心动图预测存活心肌的准确率和正电子断层成像(PET)和单光子断层成像(^{201}Tl-SPECT)相似,总阳性预测率为 83％,总阴性预测率为 81％。对缺血心肌尤其是对运动消失节段的检测,多巴酚丁胺负荷超声心动图有更高的阳性预测率。

2.腺苷负荷超声心动图

腺苷剂量及用法同前。

目前认为心肌缺血后微循环的损伤是一个动态变化过程,再灌注早期心肌灌注异常可同时见于坏死心肌和存活心肌区域,因此早期的心肌灌注缺损并不代表心肌坏死。另外,再灌注后早期由于"微循环顿抑"而导致的微循环灌注的异常是随时间可逆的,心肌灌注逐渐恢复的心肌节段其功能也逐渐恢复。由此提示对存活心肌的检测也要动态观察。

缺血后微循环损伤伴有显著的冠状动脉血流储备的异常,而在局部微循环灌注仍异常的早期阶段存活心肌的冠状动脉血流储备已恢复,因此再灌注后冠状动脉血流储备的测定能更早地检测心肌的存活性。腺苷负荷超声心动图结合心肌声学造影,能够对局部心肌微循环扩张储备功能进行定量评价,从而在再灌注早期检测存活心肌。

(二)心肌声学造影

从心肌微循环灌注的角度检测存活心肌的超声技术是近年发展起来的心肌声学造影(myocardial contrast echocardiography,MCE)技术。声学造影剂由周围静脉注入后可产生大量微泡,新一代声学造影剂的微泡直径 4～6 μm、流变学特性与红细胞相似,结合 MCE 成像技术,可清晰地显示心肌的灌注状态,评价心肌血流灌注强度、范围、检测缺血心肌,评估冠状动脉狭窄程度及冠状动脉血流储备,心肌梗死溶栓或冠状动脉介入治疗后心肌再灌注效果,在冠状动脉搭桥术中为血运重建术适应证提供决策、评价搭桥效果等。

心肌微循环的完整性是 MCE 检测存活心肌的基础。微循环的完整性包括解剖结构的完整及功能状态的完整,后者即微循环扩张储备功能的完整性。在冠状动脉缺血及再灌注过程中,心肌微循环的有效灌注是确保心肌存活的先决条件。MCE 即通过评估心肌的灌注和微血管的完整性来识别存活心肌。

1.MCE 的评价方法

(1)MCE 心肌灌注的评价方法:MCE 对心肌灌注的评价方法主要有两种:①进行定性分析预测局部心肌的存活性,通过观察无运动心肌节段注射声学造影剂后有无灌注。与坏死心肌不同,存活心肌虽有局部运动异常,但由于微血管结构相对完整,保证了有效的心肌灌注,MCE 常表现为正常均匀显影或部分显影。而坏死心肌由于局部微血管的破坏,再灌注后出现无复流现象,MCE 表现为灌注缺损。②对局部心肌灌注进行定量分析。有学者选择 31 例陈旧前壁心肌梗死伴梗死相关冠状动脉通畅的患者,应用 MCE 对比相关心肌区域的运动状态。观察经左冠状动脉注入声学造影剂后,左心室前壁心肌与后壁心肌灰阶峰值强度(PI)比值与左心室前壁运动的关系,证明梗死区 PI 比值与局部收缩功能相关($r=0.88$)。因此,PI 是估计梗死区心肌存活性简单而可靠的指标。

在慢性冠状动脉缺血的条件下,心肌对慢性低灌注的反应是收缩功能下降但保持其存活性(冬眠心肌)。有学者研究显示 MCE 的再充盈曲线参数可以反映冬眠心肌的微血管特性,从而能够很好地预测局部心肌的存活性。

（2）MCE 对微血管的完整性的评价：MCE 结合冠状动脉扩张剂的使用，通过对局部心肌微循环扩张储备功能的定量分析来评价冠状动脉微血管的完整性。缺血后微循环损伤伴有显著的冠状动脉血流储备的异常，在再灌注后局部微循环灌注仍异常的早期，具备收缩力储备的存活心肌的冠状动脉血流储备已恢复。研究提示再灌注后 24 小时冠状动脉血流储备＞1.6，局部心肌收缩功能恢复的可能性大。因此，再灌注后冠状动脉血流储备的测定能更早的检测存活心肌。

（3）MCE 结合多巴酚丁胺负荷试验：MCE 的特征是能显示心肌毛细血管是否健全，虽然心肌无收缩活动，但如果超声微泡能进入心肌梗死区则可证明有毛细血管，认为有存活心肌。在小剂量多巴酚丁胺作用下，可能出现心肌内微血管血流再分布，二者的结合进一步提高了诊断的准确性。

2.MCE 的分析方法

（1）目测法：属定性和半定量分析方法。通过声学造影获得心肌灌注图像，使心肌组织回声增强，根据显影增强的效果分为 0～3 级。局部组织血供丰富区域显影明显增强，而病变部位组织血流灌注较差，局部造影显影增强较弱或无增强，显示为灌注缺损。

（2）定量分析：心肌显影的二维灰阶及能量谐波成像的彩色视频密度由暗至亮分为 0～255 级。微泡造影剂进入冠状动脉循环后迅速产生心肌成像并达到峰值强度（peak intensity，PI），随后逐渐消退。对 MCE 观察区域进行定量分析并绘制时间-强度曲线，并得到定量指标：峰值强度（PI）；注射造影剂到出现心肌造影增强的时间；造影开始增强到峰值的时间（AT）；造影峰值强度减半时间（PHT）；造影持续的时间和曲线上升下降速率及曲线下面积等。曲线下面积及 PI 反映进入冠状动脉血管床的微泡数总量，可用于评估心肌血流量。时间-强度曲线可计算出区域性心肌血流分布和心肌灌注情况。

当声学造影强度处于一个稳态后，微泡进入或离开某一部分心肌循环的量是相同的，脉冲间隔时间与视频强度之间呈指数关系，符合公式：$y = A(1 - e^{-\beta t})$。y 是脉冲间期 t 时间的视频强度（VI）；A 是局部组织能蓄积的最大微泡数量，反映的是局部微血管密度，代表了毛细血管容积；β 是曲线上升平均斜率，即造影剂微泡的充填速度，反映的是局部血流速度；两者的乘积（$A \times \beta$）即反映了局部心肌血流量（MBF）。坏死心肌的（$A \times \beta$）值明显低于存活心肌，当标化后的（$A \times \beta$）值＜0.23 时，提示局部心肌坏死。MCE 显示顿抑心肌的峰值强度（PI）较正常心肌无明显差别，再灌注早期由于反应性充血，PI 值轻度增加，而此时心肌收缩功能减低，由此提示存活心肌。

由于实时 MCE 能对心肌内感兴趣区的再灌注强度曲线进行分析，并对峰值强度、曲线斜率等参数进行测量，因此能定量局部心肌的血流量，提高 MCE 对存活心肌判断的准确性。许多研究将 MCE 与 PET、SPECT 等临床采用的其他检测存活心肌的方法进行比较，证实 MCE 在判断存活心肌方面有着极高的准确性。

六、急性心肌梗死及并发症的超声心动图检测

急性心肌梗死（acute myocardial infarction，AMI）是冠状动脉内斑块破裂的动态变化过程发展到血栓使冠状动脉完全闭塞，致使冠状动脉供血的相关心室壁因持久缺血而完全或几乎完全坏死。心室壁收缩功能因而丧失，收缩运动异常。

（一）心肌梗死的超声诊断

超声心动图在 AMI 诊断中可评价心脏室壁节段的运动、室壁厚度、心腔形态、左心室收缩及

舒张功能,评价存活心肌等。同时可进行排除性诊断,如二维超声可明确急性心包炎心包积液的诊断,二维结合经食管超声可明确主动脉夹层的诊断等。当心肌坏死后,室壁运动改变常表现为无运动或矛盾运动,室壁收缩期无增厚。室壁增厚率改变比室壁运动更能反映心肌梗死的存在、程度和范围。心肌梗死后瘢痕形成时,局部节段室壁变薄,超声回声增强。根据节段性室壁运动的部位,结合心电图心肌梗死部位能准确判断梗死相关血管。心肌声学造影可通过造影剂灌注缺失确定心肌梗死范围。

超声心动图对心肌梗死的诊断也存在局限性,在透壁性心肌梗死时几乎都能检出室壁运动异常。但在非透壁性心肌梗死时,由于存在足够数量的有功能的心肌故不一定出现室壁运动的异常。另外,超声心动图在判断梗死面积大小时也存在局限性,因为梗死周围非坏死及非缺血心肌受附近坏死心肌的影响可出现室壁运动异常;心肌梗死后由于再灌注有些心肌处于顿抑状态或处于冬眠状态,这些心肌的运动异常导致超声对梗死范围的高估。

美国心脏病学会(AHA)推荐心肌梗死超声检查的指征:①伴有休克或重症泵功能衰竭,心肌功能衰竭;或有可能进行外科手术治疗的并发症如室间隔穿孔,心脏游离壁破裂,重度二尖瓣反流,左心室真性或假性室壁瘤。②大面积心肌梗死(心电图上多部位,或 CKMB>150 IU/L,总 CK>1 000 IU/L)。对此类患者需要了解有关其预后及是否需要抗凝治疗以防止左心室血栓等信息。③心肌梗死并发心动过速,血流动力学不稳定,肺淤血,难治性心绞痛,或心脏压塞。④AMI 合并有心脏瓣膜病变或先天性心脏病。⑤AMI 并发心包积液。⑥AMI 患者应用钙通道阻滞剂或 β 受体阻滞剂等可引起左心功能抑制,或引起左心室功能进一步损害时及时发现并立即处理。

(二)右心梗死

右心梗死在临床诊断中常漏诊。右心室功能损害多发生于下壁心肌梗死,为右冠状动脉近端闭塞,阻断右心室支或后降支的血流,导致右心室梗死。超声心动图上的主要表现为右心室游离壁异常运动和右心室扩张。短轴图可见下壁和正后壁运动异常,在心尖四腔面见右心室扩大,也可出现右心室室壁瘤及右心室血栓形成。常并发三尖瓣反流,系由于室间隔运动异常所致。

(三)急性心肌梗死并发症的超声检测

急性心肌梗死患者由于有典型的症状、心电图及心肌酶学标志物检测,临床医师通常可以迅速做出诊断,因此超声心动图用于 AMI 发病时的检查并非常规,但在 AMI 并发症的诊断中,超声心动图因其可床旁操作的优势,其作用不容忽视。

1.心肌梗死的扩展和延展

急性心肌梗死后,特别是大面积透壁性梗死,导致左心室腔变形,出现几何形态学改变,即左心室重构。左心室重构表现为早期左心室扩大,起于急性期,持续到恢复期,超声心动图证实梗死区扩展和心室扩张。扩展是指梗死部位变薄向外扩张,收缩功能进一步减低,室壁运动积分指数变差,但功能正常心肌的百分比没有改变。AMI 时扩展常发生在心肌破裂之前,并提示较差的预后。而心肌梗死的延展是指梗死周围的缺血心肌发生梗死,功能正常心肌的百分比下降,室壁运动积分上升(心室功能变差),又出现新的梗死区进一步扩展。

超声心动图检查可以从多方面检测梗死扩展。

(1)二维图像:在心肌梗死早期观察梗死扩展的范围、部位和程度;在心肌梗死发展过程中梗死扩展可发展为室壁瘤,也是左心室"心室重构"的一部分,心室局部和整体的扩张是左心室重构的主要因素,损害左心室功能并影响预后。超声心动图可床旁动态观察心室进行性扩大的范围、程度及对心功能的影响,是否出现严重瓣膜反流,是否发生室壁瘤及附壁血栓,是否发生机械并发症(室壁破裂及室间隔穿孔)等。

(2)测量参数如下:①左心室容量,以观察是否发生梗死扩展。②测量左心室前壁和后壁的长度,发生梗死扩展,梗死节段长度延长。③测定梗死区的半径,以判定有无扩展。当梗死部位扩张,膨出,其半径缩短。如前壁半径短轴与左心室短轴比,可反映前壁或下壁局部膨出及其程度。④扩展指数,梗死区室壁运动失调节段心内膜长度与非梗死区心内膜长度的比值。⑤室壁心肌厚度减薄率(ventricular wall thinning ratio,VWTR),梗死区运动失调节段室壁厚度与正常室壁厚度的比值,正常大于 0.8。

2.室壁瘤

室壁瘤是 AMI 的最常见并发症,是由于梗死区心肌扩张变薄,心肌坏死、纤维化,少数钙化,心腔内压力使其逐渐向外膨出所致,常累及心肌各层,绝大多数累及心尖。室壁瘤通常发生在 AMI 后 1 年内,其发生率占心肌梗死患者的 3.5%～38%。发生部位以左心室前壁、心尖部及室间隔为多,也可发生在下壁基底部。AMI 后形态学改变在 2 周内已形成,室壁瘤形成的患者占心肌梗死患者的百分比在急性期与陈旧期大致相同。超声心动图对室壁瘤诊断的敏感性达 93%～100%。

左心室室壁瘤可分为真性室壁瘤、假性室壁瘤及功能性室壁瘤。超声心动图是检测心肌梗死后室壁瘤形成的常规方法之一,可准确测量室壁瘤的大小、位置,判断瘤腔内有无血栓及室壁运动功能测定,鉴别真、假性室壁瘤,敏感性为 93%～98%。室壁瘤的超声心动图检出率与血管造影相关较好。在某些情况下,超声对室壁瘤的观察优于血管造影和核素心脏检查。

(1)真性室壁瘤的超声特征:心肌组织消失,瘢痕形成,病变局部扩张,在心室舒张期和收缩期均向外膨出变形,在收缩期扭曲形态的室壁瘤瘤壁无向心性收缩或呈相反方向的离心运动(亦称矛盾运动),与正常心肌交界部位可见宽大的"瘤口",呈瓶颈形态。室壁瘤实质上是梗死扩展的结果。室壁瘤的另一个特征是血流异常,在大片无收缩区(AK)和反向搏动区(DK)多普勒超声常显示有湍流血流频谱,亦可见到因血流缓慢形成的超声自显影现象。心尖部大块无收缩区常可见到这种自显影现象。异常血流和自显影常是血栓形成的预兆。

多数前壁心尖部室壁瘤在心尖四腔面或二腔面见到,心尖部收缩功能受损,心底部收缩功能尚保持正常。大的室壁瘤也能使整个心室功能受损,可见心室壁变薄,心腔扩大。超声心动图除能确定有无室壁瘤及其大小外,还能对非梗死心肌的功能进行评估。M 型超声心动图测定室壁瘤患者心底部活动预测这类患者室壁瘤切除术后的生存率。二维超声心动图作同样的研究证明:在心尖部室壁瘤的患者,心底部经对手术预后预测比血管造影及左心室射血分数更有价值。

(2)假性室壁瘤:假性室壁瘤是因为左心室游离壁破裂,局部心包和血栓等物质包裹血液形成的一个与左心室腔相通的囊腔,这种并发症通常是致命性的。二维超声与彩色多普勒合用是诊断假性室壁瘤的有效方法。二维超声心动图可以显示在心包腔内血肿,其外壁为心包和血凝块而不是心肌,其所在部位心室壁回声断裂,形成一瘤口与瘤体相通,瘤口直径小于瘤体最大直径,瘤壁由纤维样心包组织和(或)血凝块构成,没有心肌成分,瘤腔内壁可有强弱不均的块状或片状回声,彩色血流频谱可显示血流信号从左心室腔通过心肌破裂口流入假瘤腔内。应用超声声学造影,可见到造影剂进入瘤体内。经胸实时三维超声可更好地显示,发现经胸二维超声漏诊的假性室壁瘤。

假性与真性室壁瘤的本质区别是心脏已破裂,假性室壁瘤处的心肌、心内膜中断,不连续。

超声心动图鉴别假性与真性室壁瘤的要点是室壁瘤的颈部宽度,假性室壁瘤的颈部比较窄,一般情况下,其颈部比瘤体窄,而真性室壁瘤的颈较宽。假性室壁瘤在心室收缩心室变小时瘤体反而变大。彩色血流频谱亦有助于血流观测。超声诊断假性室壁瘤极为重要,这类室壁瘤可能突然破裂,导致患者立即死亡。因此,一旦诊断,应尽快手术。

（3）功能性室壁瘤:在形态上与真性室壁瘤不同,其是由纤维组织或瘢痕构成,局部可有心肌纤维,同样影响心肌的整体收缩运动,引起射血分数降低。功能性室壁瘤仅见于心室收缩期,膨出的室壁区域与邻近正常心肌区域不形成"瘤口"样形态,是心肌梗死扩展的结果。

3.室间隔穿孔

室间隔穿孔是AMI时发生于室间隔的心肌破裂,形成室间隔缺损,是AMI的严重机械并发症之一,出现严重的血流动力学障碍,可迅速发展至心力衰竭,乃至心源性休克,预后极差,病死率很高。室间隔穿孔多发生在AMI后1周内。国内报道:75%的穿孔发生在AMI后1周内,24小时内发生穿孔者为31.3%。另文不同报道:91.4%出现在AMI后7天内,其中24小时内发生者占25.7%。

超声心动图是检测室间隔穿孔的理想方法。二维超声可以直接观察到破裂的室间隔。彩色多普勒可显示室间隔缺损所致的异常左向右分流,由于左心室收缩期压力明显高于右心室,左心室内血液急速向右心室分流,彩色多普勒血流成像可见以蓝色为主的五彩镶嵌血流,如破损口较大,彩色血流束较宽,心尖四腔切面可见红色血流束。当左心室下壁心肌梗死后室间隔穿孔时,在左心室短轴位于下壁与后间隔之间可见彩色血流穿过缺损口沿右心室膈面进入右心室。

室间隔破裂可发生于任何部位,前壁、下壁心肌梗死均可发生,常发生于室间隔近心尖部,多数为开放性穿孔,较少为不规则性穿孔。室间隔穿孔的大小不等,直径一般小于4 mm,穿孔直径越大者,左向右分流量越大,对血流动力学的影响和心室功能损害的程度越大,直接关系到患者的生存率。穿孔也可能是多发的。经食管超声有助于诊断。

AMI合并室间隔穿孔多见于老年人,有时合并多种疾病,图像显示不清晰,且穿孔部位多在前室间隔与心尖部,彩色多普勒在此处衰减明显,脉冲、连续多普勒取样困难。因此,如AMI后突发胸骨左缘3~4肋间粗糙的收缩期杂音,临床怀疑并发室间隔穿孔时,需仔细扫查能够显示室间隔的各个切面,注意心肌变薄、有节段运动障碍的部位是否有断续的回声失落及心肌结构紊乱,在此基础上用彩色多普勒显示有无收缩期五彩血流束经此处自左心室流向右心室。同时用连续多普勒取样显示有高流速湍流频谱即可明确诊断。

4.左心室附壁血栓

左心室附壁血栓是AMI常见的并发症之一。通常多附着于有反向搏动的室壁瘤样扩张部位。二维超声是检出左心室附壁血栓的常规方法,其对诊断左心室附壁血栓价值甚至高于X线下左心室造影及核素左心室造影。在许多前瞻性研究中,超声心动图已成为检测附壁血栓的"金标准"。

大多数附壁血栓发生前壁心肌梗死,多发生于心尖部。在心室各个部位均可以见到血栓,可形成球形突向腔内,并随血流活动。右心室心尖部也可能有血栓。

附壁血栓的二维超声心动图检查可见:左心室腔内不规则团块状回声附着于左心室心内膜表面,可凸向左心室腔,也可呈薄片状在心尖部附着,位置固定,回声强度及密度不均匀,表示血栓有不同程度的机化、纤维化,回声较弱的血栓提示该血栓较为新鲜。附壁血栓通常位于心尖部,其密度不随心肌收缩活动改变,以此与心内膜结构相鉴别。团块状回声附着区的心肌室壁运动失调,减弱或消失。附壁血栓凸向心腔内,有时可见其随血流活动,这种血栓易脱落造成体循环栓塞,危险性较大,二维超声可动态追踪观察其大小及活动度,以此评价临床抗凝治疗效果。

诊断左心室心尖部血栓应注意以下几点。①与心尖部肌柱回声鉴别:心尖部肌柱随收缩活动发生形态改变,血栓则无变化。②与超声近场伪差鉴别:人工伪差不随心脏搏动活动,而随探头移动而移动。③绝大多数左心室血栓都发生于室壁运动异常的部位。④血栓必须在至少两个观察面上见到。

如患者超声图像质量差,或者血栓较为新鲜回声较弱,常规经胸超声不易判断,以及左心室肌小梁及假腱索或者近场伪像均影响对附壁血栓的判断。可采用左心室声学造影,造影后可显示造影剂充盈缺损,此时左心室附壁血栓边界一目了然,从而使左心室附壁血栓易于识别。

5.心肌梗死后二尖瓣反流

心肌梗死后二尖瓣反流(MR)病因及病理生理:①心肌梗死后左心室扩大,二尖瓣环扩张,造成二尖瓣相对关闭不全。②左心室扩大,乳头肌位置下移,使腱索相对变短,导致二尖瓣关闭不全。③乳头肌及相关心脏游离壁的急性缺血导致的乳头肌断裂或功能不全,造成 MR。乳头肌断裂的发生率为 1%,低于室间隔穿孔,后乳头肌累及的机会比前侧乳头肌多 6～12 倍,断裂常发生在乳头肌的远端,可能累及一个或数个小的乳头肌头部,发生在乳头肌近端的完全断裂非常罕见。

AMI 患者出现 MR 时只有 46.9% 可闻及心尖部收缩期杂音,反流严重者较反流轻者的收缩期杂音闻及率反而降低,提示并发 MR 的 AMI 患者仅靠心脏听诊极易漏诊。超声心动图因其诊断 MR 的敏感性、无创、可床旁操作等特点而广泛应用。彩色多普勒可显示左心房内蓝色的反流束,二维超声可显示因乳头肌断裂所致的二尖瓣连枷状运动,乳头肌功能不全时显示二尖瓣瓣叶在收缩期最大关闭时未达到瓣环水平,形成瓣叶错位的外观。

超声心动图显示的 MR 对 AMI 的预后具有预测价值,AMI 后早期(一周内)MR 多为轻度,中、重度 MR 较少见。有 MR 患者 30 天及 1 年的死亡率显著高于无 MR 者,提示有 MR 患者的预后较差。AMI 早期出现不同程度的 MR 与梗死的部位明显相关,下壁、后壁心肌梗死 MR 的发生率高。AMI 后 MR 与左心室形态和下壁异常运动相关,在前壁梗死患者也是如此,而下壁梗死患者 MR 只与下壁异常运动相关。

七、血管内超声成像

冠心病急性心脏事件(急性冠状动脉综合征)发生的病理基础是动脉粥样硬化斑块破裂或内皮溃疡基础上诱发血栓形成。随着对斑块稳定性的认识,识别不稳定斑块越来越受到关注。冠状动脉造影(coronary angiography,CAG)曾被认为是诊断冠心病的"金标准",然而它是根据造影剂充盈缺损影像来诊断,只能反映造影剂充填的管腔轮廓,提供有关血管管壁和病变形态结构的信息有限。现在临床上不仅关心冠状动脉的狭窄程度,而且越来越重视冠状动脉内斑块的形态和组成,血管内超声(intravascular ultrasound,IVUS)因此应运而生。血管内超声首次为临床提供了直接观察血管壁的动脉粥样硬化斑块和其他病理情况的工具。与冠状动脉造影相比,IVUS 提供了更多潜在的信息,IVUS 可以在冠状动脉内直接观察血管内膜下结构,即动脉全层(包括斑块厚度),提供管腔、管壁横截面图像,分辨出斑块的大小、组成成分、分布及观察斑块处血管的重构情况,在斑块稳定性的诊断上具有 CAG 无法比拟的优势。

目前使用的 IVUS 系统主要包括相控阵技术和机械扫描技术。相控阵系统通过同步产生一束 360°的超声束而生成图像,操作过程中需要将整个导管在血管内推送或回撤以获得图像,相对于机械扫描探头,具有更小的外径,其主要缺点是位于转换器周围的伪像。机械扫描是将装载有单晶体的转换器设计在外鞘内,利用一个灵活的传动轴带动转换器发生机械旋转,获取图像,操作时需要用生理盐水冲洗以保证转换器与外鞘间没有空气,转速可达每分钟 1 800 转,获取的图像清晰度高。机械旋转型导管的近场分辨率较好,可提供清晰的支架小梁影像,且不需滤掉伪影。但机械导管因不能使影像束动态聚焦,其远场分辨率较差。另外,不均匀旋转伪像也是影响机械旋转型导管影像质量的因素。

IVUS 在每个图像切面上有三个空间方向上的分辨率,通常轴向分辨率为 $80\sim120~\mu m$,侧向分辨率为 $200\sim250~\mu m$,环形切面上的分辨率主要与图像伪像有关,目前还不能量化。研究表明 IVUS 所显示的斑块组成和组织学检查有良好的相关性,通过与组织学对比研究,IVUS 在判断粥样斑块成分方面的可信性已经得到证实,有"活体组织学"之称。

虚拟组织学成像(VH)是利用频率-范围分析的一种新兴技术,IVUS-VH 是在传统灰阶 IVUS 采集不同组织回声信号振幅的基础上,同时收集回声信号的频率,通过射频信号的频率范围分析,可以识别5 种颜色编码的 4 种组织学斑块类型:即钙化、坏死、纤维及纤维脂质性斑块,可以区分动脉粥样斑块的组成,判断易损斑块,这些不同的斑块成分被赋予彩色编码。钙化、纤维化、纤维脂质混合和坏死脂质核心分别被标以白色、绿色、黄色和红色。IVUS 弹力成像技术已经被用于研究血管壁的机械性质,以间接反映斑块的组织病理学成分,它是将心动周期中的心腔内压力与 IVUS、图像相结合,提供血管壁的张力并反映组织学构成。

(张　蕾)

第二节　主动脉瓣疾病

主动脉瓣疾病主要包括主动脉瓣狭窄和关闭不全及主动脉瓣脱垂,可以是先天性,也可是后天性的。超声检查时均有特征表现,对临床诊断上具有重要价值,分别论述如下。

一、主动脉瓣狭窄

主动脉瓣狭窄有先天性和后天性两大类。后天性主动脉瓣狭窄可由多种病因所致,虽然风湿性心脏病在我国仍是后天性主动脉瓣狭窄的常见病因,但近年来,主动脉瓣退行性变所致的狭窄有明显上升趋势。在欧美国家,二叶式主动脉瓣并钙化是主动脉瓣狭窄的最常见原因,此类患者约占主动脉瓣狭窄置换术病例的 50%。

(一)病理解剖与血流动力学改变

后天性者多为风湿性心脏病所致。由炎性细胞浸润,纤维增生,钙质沉积,主动脉瓣的正常解剖结构被破坏,瓣叶增厚,钙化和畸形,钙化在瓣叶边缘最为明显,瓣叶结合部融合,形成主动脉瓣狭窄。瓣叶的钙化与畸形使收缩期瓣叶对合部存在明显缝隙,形成程度不等的关闭不全。多在青年和成年即出现症状与体征。后天性的另一原因为主动脉瓣纤维化、钙化等退行性变,形成的主动脉瓣轻至中度狭窄。钙化主要发生在瓣叶根部及瓣环处,钙化的程度是患者预后的一个预测指标。

先天性者主要为二瓣式主动脉瓣,约80%的病例是右、左冠瓣融合,主动脉瓣呈现为一个大的前瓣与一个较小的后瓣,且左、右冠状动脉均起自前窦。约20%为右冠瓣与无冠瓣融合,形成一个较大的右冠瓣与一个较小的左冠瓣,左、右冠状动脉起自左、右冠状动脉窦。左冠瓣与无冠瓣融合罕见。出生时二瓣式主动脉瓣常无明显狭窄;儿童至青年时期二叶式瓣叶形成瓣口狭窄,但瓣叶一般无明显钙化;中老年期狭窄的二叶主动脉瓣则有明显钙化。由于瓣叶畸形,出生后开闭活动可致瓣叶受损,纤维化及钙化,最终形成狭窄。二叶瓣钙化是成人与老年人单发主动脉瓣狭窄的常见病因。青少年时期钙化发展较慢,中老年期进展迅速,并多伴有主动脉瓣关闭不全。

正常主动脉瓣口面积约 3 cm²,因病理过程致瓣口面积轻度减小时,过瓣血流量仍可维持正常,瓣口两端压差升高不明显。此时只有解剖结构上的狭窄,而无血流动力学上的梗阻。当瓣口面积减少 1/2 时,瓣口两端压差明显上升,左心室收缩压代偿性升高。当减少至正常面积的 1/4 时,瓣口两端压差与左心室收缩压进一步上升,心肌代偿性肥厚。主动脉瓣狭窄初期,虽已有左心室压力负荷增加,但患者仍可无临床症状;一旦症状出现,往往提示主动脉瓣口面积已缩小到正常的四分之一以下。主要症状有呼吸困难、心绞痛、晕厥甚至休克。

(二)超声心动图表现

1.M 型超声心动图

风湿性主动脉瓣狭窄患者,心底波群显示主动脉瓣活动曲线失去正常的"六边形盒状"结构,主动脉瓣反射增强,开放幅度明显减小,常小于 1.5 mm。狭窄程度重时,主动脉瓣几乎没有运动,瓣膜图像呈分布不均的片状反射。对二瓣化主动脉瓣狭窄患者,由于瓣膜开口呈偏心改变,心底波群上呈主动脉瓣关闭线偏于主动脉腔一侧。此外 M 型超声心动图上主动脉壁活动曲线柔顺性减低,曲线僵硬。V 峰低平,V'峰不清,有时几乎平直。同时,左心室因压力负荷加重,室间隔和左心室后壁增厚,多在 13 mm 以上。

2.二维超声心动图

(1)左心长轴切面:如为先天性单叶主动脉瓣,由于单叶瓣开口常偏向一侧,长轴切面显示为一连续的膜状回声,变换声束方向,见其开口贴近主动脉前壁或后壁;如为二叶瓣,可见一大一小的两条线状回声的瓣叶,开口偏心,收缩期瓣叶回声呈帐篷状(图2-4)。老年性钙化者,见瓣环及瓣叶根部回声增强,活动僵硬,严重者可累及瓣体与瓣尖部。风湿性病变者,见瓣叶有不同程度的增厚,回声增强,主动脉瓣变形、僵硬,开口幅度明显减小(图2-5)。在左心长轴切面上,除显示瓣叶本身的病变外,还可见主动脉内径呈狭窄后扩张。早期左心室不大,室间隔与左心室后壁呈向心性增厚,其厚度>13 mm,在病变晚期,左心室亦可增大。

(2)心底短轴切面:单叶瓣呈片状的膜状回声,无多叶瓣的结合部回声,偏向主动脉壁侧有一狭窄开口,开口边缘回声增强。二叶瓣时,多数情况下表现为一叶瓣发育不良,而另外两叶瓣在结合部融合,形成一个大瓣。该切面上见收缩期开放时瓣口呈椭圆形,与瓣环间只有两个瓣叶结合部。较大瓣叶常保留瓣叶融合形成的界嵴,易被认为瓣叶间的结合部而漏诊二瓣化主动脉瓣。老年性钙化者,则见瓣叶根部或整个瓣叶回声增强,活动僵硬,但一般狭窄程度较轻。风湿性病变者,可见三个不同程度增厚的主动脉瓣叶,舒张期关闭时失去正常的"Y"字形态,开口面积变小,变形,呈不对称性的梅花状,主动脉的横断面积可变形,边缘可不规则。

(3)四心腔切面:除见室间隔、左心室壁增厚之外,右心房、右心室无增大。

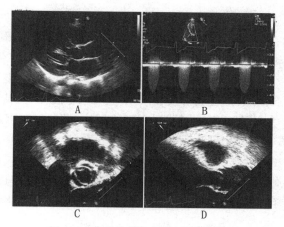

图 2-4 主动脉瓣二瓣化畸形并狭窄

A.左心长轴切面显示收缩期主动脉瓣叶开放时不能贴壁,开口间距减小(箭头);
B.主动脉瓣口的高速血流频谱信号;C.经食管超声心动图于主动脉根部短轴显
示主动脉瓣为二瓣化畸形(箭头);D.长轴方向显示主动脉瓣开口

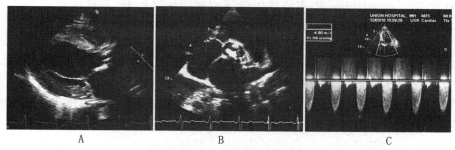

图 2-5 风湿性主动脉瓣狭窄

A.左心长轴切面见主动脉瓣增厚,回声增强,收缩期开口间距减小;B.心底短轴切面见主动脉瓣收
缩期开口面积(箭头)减小;C.心尖五腔心切面显示收缩期主动脉瓣口的高速血流频谱多普勒信号

3.三维超声心动图

三维超声成像在获取二维数据的过程中,应将扫查切面的中心轴对准主动脉瓣结构,获取锥体数据库。在主动脉瓣上或瓣下位置,取与主动脉瓣平行的方位进行成像,可充分显示主动脉瓣三瓣叶的整体形态。主动脉瓣狭窄患者,可见主动脉瓣增厚,瓣叶边缘粗糙,狭窄主动脉瓣口的全貌显示十分清楚。三维超声心动图不但可直观简便地对主动脉瓣狭窄做出定性诊断,而且还可对狭窄的瓣口进行更为准确的定量评估。

4.经食管超声心动图

将多平面经食管超声探头前端置于食管中段,运用相控阵声束控制装置,调整声束至 $30°\sim 60°$ 间,可清楚显示主动脉瓣口短轴切面,进一步旋转至 $110°\sim 130°$,则可显示主动脉瓣口和左心室流出道的长轴切面。上述方位的长轴与短轴切面,是食道超声心动图评价主动脉瓣病变最重要的切面。操作中,先运用二维成像观察瓣叶的数量、大小、厚度、活动度及升主动脉和左心室流出道的解剖结构,再用彩色多普勒显示主动脉瓣口的收缩期射流束。不同病变的主动脉瓣狭窄,其瓣叶超声图像特征类似于经胸检查,但经食管扫查图像更为清晰,对病变的判断更为准确。

5.彩色多普勒

（1）M型彩色多普勒：M型彩色多普勒成像时，可见变窄的盒形结构内充满五彩镶嵌的血流信号。由于M型超声心动图成像扫描线频率极高，对射流束的色彩变化显示更为敏感，对射流束的时相分析极有价值。

（2）二维彩色多普勒血流成像：主动脉瓣狭窄时，左心室流出道血流在主动脉瓣口近端加速形成五彩镶嵌的射流束。射流束的宽度与狭窄程度成反比，即狭窄程度越重，射流束越细。射流束进入升主动脉后逐渐增宽，呈喷泉状。

6.频谱多普勒

（1）脉冲型频谱多普勒：主动脉瓣狭窄时，血流在狭窄的主动脉瓣口加速，其速度超过脉冲多普勒的测量范围，将取样容积置于主动脉瓣口或主动脉根部，可记录到双向充填的方形血流频谱。

（2）连续型频谱多普勒：连续多普勒于狭窄的主动脉瓣口可记录到收缩期高速射流频谱，依此可对主动脉瓣狭窄进行定量评估。

7.主动脉瓣狭窄定量评估

（1）跨瓣血流速度：运用CW测量跨狭窄瓣口的前向血流速度，必须在多个声窗扫查，以求测得最大流速。最大血流速度常可于心尖、高位肋间、右侧胸骨旁等声窗扫查到，偶尔也在剑突下与胸骨上窝等部位扫查。由于跨瓣高速血流束的三维空间走向复杂、多变，为了保证扫查声束与血流方向的平行，仔细、认真检查与熟练的操作手法对获取最大流速十分重要。主动脉瓣的跨瓣血流速度定义为在多个声窗扫查中所获取的最大速度。其他所有的低值不能用于报告分析中，超声报告应注明最大血流所测取的声窗部位与切面。如果声束与血流的夹角小于5%，则测值低估真实高速血流的程度可控制在5%以内。要小心使用角度校正键，如使用不当，则导致更大误差。跨瓣血流速度越高，在一定程度上反映狭窄程度越重。

（2）跨瓣压差：跨瓣压差是指收缩期左心室腔与主动脉腔的压力差。测量指标包括最大瞬时压差与平均压差。尽管平均压差与最大瞬时压差的总体相关性好，但二者间的相互关系主要依赖于频谱的形态，而频谱形态则随狭窄程度与流率不同而改变。平均压差较最大瞬时压差能更好地评估主动脉瓣的狭窄程度。

最大瞬时压差：最大瞬时压差是指收缩期主动脉瓣口两侧压力阶差的最大值。最大瞬时压差点相当于主动脉瓣口射流的峰值速度点，将速度峰值代入简化Bernoulli方程，即可求出最大瞬时压差。此法测量简便、实用，局限性是只能反映收缩期峰值点的压差，不能反映整个心动周期内主动脉瓣口两端压差的动态变化。最大瞬时压差受多种因素影响，与狭窄的瓣口面积之间并无直线相关关系，故不能准确反映狭窄程度。

平均压差：指主动脉瓣口两侧所有瞬时压差的平均值，为准确反映瓣口两端压力变化的敏感指标。现代超声仪器上设置有平均压差计算软件，测量时只需用电子游标勾画出主动脉瓣口血流频谱的轮廓，仪器显示屏上即自动报出最大瞬时速度、平均速度、最大瞬时压差、平均压差等指标。值得指出的是，平均速度是通过对各瞬时速度进行积分计算得出，而不是通过平均速度计算而得。

主动脉瓣口面积：瓣口面积是判断主动脉瓣病变程度的重要依据。多普勒所测瓣口速度与压差取决于瓣口血流。对一定的瓣口面积，瓣口的血流速度与压差随血流流率增加而增加。基于连续方程原理，在无分流及反流的情况下，流经左心室流出道与狭窄主动脉瓣口的每搏量（SV）相等。设AVA为主动脉瓣口面积，CSALVOT为主动脉瓣下左心室流出道横截面积，

VTIAV 为收缩期通过主动脉瓣口血流速度积分,VTILVOT 为通过主动脉瓣下左心室流出道的血流速度积分,依据连续方程的原理可推导出如下计算公式:

$$AVA \times VTI_{AV} = CSA_{LVOT} \times VTI_{LVOT}$$

由此可以推导:

$$AVA = CSA_{LVOT} \times VTI_{LVOT} / VTI_{AV}$$

运用连续方程计算狭窄主动脉瓣口面积,需进行三种测量:①CW 测量狭窄瓣口的血流速度。②$2D$ 超声测量主动脉瓣下左心室流出道直径(D),计算其横截面积[$CSALVOT = \pi(D/2)^2$]。③PW 测量左心室流出道血流速度积分。

在自然主动脉瓣狭窄的情况下,左心室流出道与主动脉血流速度曲线形态相似,上述连续方程可简化为 $AVA = CSA_{LVOT} \times V_{LVOT} / V_{AV}$,$V_{LVOT}$ 与 V_{AV} 分别为左心室流出道与主动脉瓣口的血流速度。

速度比率:为了减少上述连续方程中左心室流出道内径测量的误差,可将上述简化连续方程中 CSA_{LVOT} 移除,仅计算左心室流出道与主动脉瓣口的血流速度比值,其反映的是狭窄主动脉瓣口面积占左心室流出道横截面积的比率。

瓣口面积切面测量:在多普勒信号获取不理想的情况下,可通过经胸或经食管的二维或三维图像,直接测量瓣口的解剖面积。但当瓣口存在钙化时,直接切面测量的结果往往误差较大。

根据左心室-主动脉间收缩期跨瓣压差、收缩期主动脉瓣口血流速度及主动脉瓣面积等,可将主动脉瓣狭窄分为轻、中、重三度。

(三)鉴别诊断

主要应和瓣上、瓣下的先天性狭窄相鉴别。二维超声可显示瓣上或瓣下的异常结构如纤维隔膜、纤维肌性增生性狭窄等。频谱多普勒和彩色多普勒检测狭窄性射流的最大流速的位置,也有助于鉴别诊断。

二、主动脉瓣关闭不全

(一)病理解剖与血流动力学改变

主动脉瓣关闭不全的病因可大致分为两类:一类为瓣膜本身的病变;另一类为主动脉根部病变。瓣膜病变中,风湿性心脏瓣膜病是最常见病因。其次为感染性心内膜炎、先天性主动脉瓣畸形、主动脉瓣黏液性变、主动脉瓣退行性变及结缔组织病。在主动脉根部病变中,主动脉窦瘤破裂、主动脉夹层和马方综合征是较常见的病因,其次为类风湿关节炎、长期高血压病、主动脉创伤等。临床表现上有急性、亚急性、慢性主动脉瓣关闭不全。

主动脉瓣关闭不全的主要血流动力学改变是左心室容量负荷增多。舒张期左心室将同时接受来自二尖瓣口的正常充盈血液和来自主动脉瓣口的异常反流血液,形成血流动力学意义上的左心室双入口。随着病情发展,左心室舒张期容量过重,左心室舒张末压明显升高,出现心排血量减少等心功能不全改变。左心房及肺静脉压力明显升高,可发生肺水肿。晚期少数患者可出现左心房压的逆向传导产生右心衰竭。

(二)超声心动图表现

1.M 型超声心动图

(1)主动脉瓣改变:单纯主动脉瓣关闭不全患者,主动脉瓣开放速度增快,开放幅度可能增大。如合并有狭窄,开放幅度减小。另外,有时可见主动脉瓣关闭线呈双线和扑动现象。

（2）二尖瓣前叶改变：主动脉瓣病变特别是以主动脉瓣右冠瓣病变为主时，常产生方向对向二尖瓣前叶的偏心性反流。反流血液的冲击使二尖瓣前叶产生快速扑动波（30～40次/秒）。扑动的发生率约为84%。

在严重主动脉瓣反流时，左心室舒张压迅速升高，使左心室压力提前高于左心房压，故在二尖瓣曲线出现二尖瓣提前关闭。

2.二维超声心动图

主动脉瓣关闭不全时，二维超声心动图对观察瓣叶的解剖结构病变、主动脉扩张与程度及左心室结构改变能提供重要的信息。一般来说，主动脉瓣轻度反流时，主动脉瓣病变与主动脉腔扩张较轻，左心室腔没有明显的重构。慢性严重的主动脉瓣反流时，其主动脉瓣结构严重损害，主动脉根部明显扩张，左心室前负荷增加，腔室明显增大。明显主动脉反流时，左心室腔的大小与功能可提示发生病变的时间长短，并为制定治疗方案、选择手术时机提供重要信息。

（1）左心长轴切面：单纯性主动脉瓣关闭不全患者，心搏出量增多，主动脉增宽，搏动明显。舒张期主动脉瓣关闭时瓣膜闭合处可见裂隙。风湿性主动脉瓣关闭不全合并狭窄者，瓣膜增厚，回声增强，瓣口开放幅度减小，右冠瓣与无冠瓣对合不良（图2-6）。二叶式畸形者，瓣叶开口偏心，瓣膜对合错位。感染性心内膜炎瓣叶穿孔者，部分可见瓣膜回声中断及赘生物回声（图2-7）。主动脉根部夹层者，主动脉腔内见剥离内膜的飘带样回声。左心室腔明显增大，室壁活动增强，晚期失代偿时室壁活动减弱。

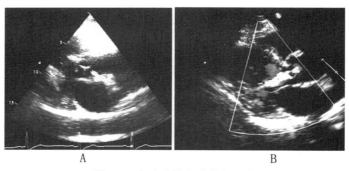

图 2-6　主动脉瓣中度关闭不全

A.主动脉瓣叶舒张期对合不良；B.彩色多普勒显示中度主动脉瓣反流信号，反流束对向二尖瓣前叶。由于主动脉瓣反流血流冲击，二尖瓣短轴切面上见二尖瓣前叶舒张期不能充分开放

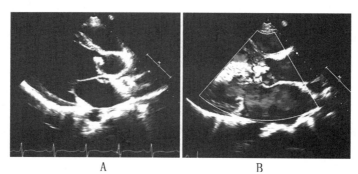

图 2-7　主动脉瓣赘生物形成并重度关闭不全

A.箭头示主动脉瓣赘生物；B.主动脉瓣重度反流信号

（2）心底短轴切面：可显示三瓣叶活动。风湿性主动脉瓣关闭不全者，瓣叶边缘增厚变形，闭合线失去正常的"Y"字形态。严重关闭不全时可见闭合处存在明显的缝隙（图 2-8）。病变往往累及三个瓣叶，亦可以一个和（或）两个瓣叶的病变为主。二叶式主动脉瓣则呈两瓣叶活动。

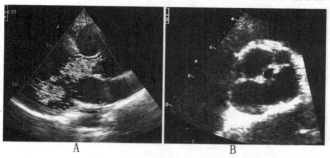

图 2-8 主动脉扩张并主动脉瓣重度关闭不全

A.主动脉明显扩张，左心室流出道见主动脉瓣重度反流信号；B.主动脉根部短轴切面显示主动脉瓣三瓣叶舒张期对合处见明显缝隙

（3）二尖瓣水平短轴切面：主动脉瓣反流束朝向二尖瓣前叶时，舒张期因反流血液冲击二尖瓣前叶，限制了二尖瓣前叶的开放。二尖瓣短轴切面上，二尖瓣前叶内陷，内陷多位于二尖瓣前叶的中间部分，使二尖瓣短轴观舒张期呈"半月形"改变。

（4）四心腔切面：左心室扩大，室间隔活动增强并向右心室偏移。早期右心房、右心室无明显改变。

3.三维超声心动图

主动脉瓣关闭不全时，三维超声心动图不但可显示瓣叶边缘增厚变形的立体形态外，还可显示病变累及瓣体的范围与程度。可从多个角度纵向或者横向剖切主动脉瓣的三维图像数据，显示病变主动脉瓣叶及其与主动脉窦、主动脉壁及左心室流出道的立体位置关系。

4.经食管超声心动图

由于主动脉瓣位置靠近胸壁，经胸超声心动图即可清楚显示主动脉瓣的病变，很少另需经食管超声心动图检查。

对肥胖、肋间隙狭窄及肺气过多等患者，经胸超声检查常不能清晰显示主动脉瓣结构及判断有无反流，经食管可获取高质量的图像，清楚地显示瓣叶的结构病变。检查方法和观察切面与主动脉瓣狭窄时经食管超声检查类似，首先运用二维图像显示左心室流出道、主动脉瓣环和瓣叶、主动脉窦和升主动脉的解剖结构，再采用彩色多普勒成像显示主动脉瓣反流束的起源、大小、方向和分布。角度恰当时，可清楚显示反流束的血流会聚区。经食管超声心动图检查中声束很难与反流束方向相平行，多普勒超声难以准确测量真正的反流速度。

5.彩色多普勒

彩色多普勒可直接显示出舒张期过主动脉瓣的彩色反流束。彩色反流束由三部分组成：主动脉腔内的血流会聚区；彩色血流束经瓣口处的最窄内径；左心室腔内反流束的方向与大小。常规选用左心长轴切面、心尖左心长轴切面及五腔心切面进行观察，可见左心室流出道内出现舒张期反流信号。反流束起自主动脉瓣环，向左心室流出道内延伸。视反流程度不同，反流束的大小与形态有明显不同。多数病变情况下，主动脉瓣的三瓣叶同时受损，反流束朝向左心室流出道的中央；如病变主要累及右冠瓣，则反流束朝向二尖瓣前叶；如以左冠瓣或无冠瓣受损为主，反流束则朝向室间隔。在心底短轴切面上,二维彩色多普勒可更清楚显示反流束于瓣叶闭合线上的起源位置,有的反流束起自三瓣对合处的中心,有的则起自相邻两瓣叶的对合处。如为瓣叶穿孔,则反流束起自瓣膜回声中断处。

通过测量反流束的长度、起始部宽度、反流束面积及反流束大小与左心室流出道大小的比例,可半定量估计主动脉瓣反流程度。但必须注意,反流束大小受血流动力学因素(如压力阶差、运动等)和仪器设置(如增益,脉冲重复频率高低)等因素的影响。反流束长度并不是评价反流程度的理想指标。临床上较常用的是反流束近端直径与瓣下 1.0 cm 内左心室流出道直径之比,>65% 则为重度反流,以及左心室流出道横截面上反流束横截面积与流出道横切面积之比,>60% 为重度。值得注意的是,单一切面上的彩色多普勒反流束面积大小,并不能准确显示反流束的真正大小,特别是对偏心性的主动脉反流更是如此,需在多个切面上进行显示。测量彩色反流束过瓣部位最窄处径线,是临床上评价反流程度的一个常用、可靠指标。

6.频谱多普勒

(1)脉冲型频谱多普勒:在胸骨上窝,将脉冲多普勒取样容积置于升主动脉内,正常人可记录到舒张期负向波。主动脉瓣关闭不全时,随着程度加重,负向波的速度与持续时间将增加。如负向波为全舒张期,则提示主动脉瓣关闭不全程度至少是中度以上。将取样容积置于主动脉瓣下左心室流出道内,可记录到舒张期双向充填的方块形频谱。高重复频率的脉冲多普勒检查时,频谱常呈单向。频谱方向视取样容积与探头的位置关系而定。在左心长轴切面上常为负向频谱,而在心尖五腔图上则为正向。

(2)连续型频谱多普勒:常在心尖五腔切面上用连续多普勒检测主动脉瓣关闭不全的反流速度。因在此切面上,声束方向易与反流束方向平行。

反流速度下降斜率的测量:类似于二尖瓣狭窄患者,主动脉瓣反流时,压差减半时间与瓣口面积成反比,压差减半时间的长短可反映反流的严重程度。主动脉瓣反流患者舒张期升主动脉与左心室间压差变化的过程类似于二尖瓣狭窄时舒张期左心房与左心室之间压差变化的过程。轻度主动脉瓣反流患者,由于反流口面积较小,升主动脉和左心室在整个舒张期保持较高的压差,因此在反流频谱中反流速度的下降斜率较小,频谱形态呈梯形;反之,在重度主动脉瓣反流的患者,由于反流口面积较大,舒张期升主动脉的压力迅速下降而左心室压力迅速上升,两者的压差迅速减小,反流频谱中下降斜率较大,频谱形态呈三角形。但应用该方法时,必须考虑周围血管阻力和左心室舒张压的影响。

反流分数测量:其原理是收缩期通过主动脉瓣口的血流量代表了左心室的全部心搏量,而收缩期通过肺动脉瓣口或舒张期通过二尖瓣口的血流量代表了左心室的有效心搏量,全部心搏量与有效心搏量之差即为反流量,反流量与全部心搏量之比即为反流分数。反流分数为一定量指标,其测量在临床上对病情随访和疗效评价具有重要价值。

一般认为,当主动脉瓣反流分数小于 20% 时为轻度反流,20%～40% 时为中度反流,40%～60% 时为中重度反流,大于 60% 时为重度反流。

左心室舒张末压测量:在主动脉瓣反流的患者,应用连续波多普勒技术可估测左心室舒张末压。假设升主动脉舒张压为 AADP,左心室舒张末压为 LVDP,则升主动脉与左心室之间的舒张末期压差 ΔP 为:

$$\Delta P = AADP - LVDP$$

由上式可得：

$$LVDP = AADP - \Delta P$$

由上式可见，若已知升主动脉舒张末压和舒张末期升主动脉和左心室之间的压差，即可以计算出左心室舒张末压。由于肱动脉舒张压与升主动脉舒张压较为接近，可近似地将肱动脉舒张压(BADP)看作是升主动脉舒张压，代入上式得：

$$LVDP = BADP - \Delta P$$

肱动脉舒张压可由袖带法测出，一般取 Korotkov 第五音即肱动脉听诊音完全消失时的血压值作为肱动脉舒张压。在重度主动脉瓣反流的患者，出现第五音时的血压值可较低，此时可取第四音即肱动脉听诊音突然减弱时的血压值作为肱动脉舒张压。舒张末期升主动脉与左心室间的压差可由连续波多普勒测得。在反流频谱中测量相当于心电图 QRS 波起始点的舒张末期最大流速，并按照简化的 Bernoulli 方程将此点的最大流速转化为瞬时压差，这一压差即为舒张末期升主动脉与左心室之间的压差。

(三)鉴别诊断

1.生理性主动脉瓣反流

在部分正常人，脉冲波和彩色多普勒检查均可发现主动脉瓣反流束的存在。但目前大多数学者认为，一部分正常人的确存在着所谓生理性主动脉瓣反流，其特点：①范围局限。反流束通常局限于主动脉瓣瓣下。②流速较低。反流束通常显示为单纯的色彩而非五彩镶嵌。③占时短暂。反流束通常只占据舒张早期。④切面超声图像上主动脉瓣的形态结构正常。据上述特点，可与病理性主动脉瓣反流相区别。

2.二尖瓣狭窄

二尖瓣狭窄时，在左心室内可探及舒张期高速湍流信号，湍流方向与主动脉瓣反流的方向相似，尤其当主动脉瓣反流束朝向二尖瓣同时二尖瓣狭窄的湍流束朝向室间隔时，两者易于混淆。其鉴别要点是：①多个切面扫查反流束的起源，可见主动脉瓣反流束起源于主动脉瓣口，而二尖瓣狭窄的湍流束起源于二尖瓣口。②二尖瓣狭窄的血流束起始于二尖瓣开放，而主动脉瓣反流束起始于主动脉瓣关闭，两者相隔一等容舒张期；二尖瓣狭窄的湍流终止于二尖瓣关闭，主动脉瓣反流终止于主动脉瓣开放，两者相隔一等容收缩期。③二尖瓣狭窄的最大流速一般不超过 3 m/s，而主动脉瓣反流的最大流速一般大于 4 m/s。④二尖瓣狭窄时，二尖瓣增厚，回声增强，开口面积减小；主动脉瓣关闭不全时，瓣叶边缘增厚，瓣叶对合处存在缝隙。

三、主动脉瓣脱垂

主动脉瓣脱垂是主动脉瓣关闭不全的一种特殊类型，系不同原因导致主动脉瓣改变，使主动脉瓣于舒张期脱入左心室流出道，超过了主动脉瓣附着点的连线，从而造成主动脉瓣关闭不全。

(一)病理解剖与血流动力学改变

与房室瓣不同，主动脉瓣无腱索支撑，其正常对合有赖于瓣叶本身结构的正常及其支撑结构的完整，瓣叶与支撑结构的病变均可导致主动脉瓣脱垂。Cater 等按病理变化将其分成四类：Ⅰ类为主动脉瓣形态结构完整，但由于瓣叶内膜脆弱、损伤或先天性二叶主动脉瓣等病变，易于在舒张期脱垂；Ⅱ类为瓣膜破裂，可由自发性瓣膜破裂或感染性心内膜炎引起，撕裂的瓣叶于舒张期脱垂向左心室流出道；Ⅲ类为主动脉瓣根部与主动脉壁结合处支持组织丧失，如 Marfan 综合征，夹层动脉瘤和高位室间隔缺损等；Ⅳ类表现为主动脉瓣粗大、冗长、松软、有皱褶。组织学检查可见左心室及主动脉瓣边缘有许多弹力纤维浸润,瓣膜结构疏松和纤维化,黏多糖增多和黏液样变性。

20%主动脉瓣脱垂患者仅有瓣叶脱垂,瓣叶对合线移向左心室流出道,但瓣叶对合严密,无主动脉血液反流,患者无明显的临床症状与体征。而80%的主动脉瓣脱垂患者伴有主动脉瓣反流,程度可为轻度、中度、重度。伴有主动脉瓣反流时,主动脉瓣脱垂患者的血流动力学改变与临床表现类同于主动脉瓣关闭不全。

(二)超声心动图表现

1.M型超声心动图

心底波群上主动脉明显增宽,主波增高,主动脉瓣活动幅度增大。感染性心内膜炎者,主动脉瓣上多有赘生物出现或主动脉瓣有破坏征象。主动脉瓣关闭线呈偏心位置,如脱垂的主动脉瓣呈连枷样运动,则在左心室流出道内E峰之前,可见脱垂的主动脉瓣反射。

二尖瓣波群上左心室扩大,室间隔活动增强。伴有主动脉瓣关闭不全时,反流血液冲击二尖瓣叶,二尖瓣前叶可出现舒张期扑动波。

2.二维超声心动图

(1)左心长轴切面:舒张期主动脉瓣呈吊床样凸入左心室流出道,超过了主动脉瓣根部附着点的连线以下,同时关闭线往往偏心,位于一侧。右冠瓣脱垂时,主动脉瓣闭线下移,接近主动脉后壁;而无冠瓣脱垂时,关闭线往往上移,接近主动脉前壁(图2-9)。主动脉瓣受损严重时,脱垂瓣叶可呈连枷样运动,活动幅度大,舒张期脱入左心室流出道,收缩时又返入主动脉腔,左心长轴切面上主动脉瓣两个瓣不能对合。

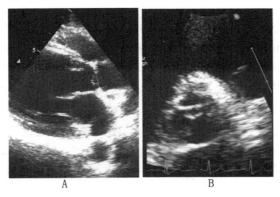

图2-9 主动脉瓣脱垂

A.左心长轴切面箭头示主动脉瓣叶脱入左心室流出道;

B.主动脉根部短轴切面示主动脉瓣叶对合处有缝隙

主动脉瓣脱垂如伴关闭不全,主动脉可以增宽,活动幅度增大。Marfan综合征患者主动脉增宽程度更明显。由于主动脉血流在舒张期反流,使左心室容量负荷过重,左心室扩大,左心室流出道增宽,室间隔活动增强。

(2)心底短轴切面:在此切面上见主动脉根部断面增宽,主动脉瓣活动幅度增大,关闭线变形。正常人呈"Y"形,主动脉瓣脱垂时,其关闭线失去正常的"Y"形,瓣膜不能完整闭合。

3.经食管超声心动图

大多数主动脉瓣脱垂患者,经胸壁超声心动图可清楚显示脱垂的主动脉瓣叶及其程度。但对肥胖、肋间隙过窄、肺气过多及胸廓畸形的患者,经胸检查不能清晰显示主动脉瓣的形态及其活动,需行经食管超声检查。检查时,将多平面经食管探头插入食管中段,启动声束方向调节按钮,于45°左右方位获取主动脉瓣口短轴切面,于120°方位获取主动脉根部的长轴切面。在上述切面中,先采用二维切面观察主动脉瓣叶的形态结构及与主动脉瓣环的相对位置关系,再采用彩色多普勒成像观察有无主动脉瓣反流及反流束的起源、大小、方向与分布。于胃底左心室长轴切面采用连续多普勒测量主动脉瓣反流束频谱。

经食管超声二维切面显示时,舒张期可见一个或多个瓣叶的瓣体超过主动脉瓣的水平,脱向左心室流出道。病变为瓣膜的黏液样变性,则主动脉瓣显示为松软过长或出现皱褶,易被误认为赘生物,此时变换扫描角度则可清晰显示。Marfan综合征患者,主动脉呈梭形增宽形成升主动脉瘤,如有主动脉根部夹层形成,剥离的内膜连同主动脉瓣可一同脱向左心室流出道。感染性心内膜炎主动脉瓣损害严重者,脱垂的主动脉瓣叶可呈连枷样运动。高位较大室间隔缺损,多伴有右冠瓣脱垂,脱垂的瓣叶可部分阻塞缺损口。如有主动脉瓣反流,经食管超声彩色多普勒与频谱多普勒的检查方法与图像特征类同于主动脉瓣关闭不全。

4.超声多普勒

如主动脉瓣脱垂伴有主动脉瓣反流,彩色多普勒显示与频谱多普勒扫查类同于主动脉瓣关闭不全。

(三)诊断与鉴别诊断

诊断主动脉瓣脱垂应注意以下两点:①切面超声心动图上主动脉瓣舒张期向左心室流出道脱垂,超过了主动脉瓣附着点连线以下,且收缩期又返回主动脉腔内。②M型超声心动图上,用扫描法检查,在心脏舒张期,左心室流出道内二尖瓣前叶之前出现异常反射,此异常反射和主动脉瓣相连。

此外,有以下表现者在诊断上有一定参考价值:①主动脉增宽并二尖瓣舒张期扑动。②左心室增大,室间隔活动增强,有左心室容量负荷过重。

(张 蕾)

第三节 肺动脉疾病

肺动脉疾病以肺动脉狭窄(pulmonary stenosis,PS)最为常见,多为先天性,可独立存在,也可伴有其他心脏畸形。肺动脉狭窄是指右心室至肺动脉血管之间的血流出现动态的或者固有的解剖梗阻,包括右心室漏斗部、肺动脉瓣膜、瓣环、肺动脉主干及其分支狭窄,其中以瓣膜本身狭窄最常见,占90%以上,占所有先天性心脏病的10%。后天获得性肺动脉瓣狭窄非常少见,即使风湿病变累及肺动脉瓣,但导致风湿性肺动脉瓣狭窄非常罕见,肿瘤是导致肺动脉瓣病变的最常见的后天性原因,往往同时引起肺动脉瓣狭窄与关闭不全,但以关闭不全为主。肺动脉瓣狭窄多伴有狭窄部位远端的肺动脉扩张。右心室与肺动脉之间的压差超过6.7 kPa(50 mmHg)以上代表有意义的肺动脉狭窄。严重时,右心室的压力可高于体循环收缩压。肺动脉瓣狭窄可以是复杂先天性心脏病的一部分,包括法洛四联症、房室间隔缺损,右心室双出口及单心室等。肺动脉狭窄常合并有遗传和获得性疾病,包括风疹和Alagille,cutaneous laxa,Noonan,Ehlers-Danlo及

Williams综合征等。

一、病理解剖和血流动力学改变

肺动脉狭窄的原因包括部分瓣叶融合、瓣叶增厚、瓣上或者瓣下区域狭窄等。根据病变部位肺动脉狭窄通常主要分为以下几型。

(一)肺动脉瓣狭窄

正常肺动脉瓣为三叶结构,先天性肺动脉瓣狭窄瓣膜可为三叶、二叶、单叶或瓣膜发育不良。典型的表现包括瓣膜部分融合构成圆锥形或圆顶形状的结构,突向主肺动脉,中央有 2～3 mm 圆形或者不规则的小孔。由于肺动脉主干组织结构薄弱,可出现不同程度的狭窄后肺动脉扩张,可能会出现由于"射流效应"引起的血流动力学改变。

10％～15％的肺动脉瓣狭窄患者存在肺动脉瓣发育不良。发育不良的肺动脉瓣的形状不规则,增厚、变形、缩小、僵硬、活动不良或几乎没有瓣膜(瓣膜缺失),瓣叶的交界处仅轻度融合或无融合。

90％的法洛四联症患者伴有肺动脉瓣二瓣化畸形,而单纯瓣膜性肺动脉狭窄时二瓣化畸形则罕见。

重症肺动脉瓣狭窄时,瓣下右心室肥厚可引起漏斗部缩小并导致右心室流出道梗阻。肺动脉瓣狭窄解除后继发的右心室流出道梗阻往往逐渐减轻或消失。

(二)肺动脉瓣下(漏斗部)狭窄

肺动脉瓣区下方肌束肥厚或者隔膜致使右心室流出道狭窄,肺动脉瓣往往无明显异常。多见于法洛四联症或室间隔缺损患者。

1.隔膜型

室上嵴和肺动脉瓣之间出现一隔膜,隔膜中心有一小孔。孔径大于 1.5 cm 以上者多无临床症状;小于 0.5 cm 时症状明显。

2.肌束肥厚型

右心室室上嵴、隔束、壁束异常肥厚,流出道变窄伴右心室壁肥厚。肺动脉主干多无狭窄后扩张。狭窄区可能为狭窄管道状,亦可局限于漏斗部。

双腔右心室是一种伴随右心室流出道纤维肌性狭窄的罕见特例,存在瓣下水平的右心室流出道梗阻。

3.外周肺动脉狭窄(肺动脉主干及分支狭窄)

狭窄发生在主肺动脉水平、肺动脉分叉或者更远端的分支。左、右肺动脉狭窄可同时存在。可能合并其他先天性心脏畸形,如瓣膜性肺动脉狭窄,房间隔缺损,室间隔缺损或动脉导管未闭,20％的法洛四联症患者伴有外周肺动脉狭窄。

功能性或生理性的外周肺动脉狭窄是婴儿收缩期杂音的常见原因。它发生在早产儿和足月儿,随着时间的推移,肺动脉的发育完善,杂音通常在几个月内消失。

肺动脉狭窄时血流动力学改变与狭窄的部位、程度、范围及类型密切相关。轻度单纯性肺动脉狭窄时,多无明显血流动力学变化。而重度狭窄或者多发性狭窄时右心压力负荷过重,此时肺动脉狭窄致使右心排血受阻,右心室长期负荷过重而导致右心室壁向心性肥厚,顺应性减低,右心房压随之升高,同时由于肺动脉狭窄,经肺静脉回流入左心房的血液减少而使左心房压力减低。右心房压力增高而左心房压力减低,卵圆孔开放,形成心房水平右向左分流,产生中心性发绀。

ACC/AHA 心脏瓣膜疾病管理指南及 EAE/ASE 超声心动图评估瓣膜狭窄临床应用指南规定,依据峰值流速和肺动脉压力阶差,肺动脉狭窄分轻、中、重三级(表 2-1)。

表 2-1　肺动脉狭窄程度分级

狭窄程度	轻度	中度	重度
峰值速度(m/s)	<3	3～4	>4
峰值压差(mmHg)	<36	36～64	>64

二、超声心动图表现

(一)二维及 M 型超声心动图

1.肺动脉瓣狭窄

心底短轴切面收缩期肺动脉瓣呈穹隆状(圆顶状或圆锥形)突向肺动脉主干,瓣口较小,瓣叶活动幅度较大。部分患者瓣叶增厚、回声增强,开口较小,瓣叶活动幅度也较小。瓣环狭窄时可见瓣环内径变小。M 型超声肺动脉瓣活动曲线 a 波加深,肺动脉瓣开放时间延长。正常肺动脉瓣活动曲线 a 波深度为 2～4 mm,肺动脉瓣狭窄 a 波深度大于 4 mm(图 2-10)。

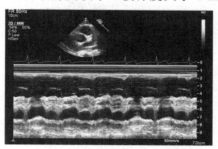

图 2-10　肺动脉狭窄 M 型曲线

显示肺动脉瓣增厚,回声增强,a 波加深

2.右心室流出道狭窄

隔膜型狭窄者在心底短轴及右心室流出道切面上于右心室流出道内可见异常细线状回声,一端连于前壁,另一端连于室上嵴侧,中央见一小孔。此孔的大小决定狭窄的程度。肌束肥厚型在室上嵴部位心肌环形肥厚,壁束、室束均明显肥厚,致使流出道明显狭窄(图 2-11),M 型曲线显示肺动脉瓣收缩期高速震颤。

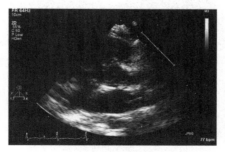

图 2-11　心底短轴切面

显示右心室流出道肌性狭窄

3.肺动脉主干及分支狭窄

主肺动脉长轴切面可显示主肺动脉局部狭窄管壁增厚或向腔内突入,管腔变狭小;或者整个主肺动脉明显变细使管腔变狭小。左、右肺动脉分支近端狭窄时可显示相应管腔局限性狭窄,超声心动图不能显示远端肺动脉及其分支狭窄。

4.其他表现

肺动脉狭窄时右心室壁多有不同程度的肥厚,右心室前壁舒张末期厚度＞5 mm(图 2-12)。右心室腔多扩大,但是肌束肥厚型右心室腔可变小。另外,可见卵圆孔未闭或房间隔缺损。

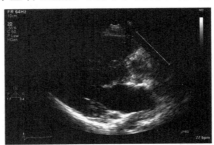

图 2-12　左心长轴切面

显示右心室壁肥厚

(二)频谱多普勒

1.脉冲多普勒

将取样容积由右心室流出道向肺动脉瓣环、肺动脉瓣口、肺动脉移动时,血流速度明显变化,于狭窄处可见明显加快的射流频谱,而于狭窄后肺动脉内则呈湍流频谱。

2.连续多普勒

利用连续多普勒技术可记录肺动脉狭窄处收缩期高速射流频谱,测得峰值流速,依次可进行一系列的计算,以判断肺动脉狭窄的程度。通过肺动脉狭窄的血流频谱可测量其峰值血流速度和平均血流速度,按简化 Bernoulli 方程可计算出肺动脉狭窄处的最大瞬时压差和平均压差,狭窄程度越重,上述压差就越大。

(三)经食管超声心动图

经食管超声心动图检查肺动脉狭窄的临床意义。

1.确定肺动脉狭窄的部位及程度(图 2-13)

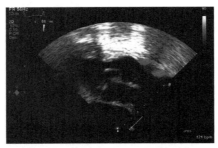

图 2-13　经食管超声心动图

心底短轴切面

2.确定有无伴发卵圆孔未闭或房间隔缺损

经食管超声心动图检查可以清晰显示房间隔结构,因此非常有助于两者的鉴别诊断。

3.监测肺动脉瓣球囊扩张成形术及评价疗效

在肺动脉瓣狭窄的介入治疗术中进一步观察肺动脉形态,评估部位及狭窄程度,实时进行监测,即刻判断疗效。

(四)三维超声心动图

三维超声心动图特别是实时三维经食管超声心动图能够较为清晰地显示肺动脉和房间隔的三维立体结构。

对于肺动脉瓣狭窄,三维超声心动图可直观地显示瓣膜的形态、厚度、活动情况,并可能显示瓣膜开口的大小,更加直观准确地判断其狭窄程度。右心室流出道狭窄的患者,三维超声心动图在确定其狭窄部位及程度方面具有更为重要的价值。

三、鉴别诊断

重度肺动脉狭窄合并卵圆孔未闭者从病理解剖及血流动力学上分析应归入法洛三联症。肺动脉狭窄的患者常常合并房间隔缺损。二者均有肺动脉狭窄和心房水平的分流,应注意鉴别。Fallot 三联症为心房水平右向左分流,患者有发绀;轻度肺动脉瓣狭窄合并房间隔缺损为心房水平左向右分流,患者无发绀。肺动脉狭窄最常见的原因为先天性,风湿性和肿瘤所致的肺动脉狭窄均有相应特征改变,前者几乎同时伴有其他瓣膜的形态和血流动力学改变,后者为肿瘤转移累及心脏的表现,因此鉴别诊断并不困难。

（张　蕾）

第四节　二尖瓣疾病

超声心动图检查已经成为诊断心脏瓣膜病最常用、最重要的无创性检查方法。其中二尖瓣是心脏四个瓣膜中最先得到超声心动图观测评估的瓣膜。这是因为在超声心动图技术出现早期风湿性心脏病发病率较高,二尖瓣瓣叶的运动幅度相对较大并且有特征性运动轨迹,最容易被早期使用的 M 型超声技术检测到。现在广泛使用的二维和多普勒超声心动图技术及正在发展完善之中的三维超声心动图极大提高了对瓣膜病变的诊断能力,可以对不同类型的二尖瓣病变做出诊断和定量评估。

一、二尖瓣狭窄

(一)病理解剖与血流动力学改变

在我国二尖瓣狭窄患者中,风湿热作为病因者高达 90%。风湿热所导致的二尖瓣狭窄病理改变可分为三型。①隔膜型:二尖瓣前叶和后叶的边缘呈纤维性增厚、交界区粘连,偶有钙化点,使瓣孔狭窄。瓣膜的病变较轻,瓣体的活动一般不受限制。②隔膜漏斗型:除瓣孔狭窄外,前叶本身尤其后叶都有较严重病变,交界区粘连明显,同时腱索也发生粘连、缩短,使瓣膜边缘和部分组织受到牵拉,形成漏斗状。前叶的大部分仍可活动,但受到一定限制。③漏斗型:前叶和后叶的病变都发展为极严重的纤维化和(或)钙化,腱索和乳头肌异常缩短使整片瓣膜僵硬而呈漏斗状狭窄。由于前叶失去弹性活动,无论在收缩期或舒张期,二尖瓣均为一漏斗状的通道,故此型除狭窄外均伴有明显关闭不全。

二尖瓣狭窄形成之后,舒张期左心房血流排出受阻,左心房血液凝滞,可形成血栓。左心房压力增高,左心房扩大。左心房压力增高后,导致肺循环阻力增加,右心室负荷加重,后期有右心室扩大。如不合并二尖瓣关闭不全,左心室一般不扩大。

(二)超声心动图表现

1.二尖瓣狭窄的定性诊断

(1)M型超声:二尖瓣运动曲线呈"城墙"样改变。其中包括二尖瓣前叶EF斜率减低、运动幅度(D-E或E-E′间距)减小,曲线增粗回声增强。后叶与前叶同向运动,同时伴左心房继发性增大(图2-14)。

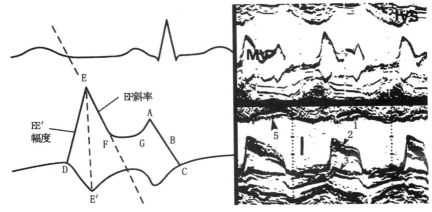

图 2-14 风湿性心脏病二尖瓣狭窄 M 型超声表现

A. 二尖瓣 M 型运动曲线模式图;B.正常二尖瓣的运动曲线;C.风湿性心脏病二尖瓣狭窄的运动曲线

(2)二维超声:左心室长轴可见二尖瓣瓣叶增厚,回声增强,瓣口开放活动减低,在风湿性心脏病患者呈"圆顶"征;左心室短轴可见前后叶交界区粘连,瓣口开放面积减小呈"鱼口"征(图2-15),瓣叶散在或弥漫性强点片或团块样强回声。同时伴有左心房增大,肺动脉增宽,右心腔增大等继发性改变。单纯性二尖瓣狭窄时,左心室较正常相对偏小。

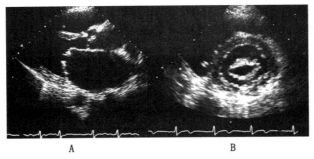

图 2-15 风湿性心脏病二尖瓣狭窄二维超声表现

A.胸骨旁长轴二尖瓣开放呈"圆顶"征;B.胸骨旁短轴二尖瓣开放呈"鱼口"征

(3)多普勒超声:频谱多普勒显示过二尖瓣流速增快,E峰减速时间延长,湍流导致的"空窗"

充填。彩色多普勒显示瓣口左心房侧有血流汇聚，左心室侧有五色镶嵌的表现(图2-16)。

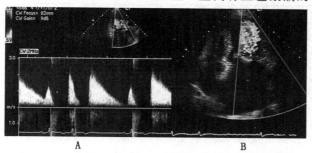

图2-16　风湿性心脏病二尖瓣狭窄多普勒超声表现

A.频谱多普勒显示二尖瓣口流速加快，"空窗"充填；B.彩色多普勒显示二尖瓣口左心房侧血流汇聚及左心室侧湍流

2.二尖瓣狭窄的半定量和定量诊断

(1)M型超声：①根据二尖瓣EF斜率半定量狭窄程度，EF斜率越慢，狭窄程度越重，正常人70～160 mm/s。轻度狭窄35～55 mm/s；中度狭窄10～35 mm/s；重度狭窄<10 mm/s。②根据D-E间距半定量狭窄程度，正常人D-E间距约28 mm。轻度狭窄13～20 mm；中度狭窄9～12 mm；重度狭窄<8 mm。

(2)二维超声：①根据瓣口面积定量狭窄程度：在左心室短轴二尖瓣口平面用仪器轨迹球沿瓣口回声内缘勾画瓣口面积，正常人为3.5～6.0 cm²，轻度狭窄>1.5 cm²；中度狭窄1.0～1.5 cm²；重度<1.0 cm²。此方法简便易行，在正确掌握操作要领的前提下准确性较高。本方法在操作时应注意声束方向须垂直通过前后叶瓣尖，即扫查到瓣口最狭小的平面。如果声束偏高通过的不是瓣尖而是瓣体部位，势必造成瓣口面积检测结果偏大。采用电影回放功能，在舒张早期瓣口开放最大时进行检测，必要时以同步心电信号作为时间坐标。当钙化明显，声影较重时，应适当减低仪器灵敏度和增益，避免回声增粗导致的测量误差。以左心室长轴瓣尖开放间距作为短轴瓣口开放间距的参考对照，沿瓣口内缘勾画面积。取多次检测平均值，特别是当心房纤颤或操作欠熟练时多次检测取平均值更为重要。②根据二尖瓣前后叶瓣尖开放间距半定量狭窄程度，正常人开放间距25～30 mm。极轻度狭窄17～20 mm；轻度狭窄12～16 mm；中度狭窄8～11 mm；重度狭窄<8 mm。须注意二尖瓣开放间距的检测与瓣口面积检测相同，应该在舒张早期瓣口开放最大时进行，否则结果出入较大。③根据二尖瓣的运动性、瓣叶厚度、瓣下组织增厚程度及瓣叶钙化程度四个方面对二尖瓣狭窄进行综合评分。每个方面分为1～4级(表2-2)。1级记1分，随级别增加记分分数递增，4级记4分。每个患者从四个方面打分，最低4分，最高8分。当得分≤8分时可考虑采用介入性球囊扩张术治疗二尖瓣狭窄。

表2-2　二尖瓣狭窄综合评分

记分	瓣膜活动度	瓣下装置	瓣叶厚度	瓣叶钙化
1分	仅瓣尖活动受限，其余部分活动尚好	仅二尖瓣叶下的腱索局限性轻度增粗	瓣叶厚度接近正常(4～5 mm)	回声光点增强局限于瓣尖的一个区域内
2分	瓣叶下部活动受限，中部和基底部尚正常	腱索上1/3区域受累增粗	瓣叶中部正常，瓣尖明显增厚(5～8 mm)	回声光点增强弥散到整个瓣尖区域

续表

记分	瓣膜活动度	瓣下装置	瓣叶厚度	瓣叶钙化
3分	瓣叶中下部活动受限,基底部尚好	腱索增粗扩展到远端1/3处	整个瓣叶均有增厚（5～8 mm）	回声增强扩展到瓣叶中部
4分	舒张期瓣叶无或仅有微小前向运动	所有腱索广泛增粗缩短并累及到乳头肌	整个瓣叶明显增厚（>8 mm）	大部分瓣叶组织都有回声增强

（3）多普勒超声：①根据二尖瓣血流频谱的压力减半时间（PHT）半定量狭窄程度，正常人PHT<60毫秒，轻度90～150毫秒，中度150～220毫秒，重度>220毫秒。须注意本方法属于经验公式，适用于瓣口面积小于1.8 cm^{2}的单纯性二尖瓣狭窄，当存在二尖瓣反流或主动脉瓣病变时可能导致对瓣口面积的过低或过高评估，准确性欠佳。②二尖瓣口瞬时最大压力阶差（PPG）和平均压力阶差（MPG）定量狭窄程度，正常人PPG<0.5 kPa（4 mmHg）；MPG≤0.1 kPa（1 mmHg）。轻度狭窄PPG 1.1～1.6 kPa（8～12 mmHg），MPG 0.4～0.8 kPa（3～6 mmHg）；中度狭窄PPG 1.6～3.3 kPa（12～25 mmHg），MPG 0.8～1.6 kPa（6～12 mmHg）；重度PPG>3.3 kPa（25 mmHg），MPG>1.6 kPa（12 mmHg）。须注意当合并二尖瓣反流时可能高估瓣口面积，当合并左心室功能减低时可能低估瓣口面积。

（4）连续方程法测定二尖瓣口面积：根据流体力学的连续方程原理，在一个连续的管道内，不同截面处的流量相等，即$A_1×V_1=A_2×V_2=A_3×V_3$。公式中A＝截面的面积，V＝截面处的血流速度。因为心血管系统内的血流为搏动性，所以公式中的流速（V）实际上要采用各截面的平均流速乘以射血时间，即血流速度时间积分。假设公式中的A_2为二尖瓣平面，只要知道了其上游或下游任一平面的流量，同时得到过二尖瓣的血流流速时间积分，就能求出二尖瓣口面积。即$A_2＝(A_1×V_1)/V_2$或$(A_3×V_3)/V_2$。换言之，只要把二维和多普勒超声在主动脉瓣平面或肺动脉瓣平面检测到的相关参数代入上述公式即可求出二尖瓣口面积。主动脉瓣或肺动脉瓣的面积可将相应瓣环的直径代入圆的面积公式（$πD^2/4$）而求出。此方法涉及的测量参数较多，必须保证每一个参数检测的准确性，否则造成误差的机会和程度增大。另外，连续方程法不适用存在二尖瓣反流或其他瓣膜有功能异常的患者。

（5）血流会聚法测定二尖瓣口面积：应用血流会聚法评价二尖瓣狭窄严重程度，不受二维超声直接瓣口面积测量法和多普勒压力减半时间法许多影响因素的限制（如瓣口形状、增厚度、钙化度、合并反流、操作手法、仪器条件等），经胸超声检查时可在心尖左心长轴切面、两腔切面或四腔切面上进行，经食管超声心动图检查时，由于左心房内血流会聚区显示范围大而清晰，尤其适宜应用该法进行定量研究（图2-17）。

计算方法为：

$$MVA=Q/V$$
$$Q=2×π×R^2×AV×α/180$$

式中MVA为二尖瓣口面积（cm^2），Q为经过二尖瓣口的最大瞬时流量（mL/s），V为经过二尖瓣口的最大流速（cm/s），R为心动周期中最大血流会聚区红蓝交错界面至二尖瓣口（两瓣尖连线）的距离，AV为Nyquist速度（cm/s），α为二尖瓣前后叶瓣尖的夹角。

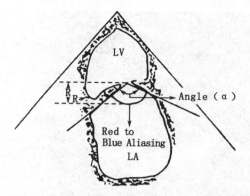

图 2-17 血流汇聚法检测二尖瓣口面积示意图

R 为会聚区的半径,Angle(α)为血流会聚区二尖瓣前后叶间夹角,Red to Blue
Aliasing 为血流红色转为蓝色的 Nyquist 速度倒错线

(6)三维超声观测二尖瓣口面积:二尖瓣口的三维成像更直观形象,可以实现外科医师的手术切面观(图 2-18)。

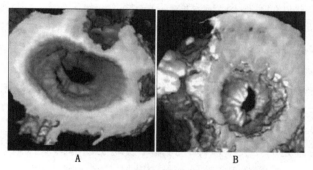

图 2-18 二尖瓣狭窄三维超声图像

A.从左心房往左心室方向观察;B.从左心室往左心房方向观察,均可见瓣口缩小

理论上在三维立体图像上配合相应软件检测瓣口面积更精确,特别是对于瓣口形态不规则,二维超声难以寻找与瓣尖平面真正平行的切面时用三维超声检测瓣口面积更具优势。但目前三维超声成像技术和相应的定量检测软件尚在研究发展成熟中,临床尚未普及应用。

3.二尖瓣狭窄并发症的超声所见

(1)心房纤颤:M 型二尖瓣运动曲线 E-E 间距或室壁运动曲线的收缩顶点间距绝对不等。二尖瓣血流频谱 A 峰消失,呈高低、宽窄、间距不等的单峰波。

(2)左心房血栓:二维超声表现为轮廓清晰的回声团,形状不规则,边界不规整,基底部较宽与左心房侧后壁或左心耳壁紧密相连,一般无活动性。少数随心房运动存在一定活动性,血栓内回声强度可不均匀甚至存在钙化(图 2-19)。左心耳的血栓经胸超声有时难以显示,需经食管超声检查明确诊断。

(3)肺动脉高压:二维超声可见主肺动脉增宽,右心腔扩大。多普勒超声可见不同程度的肺动脉瓣和(或)三尖瓣反流。肺动脉瓣反流速度增加≥2 m/s。三尖瓣反流速度增加≥3 m/s。肺动脉高压明显时还可伴有下腔静脉扩张,塌陷指数减低。肝脏扩大、瘀血等表现。

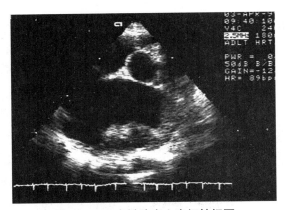

图 2-19　二尖瓣狭窄心底短轴切面
左心耳血栓延伸到左心房侧后壁（箭头指向左心耳内血栓）

(三)鉴别诊断

1.左心房黏液瘤

左心房黏液瘤为最常见的心脏原发性肿瘤。临床症状和体征与二尖瓣狭窄相似,但存在间歇性,随体位而变更,心房颤动少见而易有反复的周围动脉栓塞现象等特征。超声心动图表现为二尖瓣后面收缩期和舒张期均可见一团云雾状团块样回声,多数有一窄蒂附着于房间隔上,活动度大,往往随心脏舒张运动甩到二尖瓣瓣口甚至进入左心室流入道,导致舒张期过二尖瓣血流受阻,流速加快。同时超声动态观察二尖瓣瓣叶本身的活动度、厚度及回声无明显异常。能造成类似血流动力学改变的左心房内占位还有左心房内活动性血栓。

2.主动脉瓣关闭不全

当存在中度以上特别是向二尖瓣前叶一侧偏心性的主动脉瓣反流时,二尖瓣在心室舒张期受主动脉反流血液的冲击,同时还有主动脉瓣反流致左心室血容量增多,左心室舒张压增高等因素,二尖瓣前叶开放受限表现为相对性二尖瓣狭窄,听诊在心尖区可闻及舒张期隆隆样杂音(Austin-Flint 杂音)。二维和 M 型超声心动图可见舒张期二尖瓣前叶开放受限,同时存在震颤现象,而二尖瓣后叶的结构形态及开放活动正常。同时明显主动脉瓣反流时往往存在左心室扩大,升主动脉增宽等超声表现。彩色多普勒在左心室长轴(包含主动脉瓣的五腔切面)可见舒张期来自主动脉瓣的反流束冲击二尖瓣前叶,但同时通过二尖瓣的血流也加速明亮,此时要特别注意如果仅在左心室长轴四腔切面观察彩色多普勒可能把主动脉瓣的偏心性反流误认为过二尖瓣的高速血流。只要多角度进行全面的超声观察,抓住上述与典型二尖瓣狭窄的不同之处,两者的鉴别并不困难。

3.扩张型心肌病

当左心收缩功能明显减低,左心室舒张压力明显增高时,二尖瓣开放活动幅度减小,特别是个别患者由于存在较长时间的二尖瓣关闭不全,瓣叶长时间受高速反流的冲击还存在轻度增厚回声增强。某些缺乏经验的超声工作者可能将其误诊为二尖瓣狭窄。鉴别的关键点在于扩张型心肌病舒张期过二尖瓣的血流速度在正常范围内。同时注意 M 型超声虽存在 D-E 或 E-E′间距减低,EF 斜率减低等表现,但前后叶运动始终呈镜像。而且超声存在着与"二尖瓣狭窄"明显不相称的左心室扩大,收缩功能明显减低。

二、二尖瓣关闭不全

(一)二尖瓣关闭不全的病理分类

为了阐明二尖瓣关闭不全的机制,以便指导二尖瓣关闭不全的外科治疗,二尖瓣修复术的开创者,Dr.Alain Carpentier 根据二尖瓣瓣叶开放和关闭运动特征,将二尖瓣关闭不全分为三类,又称 Carpentier 分类。以后经过补充修改分为四类及相应亚型,后者又称为改良的 Carpentier 分类。

1.Ⅰ类

二尖瓣叶运动正常并二尖瓣关闭不全,进一步分为Ⅰa和Ⅰb两个亚型,Ⅰa是由于瓣环扩大导致二尖瓣关闭不全,Ⅰb是由于瓣叶穿孔导致二尖瓣关闭不全。

2.Ⅱ类

二尖瓣叶运动过度并二尖瓣关闭不全,即二尖瓣脱垂或连枷运动导致收缩期二尖瓣叶越过二尖瓣环平面,到了左心房一侧。进一步分为Ⅱa、Ⅱb、Ⅱc和Ⅱd四个亚型,Ⅱa是由于瓣叶和(或)腱索冗长所致;Ⅱb是由于腱索断裂所致;Ⅱc是由于乳头肌梗死或瘢痕所致;Ⅱd是由于乳头肌断裂所致。

3.Ⅲ类

二尖瓣叶运动受限并二尖瓣关闭不全,进一步分为Ⅲa和Ⅲb两个亚型,Ⅲa是由于风湿性瓣膜病变导致瓣叶(腱索)收缩期运动受限引起的关闭不全;Ⅲb是由于心脏扩大、乳头肌移位导致瓣叶运动受限不能有效关闭。

4.Ⅳ类

二尖瓣叶运动状态不定并二尖瓣关闭不全,即由于动态乳头肌功能异常导致二尖瓣关闭活动呈动态变化并关闭不全。

(二)二尖瓣关闭不全的血流动力学变化

二尖瓣关闭不全的病理生理和临床表现取决于反流血量、左心室功能状态和左心房顺应性。多数慢性轻中度二尖瓣关闭不全患者可保持长期无症状。因为根据 LaPlace 定律,室壁张力与心室内压力和左心室半径的乘积相关。而二尖瓣关闭不全患者在收缩早期就有血液反流入左心房,从而左心室壁张力显著降低,心肌纤维缩短较多,表现为总的心搏量增加,EF 通常增高,但需注意有效心搏量并未增大,因此,二尖瓣关闭不全患者 EF 在正常低值范围,意味着心肌收缩功能已有减退。而患者的 EF 轻度降低(40%～50%),意味着患者已有明显心肌损害和心功能减低。一般单纯慢性二尖瓣反流患者的左心室压力低,左心室腔无明显变化,左心室和左心房往往有一个较长时间功能代偿期,在相当长时间内无明显左心房增大和肺瘀血。然而,慢性中度以上反流,较多的血液在收缩期返回左心房,舒张期又进入左心室。这部分无效循环的反流血液导致左心房和左心室的容量负荷增加,长期的容量负荷加大可导致左心房压力逐渐升高,并进一步出现肺淤血和肺动脉高压,甚至右心负担加重,右心室肥大。同时导致左心室逐渐扩大和左心室功能失代偿,一旦出现左心室功能失代偿,不仅心搏出量降低,而且加重反流,病情往往短期内急转直下表现为全心衰竭。急性严重二尖瓣反流,早期阶段左心房、左心室扩大不明显,由于起病急骤,左心房未能适应突然增多的反流充盈量,左心房来不及增大,顺应性差,左心房压力迅速升高,于是肺血管床压力升高,出现肺水肿、肺高压,有时肺动脉压力可接近体循环压力,但及时矫治二尖瓣关闭不全后仍可恢复正常。如未及时治疗,不长时间后左心室扩张,相对慢性二尖瓣关闭不全,左心室来不及产生代偿性肥厚,左心室心肌质量与舒张末期容积比值减小,左心室心肌质量与左心室舒张末压不相称,同时加上左心房顺应性差,左心室迅速衰竭。

(三)超声心动图表现

1.M 型超声心动图

由于超声心动图的飞速发展,彩色多普勒与二维超声已成为二尖瓣反流检测及反流病因诊断的主要手段,但 M 型超声在某些情况下,特别是对个别具有特征改变的疾病协助诊断方面仍有一定作用。

(1)二尖瓣波群:收缩期二尖瓣 CD 段明显下凹呈"吊床样"改变,提示二尖瓣脱垂,可能伴有反流(图 2-20)。腱索断裂时收缩期左心房内可见高速扑动的二尖瓣叶。

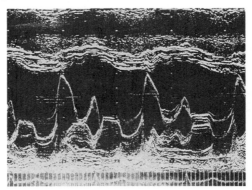

图 2-20　二尖瓣脱垂 M 型图像
箭头标识处显示收缩中晚期二尖瓣后叶呈"吊床"样改变

(2)心室波群:表现为左心室内径和室壁运动幅度增大。

2.二维超声心动图

二维超声可以观察心脏形态,腔室大小,在提供反流原因与机制方面有其独特的价值,对评判瓣膜形态学与功能学方面有其重要的临床意义。不同病变的二尖瓣形态结构往往有某些特征性改变,这些改变常常是病因诊断的重要依据。

(1)二尖瓣反流的病因诊断:①风湿性二尖瓣关闭不全,可单独存在或与狭窄合并存在。超声往往有前后叶瓣尖增厚,回声增强。重度关闭不全者,大部分或整个瓣叶、腱索及乳头肌明显增厚、增粗,边缘不规则,回声反射增强,腱索间互相粘连缩短,腱索与瓣叶间结合点常已无法分辨,局部呈杂乱征象。部分重度关闭不全者可见前后叶对合不良或其间有裂隙。②二尖瓣脱垂,胸骨旁左心长轴切面为诊断二尖瓣脱垂的标准切面。二尖瓣瓣环前缘与瓣环后缘两点相连为瓣环线。正常二尖瓣收缩期前后叶关闭时,瓣叶不超过瓣环的连线,前后叶与左心房后壁的夹角均大于90°。二尖瓣前叶或后叶脱垂收缩期瓣叶呈弧形弯曲进入左心房,弯曲的最大处至少超过瓣环线上2 mm。二尖瓣前叶脱垂时,瓣叶活动幅度大,收缩期前叶与后叶的结合点后移,偏向左心房侧,两叶对合点错位。前叶体部与主动脉后壁之间夹角变小成锐角。二尖瓣后叶脱垂时,瓣体部活动幅度大,瓣环向左心房侧弯曲,前后瓣的结合点移向左心房侧,可有错位,二尖瓣后叶与左心房后壁间夹角亦变小(图 2-21)。此外收缩期左心房内出现脱垂瓣膜,舒张期消失。③二尖瓣腱索或乳头肌断裂,其典型超声特征是受损瓣叶以瓣环附着处为支点呈180°或更大幅度的挥鞭样运动,又称连枷样运动,此时的病变瓣膜称为连枷瓣。舒张期瓣尖进入左心室腔,体部凹面朝向左心室,收缩期则全部瓣叶脱入瓣环水平以上,瓣尖进入左心房,体部凹面亦向着左心房(这种特征与瓣膜脱垂刚好相反;后者体部凹面始终朝向左心室),前后叶收缩期对合点消失(图2-22)。由于连枷瓣常由腱索、乳头肌断裂引起,故瓣叶尖端或边缘常有断裂的腱索或乳头肌回声附着。④二尖瓣环钙化,是一种老年性退行性变,随年龄增大发病率增高,糖尿病患者更易罹患,女性发病较男性多见,尤其在超过90岁的女性患者可高达40%。二尖瓣环钙化可与钙化性主动脉瓣狭窄、肥厚型心肌病、高血压、二尖瓣脱垂等同时存在,但病理机制尚不明确。钙化通常局限于二尖瓣环,以后叶基底部钙化多见,病变可延伸到前叶,沿着纤维层或瓣叶的下面进行,但较少累及瓣叶体部。由于瓣叶基底部钙化使瓣叶正常活动受限,易出现二尖瓣反流。此外,钙化的瓣环在收缩期不能缩小,可能是引起瓣膜关闭不全的另一机制。直接征象为二尖瓣环后叶或前叶基底部(即二尖瓣后叶与左心室后壁、前叶与室间隔之间)出现浓密的反射增强的新月形回声。⑤乳头肌功能不全是指房室瓣腱索所附着的乳头肌由于缺血、坏死、纤维化或其他原因,发生收缩功能障碍或位置异常,导致对二尖瓣牵拉的力量改变而产生的二尖瓣反流。急性心肌梗死后的二尖瓣关闭不全发生率平均约为39%,其中下后壁心肌梗死发生二尖瓣反流的比例高于前壁心肌梗死。对此类患者,在超声检查时除了注意二尖瓣对合运动和反流之外,还需注意观察室壁运动异常等相关改变。⑥先天性二尖瓣异常,可引发二尖瓣关闭不全的瓣膜畸形包括瓣叶裂、双孔型二尖瓣、二尖瓣下移畸形与瓣膜缺损;乳头肌发育不良包括拱形二尖瓣、乳头肌缺失、吊床形二尖瓣;腱索发育障碍包括腱索缩短、腱索缺失等。其中最常见引起二尖瓣关闭不全的先天性畸形是二尖瓣叶裂,多为心内膜垫发育异常的一部分,系二尖瓣某一部分发育不良形成完全或不完全的裂隙,多发生在二尖瓣前叶,常伴原发孔房间隔缺损或完全性房室通道。⑦感染性心内膜炎以二尖瓣赘生物为主要表现,同时可能存在二尖瓣穿孔、膨出瘤、腱索断裂等瓣膜装置被破坏的表现,前叶受累多于后叶。往往同时存在主动脉瓣的赘生物。不少二尖瓣感染性心内膜炎原发部位为主动脉瓣,当发生主动脉瓣反流后,由于反流冲击二尖瓣前叶使之产生继发感染。超声可见病变二尖瓣瓣叶局部有絮状或团块状回声随瓣膜运动在二尖瓣口来回甩动,穿孔部位可见开放和关闭时形态异常甚至裂隙,形成膨出瘤时可见局部菲薄呈"球形"膨出,腱索断裂时可见瓣膜脱垂或连枷样运动。

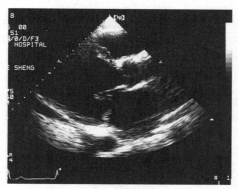

图2-21　二尖瓣脱垂收缩期胸骨旁左心长轴切面

图中箭头所指处为脱垂的二尖瓣后叶

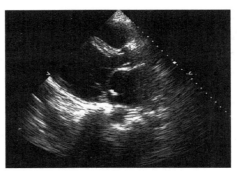

图 2-22　二尖瓣乳头肌断裂胸骨旁左心室长轴

收缩期二尖瓣前叶呈连枷样运动甩入左心房,顶端附着断裂
的乳头肌残端,前后叶不能对合,前叶凹面朝向左心房

(2)二尖瓣反流的继发改变:①左心房,较短时间的轻度二尖瓣反流,一般无继发改变。中度以上反流,或时间较长的轻度反流,往往有相应的左心房容积及前后径扩大表现。②左心室,中度以上反流,左心室腔多扩大,左心室短轴切面可见圆形扩大的左心室腔,室间隔略凸向右心室侧。室壁运动幅度相对增强,呈左心室容量负荷过重现象。③肺动、静脉和右心腔,肺静脉因为淤血和压力增加常常增宽。晚期患者肺动脉增宽,肺动脉压力增高,右心房、右心室也可扩大,右心室流出道亦较正常增宽。④心功能,在心功能代偿期,各种心功能参数的检测可正常,重症晚期心功能失代偿时,左心室运动幅度减低,但射血分数减低程度与其他病变导致的收缩功能减低有所不同,由于大量反流的原因,射血分数减低幅度相对较小,有时与临床心力衰竭表现程度不成比例。

(3)二尖瓣瓣叶病变的定位诊断:二尖瓣关闭不全的治疗最主要和有效的手段是二尖瓣修复或二尖瓣置换。对于二尖瓣修复手术,术前明确二尖瓣叶的病理损害性质和位置十分重要。因为术中心脏停搏状态下的注水试验结果与正常心跳状态下的实际情况不完全相同,甚至有较大出入。而超声心动图是目前无创观测正常心跳状态下瓣膜状况首选方法。经过大量实践和总结,现已归纳出二尖瓣前后瓣分区与二维超声检查不同切面之间的关系。如果将二尖瓣前后瓣的解剖结构按照 Carpenter 命名方法分区,即从左到右将前叶和后叶分别分为 A1、A2、A3,以及 P1、P2、P3 共六个区域(图 2-23);则标准的左心室长轴切面主要显示 A2 和 P2 区;标准的左心室两腔心切面主要显示 A3 和 P3 区,A3 位于前壁一侧,P3 位于后壁一侧;标准的左心室四腔心切面主要显示 A1 和 P1,A1 位于室间隔一侧,P1 位于左心室游离壁一侧。在左心室两腔与四腔心切面之间,还可观测到前后叶交界区,此切面主要显示 P1、A2 和 P3 区,P1 和 P3 位于两侧,A2 位于中间。需注意,每个患者病变累及的部位可能不止一个区域,检查时不但应对所有切面认真观察,还需要与短轴切面,以及多角度的非标准切面结合才能更全面和准确地定位。

3.三维超声心动图

三维超声心动图可以从心房向心室角度,或从心室向心房的角度直观地显示整个二尖瓣口及瓣叶的形态、大小、整个对合缘的对合和开放状态,而这些是二维超声所无法显示的。在上述三维直观显示的基础上可以直接定量检测二尖瓣口甚至反流口的开放直径和面积。当存在瓣膜结构和功能异常时,可以从多角度取图观察测量瓣叶的对合状态、当病变明显时可直接观测到增厚的瓣膜、瓣膜交界处的粘连、增粗的腱索、对合缘存在的细小裂隙、前后叶错位、某个瓣叶或瓣叶的一部分呈"瓢匙状"脱垂(图 2-24)、附着在瓣膜上的团块样赘生物、随连枷瓣运动而甩动的断裂的腱索或乳头肌。

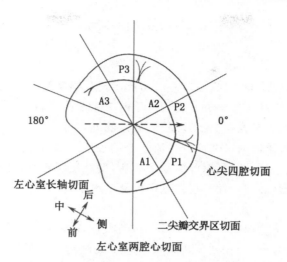

图 2-23　常规检查切面与二尖瓣瓣叶分区关系

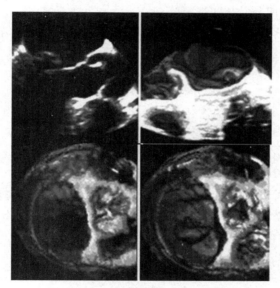

图 2-24　二尖瓣脱垂三维超声图像

图中箭头所指处示脱垂呈"瓢匙状"

4.经食管超声心动图

经食管超声心动图相对于经胸超声心动图在二尖瓣关闭不全中的作用有如下特点。

(1)扫查二尖瓣反流束更敏感:有研究比较 118 例患者使经食管超声与经胸壁超声两种方法扫查的结果,发现有 25％的二尖瓣反流仅能由经食管多普勒探及,其中 14％反流程度达到 2～3 级。

(2)判断病变的形态与性质准确率更高:经食管超声对细微病变(小于 5 mm 赘生物)的高分辨率及更近距离和更多角度的观察,明显提高了对瓣膜赘生物、穿孔、腱索断裂、脓肿、瘘管等病变的诊断能力。

(3)经食管超声在二尖瓣手术中有重要作用:由于经食管扫查不妨碍手术视野,故在二尖瓣关闭不全成形的外科治疗中可进行实时监测。在手术前可再次评估瓣膜结构与反流量的改变是否属整形术适应证、整形后可即刻观察反流改善情况、决定是否还需进一步整形或改做换瓣手术。在二尖瓣置换手术中经食管超声也可及时观察术后机械瓣的活动情况、判断有无瓣周漏等并发症。

5.彩色多普勒超声心动图

(1)二尖瓣反流的定性诊断:二尖瓣口左心房侧出现收缩期反流束是二尖瓣关闭不全的特征性表现,是诊断二尖瓣反流最直接根据。比较严重的二尖瓣反流,在二尖瓣反流口的左心室侧可见近端血流会聚区。由左心扩大、二尖瓣环扩张导致的继发性二尖瓣关闭不全多为中心型反流。由瓣叶、腱索、乳头肌等器质性损害造成的反流多为偏心型。如果反流的原因为瓣膜运动过度所致,如瓣膜脱垂、腱索或乳头肌断裂、瓣叶裂缺等病变,偏心反流走行偏向正常或病变相对病变较轻的瓣膜一侧,例如,后瓣脱垂时,偏心反流朝向前瓣一侧走行,在心尖四腔切面表现为向房间隔一侧走行。

(2)二尖瓣反流的半定量诊断:现临床应用最广泛、最简便易行的方法是通过彩色多普勒观测左心房内反流束长度、宽度、面积及反流束宽度等参数做出半定量评估。必须注意,反流束大小除与反流量有关外,还受血流动力学状态(如动脉血压)和仪器参数设置(如 Nyquist 速度、彩色增益、壁滤波)、评估切面与时相的选择等有关。

(3)彩色多普勒血流会聚法测定反流量:二尖瓣关闭不全时,大量左心室血通过狭小的反流口反流入左心房中,在反流口的左心室侧形成血流会聚区,根据此血流会聚区的大小可定量计算二尖瓣反流量,其计算公式为:

$$Q = 2 \times \pi \times R^2 \times AV \times VTI / V$$

式中 Q 为反流量(mL),R 为血流会聚区半径(cm),AV 为 Nyquist 速度(cm/s),VTI 为二尖瓣反流频谱的速度时间积分(cm),V 为二尖瓣反流峰值流速(cm/s)。

最新的实时三维超声心动图除能对二尖瓣关闭不全的相关结构进行立体观测外,还可对二尖瓣反流束进行三维成像。这有利于客观评价反流束的起源、走行途径、方向及其截面,尤其对附壁的偏心性反流的评价更有价值。理论上讲,在三维成像基础上对反流束进行容量计算可使定量评估二尖瓣反流程度更具有可信度及客观性。但目前这一技术还未完全成熟普及,相信随着电子技术的进步,这一技术将在不远的将来真正应用于临床。

6.频谱多普勒超声心动图

(1)二尖瓣舒张期血流频谱变化:由于舒张期左心房除排出由肺静脉回流血液外,尚需将收缩期二尖瓣反流的血液一并排出,故舒张期二尖瓣口血流速度较正常人增快。E 波峰值升高>1.3 m/s时,提示反流严重。

(2)肺静脉血流频谱变化:肺静脉血流频谱在二尖瓣反流尤其是中重度反流时出现明显改变,收缩期正向 S 波低钝或消失并出现负向波形。

(3)主动脉瓣血流频谱变化:二尖瓣反流较重时,收缩期主动脉血流量减少,主动脉瓣血流频谱峰值降低、前移,减速支下降速度增快,射流持续时间缩短。在重度二尖瓣反流时,有可能仅记录到收缩早中期的主动脉瓣血流信号。当收缩期主动脉流速低于舒张期二尖瓣流速时,提示为重度反流。

(4)流量差值法测定反流量与反流分数:利用脉冲多普勒检测二尖瓣和主动脉瓣前向血流速度积分($VTImv$ 和 $VTIav$)并结合二维检测二尖瓣和主动脉瓣口面积(MVA 和 AVA),可以计算二尖瓣反流分数作为二尖瓣关闭不全的一种定量诊断参数。根据连续方程的原理,在无二尖瓣反流的患者中,通过主动脉血流量($AVF = AVA \times VTIav$)等于通过二尖瓣血流量($MVF =$

$MVA \times VTImv$），而在单纯二尖瓣反流的患者中，主动脉血流量加上二尖瓣反流量才是全部左心室心搏量，亦即收缩期二尖瓣反流量应为舒张期二尖瓣前向血流量（代表总的每搏排血量）与收缩期主动脉瓣前向射血量（代表有效的每搏排血量）的差值，各瓣口血流量计算方法是各瓣口的多普勒速度时间积分乘以该瓣口的面积。由于反流量随心搏量变化而变化，瞬间测值代表性差，计算反流分数可克服此缺点。用公式表示为：

$$RF = \frac{(MVF - AVF)}{MVF} = 1 - \frac{AVF}{MVF}$$

RF 为反流分数。反流分数可具体计算出反流血流占每搏排血量的百分比，有较大的定量意义。这一评估反流程度的方法已得到临床与实验室的广泛验证，有较高的准确性。一般认为轻度反流者反流分数为 20%～30%，中度反流者反流分数为 30%～50%，重度反流者反流分数为 >50%，其结果与左心室造影存在良好相关性，相关系数为 0.82。但此方法也有其局限性：①必须排除主动脉瓣反流。②当二尖瓣口变形严重时需进行瓣口面积的校正，或应改用二尖瓣环水平计算流量。③计算步骤烦琐，需要参数值较多，测算差错的概率增加。④对于轻度二尖瓣反流不敏感。

（5）流量差值法测算有效反流口面积：有效反流口面积（effective regurgitant orifice area；EROA）不受腔内压力变化的影响，故而逐渐受到临床重视。由上述流量差值法可进一步计算有效反流口面积，具体计算公式为：

$$EROA = \frac{(MVF - AVF)}{VTI}$$

公式中 EROA 为二尖瓣反流口有效面积，VTI 为二尖瓣反流流速积分。有效反流口面积大小与反流程度的关系见彩色多普勒一节中血流会聚法测定 EROA 的相关论述。

（6）连续多普勒频谱特征：连续多普勒取样线通过二尖瓣口可记录到收缩期负向、单峰、充填、灰度较深、轮廓清晰完整的反流频谱，在左心室和左心房压力正常者，在整个收缩期均存在着较高的压力阶差，因此频谱的加速支和减速支均较陡直，顶峰圆钝，频谱轮廓近于对称。左心室收缩功能减退者，左心室压力上升迟缓，故频谱的加速支上升缓慢，流速相对于心功能正常者减低。左心室收缩功能正常情况下，二尖瓣关闭不全的反流频谱峰值速度一般均超过 4 m/s。反流量大、左心房收缩期压力迅速升高者，左心室-左心房间压差于收缩中期迅速减低，故频谱曲线减速提前，顶峰变尖、前移，加速时间短于减速时间，曲线变为不对称的三角形。

（四）诊断要点及鉴别诊断

二尖瓣反流的定性诊断并不困难。诊断要点是彩色多普勒超声和频谱多普勒超声在收缩期发现起自二尖瓣口左心室侧进入左心房的异常血流。罕见碰到需要与之鉴别的病变。极少数情况下，需要与位于二尖瓣口附近的主动脉窦瘤破入左心房及冠状动脉左心房瘘相鉴别。前者的鉴别点在于异常血流呈双期连续性，后者的鉴别点在于异常血流以舒张期为主。加上相应的主动脉窦和冠状动脉结构形态异常不难做出鉴别。

（张　蕾）

第五节　三尖瓣疾病

大量临床实践表明,三尖瓣狭窄与关闭不全时缺乏特异性症状与体征,多普勒超声心动图是诊断三尖瓣疾病的首选方法,具有极高的敏感性与特异性,可正确判断病因和病变程度,为治疗提供重要诊断依据。

一、三尖瓣狭窄

三尖瓣狭窄较少见,主要由慢性风湿性心脏病所致,常合并有二尖瓣和(或)主动脉瓣病变。其他少见病因包括先天性三尖瓣畸形、后天性系统性红斑狼疮、类癌综合征、右心房黏液瘤、心内膜弹力纤维增生症和心内膜纤维化等。病理解剖发现器质性三尖瓣病变占慢性风湿性心脏病的10%～15%,但临床仅靠症状和体征的诊断率为1.7%～5%。随着多普勒超声心动图的广泛应用和手术方式的进步,临床诊断率已大幅提高。

(一)病理解剖与血流动力学改变

风湿性三尖瓣狭窄时病理改变为三尖瓣叶增厚、纤维化及交界处粘连,使瓣口面积减小,舒张期由右心房流入右心室的血流受阻,造成右心室充盈减少,右心排血量减低。同时瓣口狭窄致右心房血流瘀滞,右心房压力逐渐升高,超过0.7 kPa(5 mmHg)时可引起体循环回流受阻,出现颈静脉怒张、肝大、腹水和水肿。由于正常三尖瓣口面积达6～8 cm²,轻度缩小不致引起血流梗阻,通常认为当减小至2 cm²时方引起明显的血流动力学改变。

(二)超声心动图表现

1.M型超声心动图

三尖瓣狭窄造成右心室充盈障碍,舒张期压力上升缓慢,推动三尖瓣前叶向后漂移的力量减弱,致使三尖瓣EF段下降减慢,常小于40 mm/s(正常为60～125 mm/s),典型者曲线回声增强、增粗,呈"城墙样"改变。但轻度狭窄者常难以见到典型曲线改变。

2.二维超声心动图

三尖瓣回声增强、增厚,尤以瓣尖明显。前叶活动受限,瓣体于舒张期呈圆顶状膨出,后叶和隔叶活动度减小。瓣膜开口减小,前叶与隔叶间的开放距离减小。腱索和乳头肌回声可增粗缩短。右心房呈球形扩大,房间隔向左侧弯曲。下腔静脉可见增宽。

3.三维超声心动图改变

二维超声心动图不能同时显示三尖瓣的三个瓣膜,因此无法同时显示三个瓣膜的几何形态及其病变特征。实时三维超声心动图可以从右心室面清晰地观察三尖瓣的表面及交界。

4.彩色超声多普勒

(1)M型彩色多普勒:可显示舒张期右心室腔内红色为主、间杂有蓝白色斑点的血流信号,起始于三尖瓣E峰处,终止于A峰,持续整个舒张期。

(2)二维彩色多普勒血流成像:在狭窄的三尖瓣口处,舒张期见一窄细血流束射入右心室,射流距较短,一般显示为红色,中央部间有蓝、白色斑点。吸气时射流束彩色亮度明显增加,呼气时彩色亮度减弱。

5.频谱多普勒

(1)脉冲型频谱多普勒:可记录到狭窄所致的舒张期正向射流频谱。频谱形态与二尖瓣狭窄相似,但流速较低,一般不超过 1.5 m/s(正常三尖瓣流速为 0.30~0.70 m/s),吸气时出现 E 波升高,呼气时流速下降。

(2)连续型频谱多普勒:频谱形态与脉冲多普勒相似。许多学者应用与研究二尖瓣狭窄相似的方法估测三尖瓣狭窄的程度。

(三)鉴别诊断

(1)右心功能不全时,三尖瓣活动幅度可减小,EF 斜率延缓,但无瓣叶的增厚粘连,三尖瓣口不会探及高速射流信号。

(2)房间隔缺损与三尖瓣反流时,因三尖瓣口流量增大,舒张期血流速度可增快,但通过瓣口的彩色血流束是增宽而非狭窄的射流束,脉冲多普勒显示流速的增加并不局限于三尖瓣口,而是贯穿整个右心室流出道。E 波的下降斜率正常或仅轻度延长。

二、三尖瓣关闭不全

三尖瓣关闭不全亦称为三尖瓣反流,三尖瓣的器质性病变或功能性改变均可导致三尖瓣关闭不全。由右心室扩大、三尖瓣环扩张引起的功能性关闭不全最为常见。凡有右心室收缩压增高的心脏病皆可继发功能性三尖瓣关闭不全,如重度二尖瓣狭窄、先天性肺动脉瓣狭窄、右心室心肌梗死、艾森曼格综合征、肺源性心脏病等。器质性三尖瓣关闭不全的病因可为先天畸形或后天性疾病。先天畸形(如 Ebstein 畸形、心内膜垫缺损等)将在有关章节中详述;而在后天性器质性三尖瓣关闭不全中,风湿性心脏病是主要病因,其次为感染性心内膜炎、外伤、瓣膜脱垂综合征等所引起。近年来,由于静脉吸毒、埋藏起搏器、机械肺通气、室间隔缺损封堵术引起的三尖瓣关闭不全有上升趋势。

大量临床研究发现,应用多普勒超声在许多正常人中(35%以上)发现轻度三尖瓣反流,谓之生理性反流。据报道儿童和老年人的检出率高于青壮年人。经食管超声心动图的检出率高于经胸检查。

(一)病理解剖与血流动力学改变

风湿性心脏病、感染性心内膜炎等疾病累及三尖瓣时所产生的病理解剖学改变与二尖瓣相似。而在功能性三尖瓣关闭不全时,瓣叶并无明显病变,瓣环因右心室收缩压升高、右心室扩大而产生继发性扩张,乳头肌向心尖和外侧移位,致使瓣叶不能很好闭合。在收缩期,右心室血液沿着关闭不全的瓣口反流入右心房,使右心房压力增高并扩大,周围静脉回流受阻可引起腔静脉和肝静脉扩张,肝淤血肿大、腹水和水肿。在舒张期,右心室同时接受腔静脉回流的血液和反流入右心房的血液,容量负荷过重而扩张,严重者将导致右心衰竭。反流造成收缩期进入肺动脉的血流减少,可使肺动脉高压在一定程度上得到缓解。

(二)超声心动图表现

1.M 型超声心动图

除出现原发病变的 M 型曲线改变外,常见三尖瓣 E 峰幅度增大,开放与关闭速度增快。由腱索或乳头肌断裂造成者,可见瓣叶收缩期高速颤动现象。右心房室内径均增大,严重的右心室容量负荷过重可造成室间隔与左心室后壁呈同向运动。由肺动脉高压引起者可见肺动脉瓣 a 波消失,收缩期呈"W"形曲线。下腔静脉可因血液反流而增宽,可达(24±4)mm[(正常(18±4)mm)],

严重时可见收缩期扩张现象。

2.二维超声心动图

三尖瓣活动幅度增大,收缩期瓣叶不能完全合拢,有时可见对合错位或裂隙(需注意除外声束入射方向造成的伪像)。由风湿性心脏病所致者瓣叶可见轻度增厚,回声增强。有赘生物附着时呈现蓬草样杂乱疏松的强回声。瓣膜脱垂时可见关闭点超越三尖瓣环的连线水平,或呈挥鞭样活动。右心房、右心室及三尖瓣环均见扩张。下腔静脉及肝静脉可见增宽。

3.三维超声心动图

应用实时三维超声心动图可对三尖瓣环、瓣叶及瓣下结构的立体形态进行观察。有学者应用实时三维超声心动图研究正常人三尖瓣环的形态,沿瓣环选择 8 个点,分别测量这些点随心动周期的运动,发现三尖瓣环为一个复杂的非平面结构,不同于二尖瓣环的"马鞍形"结构,从心房角度看最高点位于瓣环前间隔位置,最低点位于瓣环后间隔位置。另有学者发现在右心衰竭或慢性右心室扩张时三尖瓣环呈倾斜角度向侧方扩张,几何形态与正常三尖瓣有显著性差异。分析三尖瓣环运动和右心室收缩功能之间的关系,发现二者有很好的相关性。这些研究在一定程度上加深了对三尖瓣反流机制的认识。对反流束的三维容积测定有望成为定量诊断的新途径。

4.经食管超声心动图

经胸超声心动图基本可满足三尖瓣关闭不全的诊断需求,经食管超声心动图仅用于经胸超声图像质量不佳,或需要观察心房内有无血栓及三尖瓣位人工瓣的评价。经食管超声心动图可从不同的视角观察三尖瓣的形态与活动,所显示三尖瓣关闭不全的征象与经胸超声检查相似,但更为清晰。

5.彩色多普勒

(1)M 型彩色多普勒:在三尖瓣波群上,可见 CD 段下出现蓝色反流信号。多数病例反流起始于三尖瓣关闭点(C 点),终止于三尖瓣开放点(D 点)。三尖瓣脱垂时,反流可起于收缩中、晚期。在房室传导阻滞患者中,偶见三尖瓣反流出现于舒张中、晚期。这是由于房室传导延缓,导致舒张期延长,心室过度充盈,舒张压力升高;而心房收缩过后,心房压迅速降低,故心室压力相对升高,造成房室压差逆转,推动右心室血流沿着半关闭的三尖瓣返回右心房。

在下腔静脉波群上,正常人与轻度三尖瓣关闭不全者,肝静脉内均显示为蓝色血流信号,代表正常肝静脉的向心回流。在较严重的三尖瓣关闭不全时,收缩中、晚期(心电图 ST 中后段及 T 波处)因右心室血液反流,右心房与下腔静脉压力上升,故肝静脉内出现红色血流信号,但舒张期仍为蓝色血流信号。

(2)二维彩色多普勒:三尖瓣关闭不全时,收缩期可见反流束自三尖瓣关闭点处起始,射向右心房中部或沿房间隔走行。在肺动脉压正常或右心衰竭患者,反流束主要显示为蓝色,中央部色彩鲜亮,周缘渐暗淡。继发于肺动脉高压且右心室收缩功能良好者,反流速度较快,方向不一,呈现五彩镶嵌的收缩期湍流。在较严重的三尖瓣反流病例,肝静脉内可见收缩期反流,呈对向探头的红色血流信号;舒张期肝静脉血仍向心回流,呈背离探头的蓝色血流信号,因随心脏舒缩,肝静脉内红蓝两色血流信号交替出现。在胸骨上窝扫查上腔静脉时,亦可见类似现象。

6.频谱多普勒

(1)脉冲型频谱多普勒:在三尖瓣反流时,脉冲多普勒频谱主要出现以下三种异常:①右心房内出现收缩期反流信号:在三尖瓣关闭不全时,右心房内可记录到收缩期负向、频率失真的湍流频谱,为离散度较大的单峰实填波形,可持续整个收缩期,或仅见于收缩中、晚期。②腔静脉、肝静脉内出现收缩期反流信号:正常的肝静脉血流频谱呈三峰窄带波形,第一峰(S 峰)发生于收缩期,第二峰(D 峰)发生于舒张期,均呈负向,S 峰高于 D 峰。在 D 峰与下一 S 峰间,可见一正向小峰(A 峰),由心房收缩所致。在轻度三尖瓣反流时,频谱与正常人相似,但在中重度反流时,由于右心房内反流血液的影响,收缩期负向 S 峰变为正向,D 峰仍为负向,但峰值增大。上腔静脉血流频谱与肝静脉血流变化相似;下腔静脉血流方向与上述相反,反流较重时出现负向 S 峰,D 峰为正向,但由于下腔静脉血流与声束间角度过大,常难以获得满意的频谱图。③三尖瓣舒张期血流速度增快:在三尖瓣关闭不全较重时,通过瓣口的血流量增加,流速亦增快,故频谱中 E 峰值增高。

(2)连续型频谱多普勒:三尖瓣关闭不全时,连续多普勒在三尖瓣口可记录到清晰的反流频谱,其特征如下。①反流时相:绝大多数三尖瓣反流频谱起自收缩早期,少数病例起于收缩中、晚期,反流多持续全收缩期乃至等容舒张期,直至三尖瓣开放时方才停止。②反流方向:自右心室向右心房,故频谱为负向。③反流速度:最大反流速度通常为 2~4 m/s。④频谱形态:反流频谱为负向单峰曲线,峰顶圆钝,频谱上升与下降支轮廓近于对称。在右心室功能减低者,由于收缩期右心室压力上升缓慢,频谱上升支加速度减低,呈现不对称轮廓。⑤离散幅度:反流频谱离散度较大,呈实填的抛物线形曲线,轮廓甚光滑。

7.心脏声学造影

经周围静脉注射声学造影剂后,四腔心切面显示云雾影首先出现于右心房,而后心室舒张,三尖瓣开放,造影剂随血流到达右心室。当三尖瓣关闭不全时,收缩期右心室内部分造影剂随血流经过瓣叶间的缝隙退回右心房而形成反流。这种舒张期流向右心室,收缩期又退回右心房的特殊往返运动,称为造影剂穿梭现象,此为三尖瓣关闭不全声学造影的一个重要特征。M 型曲线显示造影剂强回声从右心室侧穿过三尖瓣 CD 段向右心房侧快速运行,当加快 M 型扫描速度时,其活动轨迹更易于观察(图 2-25)。为观察下腔静脉有无反流血液,应由上肢静脉注射造影剂。显示下腔静脉长轴切面时,可见收缩期造影剂强回声从右心房流入下腔静脉。

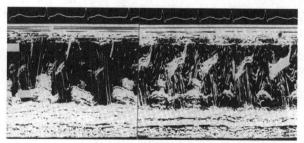

图 2-25　三尖瓣关闭不全声学造影三尖瓣曲线

注射过氧化氢溶液后,右心房、室内可见造影剂反射,收缩期见造影剂由右心室穿过三尖瓣反流至右心房,形成与 CD 段交叉的流线

(三)鉴别诊断

1.生理性与病理性三尖瓣反流的鉴别

最重要的鉴别点是二维超声心动图显示生理性反流无心脏形态及瓣膜活动的异常。其次,

生理性三尖瓣反流多发生于收缩早期,持续时间较短,反流束范围局限,最大长度<1 cm,最大流速<2 m/s。

2.器质性与功能性三尖瓣反流的鉴别

鉴别的关键点是二维超声心动图显示三尖瓣本身有无形态学的改变,如增厚、脱垂、附着点下移等。功能性三尖瓣反流时瓣叶形态可保持正常,但瓣环扩张。连续多普勒测定反流的最大流速亦可作为鉴别参考:器质性三尖瓣反流的流速极少>2.7 m/s,而功能性反流速度常>3.5 m/s。

(张 蕾)

第六节 扩张型心肌病

扩张型心肌病(dilated cardiomyopathy,DCM)既往称为充血型心肌病,是原发性心肌病的最常见类型,其特点是心肌收缩无力,心排血量减少,心脏普遍扩大。扩张型心肌病病因不明,发病因素有可能为:感染、营养缺乏、酒精中毒、代谢性疾病或自身免疫性疾病等。

一、病理解剖

扩张型心肌病的主要病理解剖改变是全心扩大(全心型)或左心扩大为主(左心室型)或右心扩大(右心室型)。心肌重量增加,心肌纤维不均匀肥大、退行性变及间质性纤维化,室壁厚度低于正常,心内膜纤维性增厚和心外膜轻度局灶性淋巴细胞浸润。心肌间质性纤维化是最常见的病变,呈灶性分布于室壁的内缘,也可出现心壁成片受损,心脏的起搏传导系统均可受侵犯;晚期可有心肌细胞溶解;双侧心房亦可扩大,心室腔内常见附壁血栓。

二、血流动力学

扩张型心肌病的患者,心肌病变使心脏收缩力减弱,左心室射血分数和心搏量下降。早期心搏量减少由增加心率代偿,心排血量尚可维持。后期失代偿,左心室收缩末期残余血量增多,舒张末期压增高,心腔扩大,瓣环增大,造成二、三尖瓣关闭不全,发生充血性心力衰竭。进而左心房、肺静脉压及肺动脉压力相继升高,最后出现右心衰竭,心腔进一步扩大,心室壁内张力增大,氧耗增多、心肌变薄、心率加速引起心肌相对缺血,而心肌摄氧的能力已达极限,因而可引起心绞痛;当心脏传导系统受累可引起各种心律失常。

三、诊断要点

(一)定性诊断

1.二维超声心动图

各房室腔均明显扩大,以左心室扩大更显著,左心室流出道明显增宽;严重者整个心脏呈球形扩大伴肺动脉增宽。心腔的扩大以前后、左右径增加为显著。相对缩小的二尖瓣口与扩大的心腔形成明显的"大心腔、小瓣口"。随着心腔的扩大,腱索与乳头肌出现相应的延长和肥大。在左心室收缩功能明显减退的患者,左心室内可见附壁血栓形成或合并心包积液。

2.M 型超声心动图

心室壁多数变薄,呈弥漫性运动幅度减低,以室间隔为明显;室壁增厚率、左心室短轴缩短率明显下降;二尖瓣开放幅度的减低和左心室舒张末期内径的增大,使舒张早期二尖瓣前叶 E 峰与室间隔之间的距离增大(图 2-26)。

3.彩色多普勒超声心动图

心室收缩功能下降,导致各瓣口的血流速度降低,瓣口血流显色暗淡。由于瓣环扩大及乳头肌和腱索向心尖的移位,收缩期二尖瓣及三尖瓣瓣尖对合不良,瓣口关闭不全,于左心房及右心房内可探及反流束(图 2-27)。

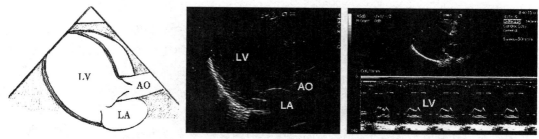

图 2-26　左心室长轴切面见左心室扩大,二尖瓣相对缩小(大心腔、小瓣口),M 型超声见室壁
运动明显减弱,舒张期二尖瓣 E 峰顶端至室间隔左心室面间的距离(EPSS)增大
(LA 左心房;LV 左心室;AO 主动脉)

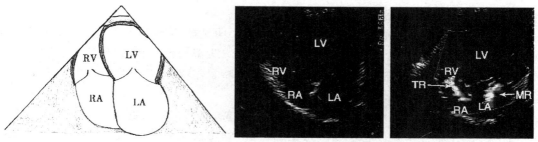

图 2-27　四腔心切面见左心扩大,二尖瓣、三尖瓣相对性关闭不全
(LA 左心房;RV 右心室;LV 左心室;RA 右心房;MR 二尖瓣反流;TR 三尖瓣反流)

4.频谱多普勒

左心室收缩功能下降,导致左心室流出道及主动脉瓣口流速下降。在病程早期,二尖瓣正向血流频谱 E 波流速下降,A 波流速增高,随着病情发展,E 波升高,A 波流速减低。收缩期二尖瓣及三尖瓣瓣尖对合不良,瓣口关闭不全,于左心房及右心房内可探及反流频谱。

(二)定量诊断

(1)心腔扩大,左心室舒张末径大于 55.0 mm。左心室流出道增宽,前后径大于 35.0 mm。M 型超声心动图显示舒张期二尖瓣 E 峰顶端至室间隔左心室面间的距离(EPSS)大于 10.0 mm(正常为 2.0~5.0 mm)。

(2)左心室收缩功能下降,射血分数小于 50.0%。收缩功能下降可采用如下分级标准:在静息状态下,小于 50.0%可认为左心室收缩功能减低,41.0%~50.0%时为轻度减低,30.0%~40.0%时为中度减低,小于 30.0%为重度减低。

(3)通过测量扩张型心肌病患者的二尖瓣和肺静脉瓣血流频谱,可将患者左心室充盈异常分为：轻度舒张功能受损、中度舒张功能受损、重度舒张功能受损和非常严重舒张功能受损四个阶段。

四、诊断注意点

诊断中要注意排除风湿性心脏病、冠心病、高血压性心脏病、先天性心脏病等所致的心肌病变。

五、鉴别诊断

（一）冠状动脉粥样硬化性心脏病

冠脉广泛受累患者超声显示心脏扩大，可伴有心力衰竭，心功能降低，室壁运动减弱，心律失常等表现，与扩张型心肌病十分相似，鉴别点为：冠状动脉粥样硬化性心脏病大多表现有节段性室壁运动异常，而扩张型心肌病的室壁运动以弥漫性减弱为特征。对少数扩张型心肌病患者伴有节段性室壁运动异常引起鉴别诊断困难时，可行多巴酚丁胺超声心动图负荷试验进一步鉴别。

（二）高血压性或肺源性心脏病

晚期高血压性心脏病左心室明显扩大，室壁运动幅度减低应与左心型扩张型心肌病鉴别：高血压性心脏病患者均有长期高血压病史，左心室室壁增厚，升主动脉增宽及左心室舒张功能异常。肺源性心脏病表现右心增大应与右心扩张型心肌病鉴别：肺源性心脏病患者右心室压力负荷过重，超声心动图检查可见右心室壁增厚，运动增强，肺动脉压明显升高。

（三）器质性心脏瓣膜病

当风湿性病变累及二尖瓣造成二尖瓣反流时，左心明显扩大，疾病晚期左心室室壁运动幅度明显降低，左心室射血分数下降，与扩张型心肌病合并二尖瓣反流相似；但风湿性心脏病常有瓣膜显著病变，如二尖瓣瓣尖的结节样增厚，脱垂或腱索断裂，多数患者合并二尖瓣狭窄。

（四）病毒性心肌炎

急性病毒性心肌炎的超声表现与扩张型心肌病类似，鉴别主要根据临床表现及实验室检查结果（病毒性心肌炎患者常有上呼吸道感染、腹泻等病毒感染病史，病毒学检查阳性，血清酶 CK、CK-MB 水平升高）。

（张　蕾）

第七节　肥厚型心肌病

肥厚型心肌病是指不明原因的左心室心肌的非对称性肥厚，心腔缩小，心室顺应性减弱，左心室流出道狭窄，收缩功能亢进，舒张功能的减退。出现左心室流出道狭窄者，称为肥厚型梗阻性心肌病，不出现左心室流出道狭窄者，称为肥厚型非梗阻性心肌病。

一、病理解剖

肥厚型心肌病主要累及左心室中层环行肌，心室壁呈普遍性、局限性或向心性肥厚，通常多为非对称性室间隔肥厚；当室间隔与左心室游离壁增厚相近时，不易发生左心室流出道梗阻。当室间隔比心室游离壁厚时,左、右心室流出道可能发生梗阻。左心室流出道梗阻的患者,由于收缩期二尖瓣长期向前接触左心室流出道内膜,可造成该处内膜损伤增厚。在室间隔肥厚的患者中,肥厚部位常位于室间隔上 2/3,室间隔下 1/3 部位的肥厚较少见;部分患者也可见全段室间隔均明显肥厚,左心室腔呈一窄腔,常伴有右心室肥厚。心尖部肥厚型心肌病是一种少见类型,通常不伴有流出道梗阻。另有少数变异型肥厚型心肌病患者表现为左心室中部的哑铃形肥厚,产生肌性狭窄。个别患者可有整个左心室的向心性肥厚。

二、血流动力学

肥厚型梗阻性心肌病患者,收缩期肥厚的室间隔凸入左心室流出道,造成梗阻;使二尖瓣前叶与室间隔靠近而向前移位,引起左心室流出道狭窄与二尖瓣关闭不全,此作用在收缩中、后期较明显。左心室射血早期,流出道梗阻轻,射出约 30.0% 心搏量,其余 70.0% 在射血中晚期射出。流出道梗阻在收缩期造成左心室腔与流出道之间有压力差,而流出道与主动脉间无压力差。有些患者在静息时流出道梗阻不明显,运动后变为明显。肥厚型非梗阻性心肌病患者,无相应血流动力学改变。

晚期患者由于心肌纤维组织的进一步增多,心肌收缩力减弱,心搏量减少,心室收缩与舒张末期存血量增多,射血分数减少,心腔扩大,由于心室舒张末压增高,心房压增高致肺循环和体循环压增高,继而发生心力衰竭。

三、诊断要点

(一)定性诊断

1.二维超声心动图

左心室内膜增厚、非对称性心肌肥厚,左心室流出道狭窄;左心室腔内径变小,收缩末期容量显著变小甚至闭塞;部分患者可于左心室心尖部探及血栓回声(图 2-28)。

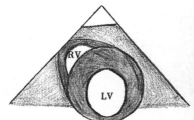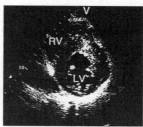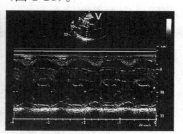

图 2-28　左心室短轴切面及 M 型超声心动图显示室壁非对称性增厚

(LA 左心房;RV 右心室)

2.M 型超声心动图

在多数患者中,二尖瓣曲线可观察到收缩期二尖瓣前向运动(sys-tolic anterior motion,SAM),即二尖瓣前叶在收缩中期迅速移向室间隔,加重左心室流出道梗阻(图 2-29);少数患者二尖瓣前叶于收缩早期甚至等容收缩期即出现前移;主动脉瓣曲线可观察到特征性的"M"或"W"形征象,这是由于收缩早期左心室射血加速,使主动脉瓣处于完全开放状态,而收缩中期左心室流出道发生梗阻,主动脉血流量突然减少,又使主动脉瓣处于半关闭状态导致的。

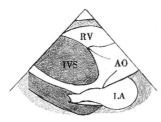
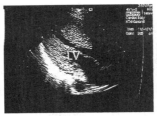
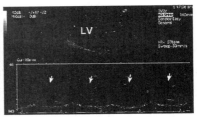

图 2-29 左心室长轴切面见二尖瓣前叶收缩中期向前运动(SAM 征)

(LA 左心房;RV 右心室;AO 主动脉;IVS 室间隔)

3.彩色多普勒超声心动图

流出道梗阻患者于流出道内出现收缩期射流信号(图 2-30)。

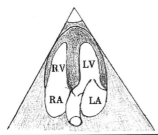
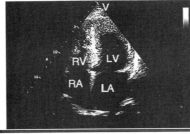
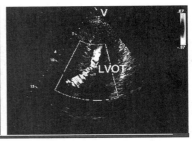

图 2-30 四腔心切面显示室间隔明显增厚,彩色多普勒见左心流出道出现收缩期射流信号

(LA 左心房;RV 右心室;LV 左心室;RA 右心房)

4.频谱多普勒

流出道梗阻患者于流出道内可记录到收缩期高速血流频谱。

(二)分型诊断

1.室间隔中上部肥厚型

胸骨旁左心室长轴切面,可见室间隔中上部呈纺锤形增厚,突向左心室流出道,一般均有左心室流出道的梗阻,此型最为常见。

2.前侧壁肥厚型

左心室前壁和侧壁增厚,室间隔无增厚,常伴有左心室流出道梗阻。

3.心尖部肥厚型

左心室心尖部增厚,累及近心尖部的室间隔、侧壁或下壁;室间隔中上部无增厚或略增厚,一般不伴有左心室流出道的梗阻。

4.后下壁肥厚型

左心室后壁和下壁增厚,室间隔无增厚,一般无左心室流出道梗阻,如果后壁显著增厚,则可导致左心室流入道的梗阻。

5.左心室中部肥厚型

室间隔和左心室侧壁中部局限性增厚突向左心室腔,造成左心室腔中部肌性狭窄,收缩期血流梗阻。

6.对称性肥厚型

室间隔和左心室壁普遍增厚,常伴有右心室游离壁增厚和左心室流出道梗阻。

（三）定量诊断

（1）非对称性肥厚型心肌病患者室间隔舒张末期厚度＞15.0 mm，游离壁厚＞11.0 mm，室间隔/后壁比值＞1.3。

（2）心内膜厚度5.0～15.0 mm。

（3）左心室流出道内径≤21.0 mm，收缩早期的流速一般2.0 m/s左右，明显高于左心室流出道的正常最大流速，峰值流速取决于梗阻程度，一般超过4.0 m/s。

（4）病程早期射血分数可在正常范围，部分患者高于正常，每搏输出量减低。

四、鉴别诊断

（一）高血压性心脏病

高血压性心脏病患者有长期高血压病史，左心室室壁增厚，通常为向心性，无二尖瓣前向运动和左心室流出道梗阻，升主动脉增宽及左心室舒张功能异常，可借此与肥厚型心肌病进行鉴别。

（二）主动脉瓣、瓣上及瓣下狭窄

在较重狭窄的患者，可继发左心室壁的肥厚，左心室腔变小，易误诊为肥厚型心肌病，但这些患者不出现二尖瓣前叶收缩期前向运动和继发性左心室流出道动力梗阻，同时伴有左心室流出途径相应部位的结构改变。

（张　蕾）

第八节　限制型心肌病

限制型心肌病（restrictive cardiomyopathy，RCM），以往又称为闭塞型心肌病。本病患者心内膜或心内膜心肌纤维化并增厚导致左心室腔缩小，左心室充盈受限，排血量减少，左心室收缩功能相对正常。

一、病理解剖

原发性限制型心肌病患者病理解剖表现为心内膜和心内膜下心肌纤维化并增厚，常侵犯二尖瓣和三尖瓣瓣下区域，心肌不厚，心房增大。

患者在急性期时心肌炎症明显，心内膜心肌血管周围可见嗜酸性粒细胞浸润，随后心肌炎症减轻，心内膜增厚，房室瓣下和心尖增厚的内膜可出现附壁血栓。晚期，心内膜和心肌显著纤维化，以心室流入道和心尖为主，腱索本身的增厚可导致房室瓣反流，而腱索被周围的纤维组织所包绕可导致房室瓣狭窄。纤维化可深入至心肌内，引起室壁僵硬度增高，最终导致双侧心房的扩大，而双侧心室内径正常或减小。

二、血流动力学

心内膜与心肌纤维化使心室舒张发生障碍，还可伴有不等程度的收缩功能障碍。心室腔变小，心室充盈压的升高，使心室的充盈受限制；心室的顺应性降低，血液回流障碍，随之心排血量也减小。房室瓣受累时可以出现二尖瓣或三尖瓣关闭不全。肺循环和体循环静脉压均升高;肺动脉收缩压超过 6.7 kPa(50 mmHg),左心室充盈压超过右心室充盈压 0.7 kPa(5 mmHg)以上。

三、诊断要点

(一)定性诊断

1.二维超声心动图

双心房扩大,双心室内径正常或缩小,心尖部心室腔甚至闭塞;室壁厚度正常,心内膜增厚、回声增强,室壁运动减弱;房室瓣下和心尖部可出现血栓回声;心包膜一般不增厚;下腔静脉和肝静脉增宽(图 2-31、图 2-32)。

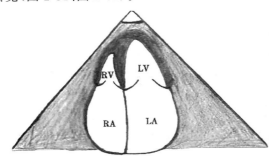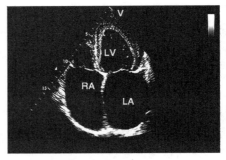

图 2-31 四腔心切面见双心房增大,心室内膜回声增强

(LA 左心房;RV 右心室;LV 左心室;RA 右心房)

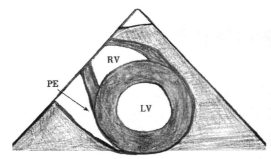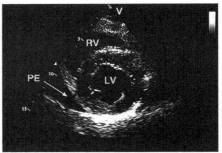

图 2-32 左心室短轴切面见心室室壁增厚,内膜回声增强,心包内见少量积液

(RV 右心室;LV 左心室;PE 心包积液)

2.M 型超声心动图

室壁运动僵硬,幅度低下。

3.彩色多普勒

收缩期于左、右心房内分别来源于二尖瓣口、三尖瓣口的反流束。

(二)定量诊断

(1)患者心内膜厚度可至 10.0～20.0 mm,收缩期室壁增厚率小于 30.0%;早期患者左心室射血分数大于 50.0%,晚期由于心肌纤维化严重,收缩功能受损,射血分数小于 50.0%。

(2)患者左心室舒张功能下降:左心室等容舒张时间缩短,二尖瓣血流呈限制型血流频谱,表现为 E 波高尖,A 波变小,E/A>2.0,这是由于患者的舒张早期左心房压升高,左心室压降低,二尖瓣前向血流压差增大,但由于左心室僵硬度升高,左心室压力又迅速上升,导致前向血流压差迅速减小;肺静脉血流频谱反流速度增大。

（3）通过记录三尖瓣反流频谱,可以估测出患者右心室和肺动脉的收缩压。多数患者肺动脉收缩压大于 6.7 kPa(50 mmHg)。

四、诊断注意点

在诊断限制型心肌病时,要先排除缩窄性心包炎及其他左心室充盈受限的疾病。

五、鉴别诊断

限制型心肌病的临床表现与缩窄性心包炎相似,须对两者进行鉴别。缩窄性心包炎的重要征象是心包增厚,伴有室壁-心包间间隙的消失和室壁动度减弱;心包的病变使整个心包腔的容量成为一固定值,右心室充盈量的增减,将导致左心室充盈量的相反变化。而限制型心肌病的患者,心包壁无相应病变,对心腔容量也无限制作用,无上述左右心室充盈之间的相互影响。

（张　蕾）

第九节　感染性心内膜炎

感染性心内膜炎(infective endocarditis,IE)是指病原微生物侵犯心瓣膜、心内膜或大动脉内膜所引起的感染性炎症,其特征性的损害为赘生物形成。

感染性心内膜炎可分为急性和亚急性两类。急性感染性心内膜炎主要由金黄色葡萄球菌引起,表现为严重的全身中毒症状,在数天至数周内发展为瓣膜及其周围组织破坏和迁移性感染,可发生于没有心血管基础病变的基础上;亚急性感染性心内膜炎多由草绿色链球菌等病菌引起,病程发展为数周至数月,中毒症状轻,很少引起迁移性感染,多数发生于原有心血管基础病变的患者。随着心血管系统创伤性检查、介入治疗和心脏手术的广泛开展,如人工瓣膜置换术、心血管畸形矫治术、心脏起搏器安置等,本病的发病率也有所上升。

超声心动图通过检测赘生物、瓣膜形态和功能改变、并发症及血流动力学改变,有助于 IE 的早期诊断和治疗。

一、病理解剖与血流动力学改变

(一)病因学

感染性心内膜炎是由于细菌、真菌和其他病原微生物(如病毒、立克次体、衣原体、螺旋体等)入血繁殖,在心瓣膜、心内膜或大动脉内膜侵蚀生长,与血小板、白细胞、红细胞和纤维蛋白及坏死组织等形成大小不等的赘生物。链球菌、葡萄球菌、肠球菌及厌氧的革兰阴性杆菌是引起感染性心内膜炎的主要致病菌。

儿童感染性心内膜炎患者中,大多数存在心脏结构异常,如室间隔缺损、动脉导管未闭、法洛四联症等。成人患者主要的基础心脏病为风湿性二尖瓣和(或)主动脉瓣关闭不全,主动脉瓣二瓣化畸形、二尖瓣脱垂、老年性瓣膜退行性变均为易患因素。人工瓣膜也是感染的好发部位,随着人工心脏瓣膜的广泛使用,占所有感染性心内膜炎的比例也在增加,瓣膜置换术后最初 6 个月危险性最大。静脉内药物滥用者发生心内膜炎的危险度是风湿性心脏病或人工瓣膜患者的数倍,并具有右心瓣膜感染的特有倾向,瓣膜受累最常见于三尖瓣。医疗相关性心内膜炎,如长期留置中心静脉导管、埋藏导管、血透导管等。

(二)发病机制

1.内膜损伤

感染的常见部位多在二尖瓣左心房侧、二尖瓣腱索、主动脉瓣左心室面、右心室心内膜和肺动脉内膜。三种血流动力学条件可损伤内膜:①反流或分流高速喷射冲击内膜。②血液从高压腔室流向低压腔室。③血流高速流经狭窄瓣口。心内膜损伤后,内膜下的胶原暴露,使血小板及纤维素更易于黏附和沉积。

2.非细菌性血栓性心内膜炎

内膜损伤和高凝状态导致血小板-纤维素在损伤部位的沉积,这种沉积物称为非细菌性血栓性心内膜炎(NBTE)。非细菌性血栓性心内膜炎的沉积物附在二尖瓣和三尖瓣心房面的关闭线,以及主动脉瓣和肺动脉瓣心室面的关闭线。

3.感染性心内膜炎

菌血症是最终促发非细菌血栓性心内膜炎转化为感染性心内膜炎的因素。菌血症的发生率以口腔黏膜,特别是牙龈最高。细菌黏附于非细菌性血栓性心内膜炎,持续存在并繁殖,通过血小板-纤维素聚集而增大形成赘生物,造成局部或超出瓣膜范围的破坏,持续菌血症和赘生物碎片可导致栓塞和任何器官或组织的迁移性感染。

(三)病理解剖与血流动力学改变

赘生物黏附在瓣叶、腱索、心内膜或大动脉内膜表面,其形态多变,可呈孤立无蒂的团块黏附在瓣膜上,或呈钟摆样易碎团块,甚至条带状。IE引起的瓣膜变形或穿孔,腱索断裂和大血管与心腔室之间或腔室间的穿孔或瘘管均可导致进行性充血性心力衰竭。发生于二尖瓣的IE,可引起瓣叶穿孔、撕裂,腱索断裂,瓣环破坏,导致瓣膜反流,左心房、左心室增大。累及主动脉瓣的心内并发症比累及二尖瓣者进展更快。主动脉瓣或人工瓣膜的感染,通常扩展至瓣环及环旁组织,以及二尖瓣-主动脉瓣的瓣间纤维组织,引起瓣周漏、瓣环脓肿、间隔脓肿、瘘管和心律失常,甚或化脓性心包炎。大的赘生物尤其附着于二尖瓣上者,可引起功能性瓣膜狭窄。赘生物容易脱落并造成栓塞,栓塞部位以脾、肾和脑血管最为常见,患有三尖瓣感染性心内膜炎的静脉内药物滥用者,肺栓塞通常为化脓性栓子。赘生物直径≥10 mm者,栓塞发生率可达33%,且死亡率较高。

IE典型的临床表现有发热、杂音、贫血、栓塞、皮肤病损、脾大和血培养阳性等。

二、超声心动图表现

(一)赘生物的一般超声表现

赘生物在二维超声图像上有相应的特殊表现:①大小不等。小至2~3 mm,大至10~20 mm。②形态不一。可呈绒毛絮状、团块状、息肉状、条带状或不规则形。③回声强度不等。新鲜的赘生物松散,回声较弱;陈旧的或有钙化的赘生物回声增强。④活动度不一。有蒂与瓣膜相连者,可随瓣膜呈连枷样运动;已发生纤维化或钙化的赘生物活动明显减低,甚至消失。⑤变化较快。经有效抗感染治疗,赘生物逐渐缩小,病变局部回声增强;赘生物的突然消失,多提示赘生物脱落;赘生物增加、增大和(或)心血管结构进一步受到破坏,多提示病变进展。

(二)不同瓣膜的赘生物特征

1.主动脉瓣

主动脉瓣赘生物的促发因素主要有:风湿性主动脉瓣关闭不全、先天性二叶式主动脉瓣畸形及老年性主动脉瓣退行性变等。

(1)二维和实时三维超声心动图:重点采用胸骨旁左心室长轴、胸骨旁大动脉短轴、心尖五腔心及心尖左心室长轴切面显示主动脉瓣上团块状或条带状赘生物。赘生物大小不一,回声强弱不等,多附着于主动脉瓣的心室面,随心脏舒缩呈连枷样运动。左心室长轴切面还可观察到脱垂的主动脉瓣携带赘生物甩向左心室流出道(图 2-33)。合并主动脉瓣破损或穿孔者,瓣膜回声粗糙,应用局部放大(ZOOM 键),常可于主动脉瓣根部见到裂隙。间接征象为左心室增大。

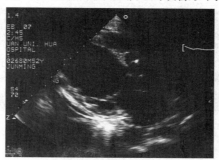

图 2-33 主动脉瓣赘生物

左心室长轴切面二维超声见主动脉无冠瓣心室侧条状赘生物附着(Veg)

(2)经食管超声心动图:采用多平面经食管超声技术,可清楚显示主动脉瓣口短轴切面、主动脉瓣口和左心室流出道的长轴切面。主动脉瓣赘生物的超声图像改变类似于经胸检查,但图像更为清晰,对病变的判断更为准确(图 2-34)。

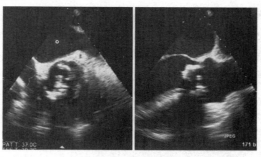

图 2-34 室间隔缺损合并主动脉瓣赘生物

经食管超声心动图显示膜周部室间隔缺损 6 mm,主动脉瓣增厚,无冠瓣团状赘生物附着

(3)M 型超声心动图:M 型主动脉波群可见舒张期主动脉瓣关闭时出现不规则条带状赘生物回声,将取样线移至二尖瓣水平,在左心室流出道内亦可见不规则条带状赘生物回声。合并主动脉瓣穿孔者,收缩期主动脉瓣开放时出现不规则的粗震颤。合并主动脉瓣关闭不全者,二尖瓣前叶可出现舒张期细震颤。

(4)多普勒超声心动图:彩色多普勒显示源于主动脉瓣口的五彩镶嵌反流束,基底宽,色彩紊乱,流程较短,多为偏心性。合并主动脉瓣破损或穿孔者,反流束常呈多束。

2.二尖瓣

多发生在风湿性心脏病、二尖瓣脱垂等基础上,也可发生在无器质性心脏病的患者。

(1)二维和实时三维超声心动图:重点采用胸骨旁左心室长轴、二尖瓣水平左心室短轴及心尖四腔心切面显示二尖瓣上附着团状或条带状赘生物。赘生物形态不规则,回声强弱不等,随瓣膜开放、关闭活动,多见于二尖瓣心房面。合并瓣叶破损或穿孔者,瓣膜回声粗糙,回声中断,有时呈串珠样(图2-35);合并腱索断裂者,瓣膜活动度异常增大呈"连枷样"运动。继发改变为左心腔增大,室壁运动增强。

(2)M型超声心动图:二尖瓣叶活动曲线增粗,出现不规则多重回声,但仍为双峰曲线。较大的赘生物可以影响瓣叶关闭,导致CD段曲线分离。

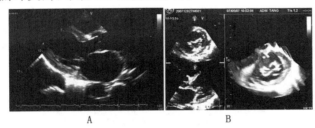

图2-35　二尖瓣赘生物伴穿孔

A.左心室长轴切面二维超声见二尖瓣前瓣尖心房侧条状赘生物附着(Veg),瓣体裂孔5 mm;B.同一患者,实时三维超声显示二尖瓣前叶赘生物伴穿孔

(3)多普勒超声心动图:彩色多普勒显示收缩期左心房内源于二尖瓣口的蓝色反流束,流程短,色彩紊乱,多有偏心。合并瓣叶穿孔时,反流束起源于瓣叶穿孔部位,其形态、方向与经瓣叶对合缘的反流束不同,常呈多束反流;频谱多普勒于二尖瓣左心房侧记录到收缩期负向高速湍流频谱。

3.三尖瓣

三尖瓣IE较左心系统少见,右心系统的心内膜炎主要发生于新生儿或静脉注射毒品成瘾的成年人,其中大多数为三尖瓣受累。

(1)二维和实时三维超声心动图:右心室流入道切面和心尖四腔心切面是观察三尖瓣赘生物的最佳切面,赘生物附着于三尖瓣前叶者居多,呈团块状或条带状,随瓣叶开闭摆动于右心房与右心室之间。病程较长者,赘生物多发生钙化。通常三尖瓣瓣膜增厚,回声粗糙,闭合不严,有时可见三尖瓣脱垂。间接征象为右心腔扩大,右心室前壁运动幅度增强。

(2)M型超声心动图:三尖瓣运动曲线增粗,可见赘生物呈不规则的绒毛样回声。

(3)多普勒超声心动图:彩色多普勒可见收缩期右心房内源于三尖瓣口的蓝色为主的多色镶嵌血流束;频谱多普勒于三尖瓣右心房侧记录到收缩期负向高速湍流频谱。

4.肺动脉瓣

单纯累及肺动脉瓣的IE极为少见,多发生于原有器质性病变基础上,常为先天性心脏病患者,如肺动脉瓣狭窄、动脉导管未闭、法洛四联症和室间隔缺损;少数见于瓣膜原本正常而有明显诱因或发病条件者,如长期静脉营养输液、置放心导管及由药物依赖静脉注射而致病者。

(1)二维超声心动图:胸骨旁心底短轴、肺动脉长轴切面可见肺动脉瓣增厚,回声增强,有团块状或条带状赘生物附着,随瓣膜活动而在右心室流出道和肺动脉之间摆动。间接征象可见右心室增大。少数患者赘生物可附着于肺动脉主干、分叉处或一侧肺动脉壁内,随血流甩动,极易脱落造成栓塞(图2-36)。

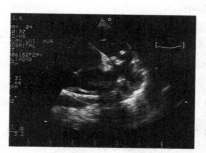

图 2-36　动脉导管未闭合并肺动脉赘生物

右心室流出道长轴切面见肺动脉左前及右后壁团状赘生物附着(Veg)

（2）M 型超声心动图：在右心室流出道内，舒张期出现绒毛状赘生物回声，收缩期消失。

（3）多普勒超声心动图：肺动脉瓣关闭不全者，彩色多普勒显示舒张期右心室流出道内源于肺动脉瓣口的红色反流束；赘生物引起肺动脉瓣狭窄者，收缩期肺动脉内血流加快，频谱为负向高速湍流。动脉导管未闭合并肺动脉赘生物者，彩色多普勒显示主肺动脉内连续性左向右分流束。

5.人工瓣膜

赘生物多附着在生物瓣瓣膜及瓣环处，机械瓣则多附着在瓣片的基底部或瓣环处。多切面显示异常团状或条带状赘生物附着于人工瓣瓣环或瓣片上，可呈低回声或高回声，形态不规则，可随血流摆动。如果赘生物位于瓣叶交界处，相互融合，常导致人工瓣开放受限，闭合不严。如果 IE 侵及瓣周，常导致严重的瓣周漏。但由于人工瓣特殊的结构特点，如机械瓣金属瓣架及瓣片的强回声和后方明显声影的影响，经胸超声心动图很难早期发现人工瓣的赘生物，如高度怀疑应进行经食管超声心动图检查（图 2-37）。有医院曾遇一例 Marfan 综合征主动脉瓣置换术后 2 个月患者，因发热，常规经胸超声心动图未发现异常，经食管超声心动图发现主动脉夹层合并感染性心内膜炎伴赘生物形成，再次行人造血管置换术。

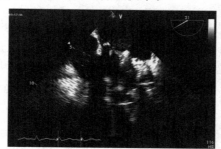

图 2-37　人工瓣赘生物

二尖瓣位人工机械瓣置换术后 2 年，经食管超声心

动图显示瓣架左心房侧团状赘生物附着(Veg)

（三）并发症的超声表现

感染性心内膜炎最常见的并发症是瓣膜穿孔、腱索断裂，超声图像上表现为相应瓣膜的反流及连枷样运动。此外，发生于瓣膜外的并发症最多见于主动脉瓣，感染从主动脉瓣叶扩展到瓣叶周围组织，其发展和严重程度取决于瓣膜和瓣膜外扩张的方向和程度。

1.瓣周脓肿

急性感染性心内膜炎较常见,尤以金黄色葡萄球菌和肠球菌为其致病菌。多位于前间隔、环绕主动脉根部,包括瓣膜脓肿、瓣环脓肿、心肌内脓肿。主动脉瓣周脓肿表现为在主动脉根部与右心室流出道,左心房前壁、肺动脉之间大小不等、形态各异的无回声区或回声异常的间隙,含有化脓物质,形成脓肿。脓肿可为单个或多个,位于瓣叶体部、瓣环或心肌内,其周围可见主动脉瓣膜赘生物(图2-38)。感染因不同主动脉窦受累可向三个方向蔓延:①右冠状动脉窦,典型的感染途径经主动脉瓣根部蔓延到膜部或肌部室间隔,进而至右心室或右心室流出道;偶尔室间隔破裂形成室间隔缺损。②左冠状动脉窦及其相邻的部分无冠状动脉窦,感染经主动脉与二尖瓣间的纤维组织向二尖瓣前叶基底部蔓延;感染也可直接波及主动脉瓣与左心房间相对无血管组织区;偶尔进入房间隔。③无冠状动脉窦,感染可伸展到室间隔后部、右心房、偶尔可达右心室基底部。主动脉瓣环的感染延伸至室间隔可形成室间隔脓肿,表现为受累区室间隔增厚,回声增强,增厚的心肌内可见到无回声腔。

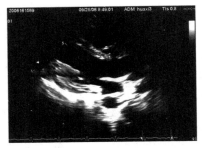

图 2-38　主动脉根部脓肿

左心室长轴切面二维超声见主动脉前壁与相邻室
间隔内呈现无回声区(箭头所指处)

2.主动脉根部感染性膨出瘤

在主动脉根部,感染侵入内膜并在主动脉瓣环、主动脉窦或壁内形成一与主动脉管腔相通的盲囊。致病菌由赘生物的栓塞或从感染的主动脉瓣直接蔓延而抵达主动脉壁内,在该处生长并引起中层灶性坏死,乃至形成膨出瘤。该膨出瘤向内破裂形成心内瘘,使血流动力学恶化,常需外科干预。彩色多普勒超声有助于发现该瘤破裂,可见多色镶嵌血流束并可记录到连续性湍流频谱。

3.二尖瓣膨出瘤

因主动脉瓣感染性心内膜炎而引起。表现为二尖瓣前叶的左心房侧可见一风袋样结构,由于左心室压力较高,该膨出瘤总是突向左心房,在收缩期更明显,瘤体可完整,也可有不同程度的收缩期漏,甚至完全破裂,导致严重的二尖瓣反流。其产生机制为主动脉瓣破裂后,反流血液喷射冲击二尖瓣前叶造成损伤并继发感染,破坏二尖瓣的内皮及纤维体,使二尖瓣薄弱部位在左心室高压下逐渐向低压的左心房突出,从而导致二尖瓣膨出瘤的形成。

4.心内瘘

主动脉根部脓肿和感染性主动脉窦瘤均可破入邻近腔室,形成心内瘘管。心内瘘可单发或多发,通常从主动脉伸展到右心室、右心房或左心房,并引起相应的血流动力学改变和超声征象(图2-39)。

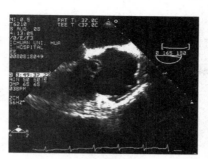

图 2-39 人工瓣合并心内瘘

主动脉瓣位人工机械瓣置换术后半月,经食管超声心动图显示无
冠状动脉窦感染性窦瘤破入右心房,窦壁赘生物附着(Veg)

5.冠状动脉阻塞

当左、右冠状动脉开口与受感染的主动脉瓣十分接近时,赘生物的碎片栓塞至冠状动脉内,则可造成心肌梗死。二维超声可发现新出现的心肌节段性运动异常,也可观察到大的赘生物于堵塞冠状动脉开口。

6.化脓性心包炎

在急性感染性心内膜炎,可由血源性播种、心肌脓肿破裂、或细菌性膨出瘤穿孔等诸多途径引起化脓性心包炎。在亚急性感染,偶可产生反应性浆液性积液。二维超声可确定积液的存在与分布。

三、诊断要点与鉴别诊断

(一)诊断要点

赘生物形成是 IE 最重要的诊断依据。超声心动图动态观察赘生物的变化,对临床正确诊断和处理具有重要意义。超声心动图诊断 IE 重要的阳性特征有:①摆动的心内团块状或条带状或不规则形状赘生物,附着于瓣膜或支持结构上,或在反流及分流喷射的路线上,或在植入的材料上,而缺乏其他的解剖学解释。②瓣周脓肿。③人工瓣瓣周漏。④新出现的瓣膜反流。如果患者上述特点不典型时还应结合患者有无易患因素、发热、栓塞等综合考虑。

(二)鉴别诊断

由于本病的临床表现多样,常易与其他疾病混淆。瓣膜赘生物主要需与下列疾病鉴别。

1.瓣膜黏液样变性

可引起瓣叶不均匀性增厚、回声增强,当二尖瓣黏液样变性伴脱垂或腱索断裂时与赘生物相似。二者主要的鉴别点在于累及的范围:前者病变呈弥漫性,瓣叶冗长;后者多局限,常常发生在瓣尖。

2.风湿性心脏瓣膜病

患者也可出现发热、瓣膜增厚、脱垂、腱索断裂及风湿性赘生物等类似 IE 的临床和超声表现,但风湿性赘生物多呈小结节状,位于瓣膜关闭线,与瓣膜附着部位较宽,无独立活动,而 IE 赘生物活动度大,基底部窄。

3.心脏肿瘤

大的赘生物与小的瓣膜黏液瘤、纤维弹性组织瘤等有时很难鉴别。左心房黏液瘤临床最常见,偶也可发生于二尖瓣左心房面,导致二尖瓣关闭不全或狭窄,其活动度与二尖瓣赘生物相似,需结合病史、临床表现及随访观察病情演变加以鉴别。

4.老年性瓣膜退行性变

附着于瓣膜的钙化团块多同时伴有瓣环钙化,随瓣膜开闭而活动,活动度小,与陈旧性赘生物有时较难区别,可结合年龄、病史、临床表现进行鉴别。

(王　艳)

第十节　心包炎与心包积液

心包炎和心包积液关系密切,心包积液是心包炎症最重要表现之一,但并非所有心包炎均有心包积液,少数仅有少量炎性渗出物。反之,心包积液不一定是炎症性,还有非炎症性。心包炎一般分为急性、慢性心包炎及缩窄性心包炎。心包积液按性质一般分为漏出液性、渗出液性、脓性、乳糜性、血性等。

一、病理解剖

急性心包炎心包呈急性炎症性病理改变,包括炎性细胞浸润、局部血管扩张、纤维素沉积等。受累心包常有纤维蛋白渗出,纤维素沉积等多种渗出物,表现为心包积液等各种形式。心包炎反复发作,病程较长为慢性心包炎,容易发展为缩窄性心包炎,主要表现为心包增厚、粘连、纤维化和钙化等。部分心包腔消失,壁层及脏层融合或广泛粘连。

二、血流动力学

急性心包炎没有心包积液时,对血流动力学无明显影响,随心包积液量增多,心包腔内压力升高,渐渐地对血流动力学产生影响,主要表现为心房、心室舒张受限,舒张末期压力增高,心室充盈不足,心排血量减少。短时间内出现较多心包积液可引起心脏压塞,发生急性心力衰竭。缩窄性心包炎也主要影响心脏舒张功能,心腔充盈受限,导致慢性心力衰竭。

三、诊断要点

(一)定性诊断

1.二维超声心动图

缩窄性心包炎可见心包增厚,尤其以房室瓣环部位为显著,双心房扩大,双心室腔相对缩小,吸气时室间隔舒张早期短暂向左心室侧异常运动。超声只能间接反映积液性质,如心包腔内的纤维条索、血块、肿瘤和钙盐沉着等。化脓性和非化脓性心包积液均可见到纤维条索;手术及外伤后,血性心包积液内可见血块;恶性肿瘤时,心包腔内有时可见到转移性病灶,常附着于心外膜表面(图 2-40)。

2.彩色多普勒超声心动图

急性心包炎及少量心包积液一般对血流动力学不产生影响。较大量心包积液及缩窄性心包炎时,房室瓣口血流速度可增快。吸气时右侧房室瓣口血流增加更明显。

3.频谱多普勒超声心动图

较大量心包积液可疑心脏压塞及缩窄性心包炎时,频谱多普勒可探及较特别血流频谱:左心房室瓣口舒张早期前向血流速度明显增高、EF斜率快速降低、舒张晚期充盈血流明显减少,形成E峰高尖而A峰低平、E/A比值明显增大。吸气时左心房室瓣口舒张早期血流峰值速度可减低。

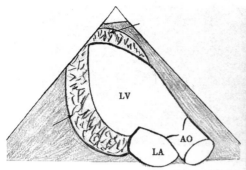
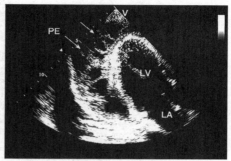

图 2-40　左心室流入流出道切面显示心包积液合并纤维索形成

(LA 左心房;LV 左心室;AO 主动脉;PE 心包积液)

(二)定量诊断

1.微量心包积液(小于 50.0 mL)

心包腔无回声区宽 2.0～3.0 mm,局限于房室沟附近的左心室后下壁区域(图 2-41)。

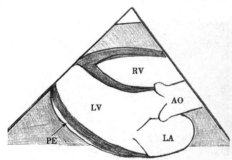
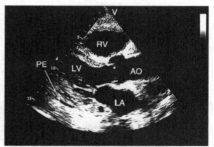

图 2-41　左心室长轴切面显示左心室后方微量心包积液

(LA 左心房;RV 右心室;LV 右心室;AO 主动脉;PE 心包积液)

2.少量心包积液(50.0～100.0 mL)

心包腔无回声区宽 3.0～5.0 mm,局限于左心室后下壁区域(图 2-42)。

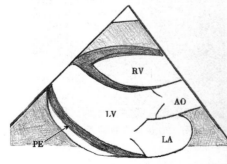
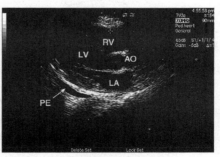

图 2-42　左心室长轴切面显示左心室后方少量心包积液

(LA 左心房;RV 右心室;LV 右心室;AO 主动脉;PE 心包积液)

3.中量心包积液(100.0～300.0 mL)

心包腔无回声区宽 5.0～10.0 mm,主要局限于左心室后下壁区域,可存在于心尖区和前侧壁,左心房后方一般无积液征(图 2-43)。

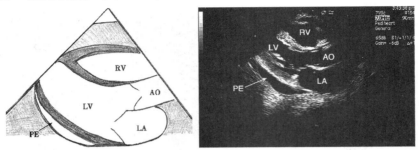

图 2-43 左心室长轴切面显示左心室后方中等量心包积液

(LA 左心房;RV 右心室;LV 右心室;AO 主动脉;PE 心包积液)

4.大量心包积液(300.0～1 000.0 mL)

心包腔无回声区宽 10.0～20.0 mm,包绕整个心脏,可出现心脏摆动征(图 2-44)。

5.极大量心包积液(1 000.0～4 000.0 mL)

心包腔无回声区宽 20.0～60.0 mm,后外侧壁和心尖区无回声区最宽,出现明显心脏摆动征(图 2-45)。

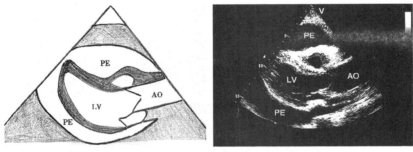

图 2-44 左心室短轴切面显示心包大量积液

(LV 右心室;AO 主动脉;PE 心包积液)

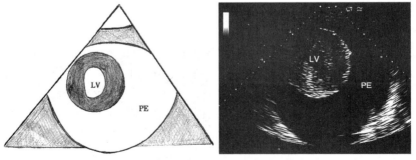

图 2-45 左心室短轴切面显示左心室周边心包极大量积液

(LV 右心室;PE 心包积液)

四、诊断注意点

(1)正常健康人的心包液体小于 50.0 mL,不应视为异常。另小儿心前区胸腺及老年人和肥胖者心外膜脂肪,在超声心动图上表现为低无回声区,应避免误诊为心包积液。

(2)大量心包积液或急性少量心包积液伴呼吸困难时,应注意有无心脏压塞征象,如:右心室舒张早期塌陷、心房塌陷、吸气时右心房室瓣血流速度异常增高等。

(3)急性血性心包积液时,应注意有无外伤性心脏破裂、主动脉夹层破入心包情况,彩色多普勒有助于诊断。

(4)超声引导心包积液穿刺已广泛应用于临床,应注意选择最适宜的穿刺途径及进针深度。

五、鉴别诊断

(一)限制型心肌病

限制型心肌病的病理生理表现类似缩窄性心包炎,双心房扩大,心室舒张受限。但限制型心肌病心内膜心肌回声增强,无心包增厚及回声增强。

(二)胸腔积液

胸腔积液与极大量心包积液较容易混淆,仔细观察无回声暗区有无不张肺叶或高回声带是否为心包,有助于鉴别。

(张　蕾)

第十一节　心包肿瘤

心包肿瘤非常罕见,但种类繁多,大体分为继发性肿瘤和原发性肿瘤。原发性良性心包肿瘤有脂肪瘤、分叶状纤维性息肉、血管瘤和畸胎瘤。原发性恶性包肿瘤为间皮细胞瘤和肉瘤,分布广泛,常浸润组织。继发性肿瘤,直接从胸腔内扩散累及心包,最常见的是肺癌、乳腺癌和白血病等。

一、病理解剖

原发性肿瘤可能从胚胎残余发展而来,良性肿瘤形态较规则,而恶性肿瘤浸润心包,常伴有大量心包积液。继发性肿瘤常引起血性心包积液且量较大,部分转移灶附着心包呈"菜花样",部分肿瘤浸润心包,使心包增厚,产生类似缩窄性心包炎表现。

二、血流动力学

肿瘤较小且心包积液量较少时,对血流动力学无明显影响,随肿瘤增大及心包积液量增多,心包腔内压力升高,渐渐地对血流动力学产生影响,主要表现为局部压迫、心室舒张受限,心室充盈不足,心排血量减少,导致心力衰竭。

三、诊断要点

(一)二维超声心动图

继发性肿瘤多呈"菜花样"形状,从心包壁层或脏层突向心包腔。原发性恶性肿瘤肿块不规则,基底较宽,若肿瘤出血坏死,可探及不规则无回暗区形成。继发性肿瘤及原发性恶性肿瘤常合并心包积液,于心包腔内可探及液性暗区。原发性良性肿瘤一般外形较规则,可探及包膜回声,其内回声依肿瘤类型不同而异(图 2-46)。

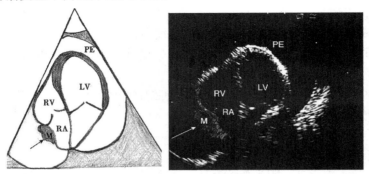

图 2-46 心尖四腔心切面显示右心房外上侧心包脏层见一不规则略高回声团
(RV 右心室;LV 右心室;RA 右心房;PE 心包积液;M 心包肿瘤)

(二)彩色多普勒及频谱多普勒超声心动图

心包内小肿瘤受心脏搏动影响,血流信号一般不显示,较大肿瘤内可见血流信号,并可探及相应的动脉血流频谱。

四、诊断注意点

(1)心包肿瘤瘤体较小或继发性肿瘤仅浸润心包增厚,容易漏诊,应注意观察,特别是有心包积液及原发肿瘤病史者。

(2)心包原发性或继发性肿瘤在超声表现有所不同,但有时难于区别,应结合病史或其他影像技术资料。

五、鉴别诊断

心包血肿如血凝块应与心包肿瘤鉴别。心包内血凝块多呈高回声,游离于心包腔内,部分可随体位改变而移动,彩色多普勒未见血流信号,常有心脏手术或外伤病史。

(张其海)

第三章

甲状腺与乳腺疾病的超声诊断

第一节　甲状腺功能亢进症

一、病理与临床表现

（一）病理

甲状腺功能亢进症简称甲亢，由于血清 T_3、T_4 的异常增高所致。在病理分类上涉及弥漫性毒性甲状腺肿（原发性甲亢，又称 Graves 病）、结节毒性甲状腺肿、甲状腺炎、甲状腺肿瘤。后三者病因明确，另行阐述；前者原因尚不明确，现归属自身免疫性疾病。本病女性多见，好发年龄在 20～40 岁。

（二）临床表现

临床上有高代谢综合征、甲状腺增大、突眼等，少数（约 5％）患者有黏液性水肿，10％～50％的患者在一年内可发生甲状腺功能减低。

二、超声诊断

（1）腺体弥散性轻-中度增大，双侧对称，轮廓较规则，轻微者也可不增大，包膜一般无增厚。

（2）腺体内普遍呈偏低回声，可不均匀；可见多发索条状强回声结构及细管状结构（常为静脉）；多发或弥散性低回声类小结节，大小以 0.3～0.5 cm 者为多见，边界较模糊。

（3）血流信号明显或弥散性增多，呈现"火海征"（图 3-1）；甲状腺动脉流速增快，一般测量上动脉，其最高流速＞40 cm/s，常常达到 90 cm/s。

（4）晚期腺体也可萎缩。

三、鉴别诊断

临床上还有一些炎性甲亢（或称破坏性甲亢），是由于甲状腺炎性反应导致甲状腺滤泡细胞膜通透性发生改变，滤泡细胞中大量甲状腺激素释放入血，引起血液中甲状腺激素明显升高和TSH 下降，临床表现和生化检查酷似甲亢。炎性甲亢包括亚急性甲状腺炎甲亢期、无痛性甲状腺炎的甲亢期、产后甲状腺炎的甲亢期和碘致甲亢两型。鉴别 Graves 病和炎性甲亢十分重要，因为前者需要积极治疗,后者不需治疗。两者最大的区别是甲状腺摄碘率检查,前者甲状腺摄碘率是升高或正常的,后者是被抑制的。此外前者的 TRAb 是阳性,后者是阴性的;前者合并甲状腺相关性眼病,后者不合并甲状腺相关性眼病。

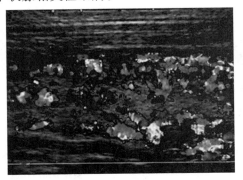

图 3-1　甲亢彩色多普勒图

甲状腺纵切面:腺体血流明显增多,呈"火海征"

（王　艳）

第二节　甲状腺功能减退症

一、病理与临床表现

甲状腺功能减退症(简称甲减)是由于多种原因引起的甲状腺素合成、分泌或生物效应不足所致的一组内分泌疾病。

按发病年龄甲状腺功能减退症可分为三型:①起病于胎儿或新生儿者,称呆小病、克汀病或先天性甲减,可分为地方性和散发性。②起病于儿童者,称幼年型甲减。③起病于成年者为成年型甲减。按临床表现和实验室检查分为临床型甲减和亚临床型甲减(简称亚甲减)。按发病原因有两种分类方法,分别为先天性甲减和后天性甲减及原发性甲减和继发性甲减。

(一)病理

1.原发性甲减

炎症引起者如慢性淋巴细胞性甲状腺炎、亚急性甲状腺炎、产后甲状腺炎等,早期腺体有大量淋巴细胞、浆细胞浸润,久之滤泡破坏代以纤维组织,残余滤泡上皮细胞矮小,滤泡内胶质减少,也可伴有结节。放射性碘、手术引起者,因甲状腺素合成或分泌不足,垂体分泌 TSH 增多,在它的刺激下,早期腺体增生和肥大,血管增多,管腔扩张充血,后期 TH 分泌不足以代偿,因而甲状腺也明显萎缩。缺碘或药物所致者,因甲状腺素合成或分泌不足,垂体分泌 TSH 增多,甲状腺呈代偿性弥散性肿大,缺碘所致者还可伴大小不等结节;先天性原因引起者除由于激素合成障碍导致滤泡增生肥大外,一般均呈萎缩性改变,甚至发育不全或缺如。

2.继发性甲减

因 TSH 分泌不足,TH 分泌减少,腺体缩小,滤泡萎缩,上皮细胞扁平,但滤泡腔充满胶质。

(二)临床表现

一般取决于起病年龄。成年型甲减主要影响代谢及脏器功能,多数起病隐匿,发展缓慢,有时长达十余年后始有典型表现,表现为一系列低代谢的表现。呆小病初生时体重较重,不活泼,不主动吸奶,逐渐发展为典型呆小病,起病越早病情越重。患儿体格、智力发育迟缓。幼年型甲状腺功能减退症介于成人型与呆小病之间,幼儿多表现为呆小病,较大儿童则与成年型相似。

二、超声诊断

(一)二维灰阶图

1.甲状腺大小和体积

甲状腺大小随不同的病因及方法有所不同。甲状腺发育不良者甲状腺体积明显缩小;缺碘或药物所致者,因甲状腺素合成或分泌不足,垂体分泌 TSH 增多,甲状腺呈代偿性弥散性肿大;炎症引起者如桥本甲状腺炎引起者,早期因淋巴细胞浸润,可有甲状腺肿大,后期滤泡破坏,代替以纤维组织,体积减小,表面凹凸不平。碘治疗或继发性甲减因腺体破坏,或 TH 分泌减少,腺体缩小,滤泡萎缩,上皮细胞扁平,体积也可减小。手术后因部分或全部切除可见残留腺体,左右叶体积不同。亚急性甲状腺炎急性期后 6 个月有 5%～9% 发生甲减,急性期甲状腺体积增加,随访可减少 72%。

2.甲状腺位置或结构

一般来说甲状腺的位置正常。64% 的呆小病患儿有异位甲状腺,超声仅能显示所有异位甲状腺的 21%,敏感性明显比核素扫描低。但也有学者报道灰阶超声探测异位甲状灰阶超声显示甲状腺体积明显缩小腺的敏感性可达 70%。超声发现的异位甲状腺可位于舌、舌下或舌骨与甲状软骨之间的喉前。异位甲状腺组织可能不止一处,也可为两处。15% 的病例为无甲状腺。在甲状腺异位或甲状腺缺如的病例,在气管两侧有所谓的"甲状腺空缺区"。部分患儿甲状腺空缺区可见囊肿,大小为 2～8 mm,长条形或圆形,单发或多发,内部为无回声或低回声。囊肿在甲状腺空缺区靠近中线分布。这些囊肿可能是胚胎发育过程中后腮体的存留。

3.边界和包膜

表面包膜欠清晰,不光滑,规则,边界欠清,因腺体内有大量淋巴细胞、浆细胞等炎症细胞浸润,滤泡腔内充满胶质,血管增生所致。

4.内部回声

如果甲减是由桥本甲状腺炎引起,甲状腺实质内部回声有不同程度的减低,较甲亢减低更为明显,多数低于周围肌肉组织回声,部分可呈网络状改变,其产生的病理基础是晚期腺体内出现不同程度的纤维组织增生所致。后期因纤维组织增生也可伴有结节。碘缺乏者个别有单发或散发少数小结节,大者 8～12 mm。多数结节边界清晰,形态规则。

(二)多普勒超声

1.彩色多普勒超声

甲减和亚甲减的多普勒超声表现有很多不同之处。

(1)甲减:Schulz SL 等将甲状腺内血流丰富程度分为 0～Ⅲ级。①0 级:甲状腺实质内无血流信号,仅较大血管分支可见彩色血流显示。②Ⅰ级:甲状腺实质内散布点状、条状和小斑片状彩色信号,多无融合,彩色面积<1/3。③Ⅱ级:甲状腺实质内散布斑片状血流信号,部分融合成大片彩色镶嵌状,彩色面积为 1/3～2/3。④Ⅲ级:甲状腺内布满彩色血流信号,成大片融合五彩

镶嵌状,彩色面积>2/3,包括"火海征"。他们报道甲减有 63% 表现为 0 级血供。18% 表现为Ⅰ级血供,12% 表现为Ⅱ级血供,7% 表现为Ⅲ级血供。

彩色血流信号的多少和患者 TGAb 和 TPOAb 水平呈密切相关,随着抗体水平的增加,血流密度也逐渐增加。彩色血流信号的多少还与 TSH 值和甲状腺体积正相关,与甲减的持续时间负相关,例如,Schulz SL 等报道 0 级血供者 TSH 3.1 mE/mL,体积 9.2 mL,甲减持续时间 43 个月,而Ⅲ级血供者 TSH 38.2 mE/mL,体积 34.3 mL,甲减持续时间 10 个月。在新发病例、未经治疗的病例和刚经过短期治疗的病例彩色血流信号较多。可能是与此类患者 TSH 水平较高、甲减持续时间不长有关。

异位甲状腺的患儿,彩色血流显像可在病灶的内部或边缘或是舌的内部和边缘或周围探及血流信号(正常新生儿舌不能探及血流信号),其机制尚不明了,可能是在 TSH 刺激下,异位甲状腺呈高功能状态(尽管全身仍呈甲状腺功能减退状态)而刺激局部血供增加。经替代治疗后,血流信号将减少。这种征象也见于甲状腺激素生成障碍和抗甲状腺治疗后甲状腺功能减退的患儿。

(2)亚甲减:甲状腺内部血流分布较丰富,血流束增粗,并呈搏动性闪烁,部分可片状融合,重者可融合成大片五彩镶嵌状,几乎布满整个腺体,部分病例亦可呈甲状腺"火海征"。

2.频谱多普

(1)实质内动脉:Schulz SL 等报道甲状腺实质内动脉的峰值流速,0 级血供者为 22 cm/s,Ⅰ级血供者为 39 cm/s,Ⅱ级血供者为 58 cm/s,Ⅲ级血供者为 68 cm/s。

(2)甲状腺上动脉频谱:①收缩期峰值流速 V_{max}、最低流速 V_{min},甲状腺上动脉的 V_{max} 与 V_{min} 与正常组相比均增高,但没有甲亢明显。瑞金医院超声科对 115 例甲减患者进行研究,分别以 V_{max}<20 cm/s 对甲减进行判断后发现,以 PSV<40 cm/s 判断的灵敏度、特异性、符合率和约登指数较高,分别为 58.54%、82.99%、80.00% 和 0.41。Lagalla 等报道亚甲减甲状腺上动脉峰值流速(V_{max})为 65 cm/s,甲状腺上动脉流速加快可能是由于亚甲减时血液中 TSH 增加。②阻力指数 RI,亚甲减阻力指数范围较大,RI 介于 0.61±0.19,部分患者舒张期血流速度较快,下降缓慢,阻力指数较低,但与正常甲状腺和甲亢之间没有明显差别。

三、鉴别诊断

(一)肾病综合征

肾病综合征可引起颜面及下肢水肿,实验室检查可有总胆固醇升高,但有大量蛋白尿、低蛋白血症等,肾功能检查可有异常,血 TSH 及 TT_4、FT_4 正常可鉴别。

(二)低 T_3 综合征

低 T_3 综合征也称甲状腺功能正常的病态综合征(ESS),是机体在严重的全身性疾病、创伤等情况下导致血甲状腺激素水平的改变,查血 FT_3、TT_3 偏低,血清反 T_3 增高,而 TSH、TT_4、FT_4 均正常可鉴别。

(三)继发性甲减

原发性甲减是由于甲状腺自身疾病引起,而继发性甲减是由其他疾病如垂体瘤、希恩综合征、下丘脑病变引起的,继发性甲减除 FT_4 降低外,还有 TSH 降低,垂体及下丘脑 CT 或 MRI 检查可发现病灶,由此可鉴别。

(王　艳)

第三节　单纯性甲状腺肿

单纯性甲状腺肿(SG)又称胶样甲状腺肿(CG),是由非炎症和非肿瘤因素阻碍甲状腺激素合成而导致的甲状腺代偿性肿大。一般不伴有明显的甲状腺功能改变。病变早期,甲状腺为单纯弥散性肿大,至后期呈多结节性肿大。

一、病理与临床表现

(一)病理

单纯性甲状腺肿的发生发展有呈多中心序贯发生和治疗复旧导致病理过程反复的特点,其过程大致分为以下 3 个阶段。

1.滤泡上皮增生期(弥散性增生性甲状腺肿)

甲状腺呈Ⅰ度以上弥散性肿大,两叶对称、质软略有饱满感,表面光滑。镜下见滤泡内胶质稀少。

2.滤泡内胶质储积期(弥散性胶样甲状腺肿)

甲状腺对称性弥散性肿大达Ⅱ度,触诊饱满有弹性。大体颜色较深,呈琥珀色或半透明胶冻样。镜下见滤泡普遍扩大,腔内富含胶质。

3.结节状增生期(结节性甲状腺肿)

单纯性甲状腺肿的晚期阶段,甲状腺肿大呈非对称性,表面凹凸不平,触诊质硬或局部软硬不一。镜下见大小不一的结节状结构,各结节滤泡密度及胶质含量不一。发病时间长的患者,结节可发生出血囊性变或形成钙化等退行性变。

(二)临床表现

单纯弥散性甲状腺肿一般是整个甲状腺无痛性弥散性增大,患者常因脖颈变粗或衣领发紧而就诊,触诊甲状腺质软,表面光滑,吞咽时可随喉上下活动,局部无血管杂音及震颤。

结节性甲状腺肿甲状腺两侧叶不对称的肿大,患者自感颈部增粗,因发现颈部肿块,或因结节压迫出现症状而就诊,较单纯弥散性甲状腺肿更易出现压迫症状。甲状腺肿一般无疼痛,结节内出血则可出现疼痛。触诊可及甲状腺表面凹凸不平,有结节感。结节一般质韧,活动度好,可随吞咽上下活动。

二、超声诊断

(一)单纯性弥散性甲状腺肿

单纯性弥散性甲状腺肿是单纯性甲状腺肿的早期阶段,甲状腺两叶呈对称性弥散性肿大,重量可达 40 g。轻者只有触诊或超声检查才能发现,重者可见颈前突出甚至出现压迫症状。

正常甲状腺每叶长 3～6 cm、宽 1～2 cm、厚 1～2 cm。峡部通常厚 2.0 mm。单纯弥散性甲状腺肿早期仅表现为滤泡上皮的增生肥大,从而导致甲状腺弥散性均匀性增大,腺体内无结节样结构,超声最主要的征象是甲状腺不同程度的增大,呈对称性、均匀弥散性肿大,常较甲亢增大为明显,甚至 3～5 倍至 10 倍以上。一般临床工作中常用甲状腺前后径线来简易评估甲状腺的大小,因为这个径线和甲状腺的体积相关性最佳。

单纯弥散性甲状腺肿的早期内部回声可类似正常,无明显变化。随着甲状腺肿的增大,则回声较正常甲状腺回声高,其内部结构粗糙,

实质回声变得很不均匀。这是因为在甲状腺,声界主要由细胞和胶质反射形成。正常甲状腺含胶质量较多,含细胞成分相应较少,显示为均质的超声图像,回声较周围的肌肉组织为低。当细胞成分占优势,胶质较少时,超声波显示弥散的减低回声,提示声波反射少。

单纯弥散性甲状腺肿继续发展呈弥散性胶样甲状腺肿的改变,大多数声波遇上细胞-胶质分界面时成直角声波反射而无任何分散,显示回声较高。进一步可使滤泡内充满胶质而高度扩张,形成多个薄壁的液性暗区,正常甲状腺组织显示不清,甲状腺后方边界变得不清楚。缺碘和高碘引起甲状腺肿大两者有一定的差别:高碘甲状腺肿边缘清晰,有不均匀的回声,低碘甲状腺肿边缘模糊,有均匀的回声。

彩色多普勒超声示腺体内可见散在性点状和少许分支状血流信号(因仪器不同而已),较正常甲状腺血流信号无明显增多。甲状腺上动脉内径正常或稍增宽,频谱多普勒示甲状腺上动脉血流可以表现为增加,但与甲状腺增生的程度无相关性。脉冲多普勒 PWD,频谱参数与正常组接近,频带稍增宽,收缩期峰值后为一平缓斜坡,与甲亢的表现有明显的不同。也有学者对碘缺乏地区甲状腺肿患儿的甲状腺血流进行了定量及半定量研究,发现患儿甲状腺血管峰值流速 SPV 增高,阻力指数 RI 降低。

(二)单纯性结节性甲状腺肿

结节性甲状腺肿(NG)是单纯性甲状腺肿发展至后期的表现。甲状腺在弥散性肿大的基础上,不同部位的滤泡上皮细胞反复增生和不均匀的复旧,形成增生性结节,亦称腺瘤样甲状腺肿,其结节并非真正腺瘤。结节一般多发,巨大的结节形成,可使甲状腺变形而更为肿大,可达数百克,甚至数千克以上,又称多发性结节性甲状腺肿。

1.灰阶超声

(1)结节外的甲状腺:①甲状腺形态及大小,以往认为结节性甲状腺肿的典型声像图表现是甲状腺两叶不规则增大伴多发性结节。甲状腺呈不同程度增大,多为非对称性肿大,表面凹凸不光整。但随着高分辨率彩色多普勒超声普遍用于甲状腺检查,不少病例的甲状腺大小在正常范围,仅发现甲状腺结节。根据上海交通大学附属瑞金医院由外科手术且病理证实为结节性甲状腺肿的 186 例患者(排除非首次手术患者 36 例)的 150 例患者的术前超声检查,其中甲状腺左右两侧叶呈对称性肿大的仅占 7.3%(11 例),而左、右叶单侧肿大呈不对称性的占 31.3%(47 例),还有 61.3%(92 例)甲状腺大小在正常范围内。而且,在平时的工作也发现,甲状腺大小在正常范围内的患者占很大比例,正因如此,这部分患者并不会出现压迫症状而甚少进行外科手术,大多采取超声随访,但这些其实都是结节性甲状腺肿。这都表明了以往认为结节性甲状腺肿的诊断标准由体积增大和结节形成的观点随着人群甲状腺普查率的增高也应有所改进,体积是否增大已不能作为判别结节性甲状腺肿的必要条件,即结节性甲状腺肿的体积不一定增大(图 3-2)。这样,结节形成就成为诊断的标志。另外,150 例结节性甲状腺肿患者中,峡部正常的有 48 例,占 50.7%,峡部饱满的有 74 例,占 49.3%,峡部增厚的有 28 例,占 18.7%,增厚的峡部平均厚约 6.47 mm,最厚的约 18.8 mm。②甲状腺回声,甲状腺实质的腺体回声通常稍增粗,回声增高,分布尚均匀或均匀的,有时可不均匀,并可见散在点状或条状回声(图 3-3),这种实质回声的表现是由于甲状腺组织在弥散性增生基础上的不均匀修复,反复的增生复旧致结节形成,而结节间组

织的纤维化所致。根据瑞金医院对上述 186 例病理证实为结节性甲状腺肿患者的分析,大部分甲状腺实质呈中等回声,约占 86.0%,回声减低的占 14.0%;回声不均匀的占了 88.2%,这可能与接受手术的患者一般病程较长,增生复旧明显有关,但在实际的临床工作中,甲状腺回声不均匀的比例并没有这么高。而结节布满甲状腺时,则无正常甲状腺组织。

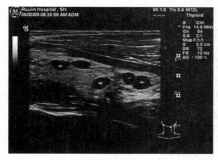

图 3-2　弥散性结节性甲状腺肿(一)

灰阶超声显示甲状腺内多发结节,但甲状腺大小正常

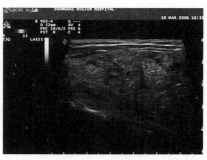

图 3-3　弥散性结节性甲状腺肿(二)

灰阶超声显示结节外的甲状腺组织回声明显不均

(2)甲状腺结节:①结节大小及形态,结节形态一般规则,多呈圆形或椭圆形,也有的欠规则。大小不一,几毫米的微小结节至数十毫米的巨大结节均有报道,巨大的结节重达数千克。超声对 1 cm 以下的结节敏感性较 CT 和核素扫描高,但对胸骨后甲状腺肿的结节扫查受限。根据学者的经验表明,现今的超声诊断仪分辨率足以显示 5 mm 以下的微小结节,对 1~2 mm 的结节也很敏感。②结节边界,边界清晰或欠清晰,当结节布满整个甲状腺时,各结节间界限变得模糊不清。绝大多数无晕环回声,文献报道有 11.76% 的结节性甲状腺肿患者可出现晕环。时间长的结节或比较大的结节由于挤压周围组织而形成包膜,这并非结节自身真正的包膜,故一般不完整,较粗糙。有学者的研究也表明,结节性甲状腺肿的结节边界一般欠清,占 82.3%,结节边界不清的也占 15.6%,有时需与甲状腺癌作鉴别。③结节数目,结节性甲状腺肿的增生结节占甲状腺所有结节的 80%~85%。多发结节占大多数,其数目变化很大,可为一侧叶多个结节或两侧叶多个结节,甚至可以布满整个甲状腺。文献报道的单发结节绝不鲜见,可占 22%~30%,需与腺瘤和癌作鉴别。根据结节数目可将结节性甲状腺肿分为三型,即孤立性结节型、多发性结节型及弥散性结节型。④结节内部回声,与病理改变的不同阶段有联系,多为无回声或混合性回声,低回声、等回声及高回声也均可见。病变早期,以"海绵"样的低回声多见,此期结节内滤泡增大,胶质聚集。此期患者多采取内科治疗,故手术送检病理较少,占 3.8%~7%。病变发展程度不一时,则表现为由低回声、无回声及强回声共同形成的混合性回声。无回声和混合性回声结节是病变发展过程中结节继发出血,囊性变和钙化等变性的表现。实性结节或混合性结节中的实性部分多为中等偏高回声,占 53.8%,回声大多欠均匀或不均匀,亦可比较均匀。

甲状腺肿结节的钙化表现为典型的弧线状、环状或斑块状,较粗糙,声像图上表现为大而致密的钙化区后伴声影。这与甲状腺乳头状癌的微钙化不同。根据超声表现的内部回声大致分为实性结节、实性为主结节、囊性为主结节三类。

2.多普勒超声

CDFI 显示腺体内散在点状和分支状血流信号,与正常甲状腺血流信号相比,无明显增多。腺体血流信号也可增多,此时可见粗大迂曲的分支状血管,在大小不等的结节间穿行或绕行,在较大的腺瘤样结节周围,血流呈花环样包绕结节,并有细小分支伸入结节内。

结节内通常表现为常无血供或少血供(但是年轻患者生长迅速的增生结节除外),结节内无明显的中央血流,原因可能是增生的结节压迫结节间血管、结节内小动脉壁增厚及管腔闭锁,结节供血不足所致。液化的结节也无血流可见。有学者认为直径大于 10 cm 的实性结节当多切面扫查,内部仍无血流信号时,结甲可能性大。然而,由于现代能量彩色多普勒技术的进展,对低速血流的敏感性提高,大量的甲状腺结节同样可见病灶内血流信号,因而将"单独的病灶周边血流信号"作为良性病变的特征已经不再合适。结节周边可有也可无环形血流。

三、鉴别诊断

(一)结节性甲状腺肿
本病呈两侧不均匀、不对称性肿大,多发结节但无胶状物存留。

(二)颈部肿瘤
常为局部有肿物、单发、单侧多见,可以见到正常甲状腺组织。

(王　艳)

第四节　甲　状　腺　炎

一、急性化脓性甲状腺炎

急性化脓性甲状腺炎是由细菌或真菌感染引起的甲状腺急性化脓性炎症,在无抗生素时期,急性化脓性甲状腺炎的发病率在外科疾病中占 0.1%,随着抗生素的使用,急性化脓性甲状腺炎变得较为罕见。

(一)病理与临床表现

1.病理

甲状腺组织呈现急性炎症特征性改变。病变可为局限性或广泛性分布。初期大量多形核细胞和淋巴细胞浸润,伴组织坏死和脓肿形成。脓液可以渗入深部组织。后期可见到大量纤维组织增生。脓肿以外的正常甲状腺组织的结构和功能是正常的。

2.临床表现

急性化脓性甲状腺炎一般表现为甲状腺肿大和颈前部剧烈疼痛,触痛,畏寒,发热,心动过速,吞咽困难和吞咽时颈痛加重。

(二)超声诊断

根据梨状隐窝窦道的走行不同,可造成甲状腺脓肿或颈部脓肿,而甲状腺脓肿和颈部脓肿又可以相互影响。因此,可以从三个方面对急性化脓性甲状腺炎的超声表现进行评估,即分别评估甲状腺的超声改变、颈部软组织的超声改变和梨状隐窝窦道的超声表现。不过需指出的是,三个方面的超声表现可以同时出现而不是相互孤立的。

1.甲状腺的超声改变

(1)发生部位及大小:急性化脓性甲状腺炎的发生部位通常与梨状隐窝窦道的走行有关,病变多发生在甲状腺中上部近颈前肌的包膜下区域。发病早期二维超声上的甲状腺仅表现为甲状腺单侧或双侧不对称性肿大,是由于甲状腺组织严重的充血水肿引起的(图 3-4)。疾病后期随着甲状腺充血水肿的减轻及大量纤维组织的增生,甲状腺形态亦发生改变,即腺体体积回缩,可恢复至原来大小。

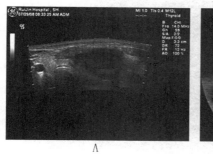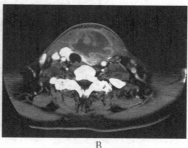

图 3-4　急性化脓性甲状腺炎脓肿形成期(一)

A.灰阶超声显示脓肿累及甲状腺整个左侧叶;B.CT 显示左侧正常甲状腺组织基本消失

(2)边界和形态:由于急性甲状腺炎早期的甲状腺组织多有充血、水肿,故超声表现为病灶边缘不规则,边界不清晰。脓肿形成时,甲状腺内可见边缘不规则,边界模糊的混合型回声或无回声区,壁可增厚(图 3-5)。当急性甲状腺炎症状较重并向周围软组织蔓延或由于急性颈部感染蔓延至甲状腺时,炎症可延伸至包膜或突破包膜蔓延至周围软组织,超声表现为与周围甲状腺组织分界不清,甚至分界消失。

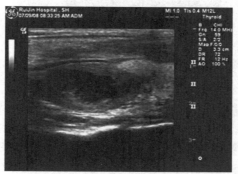

图 3-5　急性化脓性甲状腺炎脓肿形成期(二)

灰阶超声显示脓肿位于甲状腺上极包膜下,壁厚,内部为弱回声

(3)内部回声:发病期间甲状腺内部回声不均匀,有局灶性或弥散性低回声区,大小不一,低回声与炎症严重程度有关,随着病程的进展低回声区逐步增多(图 3-6)。严重时甲状腺内可呈大片低回声区,若有脓肿形成则可有局限性无回声区,其内透声多较差可见多少不一的点状回声,以及出现类似气体的强回声且伴"彗尾征"。病程后期由于炎症的减轻及大量纤维组织的增生,超声可显示甲状腺内部回声增粗、分布不均,低回声区及无回声区缩小甚至消失,恢复为正常甲状腺组织的中等回声,但仍可残留不规则低回声区。无论病变轻还是重,残余的甲状腺实质回声可保持正常(图 3-7)。

彩色多普勒超声可显示甲状腺化脓性炎症的动态病理过程中血供状况的改变。在炎症早期,由于炎性充血可导致甲状腺炎症区域血供增加;脓肿形成后,脓肿内部血管受破坏,彩色多普勒超声可显示脓肿内部血供基本消失,而脓肿周围组织因炎症充血血供增加;恢复期,由于病变甲状腺修复过程中纤维组织的增生,病变区域依然血供稀少。

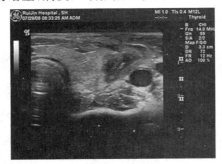

图 3-6　急性化脓性甲状腺炎早期

灰阶超声显示甲状腺上极包膜下低回声区,边缘不规则,边界模糊

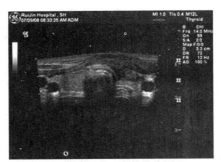

图 3-7　急性化脓性甲状腺炎恢复期

灰阶超声显示左叶甲状腺内残留不规则低回声区

2.颈部软组织的超声改变

梨状隐窝窦道感染累及颈部时,由于颈部软组织较为疏松,炎症将导致颈部肿胀明显。患侧颈部皮下脂肪层、肌层和甲状腺周围区域软组织明显增厚,回声减低,层次不清。受累区域皮下脂肪层除了增厚外,尚可见回声增强现象。脂肪层和肌层失去清晰分界。肌肉累及可发生于舌骨下肌群和胸锁乳突肌,表现为肌肉增厚,回声减低,肌纹理模糊(图 3-8)。脓肿常紧邻甲状腺而形成,脓肿除压迫甲状腺外,还可压迫颈部其他解剖结构,如颈动脉、气管或食管发生移位。脓肿边缘不规则,与周围软组织分界模糊。脓肿液化后可出现液性无回声区,内伴絮片状坏死物高回声,探头挤压后可见流动感(图 3-9)。恢复期,随着炎症消退,肿胀的颈部软组织、肌层可逐步恢复正常,但由于炎症破坏,各组织层次结构依然不清(图 3-10)。

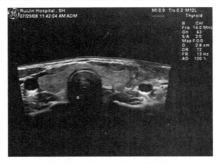

图 3-8　颈部软组织肿胀

灰阶超声显示左颈部舌骨下肌群和胸锁乳突肌肿胀,层次不清

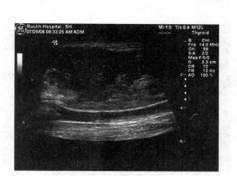

图 3-9　颈部脓肿

灰阶超声显示右颈部脓肿形成,内伴絮片状高回声

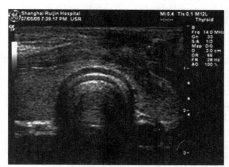

图 3-10　急性化脓性甲状腺炎恢复期

灰阶超声显示左颈部皮下软组织及肌层分界不清

彩色多普勒超声可显示肿胀的颈部软组织和肌层血供增加,而脓肿内部血供基本消失,脓肿周围组织血供增加。恢复期,软组织和肌层的血供减少。

3.梨状隐窝窦道的超声改变

梨状隐窝窦道是急性化脓性甲状腺炎的重要发病因素,发现梨状隐窝窦道的存在对于明确病因和制订治疗方案具有非常重要的意义。CT 在探测窦道或窦道内的气体、在显示甲状腺受累方面优于 MRI 和超声,是评估窦道及其并发症的最佳手段。

梨状隐窝窦道的超声探测有相当的难度,可通过以下方法改善超声显示的效果。①嘱患者吹喇叭式鼓气(改良 Valsalva 呼吸):嘱患者紧闭嘴唇做呼气动作以扩张梨状隐窝。②在检查前嘱患者喝碳酸饮料,当患者仰卧位时,咽部气体进入窦道,从梨状隐窝顶(尖)部向前下走行,进入甲状腺,此时行超声检查可见气体勾画出窦道的存在。在进行上述检查前应进行抗生素治疗以消除炎症,否则由于炎症水肿导致的窦道关闭影响检查结果。

在取得患者配合后,超声就有可能直接观察到气体通过梨状隐窝进入颈部软组织或甲状腺病灶,这是由于其与梨状隐窝相交通所致;超声亦可显示窦道存在的间接征象,表现为原来没有气体的病灶内出现气体的强回声(图 3-11)。

(三)鉴别诊断

1.亚急性甲状腺炎

亚急性甲状腺炎通常疼痛不如化脓性甲状腺炎剧烈,不侵入其他颈部器官,血沉明显增快,早期有一过性甲状腺功能亢进症(甲亢)症状,以及血 TT_3、FT_3、TT_4、FT_4 升高而 TSH 下降,甲状腺吸^{131}I率降低的分离现象,甲状腺活检有多核巨细胞出现或肉芽肿形成。

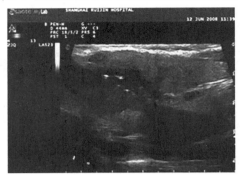

图 3-11　急性化脓性甲状腺炎
灰阶超声显示脓肿病灶内气体强回声,后伴"彗星尾征"

2.甲状腺恶性肿瘤

甲状腺恶性肿瘤可发生局部坏死,类似急性化脓感染,没有急性炎症性的红肿疼热表现,应予警惕。

3.其他颈前炎性肿块

肿块不随吞咽上下活动,B超或CT检查可帮助鉴别,甲状腺扫描无相应变化。

二、亚急性甲状腺炎

亚急性甲状腺炎是一种自限性甲状腺炎,因不同于病程较短的急性甲状腺炎,也不同于病程较长的桥本甲状腺炎,故称亚急性甲状腺炎。

(一)病理与临床表现

1.病理

在疾病早期阶段表现为滤泡上皮的变性和退化,以及胶质的流失。紧接着发生炎症反应,甚至形成小脓肿。继而甲状腺滤泡大量破坏,形成肉芽肿性炎,周边有纤维组织细胞增生。病变后期异物巨细胞围绕滤泡破裂残留的类胶质,形成肉芽肿。病变进一步发展,炎性细胞减少,纤维组织增生,滤泡破坏处可见纤维瘢痕形成。

2.临床表现

起病急,临床发病初期表现为咽痛,常有乏力,全身不适,不同程度的发热等上呼吸道感染的表现,可有声音嘶哑及吞咽困难。甲状腺肿块和局部疼痛是特征性的临床表现。本病大多仅持续数周或数月,可自行缓解,但可复发,少数患者可迁延1~2年,大多数均能完全恢复。

(二)超声诊断

1.灰阶超声

(1)甲状腺病变区:①病变区大小及部位,疾病早期炎症细胞的浸润可使甲状腺内出现低回声区或偏低回声区;疾病进展过程中,部分低回声区可互相融合成片状,范围进一步扩大;而在疾病的恢复期或后期,由于淋巴细胞、巨噬细胞、浆细胞浸润,纤维组织细胞增生,使得病变区减小甚至消失。亚急性甲状腺炎的病变区一般位于甲状腺中上部腹侧近包膜处(图 3-12),故病情严重时常可累及颈前肌。②病变区边缘及边界,病变区大部分边缘不规则,表现为地图样或泼墨样(图 3-13),在疾病早期,病灶界模糊,但病灶和颈前肌尚无明显粘连,嘱患者进行吞咽动作可发现甲状腺与颈前肌之间存在相对运动。随着病变发展,低回声区的边界可变得较为清晰(图 3-14),但在恢复期炎症逐步消退后,病灶可逐步缩小,和周围组织回声趋于一致。在疾病的发展过程中,由于炎症的进一步发展,炎性细胞可突破甲状腺的包膜侵犯颈前肌群,出现甲状腺与其接近的颈前肌二者之间间隙消失的现象,表现为不同于癌性粘连的弥散性轻度粘连(图 3-15)。嘱患者进行吞咽动作可发现颈前肌与甲状腺的相对运动消失。③病变区内部回声,疾病早期甲状腺实质内可出现单发或多发、散在的异常回声区,超声表现为回声明显低于正常甲状腺组织的区域,部分低回声区可相互融合形成低回声带。在疾病发展过程中甲状腺的低回声还可以出现不均质改变,即呈从外向内逐渐降低的表现(图 3-16)。部分病例的甲状腺甚至会出现疑似囊肿的低回声或无回声区(图 3-17)。

有研究者提出假性囊肿的出现可能与甲状腺的炎症、水肿,以及由炎症引起的小脓肿有关。

随着病情的好转,纤维组织的增生使得甲状腺内部出现一定程度的纤维化增生,故超声可显示甲状腺内部回声增粗、分布不均,低回声区缩小甚至消失,恢复为正常甲状腺组织的中等回声。但也有部分亚急性甲状腺炎患者在疾病康复若干年后的超声复查中仍可探测到局灶性片状低回声区或无回声区,原因可能是亚急性甲状腺炎的后遗症,表明亚急性甲状腺炎康复患者的超声检查并非都表现为甲状腺的正常图像。另外坏死的甲状腺组织钙化可表现为局灶性强回声和后方衰减现象。

(2)甲状腺病变区外:对亚急性甲状腺炎患者的甲状腺大小,普遍认为呈对称性或非对称性肿大。有文献报道甲状腺的体积甚至可达原体积的两倍大小。这种肿大是早期由于大量滤泡的破坏水肿、胶质释放引起甲状腺体积增大。疾病后期腺体体积明显回缩,可恢复至原来大小。病变外的甲状腺由于未受到炎症侵袭,故仍可表现为正常的甲状腺回声。

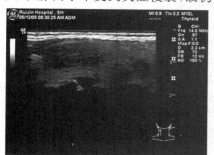

图 3-12 亚急性甲状腺炎(一)

灰阶超声显示病变位于甲状腺近包膜处

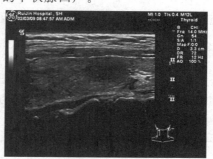

图 3-13 亚急性甲状腺炎(二)

灰阶超声显示边缘不规则,边界模糊,形态不规则

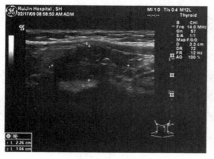

图 3-14 亚急性甲状腺炎(三)

灰阶超声显示边界清晰、锐利

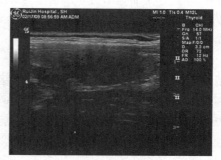

图 3-15 亚急性甲状腺炎(四)

灰阶超声显示甲状腺病灶和颈前肌群之间的间隙消失

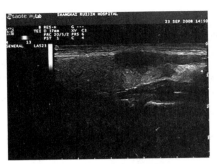

图 3-16 亚急性甲状腺炎（五）

灰阶超声显示甲状腺病灶
从外向内回声逐渐降低

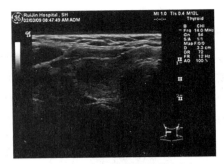

图 3-17 亚急性甲状腺炎（六）

灰阶超声显示甲状腺病灶内部回声极
低，与颈动脉腔内回声水平几乎等同

2.多普勒超声

疾病的急性期由于滤泡破坏，大量甲状腺素释放入血，出现 T_3、T_4 的增高，引起甲状腺功能亢进症，彩色/能量多普勒显像时可探及病灶周边丰富血流信号，而病灶区域内常呈低血供或无血供，原因在于病灶区域的滤泡破坏了而正常甲状腺组织的滤泡未发生多大改变。在恢复期甲状腺功能减退时，因 T_3、T_4 降低，TSH 持续增高而刺激甲状腺组织增生，引起甲状腺腺内血流增加。

（三）鉴别诊断

亚急性甲状腺炎需要与甲状腺结节的急性出血、慢性淋巴细胞性甲状腺炎的急性发病寂静型或无痛性甲状腺炎及急性化脓性甲状腺炎相鉴别。

三、桥本甲状腺炎

桥本甲状腺炎是自身抗体针对特异靶器官产生损害而导致的疾病，病理上呈甲状腺弥散性淋巴细胞浸润，滤泡上皮细胞嗜酸性变，因这类疾病血中自身抗体明显升高，所以归属于自身免疫性甲状腺炎。

（一）病理与临床表现

1.病理

桥本甲状腺炎的病理改变以广泛淋巴细胞或浆细胞浸润，形成淋巴滤泡为主要特征，后期伴有部分甲状腺上皮细胞增生及不同程度的结缔组织浸润与纤维化，导致甲状腺功能减退。由于桥本甲状腺炎是一个长期的缓慢发展的过程，因此随着病程不同，其淋巴细胞浸润程度、结缔组织浸润程度，纤维化程度都会有所变化。

2.临床表现

桥本甲状腺炎患者起病隐匿，初期大多没有自觉症状，早期病例的甲状腺功能尚能维持在正常范围内。当伴有甲状腺肿大时可有颈部不适感，极少数病例因腺体肿大明显而出现压迫症状，如呼吸或吞咽困难等。部分患者因抗体刺激导致的激素过量释放，可出现甲状腺功能亢进症状，但程度一般较轻。

（二）超声诊断

桥本甲状腺炎的超声表现较为复杂，均因淋巴细胞浸润范围、分布不同和纤维组织增生的程度不同而致声像图表现有所不同。桥本甲状腺炎合并其他疾病也很常见，经常需要与合并疾病相鉴别。

1.灰阶超声

(1)形态和大小:典型的桥本甲状腺炎常累及整个甲状腺,腺体增大明显,呈弥散性非均匀性肿大,多为前后径增大,有时呈分叶状。病变侵及范围广泛,可伴有峡部明显增厚(图 3-18)。病程后期可出现萎缩性改变,即表现为甲状腺缩小,边界清楚,由于逐步的纤维化进程而出现回声不均(图 3-19)。

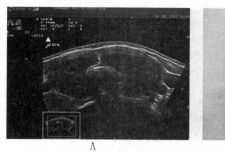
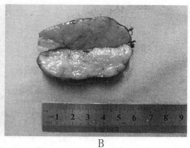

图 3-18　桥本甲状腺炎(一)

A.灰阶超声显示甲状腺呈弥散性非均匀增大,峡部增厚,内部回声减低,不均,但未见明显结节;B.手术标本切面示甲状腺质地较均匀,未见明显结节

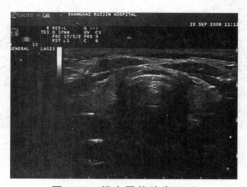

图 3-19　桥本甲状腺炎(二)

灰阶超声显示甲状腺呈弥散性萎缩

(2)内部回声:桥本甲状腺炎的腺体内部异常回声改变以低回声为主,其病理基础是腺体内弥散性炎性细胞(淋巴细胞为主)浸润,甲状腺滤泡破坏萎缩,淋巴滤泡大量增生,甚至形成生发中心。另一特征性超声改变是腺体内出现广泛分布条状高回声分隔,使腺体内呈不规则网格样改变。

根据学者的经验并结合文献,目前倾向于把桥本甲状腺炎分为 3 种类型,即弥散型、局限型和结节形成型。主要分型依据包括甲状腺内低回声的范围、分布及结节形成状况。但病程发展过程中各型图像互相转化,各型难以截然区分。①弥散型:弥散型是桥本甲状腺炎最常见的类型,以腺体弥散性肿大伴淋巴细胞浸润的低回声图像为主。回声减低程度与促甲状腺素(TSH)水平负相关,提示甲状腺滤泡萎缩及淋巴细胞浸润严重(图 3-20)。HT 病程中,甲状腺腺体弥散性病变时,可出现广泛分布的纤维组织增生,超声显示实质内出现线状高回声(图 3-21)。增生的纤维组织可相互分隔,超声上腺体内见不规则网格样改变,是桥本甲状腺炎的特征性表现(图 3-22)。其病理基础是小叶间隔不同程度的纤维组织增生,伴有玻璃样变,甲状腺滤泡大量消失。②局限型:局限型病理上表现为甲状腺局部区域淋巴细胞浸润,也可能是相对于其他区域甲状腺某一部分的淋巴细胞浸润较为严重,超声上表现甲状腺局限性不均匀低回声区,形态不规则,呈"地图样"(图 3-23)。如果两侧叶淋巴细胞浸润的程度不一,则可出现左右侧叶回声水平不一致的现象。局灶性浸润可能代表病情轻微,或是在疾病的早期阶段。③结节形成型:桥本甲状腺炎在发展过程中,由于甲状腺实质内纤维组织增生,将病变甲状腺分隔,形成结节。结节可呈单结节,但更多表现为多结节,明显者表现为双侧甲状腺可布满多个大小不等的结节样回声区,以低回声多见,结节可伴钙化或囊性变(图 3-24、图 3-25)。结节形成型桥本甲状腺炎结节外甲状腺组织仍呈弥散型或局限型改变,即甲状腺实质回声呈不均匀减低。

(3)边界:①腺体的边界,桥本甲状腺炎包括局灶性病变和累及整个腺体的弥散性改变,但病变局限于腺体内,甲状腺边缘不规则,边界清晰。这一点与同是局灶性或弥散性低回声表现的慢性侵袭性(纤维性)甲状腺炎有很大区别,后者往往突破包膜呈浸润性生长,与周围组织分界不清。②腺体内异常回声的边界,如上所述,典型的桥本甲状腺炎表现为腺体内广泛减低回声区,呈斑片状或小结节状居多。病理上这类病变并没有真正的包膜,而是以淋巴细胞为主的浸润性分布,因此不一定有清晰的边界。局灶性病变如果表现为边界欠清的低回声灶,仅仅凭形态学观察很难与恶性病变相鉴别。

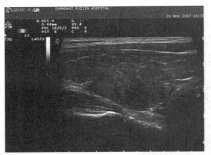

图 3-20　桥本甲状腺炎,弥散型(一)
灰阶超声显示甲状腺回声弥散
性减低,与颈前肌群回声相仿

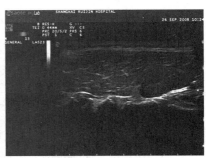

图 3-21　桥本甲状腺炎,弥散型(二)
灰阶超声显示甲状腺回声弥散性
减低,内见散在大量线状高回声

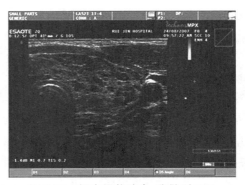

图 3-22　桥本甲状腺炎,弥散型(三)
灰阶超声显示甲状腺实质呈不规则网格状结构

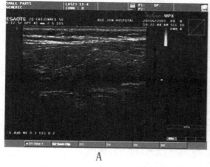
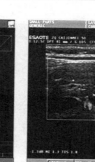

图 3-23　桥本甲状腺炎,局限型

A.灰阶超声显示甲状腺下极实质内不规则低回声区;B.多普勒显
示上述低回声区血供明显增多,甲状腺其余区域血供基本正常

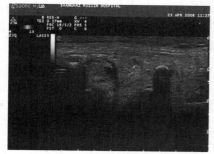

图 3-24　桥本甲状腺炎,结节形成型(一)

灰阶超声显示甲状腺内两个结节,下极结节可见环状钙化

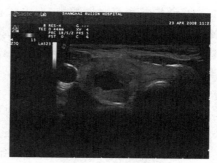

图 3-25　桥本甲状腺炎,结节形成型(二)

灰阶超声显示甲状腺结节,内伴囊性变

然而,纤维组织增生是桥本甲状腺炎常见的病理变化,是甲状腺滤泡萎缩、结构破坏以后的修复反应而形成的。由于广泛的高回声纤维条索(或者说是纤维分隔)形成,使腺体实质呈现网状结构,同时构成了低回声"结节"的清晰边界。

2.多普勒超声

(1)彩色/能量多普勒:桥本甲状腺炎的腺体实质内血流信号表现各异,多呈轻度或中等程度增多,部分患者血供呈明显增多,但也可以是正常范围,如果甲状腺伴有明显纤维化,则血供甚至减少。病程早期可合并甲亢表现,甲状腺弥散性对称性肿大,腺体内部血流信号明显增多。这和甲亢时出现的甲状腺"火海"没有明显区别,但是其血流速度较慢,无论是在治疗前还是在治疗后。流速增加的程度一般低于原发性甲亢。腺体血流丰富程度与甲状腺的治疗状况(如自身抗体水平)及功能状态(血清激素水平)无关,与 TSH 及甲状腺大小有正相关。后期则呈现甲状腺功能减退表现,甲状腺萎缩后血流信号可减少甚至完全消失。

在局灶性病变时,结节的血供模式多变,可以是结节的边缘和中央皆见血流信号,也可以是以边缘血流信号为主。

(2)频谱多普勒:血流多为平坦、持续的静脉血流和低阻抗的动脉血流频谱,伴甲亢时流速偏高,随着病程发展、腺体组织破坏而流速逐渐减慢,伴甲状腺功能减退症(甲减)时更低,但收缩期峰值流速(PSV)仍高于正常人。甲状腺动脉的流速明显低于甲亢为其特点,有学者报道甲状腺下动脉的峰值血流速度在甲亢患者常超过 150 cm/s,而桥本甲状腺炎通常不超过 65 cm/s。

也有研究观察到自身免疫性甲状腺炎的甲状腺上动脉 RI 显著增高,对本病的诊断有意义,并可能有助于判断甲减预后,但尚未有定论。

(三)鉴别诊断

1.结节性甲状腺肿

少数 CLT 患者可出现结节样变,甚至多个结节产生。但结节性甲状腺肿患者的甲状腺自身抗体滴度减低或正常,甲状腺功能通常正常,临床少见甲减。

2.Graves 病

肿大的甲状腺质地通常较软,抗甲状腺抗体滴度较低,但也有滴度高者,二者较难区别,如果血清 TRAb 阳性,或伴有甲状腺相关性眼病,或伴有胫前黏液性水肿,对诊断 Graves 病十分有利,必要时可行细针穿刺细胞学检查。

3.甲状腺恶性肿瘤

CLT 可合并甲状腺恶性肿瘤,如甲状腺乳头状癌和淋巴瘤。CLT 出现结节样变时,如结节孤立、质地较硬时,难与甲状腺癌鉴别,应检测抗甲状腺抗体,甲状腺癌病例的抗体滴度一般正常,甲状腺功能也正常。如临床难以诊断,应作 FNAC 或手术切除活检以明确诊断。

4.慢性侵袭性纤维性甲状腺炎

慢性侵袭性纤维性甲状腺炎又称为木样甲状腺炎。病变常超出甲状腺范围,侵袭周围组织,产生邻近器官的压迫症状,如吞咽困难、呼吸困难、声嘶等。甲状腺轮廓可正常,质硬如石,不痛,与皮肤粘连,不随吞咽活动,周围淋巴结不大。甲状腺功能通常正常,甲状腺组织完全被纤维组织取代后可出现甲减,并伴有其他部位纤维化,抗甲状腺抗体滴度降低或正常。可行细针穿刺活检和甲状腺组织活检。

四、侵袭性甲状腺炎

侵袭性甲状腺炎又称纤维性甲状腺炎,是一种少见的甲状腺慢性炎性疾病。它是甲状腺的炎性纤维组织增生病变,病变组织替代了正常甲状腺组织,并且常穿透甲状腺包膜向周围组织侵犯。由 Bernard Riedel 首先描述并详细报道了两例该病,因此得名 Riedel 甲状腺炎(RT)。

(一)病理与临床表现

1.病理

病灶切面灰白色,与周围组织广泛粘连,触之坚硬如木,甚至硬如石块,故又称"木样甲状腺炎"。甲状腺滤泡萎缩或破坏,被广泛玻璃样变的纤维组织替代,同时浸润到包膜外甚至与邻近骨骼肌粘连。纤维化结节主要由淋巴细胞、胚芽中心、浆细胞、嗜酸性转化的滤泡上皮细胞构成。无巨细胞存在。有时可见成纤维细胞和小血管。Riedel 甲状腺炎的纤维变性区域还有一种比较特征性的改变,即大小静脉血管常有炎性表现,随着病变发展逐渐呈浸润、栓塞甚至硬化表现,管腔逐渐消失。

2.临床表现

Riedel 甲状腺炎可以没有自觉症状,多数患者因发生炎性甲状腺肿、颈前质硬肿块,或肿大明显造成压迫症状而就诊,如窒息感、呼吸困难(压迫气管)、吞咽困难(压迫食管)、声音嘶哑(侵犯喉返神经)等,甚至可由于小血管阻塞性炎症导致无菌性脓肿形成。

由于 Riedel 甲状腺炎常伴有全身性多灶纤维病变,因此同时具有伴发部位症状。临床可触及坚硬的甲状腺,如有结节则位置固定,边界不清,通常无压痛。

(二)超声诊断

1.灰阶超声

(1)形态和大小:由于 Riedel 甲状腺炎有类似恶性的侵袭性生长特性,病变腺体往往体积明显增大,不但前后径和左右径增大,更由于突破包膜的浸润性生长而呈各种形态。甲状腺肿大可对周围器官产生压迫,如气管、食管等,但压迫症状与肿大的程度不成比例。

(2)边界:病变腺体轮廓模糊,表面不光滑。如为局灶性病变,则界限不清。病变通常突破甲状腺包膜向周围组织侵袭性生长,最常侵犯周围肌肉组织,以及气管、食管等,并进一步产生相应的压迫症状。

(3)内部回声:Riedel 甲状腺炎病变区域回声明显减低,不均匀,或间以网格状中等回声。但低回声不能作为 Riedel 甲状腺炎的特征性表现,因为其他甲状腺炎性疾病普遍呈减低回声表现,与淋巴细胞的出现有关。因此仅凭腺体内部回声水平也很难将它与其他甲状腺炎症相鉴别。

(4)其他:由于病变腺体的纤维化改变,常导致结节性病灶形成。结节性表现伴类似恶性的浸润表现,与恶性肿瘤难以鉴别。但 Riedel 甲状腺炎虽然病灶肿块体积巨大,却没有明确的淋巴结病变,而恶性肿瘤常伴有淋巴结累及,这一点有所区别。

2.多普勒超声

彩色多普勒成像显示病变部分实质内血流信号稀少,甚至完全没有血供。主要原因是大量纤维组织完全替代了正常腺体组织。

由于 Riedel 甲状腺炎血供稀少甚至没有血供,且病变范围广泛、呈侵袭性生长并浸润周围组织,正常解剖结构完全破坏。因此频谱多普勒超声鲜有报道,无明显特异表现。

(三)鉴别诊断

1.甲状腺癌

甲状腺癌压迫症状出现较晚,并且和癌肿大小有关,常有颈部淋巴结肿大,但最后仍需病理检查后才能明确诊断。

2.亚急性甲状腺炎

病变常为双侧性,甲状腺明显触痛、压痛,腺外组织无粘连,且能自愈。

3.慢性淋巴细胞性甲状腺炎

只限于甲状腺肿大,不向周围组织侵犯,有甲状腺功能减退的趋势,TGAb、TMAb 常呈阳性。

(王　艳)

第五节　甲　状　腺　癌

一、病理与临床表现

甲状腺癌的病理分类主要有乳头状癌、滤泡癌、未分化癌、髓样癌 4 种。

(一)乳头状癌

乳头状癌最常见,约占 60%。大多为单发,但也可多发或多中心发生。乳头状癌好发于

30～40 岁的女性和青壮年,恶性程度较低,预后较好。

(二)滤泡癌

滤泡癌好发于 50 岁左右的中年人,中度恶性,早期易发生血道转移。

(三)未分化癌

未分化癌多见于 70 岁左右的老年人,高度恶性,预后很差。

(四)髓样癌

髓样癌是由滤泡旁细胞(即 C 细胞)发生的恶性肿瘤,好发年龄为 40～60 岁,预后不如乳头状癌,但较未分化癌好。

二、甲状腺超声分级标准

为了规范甲状腺超声检查,美国学者仿照乳腺影像报告和数据系统(BI-RADS),制定了甲状腺影像报告和数据系统(简称 TI-RADS),用于指导甲状腺结节的诊断。

甲状腺 TI-RADS 分级诊断标准如下。

(1)0 级:临床疑似病例超声无异常所见,需要追加其他检查,无结节,正常甲状腺或弥漫性增生性甲状腺。

(2)1 级:高度提示良性,超声显示腺体大小、回声可正常,无结节、无囊肿或钙化。

(3)2 级:检查所见为良性结节,可能良性病变,边缘界限清楚,以实性为主,回声不均匀,等回声或高回声,可有蛋壳样钙化或粗钙化,恶性风险为 0,需要临床随访。

(4)3 级:不确定病变,可能良性结节,实质性肿块回声均匀,多为低回声,边缘光整,可分为3A 及 3B,3A 倾向于良性,3B 倾向于恶性,恶性风险为<2%,可能需要穿刺活检。

(5)4 级:可能恶性病变,有 1～2 项提示恶性的超声表现,如极低回声、微钙化、边缘不光整、淋巴结异常等,恶性的可能比例为 5%～50%,需要结合临床诊断。①4a:恶性的可能比例 5%～10%。②4b:恶性的可能比例 10%～80%。

(6)5 级:高度提示恶性,超过 3 项提示恶性的超声表现,如极低回声、微钙化、边缘不光整、边界不清、淋巴结异常等,提示癌的可能性>80%。

(7)6 级:细胞学检出癌症,确诊为癌。

在临床应用中,3 级以下诊断为良性可能性较大,对于无临床症状的患者可定期观察,3～6 个月后复查彩超;4 级者有恶性可能,可行细针穿刺(FNA)确定结节性质;5 级者恶性可能性极大,建议直接考虑进行手术治疗。

三、超声诊断

(1)癌结节大多在 1.5～3.0 cm,甚至更大,小于 1.0 cm 者属微小癌。较小的形态尚规则、呈圆形或椭圆形;较大者则不规则、分叶状或伴成角;边界不清晰,呈锯齿状或浸润状。

(2)内部为实性,呈较低回声,囊性变较少;多伴点状、细小斑状或簇状强回声,这种微小钙化灶是甲状腺癌,尤其是乳头状癌的特征性表现;后方常见声衰减。

(3)较大病灶内部血流较多。

(4)可侵犯腺体外组织,如侵犯颈前带状肌、喉返神经,后者导致声音嘶哑。颈部深浅淋巴结增大(提示转移)较多见。

(5)乳头状癌、滤泡癌和髓样癌三者在声像图上表现类似,未分化癌则瘤灶较大,边界更不清楚,明显浸润状,往往扩展到腺体外。

四、鉴别诊断

主要涉及甲状腺良、恶性结节,即甲状腺癌、甲状腺腺瘤及结甲结节之间的鉴别诊断,见表3-1。

表3-1 甲状腺良、恶性结节的超声鉴别诊断

项目	甲状腺癌	甲状腺腺瘤	结甲结节
低回声	多见、较厚、不规则	多见、较窄、更规整、规则	更清楚、小、不规整
内部回声	较低	较高	较高
内部强回声	多见、较细整	见、较粗大	伴"彗星尾征"
更巨	较少、较小、可有壁结节	较多、较大	更清楚、较大
后方回声	减低或声影、不规则	无改变或增强	无改变或增强
形态	不规则、分叶状	圆形或椭圆形	圆形或椭圆形
边界	不清楚、锯齿状、浸润状	清楚、光滑	清楚或稍欠具体
血流	内部较多	周边较多	周边血流
外侵	可见	无	无
实性感	强	弱	弱

(王 艳)

第六节 甲状旁腺疾病

一、甲状旁腺增生

甲状旁腺增生(PH)根据病因可分为原发性和继发性增生。前者是指没有外界刺激下,病因不明的甲状旁腺增生,常伴有功能亢进。后者是指在外界因素刺激下导致的腺体增生。

(一)病理与临床表现

1.病理

原发性甲状旁腺功能亢进症(甲旁亢)中,甲状旁腺增生所致者占10%～30%。通常为多个腺体增生肥大,但增生肥大的程度可以不一致,常以一个或两个腺体为明显。甲状旁腺增生根据病理表现分为两型,即主细胞型和亮细胞型。亮细胞实际上为胞浆内富有过量糖原的主细胞。主细胞型增生较亮细胞型增生多见,表现所有的腺体均增大,其中下甲状旁腺的增大程度常较上甲状旁腺明显。亮细胞型增生少见,但腺体增大的程度要更为明显,且通常上甲状旁腺的增大程度要超过下甲状旁腺。组织学检查,增大腺体内的主细胞或亮细胞数量明显增多,呈弥散性分布,间质和细胞内的脂肪量增加,病变与正常甲状旁腺组织间呈移行状态,无明确分界,小叶结构仍保持。

2.临床表现

原发性甲状旁腺增生与腺瘤引起的甲旁亢表现类似,而肾结石较腺瘤患者常见,血钙水平没

有腺瘤患者高。继发性甲状旁腺增生在原有疾病的基础上出现甲旁亢的一系列症状,与原发性甲旁亢不同的是,其血钙水平低于正常。

(二)超声诊断

1.灰阶超声

(1)大小与形态:随着仪器分辨率的提高,目前已经可显示>5 mm的正常或轻度增大的腺体。而对于有经验的操作者,有时也能发现小于5 mm的腺体。声像图上,腺体增大呈圆形、椭圆形、梭形或者扁平,以圆形多见,肿块较大时形态趋向于管状。

(2)边界与部位:增生腺体边界光滑,与甲状腺之间可见高回声包膜形成的分界面,这是提示增生结节来源于甲状旁腺的一个有力证据。主细胞型增生通常位于下甲状旁腺,而透明细胞型则位于上甲状旁腺,临床上以前者为主。

(3)回声性质:正常和增生的甲状旁腺主细胞在细胞内脂肪及细胞间质脂肪含量上差别较明显。功能亢进的甲状旁腺主细胞内脂肪小滴明显减少,腺体间质内脂肪细胞也较正常腺体显著减少。通常细胞内脂肪小滴和细胞外间质脂肪细胞超声图像表现为回声增强,据此判断正常甲状旁腺腺体回声应该强于功能亢进的甲状旁腺,但事实上两者都表现为类似的低回声。此外,弥散性与结节性增生的内部回声也有区别。前者表现为均质低回声,而后者内部回声多变,早期的结节表现为增大的低回声腺体内有等回声结节,之后结节增多,最终整个腺体被结节占据。由于继发性甲旁亢腺体增生通常是缓慢的,和缺血有关的退行性变多见于体积较大的结节性增生,例如坏死、囊性变和钙化,因此腺体内可出现无回声、强回声等。

另一些研究发现继发性甲状旁腺增生直径超过10 mm时,腺体内可出现强回声,多数呈圆环形,少数表现为弥散分布的点状强回声,这可能是由于继发性甲旁亢引发血钙增高,钙随血液灌注进入甲状旁腺并游离出血管进入细胞间质内沉积所致。

2.多普勒超声

组织学提示重量大于0.5 g的腺体通常为结节性增生,因此,之前超声对弥散性与结节性增生的鉴别主要依靠腺体的体积,但是实际上一些小于0.5 g腺体也可能是结节性增生。近年来,一些研究发现对于弥散性增生和结节性增生腺体,两者血流显像也有差别。

(三)鉴别诊断

原发性甲旁亢患者在各种影像技术检查时,若发现甲状旁腺区有结节性或肿块影,除需考虑常见的甲状旁腺腺瘤外,也应想到甲状旁腺增生的可能性,然而仅据影像学表现,两者难以鉴别。即使影像学检查发现甲状旁腺多腺体的肿块,也不能鉴别是增生所致的多腺体增大,抑或是多发性甲状旁腺腺瘤。

二、甲状旁腺腺瘤

甲状旁腺腺瘤(PA)是一种良性的神经内分泌肿瘤,原发性甲状旁腺功能亢进(原发性甲旁亢)80%以上是由于甲状旁腺腺瘤过多分泌甲状旁腺激素引起的。

(一)病理与临床表现

1.病理

甲状旁腺腺瘤是原发性甲旁亢最常见的原因,通常为孤立性,偶可为2~3个腺瘤。诊断时,腺瘤多已较大,80%腺瘤的重量超过500 mg,大小可为1厘米至数厘米。腺瘤组织学诊断的依据是肿瘤有完整的包膜,瘤内极少有脂肪组织,无分叶状表现,病变与周围残存的甲状旁腺组织有明确的分界,后者常呈薄环状围绕在腺瘤的周围,也可无此薄环状结构。

2.临床表现

临床表现涉及多系统,因此症状多样。功能性腺瘤中以肾并发症为主要症状的占 70%,以骨骼系统症状为主的占 10%,以肾及骨骼系统症状为主的占 20%。

肾并发症是最严重的临床特征,30% 的患者临床表现与肾结石有关,5%～10% 的患者可以出现肾钙沉着症,85% 的原发性甲旁亢患者会有肾功能的异常。在骨骼方面,表现为全身囊状纤维性骨炎,这也是影像诊断甲旁亢的特征性表现。在消化系统方面,可有胃纳不振、便秘、腹胀、恶心及呕吐等症状。高血钙可导致患者精神或心理上的改变,如忧郁、焦虑甚至昏迷。腺瘤发生出血较少见,表现为患侧颈部疼痛肿大,出血量大时还可出现压迫症状甚至窒息。

(二)超声诊断

1.灰阶超声

(1)大小与形态:通常呈卵圆形,肿块长大后,常呈长椭圆形,其长轴往往与颈部长轴平行。也有报道腺瘤呈长方形、三角锥形及泪珠形等。腺瘤大小不等,小腺瘤最大径在 1 cm,最小的腺瘤可表现为极微小的甲状旁腺肿大,以致在外科手术时腺体外观无异常,但在病理学检查时有异常发现。大腺瘤(最大径在 1 cm 或以上为大腺瘤)可呈分叶状或不规则形,较大的腺瘤可呈管状,纵径超过 5 cm。滤泡性腺瘤大小常与血钙水平有关,血钙水平 10.5～11.5 mg/dL 时,则腺体一般不大于 1.5 cm;血钙水平高于 11.5 mg/dL 时,则腺体可大于 1.5 cm。

(2)边界与部位:由于甲状旁腺腺瘤有包膜,因此灰阶声像图上腺瘤边界清楚,边缘规则,与甲状腺之间有一完整菲薄的高回声界面,此即包膜回声。腺瘤发生以下甲状旁腺较多,位于甲状腺下极后下方,而上甲状旁腺腺瘤则一般位于甲状腺中部的后方。

(3)回声性质:由于腺瘤内为较单一的细胞增生,声学界面较少,与甲状腺相比以实性偏低回声为主,回声均匀。较大的瘤体(2%)内可伴出血、坏死、囊性变而出现部分无回声,极少数病例可表现为完全呈囊性的腺瘤。偶尔,特别是甲状旁腺腺瘤大于 2 cm 时,由于瘤体内大量纤维条索形成而呈高回声,且回声不均,并不表现为常见的均质性低回声。这些不典型表现可被误认为颈部淋巴结,而当肿块的回声水平和甲状腺实质回声相似时,将增加诊断的难度。

(4)其他:腺瘤质地可非常柔软,实时超声下可见瘤实质在压力下有波动感。如果临床有充分证据表明甲状旁腺功能异常,而常规超声检查无异常发现,则须逐步加压扫查。加压后扫查可以使腺瘤的显示更加明确,27% 的小腺瘤可因此得到明确诊断。

2.多普勒超声

由于甲状旁腺为无导管腺体,腺瘤内部有丰富的毛细血管网,当腺瘤发生时,组织代谢活跃,血供增加,超声检查时须特别注意 CDFI 的应用。当甲状旁腺大于 1 cm,彩色或能量多普勒超声可显示病变内的血流。同时患侧血供增加可导致该侧神经血管束增粗,对增粗的一侧仔细检查,有助于发现较小的腺瘤。值得注意的是当腺瘤发生出血或梗死时,瘤体内血流可减少甚至消失。甲状旁腺腺瘤不但呈高血供,且悬于一血管蒂上,该血管蒂即位于甲状腺外、从甲状腺下动脉的分支发出的滋养动脉,被包裹于脂肪组织内。

根据上述的甲状旁腺腺瘤血供特征,在 CDFI 上腺瘤有以下特点。

(1)扩张的甲状腺外滋养动脉:研究发现,无论肿瘤的大小,在能量多普勒上皆可显示该滋养动脉。有时,在灰阶超声尚不能分辨的小腺瘤,其增粗的滋养动脉已经可见。明显扩张的滋养动脉有助于定位甲状旁腺腺瘤,可将超声检测的敏感性从 73% 提高到 88%。

(2)极性血供:甲状旁腺腺瘤的滋养动脉特征性地从腺瘤的长轴一极供应腺瘤。据 Lane 等报道"极性"血供可见于所有的腺瘤,且与肿块大小无关。但实际工作中,极性血管的显示率并没有如此之高。

(3)边缘型血供:当滋养动脉进入腺瘤后,沿瘤体边缘呈树枝状分支,而后分出更细的分支进入肿瘤深部。几乎所有的腺瘤皆可见这一血供模式。

许多腺瘤可见明显的血管环或血管弧,发自甲状腺下动脉分支的血管在肿块边缘部位呈 $90°\sim270°$ 弧形包绕肿块,据认为这是甲状旁腺腺瘤特征性的表现。但是肿块周围血管弧也可见于甲状腺腺瘤,所以除非甲状旁腺和甲状腺有明显的分界,否则血管弧对诊断甲状旁腺腺瘤的价值受限。

由于腺瘤内存在丰富的毛细血管网,相当于存在动静脉短路,腺瘤内舒张期血流速度较高,呈低阻抗型,动脉峰值流速 $15\sim35$ cm/s,很少超过 40 cm/s。流速与甲状旁腺功能无明显关系。

由甲状腺下动脉供血的甲状旁腺腺瘤,其同侧的甲状腺下动脉的峰值血流速度明显增高。如果腺瘤由甲状腺上动脉供血,则该侧的甲状腺上动脉峰值血流速度也明显增高。相反,腺瘤对侧的甲状腺上、下动脉的峰值血流速度无明显改变。如果腺瘤位于下甲状旁腺,则该侧的甲状腺上动脉峰值血流速度也无明显改变。如发现甲状腺下动脉血流速度增加可提示同侧甲状旁腺腺瘤,而甲状腺上动脉流速的测量有助于判断腺瘤是发生在上甲状旁腺还是下甲状旁腺。以 40 cm/s作为上述血管血流速度的界值,诊断的准确率达 86.6%,敏感性 96.5%,特异性 83.1%。但对于异位的腺瘤,由于其不是由甲状腺动脉供血,故这种方法的作用受到限制。另外,甲状腺疾病也可导致甲状腺动脉血流速度的增加,这也限制了这种方法的应用。

(三)鉴别诊断

1.甲状旁腺增生

甲状旁腺增生常为多个腺体同时增生,但增生程度多不一致。因为其体积常较腺瘤小,CT和 MRI 检出率明显低于腺瘤。但当某一腺体明显增生形成较大结节时,其表现类似于腺瘤,两者鉴别困难。慢性肾功能不全患者,继发甲状旁腺功能亢进症(甲旁亢)。颈部横截面增强 CT示双侧甲状旁腺增大,密度均匀,强化程度略低于甲状腺。甲状腺峡部低密度结节,为结节性甲状腺肿。

2.甲状旁腺腺癌

患者血钙和 PTH 水平均异常显著升高,腺癌体积通常较大,可发生坏死和出血,其特点是易发生钙化,钙化率达 25%,而 CT 对发现钙化较为敏感。甲状旁腺癌与体积较大的腺瘤较难鉴别,尤其是前者未检出钙化时,但若发现颈部淋巴结转移和(或)远隔脏器转移(常见肺转移,其次为肝、骨和脑转移),或短期内病灶明显增大,则是甲状旁腺癌诊断的有利依据。

3.甲状旁腺区域的增大淋巴结

多数腺瘤于增强早期明显强化,而淋巴结常常为轻至中度强化;应用多层螺旋 CTA 检查,如显示甲状腺下动脉有细小分支供应病变,则提示病变来自甲状旁腺。

(王 艳)

第七节 乳腺增生症

乳腺增生症是女性最常见的乳房疾病,在临床上约有 50% 妇女有乳腺增生的表现,多见于 20～50 岁的妇女;其基本病理表现为乳腺上皮和纤维组织增生,乳腺组织导管和乳腺小叶在结构上的退行性变及进行性结缔组织生长的非炎症、非肿瘤性病变;其发病原因主要是内分泌激素失调。

由于乳腺增生症的组织形态复杂,所以其组织学分类方法也多种多样。如有学者依乳腺结构在数量和形态上的异常将其分为乳腺组织增生、乳腺腺病(又分为小叶增生期、纤维腺病期及纤维化期)、乳腺囊肿病三大类;也有的学者依乳腺增生的基本组织改变将其分为小叶增生、纤维化、炎性、囊肿、上皮增生、腺病 6 种类型。也正是由于其组织形态学上的复杂性,所以才造成了本病命名上的混乱,目前最多见的病理分类为乳腺小叶增生、乳腺囊性增生症、乳腺腺病等。

乳腺增生症按导管上皮增生的形态可将其分为四级。①Ⅰ级:不伴有导管上皮增生,此级发生率为 70%;②Ⅱ级:伴有导管上皮增生,但上皮细胞不呈异型性,其发生率为 20%;③Ⅲa 级:伴有导管上皮增生,上皮细胞呈轻度异型性,发生率为 5%;④Ⅲb 级:伴有导管上皮增生,上皮细胞呈重度异型性,发生率为 5%,此级恶变率最高,恶变率为 75%～100%。

一、乳腺囊性增生症

(一)临床概述

乳腺囊性增生症是乳腺增生症中的一种,又名乳腺结构不良、纤维囊性乳腺病等;多发生于 30～50 岁的妇女,占乳腺专科门诊患者的 50%～70%。发病原因与卵巢功能失调有关,主要是黄体素与雌激素比例失调,即黄体素分泌减少、雌激素相对增加,雌激素刺激了乳管上皮增生,促使导管形成囊肿。临床表现为乳腺内肿块,一侧或两侧乳腺,单发或多发,边界可清楚或不清楚,可有乳房疼痛,且与月经周期关系不密切,患者在忧虑、心情不畅时,肿块变大变硬,疼痛加重;月经来潮后或情绪好转后,肿块变软变小。乳腺可有黄绿色、棕色或淡血性乳头溢液。

该病是女性乳腺常见的一类非肿瘤、非炎症性疾病,包括了病因和临床经过均不相同的多种病变。病理改变除了有乳管上皮及腺泡上皮增生,乳腺中、小导管或末梢导管上皮不同程度的增生和乳腺导管管腔不同程度的扩张,还常伴发结缔组织改变的多种形态变化的综合病变。

囊性增生症与乳腺癌的关系尚不明确。流行病学研究提示囊性增生症患者以后发生乳腺癌的机会为正常人群的 2～4 倍。囊性增生症本身是否会恶变与其导管上皮增生程度有关。单纯性的囊性增生症很少有恶变,如果伴有上皮不典型增生,特别是重度者,则恶变的可能较大,属于癌前期病变。

(二)超声表现

囊性增生症的声像图特点具有多样性。

(1)腺体回声增强,结构紊乱,腺体内散在分布多个囊性肿块,可为圆形、椭圆形、长条形,内部回声可为无回声、中等回声、混合回声等,囊壁上可有乳头状突起(图 3-26、图 3-27)。囊壁上有乳头状突起的常被认为是癌前病变,应注意观察或取病理活检。

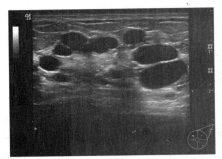

图 3-26 乳腺囊性增生症(一)

腺体内多个囊肿,囊肿内呈无回声,后方回声增强

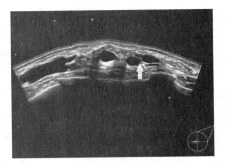

图 3-27 乳腺囊性增生症(二)

腺体内囊肿内呈无回声,箭头指示部分囊壁可见点状突起

(2)多发性囊肿与实质性低回声小肿块并存,应与纤维腺病相鉴别。

(3)极少数囊性增生症表现为实质低回声肿块,边界不清,形态不规则(图 3-28),甚至可见钙化点。上述表现应注意与乳腺癌鉴别,超声检查需注意肿块内有无血流及高阻频谱改变,观察腋窝有无肿大的淋巴结等;声像图上不能鉴别时建议病理活检。

(4)表现为实质低回声肿块的囊性增生症,85%的肿块内部无明显血流信号,少数肿块内可见少量血流信号,极少数肿块内可测得低速、高阻血流信号。

(5)本病常与其他乳腺疾病并发(图 3-29)。

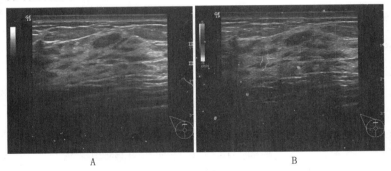

A   B

图 3-28 乳腺囊性增生症(三)

乳腺实质低回声结节,边界不清,形态不规则(A);CDFI 示肿块
内及其周边未见明显彩流信号(B)。病理:乳腺囊性增生症

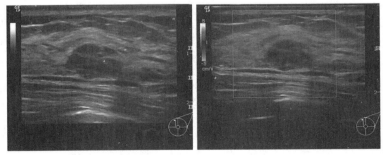

图 3-29 乳腺囊性增生症并导管内乳头状瘤形成

乳腺内实质低回声结节,边界不清,形态不规则,CDFI 示结节内未见明显
彩流信号。术后病理提示为乳腺囊性增生症并导管内乳头状瘤形成

(三)鉴别诊断及比较影像分析

乳腺囊性增生症最需要鉴别的就是单纯性乳腺上皮增生病,临床上最易混淆。单纯性乳腺上皮增生病妇女年龄在 25 岁左右,突出的症状是乳腺的间歇性疼痛,疼痛具有明显的周期性,一般在月经前开始加重,乳腺腺体也随之肿胀,而在月经来潮过后即减轻或消失。

本病囊壁上有乳头状突起时应与导管内乳头状瘤鉴别。

乳腺囊性增生症患者若临床表现不典型或没有明显的经前乳房胀痛,仅表现为乳房肿块者,特别是单侧单个、质硬的肿块,应与乳腺纤维腺瘤及乳腺癌相鉴别。

1.与乳腺纤维腺瘤相鉴别

两者均可见到乳房肿块,单发或多发,质地韧实。乳腺囊性增生症的乳房肿块大多为双侧多发,肿块大小不一,呈结节状、片块状或颗粒状,质地一般较软,亦可呈硬韧,偶有单侧单发者,但多伴有经前乳房胀痛,触之亦感疼痛,且乳房肿块的大小性状可随月经而发生周期性的变化,发病年龄以中青年为多。乳腺纤维腺瘤的乳房肿块大多为单侧单发,肿块多为圆形或卵圆形,边界清楚,活动度大,质地一般韧实,亦有多发者,但一般无乳房胀痛,或仅有轻度经期乳房不适感,无触痛,乳房肿块的大小性状不因月经周期而发生变化,患者年龄多在 30 岁以下,以 20~25 岁最多见。乳腺囊性增生症与乳腺纤维腺瘤的彩色多普勒超声也有所不同,乳腺增生结节常无血流信号,而乳腺纤维腺瘤肿块内可有较丰富、低阻力血流信号。此外,在乳房的钼靶 X 线片上,乳腺纤维腺瘤常表现为圆形或卵圆形密度均匀的阴影及其特有的环形透明晕,亦可作为鉴别诊断的一个重要依据。

2.与乳腺癌相鉴别

两者均可见到乳房肿块。但乳腺囊性增生症的乳房肿块质地一般较软,或中等硬度,肿块多为双侧多发,大小不一,可为结节状、片块状或颗粒状,活动,与皮肤及周围组织无粘连,肿块的大小性状常随月经周期及情绪变化而发生变化,且肿块生长缓慢,好发于中青年女性;乳腺癌的乳房肿块质地一般较硬,有的坚硬如石,肿块大多为单侧单发,肿块可呈圆形、卵圆形或不规则形,可长到很大,活动度差,易与皮肤及周围组织发生粘连,肿块与月经周期及情绪变化无关,可在短时间内迅速增大,好发于中老年女性。乳腺增生结节彩色多普勒一般无血供,而乳腺癌常血供丰富,呈高阻力型血流频谱。此外,在乳房的钼靶 X 线片上,乳腺癌常表现为肿块影、细小钙化点、异常血管影及毛刺等,也可以帮助诊断。最终诊断需以组织病理检查结果为准。

二、乳腺腺病

(一)临床概述

乳腺腺病属于乳腺增生症,本病占全部乳腺疾病的 2%。乳腺腺病是乳腺小叶内末梢导管或腺泡数目增多伴小叶内间质纤维组织增生而形成的一种良性增生性病变,可单独发生,亦可与囊性增生症伴发;与囊性增生症一样均在乳腺小叶增生的基础上发生。

乳腺腺病多见于 30~40 岁女性,发生病因不明确,一般认为与卵巢内分泌紊乱有关,即孕激素减少、雌激素水平过高,或二者比例失调,作用于乳腺组织使其增生而形成,可与乳腺其他上皮性肿瘤混合存在。临床表现常有乳腺局限性肿块或与月经周期相关的乳房疼痛等。

依其不同的发展阶段,病理可分为二期。①腺泡型腺病期:即腺病的早期阶段,乳腺小叶内末梢导管数目明显增多,乳腺小叶扩大、融合成片,边界模糊。末梢导管上皮细胞可正常或增生,但排列规则,无异型,肌上皮存在。乳腺小叶内间质纤维组织增生,失去原有疏松状态。增生的纤维组织围绕末梢导管分布。②纤维化期(硬化性腺病):是腺病的晚期表现,一般是由上期发展而来;间质内纤维组织过度增生,管泡萎缩以致消失,小叶体积缩小,甚至轮廓消失,残留少量萎缩的导管,纤维组织可围绕萎缩的导管形成瘤样肿块。WHO乳腺肿瘤组织学分类中将乳腺腺病分为硬化腺病、大汗腺腺病、盲管腺病、微腺病及腺肌上皮腺病五型。

(二)超声表现

乳腺腺病的声像图依其不同的病理阶段各异,超声表现:①发病早期通常表现为低回声,边界不规则、与周围正常高回声的乳腺组织界限分明,无包膜。随着纤维组织不断增生及硬化,回声逐渐增强,此时与周围乳腺组织的界限多欠清晰,如有纤维组织的围绕可致边界逐渐清晰,甚或形成有包膜样回声的椭圆形肿块,类似乳腺纤维腺瘤声像图,少数病例后期可形成钙化。②肿块体积通常较小,随着病理分期的进展并无明显增大,直径多小于2 cm。③肿块后方回声可有轻度增强。④单发或多发。⑤肿块纵横比多小于1。⑥肿块好发于乳腺的外上象限。⑦CDFI:结节内常无血流信号。见图3-30、图3-31。

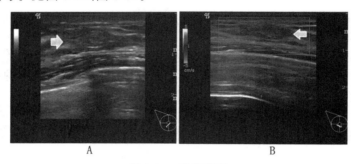

图 3-30 乳腺腺病

乳腺内低回声结节(A指示部分),边界不规则、与周围组织界限分明,无包膜,肿块后方回声增强。CDFI其内及其周边未见明显彩流信号

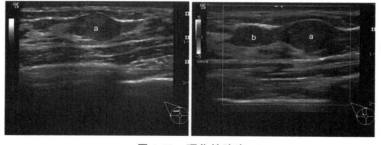

图 3-31 硬化性腺病

乳腺内相连的两个低回声肿块,为边界欠清的实性低回声肿块,与周围组织界限分明,CDFI示肿块内及其周边未见明显彩流信号。

术后病理:硬化性腺病(肿块b),硬化性腺病并纤维腺瘤(肿块a)

(三)鉴别诊断及比较影像分析

该部分病例由于病变较大,X线及二维超声缺乏特异性表现,该病主要应与乳腺癌做鉴别,特别是在硬化性腺病型时,乳腺出现质硬、边缘不清的无痛性肿块时容易误诊为乳腺癌,彩色多普勒及超声弹性成像在鉴别诊断中具有一定的价值。但与纤维腺瘤、叶状瘤、特殊类型乳腺癌(如髓样癌、黏液腺癌)等鉴别诊断存在较大困难,特别是上述疾病肿块内无明显彩流信号显示且弹性系数与上述疾病相近时,诊断更加困难。对于难以鉴别的结节,组织病理学活检是必要的检查和鉴别手段。

三、放射状瘢痕

(一)临床概述

乳腺放射状瘢痕(radial scar,RS)是指女性乳腺组织中,由于放射状增生的导管系统围绕弹力纤维组织核心而形成的一种独特性病变;是一种少见的上皮增生性病变,因硬化性病变使小叶的结构扭曲,导致影像学上、病理诊断中极易与乳腺癌混淆;多以腺病为主,并伴其他良性病变,肉眼观察呈不规则硬块,可见由弹性纤维构成的黄色条索样间质。镜下观察病变呈星芒状,中心区可见透明变性的致密胶原纤维,有时存在明显的弹力纤维变性及小而不规则的导管,其细胞无异型、导管周围基底膜完整,间质中缺乏反应性成纤维细胞增生。

(二)超声表现

部分学者的研究发现超声可以发现68.0%的乳腺放射状瘢痕,多表现为低回声的肿物或团块,约22.0%表现为结构不良。

病变部边界不清,形态不规则,边缘部不规则,呈毛刺状,类似乳腺浸润性癌超声改变;多数病变直径较小,超声短期随访病变体积变化不明显。彩色多普勒超声病变内常无明显血流信号显示,病变周边可检出彩流信号。

(三)鉴别诊断及比较影像分析

本病常与乳腺癌难以鉴别,均表现为边界不清、形态不规则的低回声肿块,钼靶X线及MRI对本病鉴别困难,常需病理学检查方可进行鉴别诊断。

本病需与乳腺术后瘢痕及纤维瘤病相鉴别。

(王　艳)

第八节　乳腺炎性病变与乳腺脓肿

一、急性乳腺炎与乳腺脓肿

(一)临床概述

急性乳腺炎是乳腺的急性化脓性病症,一般为金黄色葡萄球菌感染所致,多见于初产妇的哺乳期。细菌可自乳头破损或皲裂处侵入,亦可直接侵入乳管,进而扩散至乳腺实质。一般来讲,急性乳腺炎病程较短,预后良好,但若治疗不当,也会使病程迁延,甚至可并发全身性化脓性感染。

急性哺乳期乳腺炎的病程主要分为3个阶段。①初起阶段:患侧乳房胀满、疼痛,哺乳时尤甚,乳汁分泌不畅,乳房结块或有或无,全身症状可不明显,或伴有全身不适,食欲欠佳,胸闷烦躁等。②成脓阶段:局部乳房变硬,肿块逐渐增大,此时可伴明显的全身症状,如高热、寒战、全身无力、大便干结等。常可在4～5天形成脓肿,可出现乳房搏动性疼痛,局部皮肤红肿、透亮。成脓时肿块中央变软,按之有波动感。若为乳房深部脓肿,可出现全乳房肿胀、疼痛、高热,但局部皮肤红肿及波动不明显,需经穿刺方可明确诊断。有时脓肿可有数个,或先后不同时期形成,可穿破皮肤,或穿入乳管,使脓液从乳头溢出。③溃后阶段:当急性脓肿成熟时,可自行破溃出脓,或手术切开排脓。破溃出脓后,脓液引流通畅,可肿消痛减而愈。若治疗不善,失时失当,脓肿就有可能穿破胸大肌筋膜前疏松结缔组织,形成乳房后脓肿;或乳汁自创口处溢出而形成乳漏;严重者可发生脓毒败血症。急性乳腺炎常伴有患侧腋窝淋巴结肿大,有触痛;白细胞总数和中性粒细胞数增加。

哺乳期乳腺炎常见的主要有两种类型。①急性单纯乳腺炎:初期主要是乳房的胀痛,局部皮温高、压痛,出现边界不清的硬结,有触痛。②急性化脓性乳腺炎:局部皮肤红、肿、热、痛,出现较明显的硬结,触痛加重,同时患者可出现寒战、高热、头痛、无力、脉快等全身症状。此时腋下可出现肿大的淋巴结,有触痛,血白细胞升高,严重时可合并败血症。

少数病例出现乳汁大量淤积并脓肿形成时,短期内可出现单侧或局部乳房明显增大,局部乳房变硬,皮肤红肿、透亮。

非哺乳期乳腺炎发病高峰年龄在 20~40 岁,依据临床表现,可分为 3 种临床类型。①急性乳腺脓肿型:患者突然出现乳腺的红、热、痛及脓肿形成。体检常可扪及有波动感的痛性肿块,部分脓肿可自行穿破、溃出。虽局部表现剧烈,但全身炎症反应较轻,中度发热或不发热,白细胞增高不明显。②乳腺肿块型:逐渐出现乳腺肿块,微痛或无痛,皮肤无明显红肿,肿块边界可能比较清楚,无发热史,此型常被误诊为乳腺癌。③慢性瘘管型:常有乳腺反复炎症及疼痛史,部分患者可有乳腺脓肿手术引流史,且多为乳晕附近脓肿,瘘管多与乳头下大导管相通,经久不息反复流脓。瘘管周围皮肤轻度发红,其下可扪及界限不清的肿块,严重者可形成多发性瘘管并致乳房变形。

(二)超声表现

(1)急性乳腺炎病程的不同阶段超声表现如下。①初起阶段:病变区乳腺组织增厚,边界不清,内部回声一般较正常为低,分布不均匀,探头挤压局部有压痛;少部分病例呈轮廓不规则的较高回声区,内点状回声分布不均;CDFI 示肿块周边及内部呈点状散在血流信号(图 3-32A)。②成脓及溃后阶段:脓肿期边界较清楚,壁厚不光滑,内部为液性暗区,其间有散在或密集点状回声,可见分隔条带状回声,液化不完全时,呈部分囊性、部分实性改变;彩色多普勒血流显像示肿块周边及内部呈点状散在血流信号,液化坏死区无彩色多普勒血流显示(图 3-32B);患侧腋窝淋巴结具有良性肿大特征,即淋巴结呈椭圆形,包膜完整,轮廓规则,淋巴结显示清晰(图 3-32C)。③乳腺炎超声弹性成像表现为病灶质地较软,组织弹性系数较低,受压可变形;定量弹性成像如病变内发生液化坏死时,因液体为非弹性体而无弹性信息显示(图 3-32D)。

(2)少数病例出现乳汁大量淤积并脓肿形成时,可见单侧或局部乳房明显增大,肿大乳房内检出局限大量的液性暗区,呈浑浊回声,因局限液性暗区内张力较高而表现为暗区周边部较光滑(图 3-32E);正常乳腺组织因张力增高,乳腺内血流信号显示减少。

(3)非哺乳型乳腺炎超声表现与相应的急性乳腺炎超声表现类似。

(三)鉴别诊断及比较影像分析

在乳腺炎性病变的诊断过程中,超声是最常用的检查方法;在超声检查和诊断急性乳腺炎和乳腺脓肿的过程中,必须密切结合临床,包括结合病史及患者症状和体征、相关实验室指标;一般易于诊断,但必须注意与其他相类似临床表现疾病的鉴别诊断,如炎性乳腺癌和乳腺导管扩张症(浆细胞性乳腺炎型)的急性期。

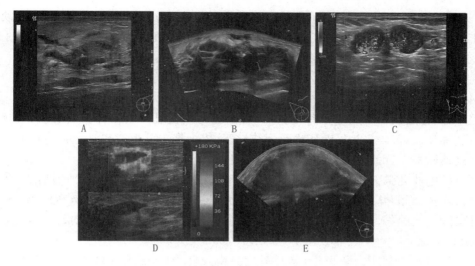

图 3-32　急性乳腺炎

A.产后哺乳 5 个月,乳腺导管明显扩张,局部可见片状低回声区,边界不清;B.右乳片状低无混合回声区,边界不清,形态不规则,穿刺引流可见大量脓汁;C.腋下淋巴结体积增大,内血流信号增多、丰富;D.病灶质地较软,组织弹性系数较低,受压可变形;病变内伴液化坏死,因液体为非弹性体故无弹性信息显示;E.肿大乳房内检出大量的液性暗区,呈浑浊回声

(1)与炎性乳腺癌鉴别:①急性乳腺炎初起多发生在乳腺某一区段,而炎性乳腺癌细胞广泛浸润皮肤网状淋巴管,所以病变累及大部分乳房,皮肤呈橘皮样外观。②炎性乳腺癌乳房内可触及巨大肿块,皮肤红肿范围甚广,但局部压痛及全身中毒症状均较轻,穿刺细胞学检查,可找到癌细胞确定诊断。③急性乳腺炎超声弹性成像表现为病灶质地较软,有助于对乳腺炎病灶与炎性乳腺癌的鉴别。

(2)与浆细胞性乳腺炎的鉴别:浆细胞性乳腺炎是一种比较复杂的乳腺炎症,是乳腺导管扩张综合征的一个发展阶段,因其炎症周围组织里有大量浆细胞浸润而得名。

(3)与哺乳期乳汁淤积相鉴别:哺乳期乳汁淤积是乳腺炎的主要诱因之一。在哺乳期,由于浓稠的乳汁堵住乳腺导管,而致乳汁在乳房某一部分停止流动时,形成体表触及的乳房内块状物,并有疼痛感,超声可检出局部淤积乳汁的异常回声。

哺乳期乳汁淤积如果部分乳房出现灼热、肿胀,并且疼痛,且伴有发热症状,很可能已经导致乳腺炎的发生。因此,哺乳期出现乳汁淤积一定要及时治疗,使乳腺管畅通,才能避免乳导管内细菌滋生,防止乳汁淤积导致乳腺炎的形成。

通常情况下,通过疏通乳腺管、尽可能多休息这些方式,哺乳期乳汁淤积所导致的乳腺炎在 24 小时之内就可以好转。如果发热超过 24 小时,建议及时到专业的乳腺病医院接受治疗,不要再自行处理,以免处理不当加重病情,在治疗的同时,还应继续使奶水流动,用手法或吸奶器将奶排出。对于大量乳汁淤积合并脓肿形成时,无法通过乳腺管排出的,可进行穿刺引流排出淤积的乳汁及积脓。

二、慢性乳腺炎

(一)临床概述

慢性乳腺炎的成因有两个:一是急性乳腺炎失治误治;二是发病开始即是慢性炎症过程。慢性乳腺炎的特点是起病慢,病程长,不易痊愈,经久难消;以乳房内肿块为主要表现,肿块质地较硬,边界不清,有压痛,可以与皮肤粘连,肿块不破溃,不易成脓也不易消散;乳房局部没有典型的红、肿、热、痛现象,发热、寒战、乏力等全身症状不明显。

临床上分为残余性乳腺炎、慢性纤维性乳腺炎、浆细胞性乳腺炎及肉芽肿性乳腺炎。其临床表现如下。

(1)残余性乳腺炎:即断奶后数月或数年,乳腺仍有残留乳汁分泌而引起感染,临床经过较长,很少有脓肿形成,仅表现为局部疼痛及硬结,当机体抵抗力降低时出现,易反复,有的误认为炎性癌,病理诊断最有价值。

(2)慢性纤维性乳腺炎:是急性化脓性乳腺炎后,乳腺或乳管内残留一个或两三个硬韧的炎性结节,或由于炎性脓肿阻塞乳腺管,使乳管积液潴留而出现肿块。初期稍有压痛,后渐缩小,全身抵抗力降低时,此肿物可再度肿大、疼痛。易误诊为恶性肿瘤,需结合病史或病理诊断。

(二)超声表现

慢性乳腺炎病灶较局限,多发生于乳腺外上象限及乳晕区,超声表现:①局部腺体结构较紊乱,边界不清,病灶内部呈紊乱不均的实性低回声(图3-33)。②多呈扁平不规则形,纵/横比值小于1。③小脓肿形成时,肿块内可显示低回声中有不规则无或低回声(图3-34)。④部分病灶内显示散在点状强回声,这通常需与乳腺癌的点状钙化鉴别。⑤慢性乳腺炎病灶质地较软,受压可变形,其内点状强回声受压可移动,周围无中强回声晕带。⑥彩色多普勒显示无或低回声内部无血流信号,低回声区可检出少许彩色血流信号(图3-35)。

(三)鉴别诊断及比较影像分析

慢性乳腺炎肿块型须与良性肿块(如纤维瘤、囊肿)鉴别,纤维腺瘤与囊肿均表现为边界清楚的肿块,纤维腺瘤内呈均匀低回声,常伴侧壁声影,后方回声增强,CDFI肿块内常见少量彩流信号;囊肿内呈无回声,后方回声增强,CDFI囊肿内无明显血流信号。

片状低回声结节型须与乳腺癌相鉴别,乳腺癌肿块质地较硬,受压不变形,周围可见明显中强回声晕带,内部血流丰富,走行紊乱。超声在慢性乳腺炎与上述疾病鉴别诊断时,必须结合临床病史及相关影像学表现。

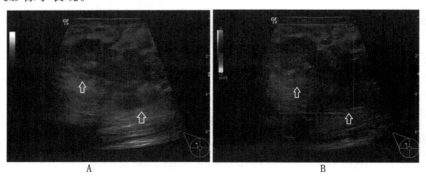

A   B

图3-33　慢性乳腺炎(一)

患者女,31岁,产后2年,反复发作4个月余,临床诊断为慢性乳腺炎。超声示右乳内片状低回声区(指示部分),边界不清,形态不规则,内部回声不均匀,CDFI示其内及周边可见少许点状彩流信号

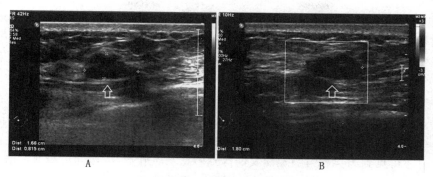

图 3-34 慢性乳腺炎(二)

超声示左乳内片状低回声区(指示部分),边界不清,形态不规则,内呈不
规则的无回声及低回声,CDFI示其内及其周边未见明显彩流信号

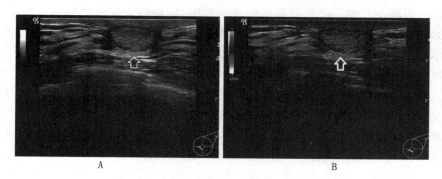

图 3-35 慢性乳腺炎(三)

患者女,20岁,反复发作7年余,临床诊断为慢性乳腺炎。超声示左乳头内下的片状
实性低回声区(指示部分),周边可见低回声带,CDFI示其内仅见少许点状彩流信号

三、乳腺导管扩张症

(一)临床概述

乳腺导管扩张症是乳腺的一根或数根乳导管因某些原因引起扩张,其中以主导管扩张为主,并累及该主导管所属的支导管、小导管及其周围乳腺组织的一系列疾病。初期表现为病变乳头周围主导管引流停滞。浆细胞性乳腺炎是乳腺导管扩张症的后期表现,当病变发展到一定时期,管周出现以浆细胞浸润为主的炎症时才称其为浆细胞性乳腺炎,因此浆细胞性乳腺炎并不是一种独立的疾病。

由于病变的原因、部位、范围等不同,乳腺导管扩张症在临床上可出现乳头溢液、乳晕下肿块、乳晕旁脓肿或瘘管等类型的临床表现。

(1)乳腺导管扩张症的早期是没有症状的。乳头溢液是乳腺导管扩张症常见症状,溢液的颜色可以是黄色的或棕绿色的,最终可成为血性的。溢液性质可以是水样的,或浆液性的,或乳酪状的。溢液是自发的,常常间断出现,并可持续相当长时间。

(2)当病情发展时,扩张的乳导管壁伴随炎性反应和淋巴增殖,由于纤维化而变得增厚,使得乳导管变短而引起乳头回缩,最早的乳头改变是中心性凹陷,乳头呈水平的唇样变,逐渐可发展为不全性凹陷和完全性凹陷。也有因原有的先天性乳头凹陷引起导管排泄不畅,最后导致乳导管扩张者。如果乳晕部出现水肿,就可见到假性橘皮样变。当导管扩张进一步发展时,在导管内容物的分解产物的刺激下,或在外伤(包括手术、撞击)后,不断萎缩的乳导管上皮连续发生破裂,管内分泌物通过导管壁,引起导管周围组织的炎症,形成了乳晕下或乳晕周围的肿块。

(3)随着炎症向四周扩散,肿块也迅速扩大,这一进程很快,肿块常可于2～3天占据大部分乳房。由于肿块的迅速增大、僵硬、边缘不清、与周围组织有粘连,局部皮肤有橘皮样变,乳头回缩,腋下淋巴结肿大,此时常被误诊为乳腺癌。细胞学检查或病理切片上可见到大量的淋巴细胞及浆细胞,有时还可见到肉芽肿组织及朗汉斯巨细胞。当脓肿形成时,乳房局部可出现不太明显的皮肤发红、发热、胀痛,全身症状可见低热、疲倦、头昏或头痛等,脓肿破溃后或形成瘘管,或暂时痊愈,以后反复发作,并常在一侧发病后,另一侧也出现同样的病变。有人把此期病变称作"乳晕导管瘘"。

此期临床分为两个类型。①乳晕旁脓肿或瘘管型:即慢性复发性乳晕旁脓肿或瘘管,又叫"导管炎"。多见于未婚少女或年轻妇女,90%伴有乳头发育畸形,例如乳头分裂、乳头内翻或内陷或乳头过小或扁平。因为乳头发育不良,乳头内翻必然造成导管扭曲变形,内容物排出不畅。乳头内翻使自然脱落的表皮细胞积聚,局部潮湿而糜烂,引发输乳管出口的堵塞,大导管内脂肪类物质积聚、变性,刺激导管壁引发导管周围的炎性反应。因为类脂性物质是自体产生的,诱发的炎症属于变态反应或细胞免疫反应;而不是像哺乳期急性乳腺炎那样由细菌感染引发的化脓性炎症。故炎性反应缓慢,初起症状轻微,不发热,疼痛不剧烈。②肿块型:即慢性炎症包块,可有多处破溃。多见于中年妇女,多伴有乳头内翻或分裂,但也有乳头正常者。发病可能与导管扩张有关。肿块距乳头较远,与皮肤粘连,很像乳腺癌。肿块呈慢性炎性改变,质地韧,边界不清,轻微压痛,可以突然增大,或时大时小。破溃后,形成多处复杂的瘘管或窦道,溃口总与乳头后的病灶相连。

根据乳腺导管扩张症的病理改变和病程经过,可分为三期。①急性期:临床上出现乳晕范围内皮肤红、肿、发热、触痛。腋下可触及肿大的淋巴结并有压痛。全身可有寒战、高热等表现;常无血常规增高,一般抗生素治疗无效。②亚急性期:此期急性炎症已消退,在原有炎症改变的基础上,发生反应性纤维组织增生。表现为炎性肿块,边缘不清,似乳腺脓肿,经久不愈,或愈合后又有新的小脓肿形成,使炎症持续发展。③慢性期:当病情反复发作后,可出现1个或多个边界不清的硬结,多位于乳晕范围内,扪之质地坚实,与周围组织粘连固着,与皮肤粘连则局部皮肤呈橘皮样改变,乳头回缩,重者乳腺变形,可见粉渣样分泌物或血性溢液。腋窝淋巴结可扪及。临床上有时很难与乳腺癌相鉴别。

以上临床表现不是所有患者都按其发展规律而出现,即其首发症状不一定是先出现乳头溢液或急性炎症表现,也可能是先出现乳晕下肿块,在慢性期中可能出现经久不愈的乳晕旁瘘管。

乳腺导管扩张症多发生于绝经期前后或妊娠后,多数患者有授乳困难病史,发病率占乳腺良性病变的4%～5%;其自然病程长短不一,有的只有几天或几周,有的则可长达数年、数十年。可以一侧单发,也有双侧同时发病,或一侧发病之后,经过若干时间后另一侧也发病,亦有一侧先后多处发病者。乳腺导管扩张症的治疗,国内外西医历来都主张以手术为主,但采用中西医结合治疗的方法尚有保留乳房的可能。

（二）超声表现

根据乳腺导管扩张症的声像图特征，可分为以下 4 种类型。

1. Ⅰ型

乳腺腺体层内单纯扩张的乳腺导管，导管壁光滑，无明显增厚，导管内可见点状弱回声，导管腔内未见实性回声充填（图 3-36）。

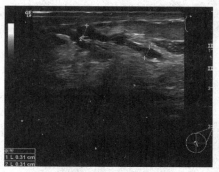

图 3-36　乳腺导管扩张症Ⅰ型

乳腺导管不均匀扩张，管壁光滑，无明显增厚，导管
内可见点状弱回声，导管腔内未见实性回声充填

2. Ⅱ型（浆块型）

腺体层内出现囊实性团块，实性成分位于导管内和（或）导管周围（图 3-37A）。彩色多普勒超声显示团块内可检出动脉血流信号，多位于中心部位，血流信号丰富或不丰富（图 3-37B）；血流速度一般较低，有学者报道峰值血流速度为（17.2±8.57）cm/s；RI 为 0.60±0.07。

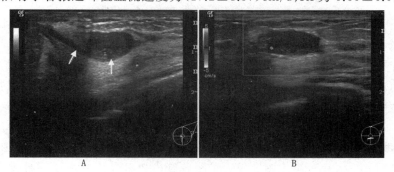

图 3-37　乳腺导管扩张症Ⅱ型

二维图像腺体层内出现囊实性团块，肿块位于导管旁（A 箭头
示肿块及导管），CDFI 示肿块内未见明显彩流信号（B）

3. Ⅲ型

乳晕区或者周围带腺体层内有实性团块，团块周边可见弱回声带，内部回声为均匀稍强或者不均匀实性回声，彩色多普勒超声显示病灶内及周围未见明显彩流信号或仅见少许点状彩流信号（图 3-38）。

4. Ⅳ型

腺体层部分或者完全液化的脓肿样回声，边界不清楚，液化区可见细小运动点状回声，边缘血供较丰富，液化区无血流显示（图 3-39）。

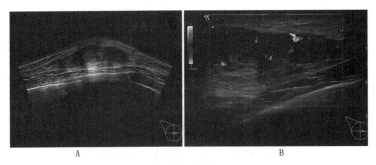

图 3-38　乳腺导管扩张症Ⅲ型

乳晕区腺体层内有实性团块,团块周边可见弱回声带,内部回声为不均匀实性低回声(A),彩色多普勒超声显示病灶内及周围可见少许点状彩流信号(B)

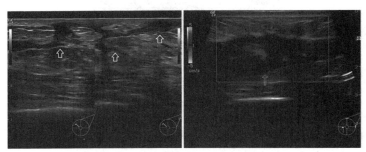

图 3-39　乳腺导管扩张症Ⅳ型

腺体层部分或者完全液化的脓肿样回声,边界不清楚,液化区可见细小运动点状回声,边缘可见少许血流,液化区无血流显示

以上表现既可单独存在,亦可同时出现。

(三)鉴别诊断及比较影像分析

在乳腺导管扩张症的诊断及鉴别诊断中,不同临床表现、不同进展阶段的乳腺导管扩张症表现均需与相应的疾病鉴别。如导管扩张型需与导管内乳头状瘤所引起的导管扩张相鉴别,脓肿型需与急性化脓性乳腺炎所形成的脓肿相鉴别,实性团块型需与乳腺结核及乳腺癌相鉴别。具体鉴别如下。

(1)导管扩张型与导管内乳头状瘤:二者均可表现为乳头溢液,但前者声像图为扩张乳管内点状弱回声,团块影少见;后者声像图表现为扩张乳管内边缘欠规则的实质性团块影,团块内部可见彩色血流信号。

(2)脓肿型与急性化脓性乳腺炎:二者从声像图上很难鉴别,需结合临床。前者发生于非哺乳期妇女,病程较长,病灶多位于乳晕区,其临床症状较一般乳腺炎轻,且抗感染治疗效果差;后者中90%发生于哺乳期妇女,病灶多在乳腺的外下象限或乳腺后,血白细胞总数显著增高,抗感染治疗有效。

(3)实质团块型与乳腺结核及乳腺癌鉴别如下。①与乳腺结核的鉴别:部分导管扩张症病灶内可见扩张导管,而乳腺结核病灶内常无扩张导管,所以单从声像图上二者鉴别困难,原发性乳腺结核很少见,临床上所见的乳腺结核多合并其他部位的活动性结核病灶,病理检查可发现病灶内干酪状坏死区。②与乳腺癌的鉴别:乳腺癌肿瘤,声像图表现为前、侧方有厚薄不均的强回声带包绕的弱回声肿块,其边缘不齐,可见蟹足状突起,形态不规则,肿块纵横比大于1,且多见沙砾样钙化,病灶后方回声衰减,团块内血流丰富,血流分布紊乱,RI 常大于 0.7。

(4)实质团块型与肉芽肿性乳腺炎结节/肿块型:单从二维声像图上两者鉴别困难,部分导管扩张症病灶内可见扩张导管,彩色多普勒血流显示肉芽肿性乳腺炎结节/肿块型常表现为较丰富血流且多位于周边,而实质团块型血流相对较少且多位于中心部位。

(5)乳腺导管扩张症早期与单纯性乳腺导管扩张鉴别困难,随着疾病的进展,当乳腺导管扩张症表现为浆细胞性乳腺炎时,则容易鉴别。

四、肉芽肿性乳腺炎

(一)临床概述

肉芽肿性乳腺炎(granulomatous mastitis,GLM)是一类以肉芽肿为主要病理特征的乳腺慢性炎症,包括多个临床病种,其中肉芽肿性乳腺炎较为多见,病因不明。肉芽肿性炎症以乳腺小叶为中心,故叫肉芽肿性小叶性乳腺炎,Kessler 首先报道,病名得到多数学者的认可。以前有人叫特发性肉芽肿性乳腺炎、乳腺肉芽肿或肉芽肿性小叶炎,是指乳腺的非干酪样坏死局限于小叶的肉芽肿病变,查不到病原体,可能是自身免疫性疾病,像肉芽肿性甲状腺炎、肉芽肿性睾丸炎一样,易与结核性乳腺炎混淆,以前发病率不高,所以,临床和病理医师都对其观察研究不多。

其临床表现主要为乳腺肿块,疼痛,质地较硬,形态不规则,与正常组织界限不清,也可有同侧腋下淋巴结肿大。发病突然或肿块突然增大,几天后皮肤发红形成小脓肿,破溃后脓液不多,久不愈合,红肿破溃此起彼伏。

肉芽肿性乳腺炎病理表现为肿块无包膜,边界不清,质较硬韧,切面呈灰白间质淡棕黄色,弥漫分布着粟粒至黄豆大小不等的暗红色结节,部分结节中心可见小脓腔。镜下见病变以乳腺小叶为中心,呈多灶性分布;一般局限在乳腺小叶内,少数亦可累及乳腺小叶外。病变小叶的末梢导管或腺泡大部分消失,少数在边缘区尚有残存的乳腺小叶内导管。病变多呈结节状,大小不等,主要由淋巴细胞、上皮样细胞、多核巨细胞及少量中性粒细胞构成,偶见浆细胞。病变中常见中性粒细胞灶,无干酪样坏死及结核杆菌,无真菌,无脂质结晶及明显的泡沫细胞、扩张的导管。

肉芽肿性小叶性乳腺炎一旦确诊,手术治疗效果较好,而关键在于明确诊断。手术是治疗本病的主要手段,既要彻底切除病变,防止复发,又要最大限度地保留正常组织,台上整形,尽量保持乳房的完美。术后中药治疗至少半年,以改变机体超敏状态,肃清残余病灶,减少复发。

(二)超声表现

根据肉芽肿性乳腺炎声像图表现与病理对照分析,可将其分为结节/肿块型、片状低回声型和弥散型,上述各型是疾病发展或转归的不同时期的表现,各分型间相互转化。

其二维超声及彩色多普勒表现分别如下。

(1)结节/肿块型:常为本病初起改变,表现为边界模糊、不规则形态及不均匀的低回声或低无混合回声结节/肿块,结节/肿块内伴有或不伴有无回声区(图 3-40)。结节/肿块内呈中等血流信号,部分病变区内及病变边缘部常可见较丰富彩流信号,血管走行不规则,部分血流纤细,常无粗大,走行迂曲的血管。

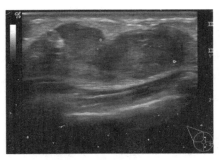

图 3-40　肉芽肿性乳腺炎肿块型
边界不清的低回声肿块,内回声不均匀

（2）片状低回声型:边界不清的片状低回声（图 3-41A）。皮肤表面伴有或不伴有局部破溃,片状低回声位于腺体内,也可向皮下延伸,可伴有局部皮肤破溃;伴局灶坏死液化时,片状低回声区内可伴有细密点状回声,加压前后细密点状回声有运动感;片状低回声区呈中等丰富血流信号,部分病变区内及病变边缘部常可见较丰富彩流信号,血管走行不规则,部分血流纤细（图 3-41B）;病变无血流显示区常为肉芽肿性结节或坏死区域。片状低回声内合并大量脓肿时,可见大量的细密运动点状回声;片状低回声边缘部及周边仍可见较丰富彩流信号。

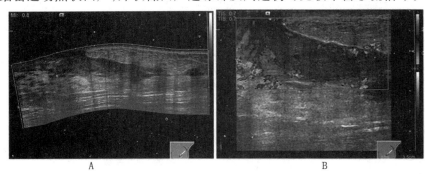

图 3-41　肉芽肿性乳腺炎片状低回声型
A.乳头旁边界不清的片状低回声,内回声不均匀,延伸至皮下,片状低回声区中央部可见细密
点状回声,有运动感。B.CDFI 示其内大部分可见明显丰富彩流信号,中央部无彩流显示

（3）弥散型:局部未见明显肿块回声,仅为腺体发硬,为小叶内散在分布的肉芽肿性炎和微脓肿,常跨越多个象限存在,病变区域回声无正常腺体显示且回声明显低于正常腺体组织,部分弥漫低回声区内可见散在中等回声。并发脓肿形成时可在低回声区内细密点状回声,加压见前后细密点状回声有运动感（图 3-42）。病变区内及病变边缘部常可见较丰富彩流信号,血管走行不规则,部分血流纤细。

频谱多普勒表现:肉芽肿性乳腺炎病变区域频谱常呈低阻血流频谱。

超声弹性成像示病变区质地较软。肉芽肿性乳腺炎超声诊断困难,必要时可穿刺活检。

（三）鉴别诊断及比较影像分析

本病结节/肿块型酷似乳腺癌,易造成误诊误治。肉芽肿性乳腺炎二维超声图像及钼靶片均表现为形态不规则、回声不均匀等恶性征象,加上多数患者伴有同侧腋下淋巴结肿大,因此极易考虑为乳腺癌,是误诊的主要原因之一。但经仔细观察,仍可发现两者之间的不同:①虽然形态均不规则,但乳腺癌肿块边缘的角状突起常常细而尖,可能与恶性肿瘤的侵蚀性生长特性有关,而本病角状边缘多较粗钝。②肉芽肿性乳腺炎肿块内散在分布的小囊状、管状无回声,而乳腺癌肿块内出现无回声区较少见。③典型的乳腺癌肿块内部多有微小的钙化斑点,而本病仅在伴有脓肿的病灶内可见细小点状回声,为黏稠脓液内的反射,亮度不如乳腺癌肿块内部的钙化斑点;肉芽肿性乳腺炎尤其与超声下钙化点呈阴性表现的乳腺癌肿块鉴别难度较大,此时应进一步行CDFI 检查。④肉芽肿性乳腺炎与乳腺癌血流信号检出率均较高,但肉芽肿性乳腺炎内血管走行自然,乳腺癌肿块内血管排列不规则、迂曲且粗细不一。⑤肉芽肿性乳腺炎内动脉 RI 常小于0.70,而乳腺癌肿块内动脉 RI 常大于 0.70。

　　本病伴有红肿、化脓时,可误诊为乳腺导管扩张症、乳腺结核或一般细菌性脓肿,而行错误的切开引流。

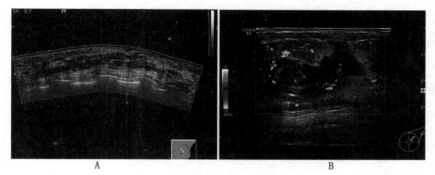

图 3-42　肉芽肿性乳腺炎弥散型
局部未见明显肿块回声,可见局部腺体内大片状低回声区,无明显边界,内部回声减低、不均匀,弥漫低回声区内间有部分中等回声(A)。彩色多普勒显示片状低回声区内部分区域及周边血流信号明显增多、丰富,片状低回声区部分区域无彩流显示(B)

　　肉芽肿性乳腺炎结节/肿块型与乳腺导管扩张症实质团块型相鉴别。

　　肉芽肿性乳腺炎结节/肿块型同时需与局限脂肪坏死相鉴别,但后者多见于 40 岁以上女性,特别是体型肥胖者;且为外伤引起的无菌性炎症。

　　片状低回声型易误诊为其他类型乳腺炎,本病声像图上类似乳腺脓肿,本病声像图上类似乳腺脓肿,但脓肿囊壁往往较厚。当病变中心出现囊状、管状或簇状更低回声区、病变内透声差并见密集的点状弱回声,高度提示脓肿形成。CDFI 病变边缘部血流明显较其他类型乳腺炎丰富。

　　弥漫型肉芽肿性乳腺炎需与乳腺结核的混合型及窦道型相鉴别,乳腺结核常继发于其他部位的结核,病程缓慢,初期无触痛;而肉芽肿性乳腺炎伴疼痛,且发病突然,抗感染及抗结核治疗无效。

（王　艳）

第四章

胸部疾病的X线诊断

第一节 气管与支气管疾病

一、气管与支气管炎

(一)概述

气管与支气管炎是由生物、物理、化学刺激或过敏等因素引起的气管与支气管黏膜炎症。临床症状主要为咳嗽和咳痰。可分为急性与慢性两种。

(二)局部解剖

气管起于环状软骨下缘(平第6颈椎体下缘),向下至胸骨角平面(平第4胸椎体下缘),分为左、右主支气管,其分叉处称气管权。左主支气管细而长,嵴下角大,斜行。右主支气管短而粗,嵴下角小,走行较直。主支气管进入肺门后,左主支气管分上、下两支,右主支气管分上、中、下3支,进入相应的肺叶,称肺叶支气管。肺叶支气管再分支即肺段支气管(图4-1)。

(三)临床表现与病理基础

急性气管与支气管炎,起病急,通常全身症状较轻,可有发热。初为干咳或少量黏液痰,随后痰量增多,咳嗽加剧,偶伴血痰。听诊可闻及散在干、湿啰音,咳嗽后减少或消失。呼吸道表现在2~3周消失,如反复发生或迁延不愈,可发展为慢性支气管炎。慢性支气管炎以咳嗽、咳痰为主要症状,患者每年发病持续3个月,连续2年或2年以上,并除外引起慢性咳嗽、咳痰的其他疾病。急性气管与支气管炎:气管、支气管黏膜充血水肿,淋巴细胞和中性粒细胞浸润;同时可伴纤毛上皮细胞损伤脱落;黏液腺体肥大增生。

(四)X线表现

早期X线检查阴性,当病变发展到一定阶段,胸片上可出现某些异常征象,主要表现为肺纹理增多、增粗、增强、紊乱、扭曲及变形。由于支气管增厚,当其走行与X线垂直时可表现为平行的线状致密影,即"轨道征"。肺组织的纤维化表现为条索状或网状阴影。弥漫性肺气肿表现为肺野透亮度的增加,肋间隙增宽,心脏垂直,膈低平。小叶中心性肺气肿表现为肺透亮度不均匀,或形成肺大泡。肺组织的纤维化也可导致肺动脉压力过高,累及心脏,使肺动脉段隆凸、右心室肥厚增大(图4-2)。

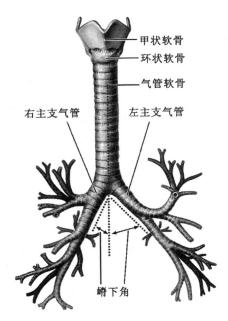

图 4-1　支气管树解剖

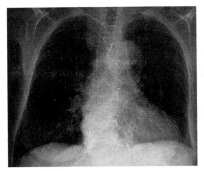

图 4-2　支气管炎 X 线影像表现

双肺纹理增多、增强、增粗、紊乱

二、支气管扩张

(一)概述

支气管扩张为较常见的慢性呼吸道疾病,是指支气管管腔超过正常范围的永久性或不可逆转性改变。分先天性和继发性两种,以后者居多。继发性支气管扩张大多继发于急、慢性呼吸道感染和支气管阻塞后,反复发生支气管炎症、致使支气管壁结构破坏,引起支气管异常和持久性扩张。

(二)临床表现与病理基础

主要为慢性咳嗽、咳大量浓痰、反复咯血、反复肺部感染和慢性感染中毒症状等,其严重度可用痰量估计:轻度,<10 mL/d;中度,10~150 mL/d;重度,>150 mL/d。50%~70%的患者有程度不等的咯血,咯血量与病情严重程度、病变范围有时不一致。患者反复感染常表现为同一肺段反复发生肺炎并迁延不愈。早期或干性支气管扩张可无异常肺部体征,病变重或继发感染时常可闻及下胸部、背部固定而持久的局限性粗湿啰音,有时可闻及哮鸣音。支气管扩张常常是位于段或亚段支气管管壁的破坏和炎性改变,受累管壁的结构,包括软骨、肌肉和弹性组织破坏被纤维组织替代。

肉眼可见支气管壁明显增厚,伴有不同程度的变形,管腔可呈囊、柱状或梭状扩张。扩张的管腔内常有黏液充塞、黏膜明显炎症及溃疡,支气管壁有不同程度破坏及纤维组织增生。镜下可见支气管壁淋巴细胞浸润或淋巴样结节,黏液腺及淋巴细胞非常明显。支气管黏膜的柱状上皮常呈鳞状上皮化生。支气管壁有不同程度的破坏,甚至不能见到正常结构,仅见若干肌肉及软骨碎片。管壁上有中性粒细胞浸润,周围肺组织常有纤维化、萎陷或肺炎等病理基础。一般炎性支气管扩张多见于下叶。由于左侧总支气管较细长,与气管的交叉角度近于直角,因此痰液排出比右侧困难,特别是舌叶和下叶基底段更是易于引流不畅,导致继发感染,伴随支气管行走的肺动脉可有血栓形成,有的已重新沟通。支气管动脉也可肥厚、扩张。支气管动脉及肺动脉间的吻合支明显增多。病变进展严重时,肺泡毛细血管广泛破坏,肺循环阻力增加,最后可并发肺源性心脏病、甚至心力衰竭。

(三)X线表现

支气管扩张在透视或平片肺部可无异常表现,有的表现为肺纹理增多、紊乱或呈网状、蜂窝状,还可见支气管管径明显增粗的双轨征或者不规则的杵状致密影。扩张的支气管表现为多发薄壁囊状空腔阴影,其内常有液平面。病变区可有肺叶或肺段范围肺不张,表现为密度不均的三角致密影,其内可见柱状、囊状透光区及肺纹理聚拢。继发感染时显示小片状和斑点状模糊影,或大片密度增高影,常局限于扩张部位。经治疗可以消退,易反复发作。因此,支扩、肺部感染、肺不张三者常并存,且互为因果(图4-3)。

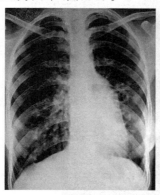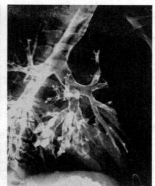

图4-3 支气管囊状扩张X线影像表现

三、先天性支气管囊肿

(一)概述

先天性支气管囊肿是胚胎发育时期气管支气管树分支异常的罕见畸形,分为纵隔囊肿、食管壁内囊肿和支气管囊肿。可为单发或多发,大小可从数毫米至一厘米占据一侧胸廓的1/3～1/2。纵隔支气管囊肿大多位于隆突附近,通过蒂与一侧支气管相连。通常为孤立性,多位于后纵隔,中纵隔次之,上纵隔最少。可因周围结构的压力产生症状。

(二)临床表现与病理基础

婴幼儿的纵隔囊肿可压迫大气道引起呼吸困难,哮鸣或持续性咳嗽,运动时明显加重。一些成人的纵隔支气管囊肿可长到很大而没有症状。出现的症状或体征大多数是由于继发感染引起，或者由囊肿压迫周围组织或器官引起。胚芽发育障碍发生在气管或主支气管分支阶段形成的囊肿。

位于纵隔内，称为支气管囊肿；发生在小支气管分支阶段的发育障碍形成的囊肿，多数位于肺组织内，称为肺囊肿。支气管肺囊肿多见于下叶，两肺分布均等；纵隔支气管囊肿大多位于隆突附近，通过蒂与一侧支气管相连通常为孤立性，后纵隔多见，中纵隔次之，上纵隔最少。囊肿为单房或多房，薄壁，内覆呼吸性上皮，通常充满黏液样物质。囊壁可含黏液腺、软骨、弹性组织和平滑肌。

(三)X 线表现

单发囊肿一般下叶比上叶多见，而多发囊肿可见一叶、一侧或者双侧肺。

1.含液囊肿

呈圆形、椭圆形或分叶状；高密度影，密度均匀，出血者可见钙化；边缘光滑锐利，有时囊壁可见弧形钙化，周围肺组织清晰；深呼、吸气相囊肿形态大小可改变；邻近胸膜无改变。

2.含气囊肿

薄壁环状透亮影，囊肿壁厚度 1 mm 左右；囊肿越大壁越薄；囊壁内外缘光滑且厚度均匀一致；透视下或呼吸相摄片，可见其大小和形态有改变；与支气管相通处活瓣性阻塞，则形成张力性含气囊，同侧肺纹理受压集中，且被推向肺尖或肋膈区，纵隔向健侧移位；有时含气囊肿可见有间隔，表现为多房性。

3.液气囊肿

囊肿内可见液气平面；感染后囊壁增厚；反复感染后囊壁可有纤维化改变；并发感染则在其周围可见斑片状浸润影，与周围肺组织发生粘连，可是其形态不规则；位于叶间胸膜附近的肺囊肿感染时，可见局部叶间胸膜增厚。

4.多发性肺囊肿

多见于一侧肺；多为含气囊肿，大小不等，占据整侧肺时，称为蜂窝肺或囊性肺；少数可见小的液平面，立位可见高低不平的多个液平面；囊壁薄而边缘锐利，感染后囊壁可增厚且模糊；通常伴有胸膜增厚；肺体积减小(图 4-4)。

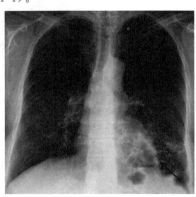

图 4-4 支气管囊肿 X 线影像表现

左下肺多发囊状影(箭头所示)，内见液平面

四、气管、支气管异物

（一）概述

气管、支气管异物为临床常见急症。异物可存留在喉咽腔、喉腔、气管和支气管内，引起声嘶、呼吸困难等，右支气管较粗短长，故异物易落入右主支气管。本病75％发生于2岁以下的儿童。

（二）临床表现与病理基础

异物所在部位不同，可有不同的症状。喉异物：异物进入喉内时，出现反射性喉痉挛而引起吸气性呼吸困难和剧烈的刺激性咳嗽。如异物停留于喉入口，则有吞咽痛或咽下困难。如异物位于声门裂，大者出现窒息，小者出现呛咳及声嘶、呼吸困难、喉鸣音等。如异物为小膜片状贴于声门下，则可只有声嘶而无其他症状。尖锐异物刺伤喉部可发生咯血及皮下气肿。①气管异物：异物进入气道立即发生剧烈呛咳，并有憋气、呼吸不畅等症状。随着异物贴附于气管壁，症状可暂时缓解；若异物轻而光滑并随呼吸气流在声门裂和支气管之间上下活动，可出现刺激性咳嗽，闻及拍击音；气管异物可闻及哮鸣音，两肺呼吸音相仿。如异物较大，阻塞气管，可致窒息。此种情况危险性较大，异物随时可能上至声门引起呼吸困难或窒息。②支气管异物：早期症状和气管异物相似，咳嗽症状较轻。植物性异物，支气管炎症多较明显即咳嗽、多痰。呼吸困难程度与异物部位及阻塞程度有关。大支气管完全阻塞时，听诊患侧呼吸音消失；不完全阻塞时，可出现呼吸音降低。

（三）X线表现

气管、支气管异物在影像学中的具体表现，通常会和异物形状、异物大小以及异物性质、停滞时间、感染与否等因素息息相关。

1.直接征象

金属、石块及牙齿等不透X线的异物在X线胸片上可显影。根据阴影形态可判断为何种异物。正位及侧位胸片能准确定位。密度低的异物在穿透力强的正位胸片、斜位胸片及支气管体层片上引起气道透亮阴影中断；间接征象：非金属异物在X线上不易显示，根据异物引起的间接征象而诊断。

2.气管内异物

异物引起呼气性活瓣梗阻时，发生阻塞性肺气肿，使两肺含气增多。由于吸气时进入肺内的气体比正常情况少，胸腔负压增大，引起回心血量增多，故心脏阴影增大，同时膈肌上升。呼气时因气体不能排除，胸内压力增高，使心影变小，膈下降。这些表现与正常情况相反。

3.主支气管异物

(1)一侧肺透光度增高：呼气性活瓣阻塞时患侧透明度升高，肺血管纹理变细。

(2)纵隔摆动：透视或者拍摄呼、吸气相两张对比判断。呼气性活瓣阻塞时纵隔在呼气相向健侧移位，吸气时恢复正常位置。吸气性活瓣阻塞时纵隔在吸气相向患侧移位，呼气时恢复正常位置；阻塞性肺炎和肺不张：支气管阻塞数小时后可发生小叶性肺炎，较长时间的阻塞后发生肺不张。阻塞性肺炎表现为斑片状阴影，肺纹理增粗、密集、模糊。肺不张后，肺体积缩小，呈致密阴影。长期肺不张引起支气管扩张和肺纤维化，使阴影的密度不均匀。

(3)其他改变：肺泡因剧烈咳嗽时内压增高而破裂，肺间质内有气体进入发生间质性肺气肿，气体沿间质间隙进入纵隔而发生纵隔气肿，表现为纵隔旁带状低密度影，继之发生颈部气肿，面、头、胸部皮下气肿。气体从纵隔破入胸腔发生气胸。

4.肺叶支气管异物

早期为阻塞性肺炎,为反复发生或迁延不愈的斑片状阴影。发生肺不张后肺体积缩小、密度增高,病变发生在相应的肺叶内(图 4-5)。

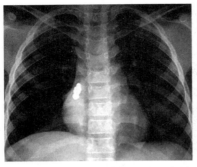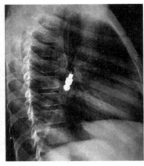

图 4-5　右侧中间段支气管异物 X 线影像表现

（刘春苗）

第二节　胸 膜 疾 病

一、胸膜炎

（一）概述

胸膜炎又称"肋膜炎",是胸膜的炎症。胸膜炎是致病因素(通常为病毒或细菌)刺激胸膜所致的胸膜炎症。胸腔内可有液体积聚(渗出性胸膜炎)或无液体积聚(干性胸膜炎)。炎症消退后,胸膜可恢复至正常,或发生两层胸膜相互粘连。由多种病因引起,如感染、恶性肿瘤、结缔组织病、肺栓塞等。

（二）局部解剖

胸膜是衬覆于胸壁内面、膈上面、纵隔两侧面和肺表面等处的一层浆膜。被覆于胸壁内面、纵隔两侧面和膈上面及突至颈根部等处的胸膜部分称壁胸膜,覆盖于肺表面的称脏胸膜,两层胸膜之间密闭、狭窄、呈负压的腔隙称胸膜腔。壁、脏两层胸膜在肺根表面及下方互相移行,肺根下方相互移行的两层胸膜重叠形成三角形的皱襞称肺韧带。

壁胸膜依其衬覆部位不同分为以下 4 个部分。

(1)肋胸膜是衬覆于肋骨、胸骨、肋间肌、胸横肌及胸内筋膜等诸结构内面的浆膜,其前缘位于胸骨后方,后缘达脊柱两侧,下缘以锐角反折移行为膈胸膜,上部移行为胸膜顶;膈胸膜覆盖于膈上面,与膈紧密相贴、不易剥离;纵隔胸膜衬覆于纵隔两侧面,其中部包裹肺根并移行为脏胸膜,纵隔胸膜向上移行为胸膜顶,下缘连接膈胸膜,前、后缘连接肋胸膜;胸膜顶是肋胸膜和纵隔胸膜向上的延续,突至胸廓入口平面以上,与肺尖表面的脏胸膜相对,在胸锁关节与锁骨中、内 1/3 交界处之间,胸膜顶高出锁骨上方 1～4 cm,经锁骨上臂丛麻醉或针刺时,为防止刺破肺尖,进针点应高于锁骨上 4 cm。

（2）脏胸膜是贴附于肺表面，并伸入至叶间裂内的一层浆膜。因其与肺实质连接紧密故又称肺胸膜。

（3）胸膜腔是指脏、壁胸膜相互移行，二者之间围成的封闭的胸膜间隙，左、右各一，呈负压。胸膜腔实际是个潜在的间隙，间隙内仅有少许浆液，可减少摩擦。

（4）胸膜隐窝是不同部分的壁胸膜返折并相互移行处的胸膜腔，即使在深吸气时，肺缘也达不到其内，故名胸膜隐窝。主要包括肋膈隐窝、肋纵隔隐窝和膈纵隔隐窝等。①肋膈隐窝左右各一，由肋胸膜与膈胸膜返折形成，是诸胸膜隐窝中位置最低、容量最大的部位。深度可达两个肋间隙，胸膜腔积液常先积存于肋膈隐窝。②肋纵隔隐窝位于心包处的纵隔胸膜与肋胸膜相互移行处，因左肺前缘有心切迹，所以左侧肋纵隔隐窝较大。③膈纵隔隐窝位于膈胸膜与纵隔胸膜之间，因心尖向左侧突出而形成，故该隐窝仅存在于左侧胸膜腔（图 4-6）。

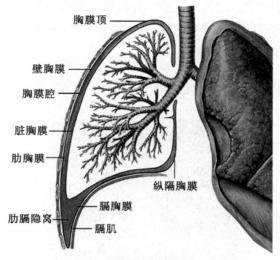

图 4-6　胸膜局部解剖

（三）临床表现与病理基础

胸膜炎最常见的症状为胸痛。胸痛常突然出现，程度差异较大，可为不明确的不适或严重的刺痛，可仅在患者深呼吸或咳嗽时出现，亦可持续存在并因深呼吸或咳嗽而加剧。亦可表现为腹部、颈部或肩部的牵涉痛。胸膜炎是致病因素刺激胸膜所致的胸膜炎症，使胸膜充血、水肿，白细胞浸润并有多数内皮细胞脱落，胸膜面失去其原来的光泽。胸膜纤维蛋白渗出，致使胸膜增厚粗糙。

（四）X 线表现

急性期主要表现为胸腔游离积液或包裹性积液，部分患者并发支气管胸膜瘘则可见气液平面。积液量少时可见肋膈角变钝。慢性期主要表现为胸膜增厚、粘连，甚至钙化，使患侧肋间隙变窄，胸廓塌陷，纵隔移向患侧，横膈上升。胸膜钙化时在肺野边缘呈片状、不规则点状或条状高密度影。包裹性胸膜炎时，胸膜钙化可呈弧线形或不规则环形。

二、胸膜间皮瘤

（一）概述

胸膜间皮瘤为胸膜原发性肿瘤，是来源于脏层、壁层、纵隔或横膈四部分胸膜的肿瘤。国外发病率高于国内，各为 0.07％～0.11％ 和 0.04％。死亡率占全世界所有肿瘤的 1％ 以下。近年有明显上升趋势。50 岁以上多见，男女之比为 2：1。与石棉接触有关。目前，恶性型尚缺乏有效的治疗方法。

（二）临床表现与病理基础

局限型者可无明显不适或仅有胸痛、活动后气促；弥漫型者有较剧烈胸痛、气促、消瘦等。患侧胸廓活动受限，饱满，叩诊浊音，呼吸音减低或消失，可有锁骨上窝及腋下淋巴结肿大。由于间皮瘤细胞形态的多样性，光镜下恶性间皮瘤组织学分型尚不统一。世界卫生组织曾将弥漫性恶性间皮瘤分为上皮型、肉瘤型和混合型。电镜检查示瘤细胞表面及瘤细胞内腔面有细长的蓬发样微绒毛，胞浆内丰富的张力微丝及糖原颗粒，有双层或断续的基底膜，瘤细胞间有较多的桥粒为恶性间皮瘤的超微结构特征。

（三）X 线表现

难以显示小的病灶，有时仅可见胸腔积液。病变较大时可以显示突入肺野的结节，呼吸时随肋骨运动（图 4-7）。

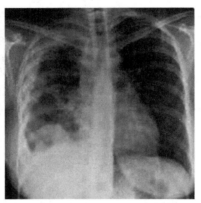

图 4-7　胸膜间皮瘤 X 线影像表现

三、气胸与液气胸

（一）概述

气胸是指气体进入胸膜腔，造成积气状态，称为气胸。通常分为三大类：自发性气胸、创伤性气胸和人工气胸。自发性气胸是由于肺部疾病使肺组织和脏层胸膜破裂，或由于靠近肺表面的微小泡和肺大疱破裂，肺和支气管内空气进入胸膜腔所致。液气胸则是指气胸的同时伴有胸腔内积水。

（二）临床表现与病理基础

起病大多急骤，典型症状为突发胸痛、继而胸闷或呼吸困难，并可有刺激性干咳。也有发病缓慢，甚至无自觉症状。部分患者发病前有用力咳嗽、持重物、屏气或剧烈活动等诱因，也有不少患者在正常活动或安静休息时发病。症状轻重取决于起病急缓、肺萎缩程度、肺原发疾病以及原有心肺功能状况等。胸体征视积气多少而定。少量气胸可无明显体征,气体量多时患侧胸部饱满,呼吸运动减弱,触觉语颤减弱或消失,叩诊鼓音,听诊呼吸音减弱或消失。肺气肿并发气胸患者虽然两侧呼吸音都减弱,但气胸侧减弱更明显。大量气胸时纵隔向健侧移位。右侧大量气胸时肝浊音界下移,左侧气胸或纵隔气肿时在左胸骨缘处听到与心跳一致的咔嗒音或高调金属音。当患者出现发绀、大汗、严重气促、心动过速和低血压时应考虑存在张力性气胸。

(三)X线表现

可对气胸及液气胸做出诊断,并可判断肺组织被压缩的程度。气胸区无肺纹理,为气体密度。少量气胸时,气胸区呈线状或带状,可见被压缩肺的边缘,呼气时显示较清楚。大量气胸时,气胸区可占据肺野的中外带,内带为压缩的肺,呈密度均匀软组织影。同侧肋间隙增宽,横膈下降,纵隔向健侧移位,对侧可见代偿性肺气肿。

(刘春苗)

第三节　先天性肺部疾病

一、先天性肺发育不全

(一)概述

肺先天性发育不全可根据其发生程度分为3类。①肺未发生:一侧或双侧肺缺如;②肺未发育:支气管原基呈一终端盲囊,未见肺血管及肺实质;③肺发育不全:可见支气管、血管和肺泡组织但数量和(或)容积减少。患者可能伴发肺血管及其他畸形病变。先天性肺发育不全的主要原因可能是胸内肺生长发育的有效容量减少,最常见的原因是膈疝一侧膈肌不能关闭,腹腔脏器疝入胸腔,从而影响肺的发育。

(二)局部解剖

肺位于胸腔内,在膈肌的上方、纵隔的两侧。肺的表面被覆脏胸膜,透过胸膜可见许多呈多角形的小区,称肺小叶,其发炎称小叶性肺炎。正常肺呈浅红色,质柔软呈海绵状,富有弹性。成人肺的重量约等于自己体重的1/50,男性为1 000~1 300 g,女性为800~1 000 g。健康男性成人两肺的空气容量为5 000~6 500 mL,女性小于男性。

两肺外形不同,右肺宽而短,左肺狭而长。肺呈圆锥形,包括一尖、一底、三面、三缘。肺尖钝圆,经胸廓上口伸入颈根部,在锁骨中内1/3交界处向上突至锁骨上方达2.5 cm。肺底坐于膈肌上面,受膈肌压迫肺底呈半月形凹陷。肋面与胸廓的外侧壁和前、后壁相邻。纵隔面即内侧面与纵隔相邻,其中央有椭圆形凹陷,称肺门。膈面即肺底,与膈相毗邻。前缘为肋面与纵隔面在前方的移行处,前缘角锐利,左肺前缘下部有心切迹,切迹下方有一突起称左肺小舌。后缘为肋面与纵隔面在后方的移行处,位于脊柱两侧的肺沟中。下缘为膈面与肋面、纵隔面的移行处,其位置随呼吸运动而显著变化。

肺借叶间裂分叶,左肺的叶间裂为斜裂,由后上斜向前下,将左肺分为上、下两叶。右肺的叶间裂包括斜裂和水平裂,它们将右肺分为上、中、下三叶。肺的表面有毗邻器官压迫形成的压迹或沟。如:两肺门前下方均有心压迹;右肺门后方有食管压迹,上方是奇静脉沟;左肺门上方毗邻主动脉弓,后方有胸主动脉(图4-8)。

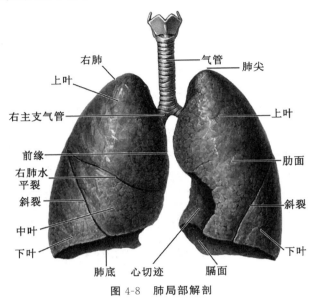

图 4-8　肺局部解剖

(三)临床表现与病理基础

严重病例出生后即死亡。主要表现为呼吸困难,甚至呼吸窘迫,以及长期反复呼吸道感染,体检可见患侧胸廓塌陷,活动度减弱,叩诊呈浊音,听诊呼吸音减低或消失,患者可伴有其他先天性畸形的临床表现,如肾功能不全等。病情轻微者可能无明显临床症状仅于常规 X 线胸片检查时发现。

(四)X 线表现

肺的发育异常通常表现为患侧片状密度均匀密度增高影,无肺纹理,患侧膈肌抬高,肋间隙变窄,纵隔偏向患侧;健侧代偿性肺气肿,血管纹理增粗。按肺发育状况具体分为如下几种。①一侧肺不发育:患侧胸腔无含气肺组织及支气管影,纵隔向患侧移位,健侧肺代偿气肿或伴发肺纵隔疝;②一侧肺发育不全:患侧部分肺膨胀不全,或呈均匀致密影,纵隔向患侧移位;③肺叶发育不全:肺内密实影尖端指向肺门,支气管造影可见支气管扩张(图4-9)。

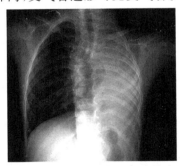

图 4-9　先天性肺发育不全 X 线表现

二、肺隔离症

(一)概述

肺隔离症是一种先天畸形,指没有功能的胚胎性、囊肿性肺组织从正常肺隔离出来。一般不与呼吸道相通连,供血动脉来自主动脉(胸主动脉或腹主动脉分支)。可分为两型:叶内型及叶外型,叶内型较多见,病肺与其邻近正常肺组织被同一脏层胸膜所覆盖,可发生在任何肺叶内,但多见于肺下叶。尤以左侧后基底段为多。叶外型较少见,病部位于其邻近正常肺组织的脏层胸膜外,多数位于左肺下叶与横膈之间。

(二)局部解剖

局部解剖同图 4-8。

(三)临床表现与病理基础

病肺初始阶段可不与正常支气管相通,可无任何症状,仅在 X 线检查时发现胸内有肿块状阴影。可出现咳嗽、咳痰、发热和反复肺感染等症状。肺隔离症是肺的发育畸形,部分肺组织与主体肺分隔,并形成无功能囊性肿块。可分为叶内型和叶外型两种,叶内型即病肺周围系正常肺组织,二者有共同的胸膜包裹,与正常支气管系统相通,并有来自体循环的异常动脉,本型约60%位于左侧,几乎均在下叶的后基底段。叶外型者病变部分有自身的胸膜,也有来自体循环的异常动脉,多在肺下韧带内,同时有肺动脉、肺静脉回流至奇静脉、半奇静脉和门脉系统,病变部位的支气管与正常的支气管不相通,故不具呼吸功能。

(四)X 线表现

肺野下叶后基底段近脊柱旁圆形或类圆形密度增高影少数有分叶状,边界清晰,密度较均匀,常合并感染,与气道相通时可见囊状影像,可见气液平面。胸片主要是发现病灶及位置(图 4-10)。

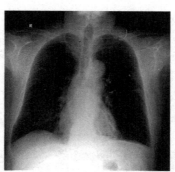

图 4-10　肺隔离症 X 线表现

(刘春苗)

第四节　感染性肺部疾病

一、大叶性肺炎

(一)概述

病原体先在肺泡引起炎症,经肺泡间孔向其他肺泡扩散,致使部分肺段或整个肺段、肺叶发生炎症改变。典型者表现为肺实质炎症,通常并不累及支气管。致病菌多为肺炎链球菌。

（二）局部解剖

局部解剖图同图 4-8。

（三）临床表现与病理基础

起病急骤，寒战、高热、胸痛、咳嗽、咳铁锈色痰。早期肺部体征无明显异常，重症者可有呼吸频率增快、鼻翼翕动、发绀等。实变期可有典型体征，如患侧呼吸运动减弱，语颤增强，叩诊浊音，听诊呼吸音减低，有湿啰音或病理性支气管呼吸音。

大叶性肺炎其病变主要为肺泡内的纤维素性渗出性炎症（图 4-11）。一般只累及单侧肺，以下叶多见，也可先后或同时发生于两个以上肺叶。典型的自然发展过程大致可分为 4 个期。①充血水肿期：主要见于发病后 1～2 天。肉眼观，肺叶肿胀、充血，呈暗红色，挤压切面可见淡红色浆液溢出。镜下，肺泡壁毛细血管扩张充血，肺泡腔内可见浆液性渗出物，其中见少量红细胞、嗜中性粒细胞、肺泡巨噬细胞。渗出物中可检出肺炎链球菌，此期细菌可在富含蛋白质的渗出物中迅速繁殖。②红色肝变期：一般为发病后的 3～4 天进入此期。肉眼观，受累肺叶进一步肿大，质地变实，切面灰红色，较粗糙。胸膜表面可有纤维素性渗出物。镜下，肺泡壁毛细血管仍扩张充血，肺泡腔内充满含大量红细胞、一定量纤维素、少量嗜中性粒细胞和巨噬细胞的渗出物，纤维素可穿过肺泡间孔与相邻肺泡中的纤维素网相连，有利于肺泡巨噬细胞吞噬细菌，防止细菌进一步扩散。③灰色肝变期：见于发病后的第 5～6 天。肉眼观，肺叶肿胀，质实如肝，切面干燥粗糙，由于此期肺泡壁毛细血管受压而充血消退，肺泡腔内的红细胞大部分溶解消失，而纤维素渗出显著增多，故实变区呈灰白色。镜下，肺泡腔渗出物以纤维素为主，纤维素网中见大量嗜中性粒细胞，红细胞较少。肺泡壁毛细血管受压而呈贫血状态。渗出物中肺炎链球菌多已被消灭，故不易检出。④溶解消散期：发病后 1 周左右，随着机体免疫功能的逐渐增强，病原菌被巨噬细胞吞噬、溶解，嗜中性粒细胞变性、坏死，并释放出大量蛋白溶解酶，使渗出的纤维素逐渐溶解，肺泡腔内巨噬细胞增多。溶解物部分经气道咳出，或经淋巴管吸收，部分被巨噬细胞吞噬。肉眼观，实变的肺组织质地变软，病灶消失，渐近黄色，挤压切面可见少量脓样浑浊的液体溢出。病灶肺组织逐渐净化，肺泡重新充气，由于炎症未破坏肺泡壁结构，无组织坏死，故最终肺组织可完全恢复正常的结构和功能。

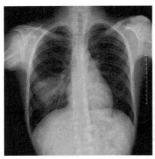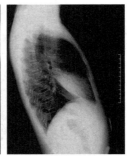

图 4-11 大叶性肺炎 X 线影像表现

可见大片状高密度影

二、支气管肺炎

（一）概述

病原体经支气管入侵，引起细支气管、终末细支气管及肺泡的炎症，常继发于其他疾病。其病原体有肺炎链球菌、葡萄球菌、病毒、肺炎支原体以及军团菌等。

(二)临床表现与病理基础

主要为发热、咳嗽、呼吸困难和发绀,全身中毒症状,肺部可闻及中、小湿啰音等。重症者,以上症状体征明显加重,可有呼吸衰竭,心力衰竭,中毒性脑病、脱水性酸中毒、中毒性肠麻痹,中毒性肝炎,还可并发脓胸、脓气胸、肺脓肿、肺大泡和败血症等。

病理可分为一般性和间质性两大类。一般性支气管肺炎主要病变散布在支气管壁附近的肺泡,支气管壁仅黏膜发炎。肺泡毛细血管扩张充血,肺泡内水肿及炎性渗出,浆液性纤维素性渗出液内含大量中性粒细胞、红细胞及病菌。病变通过肺泡间通道和细支气管向周围邻近肺组织蔓延,呈小点片状的灶性炎症,而间质病变多不显著。有时小病灶融合起来成为较大范围的支气管肺炎,但其病理变化不如大叶肺炎那样均匀致密。后期在肺泡内巨噬细胞增多,大量吞噬细菌和细胞碎屑,可致肺泡内纤维素性渗出物溶解吸收、炎症消散、肺泡重新充气。间质性支气管肺炎主要病变表现为支气管壁、细支气管壁及肺泡壁的发炎、水肿与炎性细胞浸润,呈细支气管炎、细支气管周围炎及肺间质炎的改变。蔓延范围较广,当细支气管壁上细胞坏死,管腔可被黏液、纤维素及破碎细胞堵塞,发生局限性肺气肿或肺不张。病毒性肺炎主要为间质性肺炎。但有时灶性炎症侵犯到肺泡,致肺泡内有透明膜形成。晚期少数病例发生慢性间质纤维化,可见于腺病毒肺炎。

(三)X线表现

支气管肺炎又称小叶性肺炎,其典型X线表现为病变多见于两肺中下肺野的内、中带;病变具有沿支气管分布的特征,多呈斑点及斑片状密度增高影,边界不清,可以融合呈大片状,液化坏死后可见空洞形成。当支气管堵塞时,可有节段性肺不张形成。支气管肺炎吸收完全,肺部组织可完全恢复,久不消散的则会引起支气管扩张等(图4-12)。

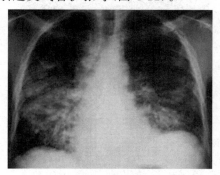

图4-12 支气管肺炎X线影像表现
右中下肺及左下肺见斑片状密度增高影,边界不清

三、间质性肺炎

(一)概述

以弥漫性肺实质、肺泡炎和间质纤维化为病理基本改变,以活动性呼吸困难、X线胸片示弥漫阴影、限制性通气障碍、弥散功能降低和低氧血症为临床表现的不同类疾病群构成的临床病理实体的总称。炎症主要侵犯支气管壁肺泡壁,特别是支气管周围血管周围小叶间和肺泡间隔的结缔组织,而且多呈坏死性病变。

（二）临床表现与病理基础

起病常隐匿,病程发展呈慢性经过,机体对其最初反应在肺和肺泡壁内表现为炎症反应,导致肺泡炎,最后炎症将蔓延到邻近的间质部分和血管,最终产生间质性纤维化,导致瘢痕产生和肺组织破坏,使通气功能降低。继发感染时可有黏液浓痰,伴明显消瘦、乏力、厌食、四肢关节痛等全身症状,急性期可伴有发热。

可分为四期:一期,肺实质细胞受损,发生肺泡炎;二期,肺泡炎演变为慢性,肺泡的非细胞性和细胞性成分进行性地遭受损害,引起肺实质细胞的数目、类型、位置和(或)分化性质发生变化,肺泡结构的破坏逐渐严重而变成不可逆转;三期,间质胶原紊乱,肺泡结构大部损害和显著紊乱,镜检可见大量纤维组织增生;四期,肺泡结构完全损害,代之以弥漫性无功能的囊性变化。不能辨认各种类型间质性纤维化的基本结构和特征。

（三）X线表现

病变分布广泛,多好发于两肺门及肺下野,且两肺同时受累,多见于支气管血管周围间质,呈纤细条索状密度增高影,走行僵直,可相互交织成网格状。病变也可呈细小结节影,大小一致,分布不均,通常不累及肺尖和两肺外带。由于其炎性浸润,可使肺门影增大,密度增高。病变消散较慢,部分消散不完全的可导致慢性肺间质性纤维化或支气管扩张(图4-13)。

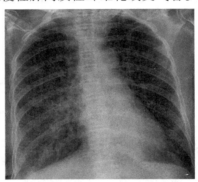

图 4-13　间质性肺炎 X 线影像表现
双肺可见纤细条索状密度增高影,走行僵直

四、真菌性肺炎

（一）概述

引起原发性真菌性肺炎的大多是皮炎芽生菌、荚膜组织胞浆菌或粗球孢子菌,其次是申克孢子丝菌、隐球菌、曲菌或毛霉菌等菌属。真菌性肺炎可能是抗菌治疗的一种合并症,尤其见于病情严重或接受免疫抑制治疗以及患有艾滋病而致防御功能下降的患者。

（二）临床表现与病理基础

常继发于婴幼儿肺炎、肺结核、糖尿病、血液病等,滥用抗生素和激素等是主要诱因。具有支气管肺炎的各种症状和体征,但起病缓慢,多在应用抗生素治疗中肺炎出现或加剧,可有发热,咳嗽剧烈,痰为无色胶冻样,偶带血丝。肺部听诊可有中小水泡音。其病理改变可由过敏、化脓性炎症反应或形成慢性肉芽肿。

（三）X线表现

肺曲菌球是肺曲菌病的最具特征的表现,多位于肺部空洞或空洞内的圆形类圆形致密影,大小在 3～4 cm,密度一般均匀,边缘光整,可部分钙化,其位置可以改变。在曲球菌与空洞壁之间有时可见新月形空隙,称为空气半月征。如支气管黏液阻塞支气管可引起远侧肺组织的实变和不张,病灶坏死可形成脓肿,少数可见空洞形成,侵袭性曲菌病主要表现为单侧或双侧肺叶或肺段的斑片样致密影(图 4-14)。

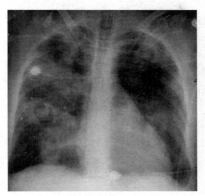

图 4-14　真菌性肺炎 X 线影像表现
双肺可见片状高密度影,其内可见空洞及空洞内可见
类圆形致密影,密度尚均匀,可见空气半月征

五、过敏性肺炎

(一)概述

过敏性肺炎是一组由不同致敏原引起的非哮喘性变应性肺疾病,以弥漫性间质炎为其病理特征。这是由于吸入含有真菌孢子、细菌产物、动物蛋白质或昆虫抗原的有机物尘埃微粒(直径<10 μm)所引起的变态反应,因此又称为外源性变应性肺泡炎。

(二)临床表现与病理基础

于接触抗原数小时后出现症状:有发热、干咳、呼吸困难、胸痛及发绀。少数患者接触抗原后可先出现喘息、流涕等速发变态反应,4～6 小时后呈Ⅲ型反应表现为过敏性肺炎。肺部可有湿啰音,多无喘鸣音,无实化或气道梗阻表现。

病理表现为亚急性肉芽肿样炎症,有淋巴细胞、浆细胞、上皮样细胞及朗格汉斯巨细胞浸润等,以致间质加宽。经过慢性病程后出现间质纤维化及肺实质破坏,毛细支气管为胶原沉着及肉芽组织堵塞而闭锁。持续接触致敏抗原后可发生肺纤维性变,严重时肺呈囊性蜂窝状。

(三)X 线表现

急性早期 X 线胸片可以不显示明显异常。曾有报道病理活检证实有过敏性肺炎,但 X 线胸片完全正常。另有 26 例临床症状典型的蘑菇肺仅 8 例显示 X 线胸片异常。另一组报道107 个农民肺 99 例(93％)X 线胸片有弥漫性肺部阴影。阴影的多少与肺功能、BAL、临床症状严重程度不一定相平行。X 线胸片表现多为两肺弥散的结节。结节的直径从 1 mm 至数个毫米不等,边界不清,或呈磨玻璃阴影。有的阴影为网状或网结节型,病变分布虽无特殊的倾向,但肺尖和基底段较少。细网状和结节型多为亚急性表现。Fraser 等曾见到农民肺、蘑菇肺和饲鸽者肺,急性期在暴露于重度抗原后短时内两下肺泡样阴影比较常见。肺泡样阴影常为闭塞性细支气管炎的小气道闭塞,所致肺泡内的内容物形成密度增加的影像。弥漫性网状或网状结节状阴影的持续存在再加上急性加重期的腺泡样阴影(图 4-15)。

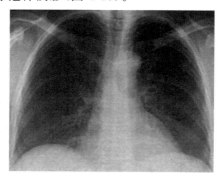

图 4-15　过敏性肺炎 X 线影像表现

两中下肺的磨玻璃影

六、肺脓肿

(一)概述

肺脓肿是多种病原菌感染引起的肺组织化脓性炎症,导致组织坏死、破坏、液化形成脓肿。以高热、咳嗽、咳大量脓臭痰为主要临床特征。常见病原体包括金黄色葡萄球菌、化脓性链球菌、肺炎克雷伯菌和铜绿假单胞菌等。

(二)临床表现与病理基础

吸入性肺脓肿起病急骤,畏寒、高热,体温为 39～40 ℃,伴有咳嗽、咳黏液痰或黏液脓性痰。炎症累及壁层胸膜可引起胸痛,且与呼吸有关。病变范围大时可出现气促。此外还有精神不振、全身乏力、食欲缺乏等全身中毒症状。如感染不能及时控制,可于发病后 10～14 天,突然咳出大量脓臭痰,偶有中、大量咯血而突然窒息致死。血源性肺脓肿多先有原发病灶引起的畏寒、高热等感染中毒症的表现。经数天或数周后才出现咳嗽、咳痰,痰量不多,极少咯血。慢性肺脓肿患者常有咳嗽、咳脓痰、反复发热和咯血,持续数周到数月。可有贫血、消瘦等慢性消耗症状。肺部体征与肺脓肿的大小和部位有关。早期常无异常体征,脓肿形成后病变部位叩诊浊音,呼吸音减低,数天后可闻及支气管呼吸音、湿啰音;随着肺脓肿增大,可出现空瓮音;病变累及胸膜可闻及胸膜摩擦音或呈现胸腔积液体征。慢性肺脓肿常有杵状指(趾)。

病理表现为肺组织化脓性炎症、坏死,形成肺脓肿,继而坏死组织液化破溃到支气管,脓液部分排出,形成有气液平面的脓腔,空洞壁表面常见残留坏死组织。病变有向周围扩展的倾向,甚至超越叶间裂波及邻接的肺段。若脓肿靠近胸膜,可发生局限性纤维蛋白性胸膜炎,发生胸膜粘连;如为张力性脓肿,破溃到胸膜腔,则可形成脓胸、脓气胸或支气管胸膜瘘。肺脓肿可完全吸收或仅剩少量纤维瘢痕。若支气管引流不畅,坏死组织残留在脓腔内,炎症持续存在,则转为慢性肺脓肿。脓腔周围纤维组织增生,脓腔壁增厚,周围的细支气管受累,致变形或扩张。

(三)X 线表现

急性化脓性炎症阶段,表现为大片的致密影,密度均匀,边缘模糊,如有坏死液化则密度可减低,坏死物排出后空洞形成,可见液平面,如病变好转,则显示脓肿空洞内容物及液平面减少甚至消失,愈合后可不留痕迹,或仅少许条索影。病程较快的患者,由于坏死面积较大可见肺组织体积减小。病程较慢者空洞周围纤维组织增生,空洞壁也更为清晰,肺脓肿邻近胸膜可增厚,也可形成脓胸或脓气胸(图 4-16)。

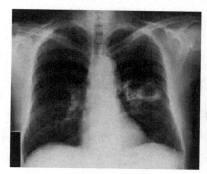

图 4-16　肺脓肿 X 线影像表现

左中肺脓肿空洞,其内可见液平面,边缘模糊

七、肺结核

(一)概述

肺结核是由结核分枝杆菌引发的肺部感染性疾病,是严重威胁人类健康的疾病。结核分枝杆菌的传染源主要是排菌的肺结核患者,通过呼吸道传播。健康人感染此菌并不一定发病,只有在机体免疫力下降时才发病。临床分型如下。

(1)原发性肺结核:多见于年龄较大儿童。婴幼儿及症状较重者可急性起病,高热可为 39～40 ℃;可有低热、食欲缺乏、疲乏、盗汗等结核中毒症状。少数有呼吸音减弱,偶可闻及干啰音或湿啰音。

(2)血行播散型肺结核:起病急剧,有寒战、高热,体温可达 40 ℃,多呈弛张热或稽留热,血沉加速。亚急性与慢性血行播散性肺结核病程较缓慢。

(3)浸润型肺结核:多数发病缓慢,早期无明显症状,后渐出现发热、咳嗽、盗汗、胸痛、消瘦、咳痰及咯血。

(4)慢性纤维空洞型肺结核:反复出现发热、咳嗽、咯血、胸痛、盗汗、食欲缺乏等,胸廓变形、病侧胸廓下陷,肋间隙变窄,呼吸运动受限,气管向患侧移位,呼吸减弱。

(二)临床表现与病理基础

可出现呼吸系统症状和全身症状。呼吸系统症状主要为咳嗽咳痰、咯血、胸痛、呼吸困难等;全身症状为结核中毒症状,发热为最常见症状,多为长期午后潮热,部分患者有倦怠乏力、盗汗、食欲缺乏和体重减轻等。

1.原发性肺结核

结核分枝杆菌经呼吸道进入肺后,最先引起的病灶称原发灶,常位于肺上叶下部或下叶上部靠近胸膜处,病灶呈圆形,约 1 cm 大小。病灶内细菌可沿淋巴道到达肺门淋巴结,引起结核性淋巴管炎和肺门淋巴结结核。肺原发灶、结核性淋巴管炎、肺门淋巴结结核合称为原发复合征,是原发性肺结核的特征性病变。

2.血行播散型肺结核

由结核分枝杆菌一次大量侵入引起,结核分枝杆菌的来源可由肺内病灶或肺外其他部位的结核灶经血播散。这些部位的结核分枝杆菌先进入静脉,再经右心和肺动脉播散至双肺。结核在两肺形成1.5～2 mm大小的粟粒样结节,这些结节病灶是增殖性或渗出性的,在两肺分布均匀、大小亦较均一。

3.浸润型肺结核

多见于外源性继发型肺结核,即反复结核菌感染后所引起,少数是体内潜伏的结核分枝菌,在机体抵抗力下降时进行繁殖,而发展为内源性结核,也有由原发病灶形成者,多见于成年人,病灶多在锁骨上下,呈片状或絮状,边界模糊,病灶可呈干酪样坏死灶,引发较重的毒性症状,而成干酪性(结核性)肺炎,坏死灶被纤维包裹后形成结核球。经过适当治疗的病灶,炎症吸收消散,遗留小干酪灶,钙化后残留小结节病灶,呈现纤维硬结病灶或临床痊愈。有空洞者,也可经治疗吸收缩小或闭合,有不闭合者,也无存活的病菌,称为"空洞开放愈合"。

4.慢性纤维空洞型肺结核

由于治疗效果和机体免疫力的高低,病灶有吸收修补,恶化进展等交替发生,单或双侧,单发或多发的厚壁空洞,常伴有支气管播散型病灶和胸膜肥厚,由于病灶纤维化收缩,肺门上提,纹理呈垂柳状,纵隔移向病侧,邻近肺组织或对侧肺呈代偿性肺气肿,常伴发慢性气管炎、支气管扩张、继发肺感染、肺源性心脏病等;更重使肺广泛破坏、纤维增生,导致肺叶或单侧肺收缩,而成"毁损肺"。

(三)X线表现

1.原发型肺结核(Ⅰ型肺结核)

多见于儿童,少数见于青年,常无影像学异常。如果发生明显的感染,常常表现为气腔实变阴影(图 4-17),累及整个肺叶。原发性肺结核患者可发生胸腔积液,常仅表现为胸腔积液而无肺实质病变。淋巴结增大常发生于儿童原发性肺结核感染。有时可侵及肺门淋巴结(图 4-18)和纵隔淋巴结,尤其好发于右侧气管旁区域,可增大。淋巴结增大在成人原发性肺结核中罕见,除非是免疫功能低下的患者。原发复合征即是肺部原发灶,局部淋巴管炎和所属淋巴结炎三者的合称,X线表现多为上叶下部及下叶后部靠近胸膜处的云絮状或类圆形高密度灶,边缘可模糊不清。如有突出于正常组织轮廓的肿块影,多为肺门及纵隔肿大的淋巴结。典型的原发复合征显示为原发灶,淋巴管炎与肿大的肺门淋巴结连接在一起,形成哑铃状,此种征象已不多见。

2.胸内淋巴结结核

按病理改变分型为炎症型和结节型。炎症型多为从肺门向外扩展的高密度影,边缘模糊,与周围组织分界不清,亦可成结节状改变。结节型多表现为肺门区域突出的圆形或卵圆形边界清楚的高密度影,右侧多见。如气管旁淋巴结肿大可表现为上纵隔影增宽,如呈波浪状改变,则为多个肿大的淋巴结。对于一些隐匿于肺门阴影中或是气管隆嵴下的肿大淋巴结,通过行 CT 扫描可清楚地显示其大小及形态。

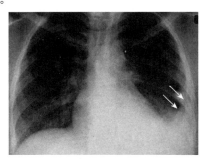

图 4-17　原发性肺结核 X 线影像表现

胸部正位片可见左肺下叶实变,伴左侧少量胸腔积液(箭头)

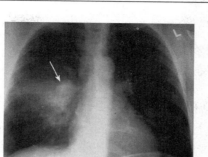

图 4-18　原发性肺结核淋巴结增大 X 线影像表现

胸部正位片显示右肺门淋巴结增大(箭头)伴肺内实变及轻度气管旁淋巴结增大

3.血行播散型肺结核(Ⅱ型肺结核)

急性粟粒性肺结核 X 线表现:典型病灶分布特点为"三均匀",即广泛均匀分布于两肺的粟粒样的结节状高密度灶,大小为 1~2 mm,部分呈磨玻璃样改变,病灶晚期可见融合。CT 扫描尤其是高分辨率 CT 扫描可清晰显示弥漫性的粟粒性病灶,并可观察病灶有无渗出。

4.亚急性或慢性血行播散型肺结核

X 线表现为"三不均匀",即双肺多发大小不一,密度不均的渗出增殖灶和纤维钙化,钙化灶多见于肺尖和锁骨下,渗出病灶多位于其下方,病灶融合可产生干酪性坏死形成空洞和支气管播散(图 4-19、图 4-20)。

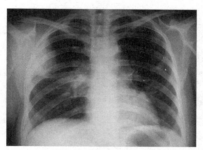

图 4-19　右侧原发性肺结核综合征 X 线影像表现

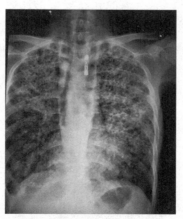

图 4-20　双肺急性粟粒型肺结核伴椎旁脓肿 X 线影像表现

5.慢性血行播散型肺结核

病变类似于亚急性血行播散型肺结核表现,只是大部分病变呈增殖性改变,病灶边缘基本清晰,纤维索条状影更明显,或者病灶钙化更多见,胸膜增厚和粘连更显著等。同时,两肺纹理增粗紊乱更明显。

6.继发型肺结核(Ⅲ型肺结核)

病变多局限于肺的一部,以肺尖、锁骨上、下区及下叶背段为多见;X线片上的征象多样,一般为陈旧性病灶周围出现渗出性病灶表现为中心密度较高而边缘模糊的致密影;新渗出性病灶表现为小片状云絮状影,范围较大的病灶可波及一个肺段或整个肺叶浸润;空洞常表现为壁薄、无内容物或很少液体;渗出、增殖、播散、纤维化、空洞等多种性质的病灶同时存在,活动期的肺结核易沿着支气管向同侧或对侧播散。

7.干酪性肺炎

似大叶性肺炎,显示一片无结构的、密度较不均匀的致密影,可累及一肺段或肺叶,密度较一般性肺炎高;干酪样坏死灶中心发生溶解、液化并可经支气管排出,出现虫蚀样空洞或无壁空洞;下肺野及对侧肺野可见沿支气管分布的小斑片状播散灶。

8.结核瘤

大多为孤立性球形病灶,多发者少见。多位于上叶尖后段和下叶背段。形态常为圆形或椭圆形,有时可见分叶(几个球形病灶融合在一起形成),一般 2~3 cm。其内可见点状钙化、层状钙化影;结核瘤中心的干酪改变可以液化而形成空洞,常为厚壁性;结核瘤附近肺野可见有散在的结核病灶,即"卫星病灶"。

9.慢性纤维空洞型肺结核

两上肺野广泛的纤维索条状病灶及新旧不一的结节状病灶;可见形状不规则的纤维性空洞,少有液气面;同侧或对侧可见斑片状播散病灶,密度可低可高甚至钙化;纵隔气管向患侧移位,同侧肺门影上移,其肺纹理拉长呈垂直走向如垂柳状,患侧胸部塌陷;常伴有胸膜肥厚粘连,无病变区呈代偿性肺气肿(图 4-21、图 4-22)。

10.结核性胸膜炎

结核性胸膜炎多表现为单侧及双侧的胸腔积液。当积液量＞250 mL 时,立位胸片检查则可发现。X线表现为两次肋膈角变钝,呈内低外高的弧形液体阴影。叶间裂积液表现为沿叶间裂走向的梭行高密度影,积液量较多时可呈圆形或卵圆形。包裹性积液表现为突向肺野内的扁丘状及半圆形密度增高影,边界清楚。

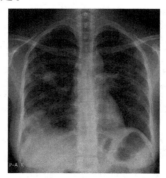

图 4-21　右侧浸润型肺结核 X 线影像学表现

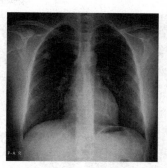

图 4-22　右上肺结核球 X 线影像学表现

八、肺炎性假瘤

(一)概述

肺炎性假瘤是肺内良性肿块,是由肺内慢性炎症产生的肉芽肿、机化、纤维结缔组织增生及相关的继发病变形成的肿块,并非真正肿瘤。它是一种病因不清的非肿瘤性病变。

(二)临床表现与病理基础

肺炎性假瘤患者多数年龄在 50 岁以下,女性多于男性。1/3 的患者没有临床症状,仅偶然在 X 线检查时发现,2/3 的患者有慢性支气管炎、肺炎、肺化脓症的病史,以及相应的临床症状,如咳嗽、咳痰、低热,部分患者还有胸痛、血痰,甚至咯血,但咯血量一般较少。

肺炎性假瘤的病理学特征是组织学的多形性,肿块内含有肉芽组织的多寡不等、排列成条索的成纤维细胞、浆细胞、淋巴细胞、组织细胞、上皮细胞以及内含中性脂肪和胆固醇的泡沫细胞或假性黄瘤细胞。肺炎性假瘤一般位于肺实质内,累及支气管的仅占少数。绝大多数单发,呈圆形或椭圆形结节,一般无完整的包膜,但肿块较局限、边界清楚,有些还有较厚而缺少细胞的胶原纤维结缔组织与肺实质分开。

(三)X 线表现

病变形态不一,大小不等,多<5 cm,位于肺的表浅部位,一般为中等密度影,密度可均匀,硬化血管瘤型可见斑点状钙化影,有假性包膜时,病变边界清楚,乳头状增生型多见,有的肿块由于不规则可表现为分叶状。无假性包膜时,边界模糊,以组织细胞增生型多见。有的炎性假瘤甚至表现为周围型肺癌的毛刺样改变(图 4-23)。

九、慢性肺炎

(一)概述

慢性非特异性炎症,可分为原发性慢性肺炎和急性肺炎演变而来,促成慢性肺炎的因素有营养不良、佝偻病、先天性心脏病或肺结核患儿发生肺炎时,易致病程迁延;病毒感染引起间质性肺炎,易演变为慢性肺炎;反复发生的上呼吸道感染或支气管炎以及慢性鼻窦炎均为慢性肺炎的诱因;深入支气管的异物,特别是缺乏刺激性而不产生初期急性发热的异物(如枣核等),因被忽视而长期存留在肺部,形成慢性肺炎;免疫缺陷小儿,包括体液及细胞免疫缺陷,补体缺乏及白细胞吞噬功能缺陷皆可致肺炎反复发作,最后变成慢性;原发性或继发性呼吸道纤毛形态及功能异常亦可致肺慢性炎症。

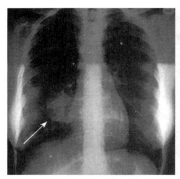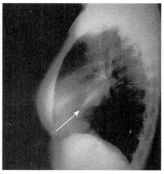

图 4-23　肺炎性假瘤 X 线影像表现

右肺中叶软组织肿块,边缘见毛刺(箭头)

(二)临床表现与病理基础

慢性肺炎的特点是周期性的复发和恶化,呈波浪形。由于病变的时期、年龄和个体的不同,症状多种多样。在静止期体温正常,无明显体征,几乎没有咳嗽,但在跑步和上楼时容易气喘。在恶化期常伴有肺功能不全,出现发绀和呼吸困难等。恶化后好转很缓慢,经常咳痰,甚至出现面部水肿、发绀、胸廓变形和杵状指(趾)。

炎症病变可侵及各级支气管、肺泡、间质组织和血管。特别在间质组织的炎症,每次发作时都有所进展,使支气管壁弹力纤维破坏,终因纤维化而致管腔狭窄。同时,由于分泌物堵塞管腔而发生肺不张,终致支气管扩张。由于支气管壁及肺泡间壁的破坏,空气经过淋巴管散布,进入组织间隙,可形成间质性肺气肿。局部血管及淋巴管也发生增生性炎症,管壁增厚,管腔狭窄。

(三)X 线表现

1.肺纹理增强

支气管壁和支气管周围组织的细胞浸润和结缔组织增生以及小叶间隔的细胞浸润和结缔组织增生是肺纹理增强的病理基础。在胸片上前者表现为走行紊乱的不规则线条状阴影,可伴有血管的扭曲移位及全小叶肺气肿。

2.结节和斑片状阴影

气管周围的渗出与增生改变的轴位影像和腺泡病变表现为结节影。支气管的狭窄扭曲可导致小叶肺不张或盘状肺不张。小叶肺不张呈斑片状阴影,盘状肺不张呈条状阴影。

3.肺段、肺叶及团块阴影

慢性炎症局限于肺叶或肺段时则呈肺叶肺段阴影,肺叶肺段阴影可体积缩小。由于合并支气管扩张、肺气肿、肺大泡或小脓肿、肺大泡或小脓腔,肺叶或肺段阴影的密度可不均匀。在支气管体层片或支气管造影片上可见支气管扩张。但支气管狭窄或阻塞较少见。有时在肺叶肺段阴影内可见团块状阴影,其病理基础为脓肿或炎性肿块。肺叶阴影多见于右中叶慢性炎症。其他肺叶较少见,肺段阴影较常见。呈肿块阴影的慢性肺炎,其大小从不到 3 cm 至＞10 cm,肿块边缘较清楚,周围可见不规则索条状阴影,在团块内有时可见 4～6 级支气管扩张。炎性肿块阴影在正侧位胸片上各径线差有时较大,例如在正位胸片上呈圆形,在侧位胸片上呈不规则形状或椭圆形,此点有利于与周围型肺癌鉴别。

4.蜂窝状及杵状影

含空气的囊状支气管扩张可呈蜂窝状阴影、含有黏液的支气管扩张可表现为杵状阴影,其特点为与支气管走行方向一致。

5.肺气肿征象

弥漫性慢性肺炎可合并两肺普遍性肺气肿。而局限性慢性肺炎常与瘢痕旁肺气肿并存,因此慢性肺炎区的密度不均匀。有时慢性肺炎还可与肺大泡并存。

6.肺门团块状阴影

肺门区炎性肺硬化可表现为边缘不整齐、形态不规则类圆形团块状影,此时常需与肺癌鉴别。有时慢性肺炎还可伴有肺门淋巴结增大。但较少见。有时可见肺门部淋巴结肿大(图 4-24)。

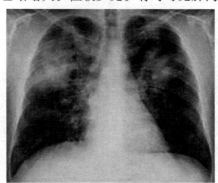

图 4-24　慢性肺炎 X 线影像表现

十、放射性肺炎

(一)概述

放射性肺炎是肺组织接受一定剂量的电离辐射后所导致的急性炎性反应,目前对该病的基础及临床研究不多,缺乏严格的诊断标准,治疗多数为对症处理、长期大剂量皮质激素治疗等。停止放疗后多数患者可以缓慢恢复,也有部分患者逐步发展成放射性肺纤维化,严重者会导致患者呼吸衰竭而死亡。

(二)临床表现与病理基础

放射性肺炎通常发生于放疗后 3 个月内,如果照射剂量较大或同时接受了化疗等,或者遗传性放射损伤高度敏感的患者,放射性肺炎也可能发生于放疗开始后 2～3 周。肺癌患者接受放疗后 70% 以上会发生轻度的放射性肺损伤,多数无症状或症状轻微,仅有 10%～20% 的患者会出现临床症状。放射性肺炎的临床症状没有特异性,通常的临床表现为咳嗽、气短、发热等,咳嗽多为刺激性干咳,气短程度不一,轻者只在用力活动后出现,严重者在静息状态下也会出现明显呼吸困难。部分患者可以伴有发热,甚至发生在咳嗽气短等症状出现前,多在 37～38.5 ℃,但也有出现 39 ℃以上高热者。放射性肺炎的体征不明显,多无明显体征,部分患者会出现体温升高、肺部湿啰音等表现。放射性肺炎临床症状的严重程度与肺受照射的剂量及体积相关,也和患者的个体遗传差异相关。

电离辐射导致放射性肺炎的靶细胞包括Ⅱ型肺泡细胞、血管内皮细胞、成纤维细胞以及肺泡巨噬细胞等。Ⅱ型肺泡细胞合成和分泌肺泡表面活性物质,维持肺泡表面张力,接受电离辐射后,Ⅱ型肺泡细胞胞质内 Lamellar 小体减少或畸形,肺泡细胞脱落到肺泡内,导致肺泡张力变化,肺的顺应性降低,肺泡塌陷不张。血管内皮细胞的损伤在照射后数天内就可以观察到,毛细血管内皮细胞超微结构发生变化,细胞内空泡形成、内皮细胞脱落,并可以发生微血栓形成、毛细血管阻塞,最终导致血管通透性改变,肺泡换气功能受损。肺泡巨噬细胞及成纤维细胞在接受电离辐射损伤后也会出现相应的变化,促进和加重放射性肺炎的发生。

（三）X 线表现

其表现取决于放射线照射的部位、照射的方向、照射野及照射量。乳腺癌术后放射照射所引起的放射性肺炎病灶多位于第 1～2 肋间。肺癌放疗后引起的放射性肺炎发生在原发病灶所在的肺叶,食管癌于恶性淋巴瘤放疗后引起的放射性肺炎位于两肺内带。放射性肺炎的 X 线表现:急性期通常表现为大片状高密度阴影,密度较均匀,边缘较模糊;慢性期由于病灶纤维结缔组织增生明显,原来的大片状阴影范围缩小,病灶较前密度增高而不均匀,可见网状及纤维索条状阴影。大范围的慢性放射性肺炎体积缩小可伴纵隔向患侧移位,同侧胸膜肥厚粘连,胸廓塌陷变形,膈升高(图 4-25)。

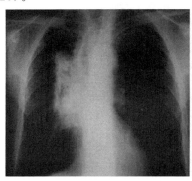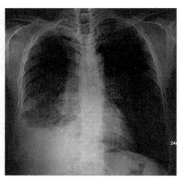

图 4-25　放射性肺炎 X 线影像表现

十一、特发性肺间质纤维化

（一）概述

特发性肺间质纤维化是一种原因不明,以弥漫性肺泡炎和肺泡结构紊乱最终导致肺间质纤维化为特征的疾病,按病程有急性、亚急性和慢性之分,临床更多见的是亚急性和慢性型。现认为该病与免疫损伤有关。预后不良,早期病例即使对激素治疗有反应,生存期一般也仅有 5 年。

（二）临床表现与病理基础

通常为隐匿性起病,主要的症状是干咳和劳力性气促。随着肺纤维化的发展,发作性干咳和气促逐渐加重。进展的速度有明显的个体差异,经过数月至数年发展为呼吸衰竭和肺心病。起病后存活时间为 2.8～3.6 年。通常没有肺外表现,但可有一些伴随症状,如食欲缺乏,消瘦等。体检可发现呼吸浅快,双肺底可闻及吸气末期 Velcro 啰音。晚期可出现发绀等呼吸衰竭和肺心病的表现。50％以上患者有杵状指(趾)。

特发性肺纤维化的病理改变与病变的严重程度有关。主要特点是病变在肺内分布不均一,肺泡壁增厚,伴有胶原沉积、细胞外基质增加和灶性单核细胞浸润。炎症细胞不多,通常局限在胶原沉积区或蜂窝肺区。肺泡腔内可见到少量的Ⅱ型肺泡上皮细胞聚集。可以看到蜂窝肺气囊、纤维化和纤维增殖灶。

（三）X 线表现

1.磨玻璃样影及实变影

病变早期,两下肺后外基底段部位可见小叶状轻度密度增高影;其内可见含气支气管影,支气管血管树增粗。实变影可相互融合成肺段甚或肺叶实变。

2.线状影

表面与胸膜面垂直的细线形影,长1～2 mm,宽约1 mm,多见于两肺下叶,也可见其他部位。两肺中内带区域的小叶间隔增厚则表现为分枝状细线形影。

3.胸膜下弧形线影

表现为胸膜下0.5 cm以内的与胸壁内面弧度一致的弧形线影,长5～10 cm,边缘较清楚或较模糊,多见于两下肺后外部。

4.蜂窝状影

表现为数1 mm至2 cm大小不等的圆形或椭圆形含气囊腔,壁较薄而清楚,与正常肺交界面清楚。主要分布于两肺基底部胸膜下区。

5.小结节影

在蜂窝、网、线影基础上,可见少数小结节影,边缘较清楚,并非真正的间质内结节,而是纤维条索病变在横截面上的表现,或相互交织而成。

6.肺气肿

小叶中心性肺气肿表现为散在的、直径2～4 mm的圆形低密度区,无明确边缘,多见于肺部外围,但随病变发展可逐渐见于肺中央部。有时胸膜下可见直径1～2 cm大小的圆形或椭圆形肺气囊。

7.支气管扩张

主要为中小支气管扩张,多为柱状扩张,可伴支气管扭曲、并拢。

十二、肺结节病

(一)概述

肺结节病是一种病因未明的多系统多器官的肉芽肿性疾病,近来已引起国内广泛注意。常侵犯肺、双侧肺门淋巴结、眼、皮肤等器官。其胸部受侵率为80%～90%。本病呈世界分布,欧美国家发病率较高,东方民族少见。多见于20～40岁,女略多于男。病因尚不清楚,部分病例呈自限性,大多预后良好。

(二)临床表现与病理基础

早期结节病的症状较轻,常见的呼吸道症状和体征有咳嗽、无痰或少痰,偶有少量血丝痰,可有乏力、低热、盗汗、食欲缺乏、体重减轻等。病变广泛时可出现胸闷、气急,甚至发绀。后期主要是肺纤维化导致的呼吸困难。肺部体征不明显,部分患者有少量湿啰音或捻发音。

结节病的病理特点是非干酪样坏死性类上皮样肉芽肿。肉芽肿的中央部分主要是多核巨噬细胞和类上皮细胞,后者可以融合成朗格汉斯巨细胞。周围有淋巴细胞浸润,而无干酪样病变。

(三)X线表现

有90%以上的患者伴有X线胸片的改变,而且常是结节病的首次发现。

1.纵隔、肺门淋巴结肿大

纵隔、肺门淋巴结肿大为结节病最常见表现,为唯一异常表现。多组淋巴结肿大是其特点,其中两侧肺门对称性淋巴结肿大且状如土豆,多为本病典型表现,其肿大淋巴结一般在6～12个月期间可自行消退,恢复正常;或在肺部出现病变过程中,开始缩小或消退;或不继续增大,为结节病的发展规律。

2.肺部病变

肺部病变多发生在淋巴结病变之后。最常见的病变为两肺弥漫性网状结节影,但肺尖或肺底少或无。结节大小不一,多为 1~3 mm 大小,轮廓尚清楚。其次为圆形病变,直径 1.0~1.5 cm,密度均匀,边缘较清楚,单发者类似肺内良性病变或周围型肺癌,多发者酷似肺内转移瘤。此外为阶段性或小叶性浸润,类似肺部炎性病变,一般伴或不伴胸腔内淋巴结病变。少数表现为单纯粟粒状颇似急性粟粒型肺结核。以纤维性病变为主,不易与其他原因所致的肺纤维化区别,且可引起多种继发性改变。

3.胸膜病变

胸膜渗液可能为胸膜脏、壁层广泛受累所致。肥厚的胸膜为非干酪性肉芽肿。

4.骨骼病变

较少见,约占全部结节病的 10%。骨损害一般限于手、足的短管状骨,显示小囊状骨质缺损并伴有末节指(趾)变细、变短(图 4-26)。

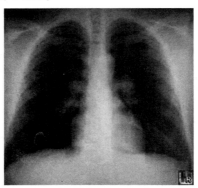

图 4-26　肺结节病 X 线影像表现
两侧纵隔、肺门淋巴结肿大

十三、硅肺

(一)概述

硅肺是由长期吸入石英粉尘所致的以肺部弥漫性纤维化为主的全身性疾病,是我国目前常见的且危害较为严重的职业病。目前是职业病中发病率最高的病种之一,也是 12 种尘肺中较重的一种。

(二)临床表现与病理基础

硅肺的早期可能没有自觉症状,或症状很轻。Ⅱ、Ⅲ期硅肺患者多有症状,但症状轻重和 X 线胸片改变的程度不一定平行,在有肺部并发症时,症状加重。早晨咳嗽较重,无痰或有少量黏液痰。肺内有并发感染时,则痰量增多,或有脓性痰。单纯硅肺多无胸痛或有轻微胸痛,一旦有明显胸痛应考虑有肺内感染或并发肺结核的可能。胸膜摩擦音常是并发肺结核的征象。早期硅肺气短不明显,晚期硅肺并发肺结核、肺气肿时,气短明显。早期患者一般状态尚好,晚期则营养欠佳。晚期患者,特别是并发肺结核或肺部感染时,肺部可听到呼吸音,也可出现发绀。

硅肺基本病变是矽结节形成,眼观矽结节呈圆形灰黑色、质韧、直径 2~3 mm。在人体,最早的改变是吸入肺内的粉尘粒子聚集并沉积在相对固定的肺泡内,巨噬细胞及肺泡上皮细胞(主要是Ⅱ型)相继增生,肺泡隔开始增厚。聚集的细胞间出现网织纤维并逐渐转变成胶原纤维,形成矽结节。典型矽结节,结节境界清晰,胶原纤维致密扭曲排列或呈同心圆排列,纤维间无细胞反应,出现透明性变,周围是被挤压变形的肺泡。

（三）X线表现

1.圆形小阴影

圆形小阴影是硅肺最常见和最重要的一种X线表现形态,其病理变化以结节型硅肺为主,呈圆形或近似圆形,边缘整齐或不整齐,直径<10 mm;不规则形小阴影多为接触游离二氧化硅含量较低的粉尘所致,病理基础主要是肺间质纤维化。表现为粗细、长短、形态不一的致密阴影。之间可互不相连,或杂乱无章的交织在一起,呈网状或蜂窝状;致密度多持久不变或缓慢增高。早期也多见于两肺中下区,弥漫分布,随病情进展而逐渐波及肺上区(图4-27)。

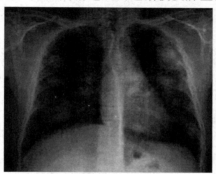

图4-27　硅肺X线影像表现
两肺散在类圆形结节影,边界尚清

2.大阴影

长径超过10 mm的阴影,为晚期硅肺的重要X线表现,边界清楚,周围有明显的肺气肿;多见于两肺上、中区,常对称出现;大阴影长轴多与后肋垂直,不受叶间裂限制。

3.胸膜变化

胸膜粘连增厚,先在肺底部出现,可见肋膈角变钝或消失;晚期膈面粗糙,由于肺纤维组织收缩和膈胸膜粘连,呈"天幕状"阴影。

4.肺气肿

多为弥漫性、局限性、灶周性和泡性肺气肿,严重者可见肺大泡。

5.肺门和肺纹理变化

早期肺门阴影扩大,密度增高,有时可见淋巴结增大,包膜下钙质沉着呈蛋壳样钙化,肺纹理增多或增粗变形;晚期肺门上举外移,肺纹理减少或消失。

（刘春苗）

第五节　肺　部　肿　瘤

一、肺癌

（一）概述

肺癌发生于支气管黏膜上皮称支气管肺癌。肺癌一般指的是肺实质部的癌症,通常不包含其他胸膜起源的中胚层肿瘤,或者其他恶性肿瘤如类癌、恶性淋巴瘤,或是转移自其他来源的肿瘤。特指来自支气管或细支气管表皮细胞的恶性肿瘤,占肺实质恶性肿瘤的 90%～95%。肺癌目前是全世界癌症死因的首位,而且每年人数都在上升。而女性得肺癌的发生率尤其有上升的趋势。本病多在 40 岁以上发病,发病年龄高峰在 60～79 岁。种族、家属史与吸烟对肺癌的发病均有影响。

肺癌起源于支气管黏膜上皮局限于基底膜内者称为原位癌,可向支气管腔内或邻近的肺组织浸润生长并可通过淋巴血行或经支气管转移扩散。生长速度和转移扩散的情况与肿瘤的组织学类型分化程度等生物学特性有一定关系。

右肺多于左肺,上叶多于下叶,从主支气管到细支气管均可发生。起源于主支气管肺叶支气管的肺癌位置靠近肺门者称为中央型肺癌;起源于肺段支气管以下的肺癌位置在肺的周围部分者称为周围型肺癌。

(二)临床表现与病理基础

临床表现按部位可分为原发肿瘤、肺外胸内扩展、胸外转移和胸外表现四类。原发肿瘤引起的症状和体征主要为咳嗽、血痰或咯血、气短或喘鸣、发热、体重下降等;肺外胸内扩展引起的症状和体征主要为胸痛、声音嘶哑、咽下困难、胸腔积液、上腔静脉阻塞综合征、Horner 综合征等;胸外转移至中枢神经系统可引起颅内压增高,精神状态异常等,转移至骨骼可引起骨痛和病理性骨折等,转移至胰腺,表现为胰腺炎症状或阻塞性黄疸;胸外表现,指肺癌非转移性胸外表现,或称之为副癌综合征,主要表现为肥大性肺性骨关节病、异位促性腺激素、分泌促肾上腺皮质激素样物、分泌抗利尿激素、神经肌肉综合征、高钙血症、类癌综合征等。

肺癌按病理组织学可分为非小细胞癌和小细胞癌两类。非小细胞癌包括鳞状上皮细胞癌、腺癌、大细胞癌等;小细胞癌包括燕麦细胞型、中间细胞型、复合燕麦细胞型。

(三)X 线表现

在大体病理形态上,肿瘤的发生部位不同,其 X 线平片表现亦不同。中央型肺癌 X 线胸片显示肺门肿块阴影,边缘清楚。若支气管被肿块阻塞,可引起相应肺段肺气肿、肺不张、肺炎,称为"肺癌三阻征"。中央型肺癌转移到邻近肺门淋巴结引起肺门阴影增大,若侵犯到膈神经可导致横膈的矛盾运动。周围型肺癌 X 线表现为肺内结节阴影,肿瘤密度一般较均匀,亦可发生钙化或形成空洞。肿瘤边缘多分叶不光滑,呈"分叶征""毛刺征"。若肿瘤侵犯邻近脏层胸膜,可表现为"胸膜凹陷征"。周围型肺癌转移常表现为肺内多发结节阴影。弥漫型肺癌表现为双肺多发弥漫结节或斑片状影像,结节呈粟粒大小至 1 cm 不等,以两肺中下部较多(图 4-28、图 4-29)。

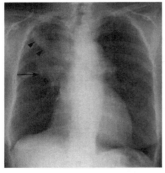

图 4-28　**中央型肺癌 X 线影像表现**

右肺门淋巴结增大,右上肺不张

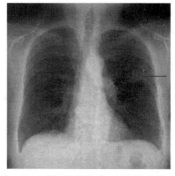

图 4-29　**周围型肺癌 X 线影像表现**

左上肺均匀结节影

二、肺转移瘤

(一)概述

原发于身体其他部位的恶性肿瘤经血道或淋巴道转移到肺称为肺转移瘤。据统计在死于恶性肿瘤的病例中,20%～30%有肺转移。恶性肿瘤发生肺转移的时间早晚不一,大多数病例在原发癌出现后 3 年内发生转移,亦有长达 10 年者,但也有少数病例肺转移灶比原发肿瘤更早被发现。转移到肺的原发恶性肿瘤多来自乳腺、骨骼、消化道和泌尿生殖系统。

(二)临床表现与病理基础

症状轻重与原发肿瘤的组织类型、转移途径、受累范围有密切关系。多数病例有原发癌的症状。早期肺转移多无明显的呼吸道症状。肺部病变广泛,则可出现干咳、痰血和呼吸困难等。病理表现与原发肿瘤的组织类型相关。以血行转移多见,即肺内或肺外肿瘤细胞经腔静脉回流至右心从而转移到肺内,癌细胞浸润并穿过肺小动脉及毛细血管壁,在邻近肺间质及肺泡内生长形成转移瘤;淋巴道转移前期类似血行转移,瘤细胞穿过血管壁累及支气管血管周围淋巴管,并在内增殖形成转移瘤;胸膜、胸壁或纵隔内肿瘤还可直接向肺内侵犯。

(三)X 线表现

原发性恶性肿瘤向肺内转移的途径有血性转移、淋巴转移及直接侵犯,转移方式不同其X 线胸片表现亦不同。血行性转移表现为两肺多发结节及肿块阴影、边缘清楚,以两中下肺野常见。也可表现为单发的结节及肿块,也有的表现为多发空洞影像,成骨肉瘤与软骨肉瘤的转移可有钙化。淋巴道转移表现为网状及多发细小结节阴影,若小叶间隔增生可见"Kerley B 线"。纵隔、胸膜、胸壁向肺内直接侵犯表现为原发肿瘤邻近的肺内肿块(图 4-30)。

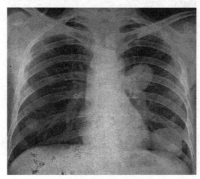

图 4-30　肺转移瘤 X 线影像表现

三、肺错构瘤

(一)概述

肺错构瘤的来源和发病原因尚不十分清楚,比较容易被接受的假说认为,错构瘤是支气管的一片组织在胚胎发育时期倒转和脱落,被正常肺组织包绕,这一部分组织生长缓慢,也可能在一定时期内不生长,以后逐渐发展才形成瘤。错构瘤大多数在 40 岁以后发病这个事实支持这一假说。常无临床表现,多为体检时影像学检查偶然发现。合理手术是最佳治疗方法,预后良好。

(二)临床表现与病理基础

错构瘤的发生年龄多数在 40 岁以上,男性多于女性。绝大多数错构瘤(80%以上)生长在肺的周边部,紧贴于肺的脏层胸膜之下,有时突出于肺表面,因此临床上一般没有症状,查体也没有阳性体征。只有当错构瘤发展到一定大小,足以刺激支气管或压迫支气管造成支气管狭窄或阻塞时,才出现相应等临床症状。

错构瘤病理学特征是正常组织的不正常组合和排列,这种组织学的异常可能是器官组织在数量、结构或成熟程度上的错乱。错构瘤的主要组织成分包括软骨、脂肪、平滑肌、腺体、上皮细胞,有时还有骨组织或钙化。

(三)X 线表现

根据肿瘤的发生部位,错构瘤可分为周围型及中央型。周围型错构瘤发生于肺段以下支气管与肺内,主要由软骨组织构成。中央型错构瘤发生于肺段及肺段以上支气管,主要由脂肪组织构成。周围型错构瘤表现为肺内的孤立结节,边缘清楚,无分叶,部分病变内会有爆米花样钙化。中央型错构瘤阻塞支气管引起阻塞性肺炎或肺不张,表现为斑片状模糊阴影或肺叶、肺段的实变、体积缩小(图 4-31)。

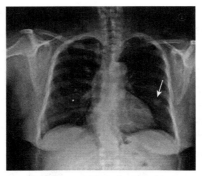

图 4-31　肺错构瘤 X 线表现
左上肺结节,边界清楚,无分叶(箭头)

（刘春苗）

第五章

颅脑疾病的CT诊断

第一节 颅脑外伤

颅脑外伤是脑外科常见病,国内统计占损伤的第1～2位,为年轻人第一位死因。颅脑外伤多由直接暴力所致,极少可由间接暴力引起。因受力部位不同和外力类型、大小、方向不同,可造成不同程度的颅内损伤,如脑挫裂伤、脑内、外出血等,脑外出血又包括硬膜外、硬膜下和蛛网膜下腔出血。急性脑外伤病死率高。CT应用以来,脑外伤诊断水平不断提高,极大降低了病死率和病残率。

一、脑挫裂伤

(一)病理和临床概述
脑挫裂伤是临床最常见的颅脑外伤之一,包括脑挫伤和脑裂伤。脑挫伤是指外力作用下脑组织发生局部静脉瘀血、脑水肿、脑肿胀和散在的小灶性出血。脑裂伤则是指脑膜、脑组织或血管撕裂。两者常合并存在,故统称为脑挫裂伤。

(二)诊断要点
CT表现为低密度脑水肿区内,散布斑点状高密度出血灶。小灶性出血可以互相融合,病变小而局限时可以没有占位效应,但广泛者可以有占位征象(图5-1)。

早期低密度水肿不明显,随着时间推移,水肿区逐渐扩大,第3～5天达到高峰,以后出血灶演变为低密度,最终形成软化灶。

1.部分容积效应

前颅底骨可能因部分容积效应反映到脑额叶高密度影,但薄层扫描后即消失。

2.出血性脑梗死

有相应的临床表现和病史。

(三)特别提示
CT可以快速诊断,病变小者如治疗及时一般能痊愈,不遗留或很少有后遗症。病变较大者形成软化灶。

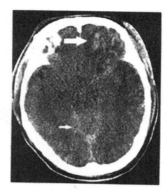

图 5-1　颅脑外伤 2 小时后 CT 检查

大箭头所示为左额叶挫裂伤,小箭头为小脑上池蛛网膜下腔出血

二、颅内血肿

(一)病理和临床概述

外伤性颅内血肿约占颅内血肿的 5%。多发生于额、颞叶,即位于受力点或对冲部位脑表面区,与高血压性脑出血好发位置不同。绝大多数为急性血肿且伴有脑挫裂伤和(或)急性硬膜下血肿。少数为迟发血肿,多于伤后 48～72 小时复查 CT 时发现。

(二)诊断要点

CT 表现为边界清楚的类圆形高密度灶(图 5-2)。血肿进入亚急性期时呈等密度,根据占位效应和周围水肿,结合外伤史,CT 仍能诊断。

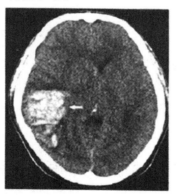

图 5-2　右颞颅内血肿

颅脑急性外伤后 6 小时行 CT 检查,可见右颞颅内血肿,周边
可见低密度水肿带,右侧侧脑室受压改变,中线结构左移

(三)鉴别诊断

主要与高血压性脑出血鉴别,根据有无外伤史很容易鉴别。

(四)特别提示

CT 可以快速诊断,如果血肿较大,可以进行立体定向血肿穿刺抽吸术。如外伤后 CT 扫描原来无血肿患者有进行性意识障碍者,应及时进行 CT 复查,以除外迟发性血肿。

三、硬膜外血肿

(一)病理和临床概述

硬膜外血肿位于颅骨内板与硬膜之间的血肿,临床常见,占30%。主要因脑膜血管破裂所致,脑膜中动脉常见,血液聚集硬膜外间隙。硬膜与颅骨内板粘连紧密,故血肿较局限,呈梭形。临床表现因血肿大小、部位及有无合并伤而异。典型表现为外伤后昏迷、清醒、再昏迷。此外,有颅内压增高表现,严重者可出现脑疝。

(二)诊断要点

CT表现为颅板下见局限性双凸透镜形、梭形或半圆形高密度灶(图5-3),多数密度均匀,但也可不均匀,呈高、等混杂密度影,主要是新鲜出血与血凝块收缩时析出的血清混合所致。

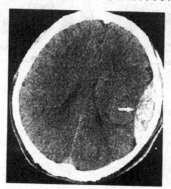

图 5-3 硬膜外血肿
颅脑外伤后3小时行CT检查,左颞可见梭形高密度影,手术证实为硬膜外血肿

硬膜外血肿多位于骨折附近,一般不跨越颅缝。跨越者常以颅缝为中心呈"3"字形。

(三)鉴别诊断

主要与高血压性脑出血鉴别,根据有无外伤史很容易鉴别。

(四)特别提示

CT对硬膜外血肿具有很重要的诊断价值,应注意的是硬膜外血肿一般伴有局部颅骨骨折。

四、硬膜下血肿

(一)病理和临床概述

硬膜下血肿是位于硬膜与蛛网膜之间的血肿,临床常见,占颅内血肿40%。主要因静脉窦损伤出血所致,血液聚集于硬膜下腔,沿脑表面分布。急性期是指外伤后3天内发生的血肿,约占硬膜下血肿的70%。病情多较危重,常有意识障碍;亚急性期是指外伤后4天至3周发生的血肿,约占硬膜下血肿5%,原发损伤一般较轻,出血较慢,血肿形成较晚,临床表现较急性者出现晚且轻;慢性期是指伤后3周以上发生的血肿,约占20%。慢性硬膜下血肿并非是急性或亚急性硬膜下血肿的迁延,而是有其自身的病理过程。可为直接损伤或间接的轻微损伤,易忽略。好发老年人,为脑萎缩使脑表面与颅骨内板间隙增宽,外伤时脑组织在颅腔内移动度较大所致血管断裂出血。慢性硬膜下血肿常不伴有脑挫裂伤,为单纯性硬膜下血肿。患者症状轻微,多于伤后数周或数月出现颅内压增高、神经功能障碍及精神症状来就诊。

（二）诊断要点

急性期见颅板下新月形或半月形高密度影，常伴有脑挫裂伤或脑内血肿，脑水肿和占位效应明显（图 5-4）。亚急性表现为颅板下新月形或半月形高、等密度或混杂密度区。2 周后可变为等密度；慢性期表现为颅板下新月形或半月形低密度、等密度、高密度或混杂密度区。血肿的密度和形态与出血时间、血肿大小、吸收情况及有无再出血有关。

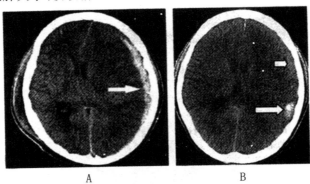

图 5-4　硬膜下血肿 CT 检查

A.颅脑外伤 5 小时后行 CT 检查，可见左侧额、颞、顶颅板下新月形高密度影，手术证实为硬膜下血肿；B.1 周前有颅脑外伤史的患者，CT 检查发现左侧额、颞、顶颅板下新月形等密度影（短箭头），部分有高密度（长箭头）为新鲜出血，手术证实为慢性硬膜下血肿伴少量新鲜出血

（三）鉴别诊断

主要与硬膜外血肿鉴别，硬膜下血肿呈新月形，可以跨越颅缝。

（四）特别提示

CT 对急性硬膜下血肿诊断很有价值，但对亚急性、慢性硬膜下血肿却显示欠佳，血液因其顺磁性，所以在 MRI 下显示非常清楚，应进一步行 MRI 检查。

五、外伤性蛛网膜下腔出血

（一）病理和临床概述

外伤性蛛网膜下腔出血多由近期外伤史，蛛网膜小血管破裂所致，多位于大脑纵裂和脑底池。脑挫裂伤是外伤性蛛网膜下腔出血的主要原因，两者常并存。

（二）诊断要点

CT 表现为脑沟、脑池内密度增高影，可呈铸形。大脑纵裂出血多见，形态为中线区纵行窄带形高密度影。出血也见于外侧裂池、鞍上池、环池、小脑上池或脑室内。蛛网膜下腔出血一般 7 天左右吸收。

（三）鉴别诊断

应与结核性脑膜炎相鉴别，根据近期外伤史和临床症状容易鉴别。

（四）特别提示

CT 在急性期显示较好，积血一般数天后吸收消失。伤后 7 天后，CT 难以显示，血液因其顺磁性，所以在 MRI 下显示非常清楚，故应行 MRI 检查。

六、硬膜下积液

(一)病理和临床概述

硬膜下积液又称硬膜下水瘤,占颅脑外伤的 $0.5\%\sim1\%$,为外伤致蛛网膜撕裂,使裂口形成活瓣,导致脑脊液聚积。可因出血而成为硬膜下血肿。临床上可无症状,也可以有颅内压增高的临床表现。

(二)诊断要点

呈颅骨内板下方新月形均匀低密度区,密度与脑脊液相似,多位于双侧额部。纵裂硬膜下积液表现为纵裂池增宽,大脑镰旁为脑脊液样低密度区(图 5-5)。

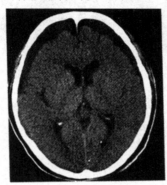

图 5-5　硬膜下积液

颅脑外伤 7 天后 CT 复查示双侧额、颞部颅板下可见新月形低密度影,为硬膜下积液

(三)鉴别诊断

应与老年性脑萎缩相鉴别,根据年龄情况和其他部分脑实质有无萎缩等情况可以鉴别。

(四)特别提示

CT 诊断硬膜下积液时应结合临床病史及年龄等因素。

(汤振华)

第二节　颅 内 感 染

颅内感染的病种繁多,包括细菌、病毒、真菌和寄生虫感染,主要通过血行性感染或邻近感染灶直接扩散侵入颅内,少数可因开放性颅脑损伤或手术造成颅内感染。改变包括脑膜炎、脑炎和动静脉炎。

一、脑脓肿

(一)病理和临床概述

脑脓肿以耳源性常见,多发于颞叶和小脑;其次为血源性、鼻源性、外伤性和隐源性等。病理上分为急性炎症期、化脓坏死期和脓肿形成期。

（二）诊断要点

急性炎症期呈大片低密度灶，边缘模糊，伴占位效应，增强无强化；化脓坏死期，低密度区内出现更低密度坏死灶，轻度不均匀性强化；脓肿形成期，平扫见等密度环，内为低密度并可有气泡影，呈环形强化，其壁完整、光滑、均匀，或多房分隔（图5-6）。

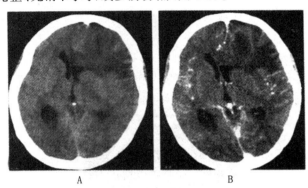

A   B

图 5-6　脑脓肿

男性患者，24岁，因头痛、呕吐2天入院，CT平扫显示左额叶不规则低密度灶，占位效应明显。增强可见病灶呈环形均匀强化，未见明显壁结节，中心低密度区无明显变化，周围水肿明显，左侧侧脑室前角明显受压移位变形。考虑为脓肿形成，经抗感染治疗后情况好转

（三）鉴别诊断

（1）胶质瘤：胶质瘤的环状强化厚薄不均，形态不规则，常呈花环状、结节状强化，中心坏死区密度不等，CT值常大于20 HU。

（2）脑梗死：多见于老年高血压患者，有明确突发病史，经复查随访，占位效应减轻。

（3）与肉芽肿病鉴别。

（四）特别提示

CT诊断该病应结合病史、脑脊液检查。

二、结核性脑膜脑炎

（一）病理和临床概述

结核性脑膜脑炎是结核分枝杆菌引起脑膜弥漫性炎性反应，并波及脑实质，好发于脑底池。脑膜渗出和肉芽肿为其基本病变，可合并结核球、脑梗死和脑积水。

（二）诊断要点

CT早期可无异常发现。脑底池大量炎性渗出时，其密度增高，失去正常透明度；增强扫描脑膜广泛强化，形态不规则。肉芽肿增生则见局部脑池闭塞并结节状强化。

脑结核瘤平扫呈等或低密度灶，增强扫描呈结节状或环形强化。

（三）鉴别诊断

应与蛛网膜下腔出血相鉴别，蛛网膜下腔出血CT平扫呈高密度，增强扫描无明显强化，脑底池形态规则，无局部闭塞及扩张改变；此外需同脑囊虫病，转移瘤及软脑膜转移等鉴别，需结合病史。

（四）特别提示

CT诊断应结合脑脊液检查、X线胸片检查等。

三、脑猪囊尾蚴病

(一)病理和临床概述

脑猪囊尾蚴病为猪绦虫囊尾蚴在脑内异位寄生所致。人误食绦虫卵或节片后,卵壳被胃液消化后,幼虫经肠道血流而散布于全身寄生。脑猪囊尾蚴病为其全身表现之一,分为脑实质型、脑室型、脑膜型和混合型。脑内囊虫的数目不一,呈圆形,直径4～5 mm。囊虫死亡后退变为小圆形钙化点。

(二)诊断要点

脑实质型CT表现为脑内散布多发性低密度小囊,多位于皮、髓质交界区,囊腔内可见致密小点代表囊虫头节。不典型者可表现为单个大囊、肉芽肿、脑炎或脑梗死。脑室型以第四脑室多见;脑膜型多位于蛛网膜下腔,和脑膜粘连,CT直接征象有限,多间接显示局部脑室或脑池扩大,相邻脑实质光滑受压。常合并脑积水。囊壁、头节和脑膜有时可强化。

(三)鉴别诊断

1.蛛网膜囊肿

常位于颅中窝、侧裂池,边缘较平直,可造成颅骨压迫变薄。

2.转移癌

呈大小不一的圆形低密度灶,增强扫描环状、结节状强化,病灶周围明显水肿。

3.脑结核

结合病史、CT特点可以区别。

(四)特别提示

需要结合有无疫区居住史、有无生食史等。

四、急性播散性脑脊髓炎

(一)病理和临床概述

急性播散性脑脊髓炎或称急性病毒性脑脊髓炎,可见于病毒(如麻疹、风疹、水痘等)感染后或疫苗(如牛痘疫苗、狂犬病疫苗等)接种后,临床表现为发热、呕吐、嗜睡、昏迷。一般在病毒感染后2～4天或疫苗接种后10～13天发病。发病可能与自身免疫机制有关。

(二)诊断要点

CT表现急性期脑白质内多发、散在性低密度灶,半卵圆中心区明显,有融合倾向,增强呈环形强化。慢性期表现为脑萎缩。

急性病毒性脑炎时,主要表现为早期脑组织局部稍肿胀,中、后期可以出现密度减低(图5-7),增强扫描可以有局部软脑膜强化,增厚改变,脑沟显示欠清。

(三)鉴别诊断

同软脑膜转移、结核性脑膜炎等鉴别。

(四)特别提示

应进行脑脊液检查。MRI成像及增强扫描对显示该病有很好的效果。

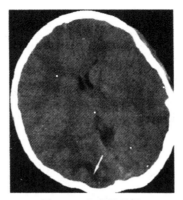

图 5-7　病毒性脑炎

女性患者,11 岁,因头昏嗜睡 2 天,CT 可见右侧枕叶局部脑皮
质肿胀、白质水肿改变,经脑脊液检查证实为病毒性脑炎

五、肉芽肿性病变

(一)病理和临床概述

肉芽肿种类繁多,主要有炎症性的和非炎症性的。侵犯脑内的肉芽肿主要有炎症性的,其中以结核性最常见。炎症性肉芽肿是炎症局部形成主要以巨噬细胞增生构成的境界清楚的结节样病变。病因有结核、麻风、梅毒、真菌及寄生虫、异物、其他疾病等。临床表现与颅内占位类似。

(二)诊断要点

CT 平扫表现等或稍高密度的边界清楚的结节灶(图 5-8)。增强扫描呈结节样强化,也可以因内部发生坏死而呈环形强化,后者常见于结核性肉芽肿。少部分肉芽肿内可见钙化。可以单发或多发。好发于大脑皮质灰质下。

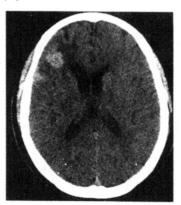

图 5-8　结核性肉芽肿

男性患者,32 岁,因头晕嗜睡 3 天就诊,CT 平扫显示右侧额、颞叶大
脑皮质灰质下及灰质区可见高密度结节灶,右侧侧脑室前角扩大伴
局部白质区低密度改变,手术病理检查为结核性肉芽肿

(三)鉴别诊断

(1)脑转移肿瘤:水肿较明显,增强扫描呈环状或结节状,一般有原发病史,临床复查随访进展明显。

（2）同部分脑肿瘤鉴别困难。

（四）特别提示

应进行脑脊液检查。MRI成像及增强扫描对显示该病有很好的效果。

（张可民）

第三节　颅　内　肿　瘤

颅内肿瘤是中枢神经系统最常见的疾病之一。原发性颅内肿瘤可以发生在脑组织、脑膜、脑神经、垂体、血管及残余胚胎组织中,继发性颅内肿瘤多来源于身体各个部位的原发性肿瘤。颅内肿瘤的发生以 20～50 岁年龄组最常见,男性稍多于女性。以星形细胞肿瘤、脑膜瘤、垂体瘤、颅咽管瘤、听神经瘤和转移瘤等较常见。胶质瘤、脑膜瘤和垂体腺瘤为颅内三大原发性肿瘤。可以出现以下症状:颅内高压综合征、神经系统定位体征、内分泌功能失调、脑脊液循环障碍等。

CT检查目的主要在于确定有无肿瘤,并对其作出定位、定量乃至定性诊断。根据病灶所在的位置及其与脑室、脑池和脑叶的对应关系及同相邻硬膜与颅骨结构的比邻关系多不难作出定位诊断,但临界部位肿瘤,仅轴位扫描可能出现定位困难,需要薄层扫描后再进一步多方位重建。MRI 因多方位扫描,一般定位无困难。

CT灌注扫描有助于脑肿瘤内血管生成及血流状态的研究,而脑肿瘤内血管生成对肿瘤生长、分级、预后有重要影响。CT灌注可以反映血管生成引起血流量、血容量和毛细血管通透性的改变,从而有助于判断肿瘤的生物学特性,并估计预后情况。

一、星形细胞瘤

（一）病理和临床概述

星形细胞瘤成人多发生于大脑,儿童多见于小脑。按肿瘤组织学分为 6 种类型,且依细胞分化程度不同分属于不同级别。WHO 分类,将星形细胞瘤分为局限性和弥漫性两类。①Ⅰ级,即毛细胞型、多形性黄色星形细胞瘤及室管膜下巨细胞型星形细胞瘤,占胶质瘤 5%～10%,小儿常见。②Ⅱ级星形细胞瘤,包括弥漫性星形细胞瘤、多形性黄色星形细胞瘤(Ⅱ级),间变性星形细胞瘤为Ⅲ级,胶质母细胞瘤为Ⅳ级。Ⅰ～Ⅱ级肿瘤的边缘较清楚,多表现为瘤内囊腔或囊腔内瘤结节,肿瘤血管较成熟;Ⅲ～Ⅳ级肿瘤呈弥漫浸润生长,肿瘤轮廓不规则,分界不清,易发生坏死、出血和囊变,肿瘤血管丰富且分化不良。

（二）诊断要点

1.Ⅰ级星形细胞瘤

（1）毛细胞型常位于颅后窝,具有包膜,一般显示为边界清楚的卵圆形或圆形囊性病变,但内部囊液 CT 值较普通囊液高,20～25 HU。瘤周水肿和占位效应较轻。部分可呈实质性,但密度仍较脑实质为低(图 5-9)。增强扫描无或轻度强化,延迟扫描可见造影剂进入囊内。

（2）多形性黄色星形细胞瘤通常位于大脑皮质的表浅部位,一半以上为囊性,增强后囊内可见强化结节,囊壁不强化。不足一半为实质性,密度不均,有钙化及出血,增强后不均强化。

（3）10%～15%结节性硬化患者可以发生此瘤,常位于室间孔附近,形成分叶状肿块,并可见囊变及钙化。增强扫描有明显强化。

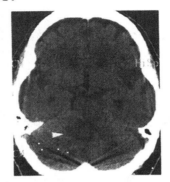

图 5-9 毛细胞型星形细胞瘤

男性患者,63 岁,因头昏不适 3 个月来院就诊,CT 显示小脑右
侧低密度影,边界尚清;第四脑室受压变形。病变内部 CT 值
约 20 HU。手术病理为毛细胞型星形细胞瘤

2.Ⅱ级星形细胞瘤

平扫呈圆形或椭圆形等或低密度区,边界常清楚,但可见局部或弥漫性浸润生长,15％～20％有钙化及出血,增强扫描一般不强化。

3.Ⅲ～Ⅳ级星形细胞瘤

多呈高、低或混杂密度的囊性肿块,可有斑点状钙化和瘤内出血,肿块形态不规则,边界不清,占位效应和瘤周水肿明显,增强扫描多呈不规则环形伴壁结节强化,有的呈不均匀性强化(图 5-10、图 5-11)。

(三)鉴别诊断

1.脑梗死

同Ⅱ级星形细胞瘤相鉴别。一般脑梗死与相应供血血管的区域形态相似,如楔形、扇形、底边在外的三角形等,无或轻微占位效应,并且 3 周后增强扫描可见小斑片状或结节状强化。

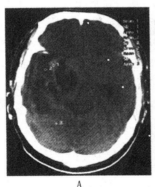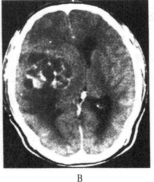

A   B

图 5-10 Ⅲ级星形细胞瘤

男性患者,26 岁,因头昏 1 个月,癫痫发作 2 天。A.CT 扫描示左侧颞叶片状不规则高低混杂密
度囊性肿块,边界不清;B.增强扫描呈不规则环形伴壁结节强化。手术病理为Ⅲ级星形细胞瘤

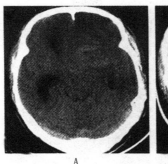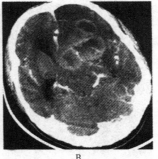

图 5-11　胶质母细胞瘤

男性患者,17 岁,因头痛 2 个月来院就诊。A.CT 示:左额叶密度不均肿块影,边界不清,中心及周围低密度,侧脑室受压变形,中线结构向右移位;B.增强呈环状中度不均强化肿块影,环形欠规则,厚薄不均,内为不均低密度,病灶前较大低密度水肿区。手术病理为胶质母细胞瘤

2.脑脓肿

有相应的临床症状,增强扫描厚壁强化较明显。

3.转移瘤

一般多发,有明显的水肿。

(四)特别提示

CT 对星形细胞瘤诊断价值有限,MRI 对颅内病变显示尤为清晰,并可以多方位、多参数成像,应补充 MRI 检查。

二、脑膜瘤

(一)病理和临床概述

脑膜瘤多见于中年女性,起源于蛛网膜粒帽细胞,多居于脑外,与硬脑膜粘连。好发部位为矢状窦旁、脑凸面、蝶骨嵴、嗅沟、脑桥小脑角、大脑镰和小脑幕等,少数肿瘤位于脑室内。肿瘤包膜完整,多由脑膜动脉供血,血运丰富,常有钙化,少数有出血、坏死和囊变。组织学分为上层型、纤维型、过渡型、砂粒型、血管瘤型等 15 型。脑膜瘤以良性为最常见,少部分为恶性,侵袭性生长。

(二)诊断要点

平扫肿块呈等或略高密度,常见斑点状钙化。多以广基底与硬膜相连,类圆形,边界清楚,瘤周水肿轻或无,静脉或静脉窦受压时可出现中度或重度水肿。颅板侵犯引起骨质增生或破坏。增强扫描呈均匀性显著强化(图 5-12)。

少数恶性或侵袭性脑膜瘤可以侵犯脑实质及局部骨皮质,但基本也基于局部脑膜向内、外发展。

(三)鉴别诊断

1.转移瘤

一般有大片裂隙样水肿及多发病变,较容易鉴别。

2.胶质瘤

一般位于脑内,与脑膜有关系者,可见为窄基相接,增强强化不如脑膜瘤。

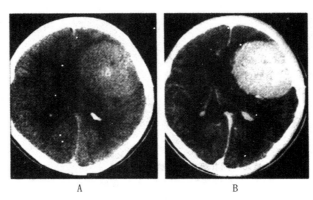

图 5-12　纤维型脑膜瘤

A.CT 检查显示肿瘤为卵圆形,均匀的略高密度灶,与硬脑膜相连,邻近脑沟消失,

有白质受压征;B.增强后明显均匀强化。术后病理为纤维型脑膜瘤

3.神经鞘瘤

位于脑桥小脑角区时较难鉴别,但 MRI 有较大意义。

(四)特别提示

CT 对该病有较好的价值,但显示与脑膜的关系不如 MRI。

三、垂体瘤

(一)病理和临床概述

绝大多数为垂体腺瘤。按其是否分泌激素可分为非功能性腺瘤和功能性腺瘤。直径小于 10 mm 者为微腺瘤,直径大于 10 mm 者为大腺瘤。肿瘤包膜完整,较大肿瘤常因缺血或出血而发生坏死、囊变,偶可钙化。肿瘤向上生长可穿破鞍隔突入鞍上池,向下可侵入蝶窦,向两侧可侵入海绵窦。

(二)诊断要点

肿瘤较大时,蝶鞍可扩大,鞍内肿块向上突入鞍上池,或侵犯一侧或者两侧海绵窦。肿块呈等或略高密度,内常有低密度灶,均匀、不均匀或环形强化。

局限于鞍内的、小于 10 mm 的微腺瘤,宜采取冠状面观察,平扫不易显示,增强呈等密度、低密度或稍高密度结节(图 5-13)。间接征象有垂体高度超过 8 mm、垂体上缘隆突、垂体柄偏移和鞍底下陷。

(三)鉴别诊断

1.颅咽管瘤

位于鞍区一侧,位于鞍区时鞍底无下陷或鞍底骨质无变化。

2.脑膜瘤

位于蝶嵴的脑膜瘤与脑膜关系密切。

(四)特别提示

注意部分垂体微腺瘤 CT 需要冠状位扫描,可以显示垂体柄偏移,正常垂体柄位正中或下端极轻的偏斜(倾斜角为 1.5°左右),若明显偏移肯定为异常。MRI 矢状位、冠状位扫描对显示正常垂体及垂体病变有重要价值。

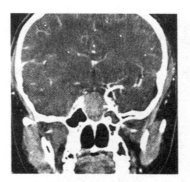

图 5-13　垂体腺瘤

CT 检查示垂体窝内可见类圆形稍高密度影,边界清楚,蝶鞍扩
大,鞍底下陷;增强扫描肿瘤均匀强化。术后病理为垂体腺瘤。

四、听神经瘤

(一)病理和临床概述

听神经瘤为成人常见的颅后窝肿瘤。起源于听神经鞘膜,早期位于内耳道内,以后长入脑桥
小脑角池,包膜完整,可出血、坏死、囊变。

(二)诊断要点

头颅 X 线平片示内耳道呈锥形扩大,骨质可破坏。CT 示脑桥小脑角池内等、低或高密度肿
块,瘤周轻、中度水肿,偶见钙化或出血,均匀、非均匀或环形强化(图 5-14)。第四脑室受压移
位,伴幕上脑积水。骨窗观察内耳道呈锥形扩大。

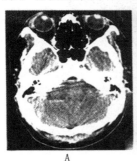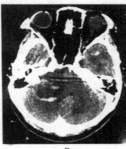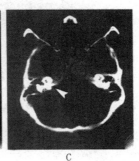

A　　　　　　　　　　　B　　　　　　　　　　　C

图 5-14　听神经瘤

A、B.女性患者,29 岁,右侧耳鸣 7 个月,近来加重伴共济失调,CT 扫描可
见右侧脑桥小脑角区肿块,宽基于岩骨尖,内有大片囊变区。增强呈实质
部分明显强化;C.骨窗观察可见右侧内听道喇叭口扩大(箭头所指)

(三)鉴别诊断

1.脑桥小脑角区的脑膜瘤

CT 骨窗观察可见内听道无喇叭口样扩大是重要征象。

2.表皮样囊肿

匍行生长、沿邻近蛛网膜下腔铸型发展、包绕其内神经和血管、无水肿等可以鉴别,MRI 对
诊断该疾病有很好的优势。

3.颅咽管瘤

CT 可见囊实性病变伴包膜蛋壳样钙化。

4.特别提示

根据内听道处应薄层扫描,内耳道呈锥形扩大。高强场 MRI 行局部轴位、冠状位扫描可以显示位于内听道内较小的肿瘤。

五、颅咽管瘤

(一)病理和临床概述

颅咽管瘤来源于胚胎颅咽管残留细胞的良性肿瘤,以儿童多见,多位于鞍上。肿瘤可分为囊性和实性,囊性多见,囊壁和实性部分多有钙化,常见为鸡蛋壳样钙化。

(二)诊断要点

鞍上池内类圆形肿物,压迫视交叉和第三脑室前部,可出现脑积水。肿块呈不均匀低密度为主的囊实性改变或呈类圆形囊性灶(图 5-15A),囊壁可以有鸡蛋壳形钙化,实性部分也可以不规则钙化,呈高密度。囊壁和实性部分呈环形均匀或不均匀强化,部分颅咽管瘤呈实性(图 5-15B)。

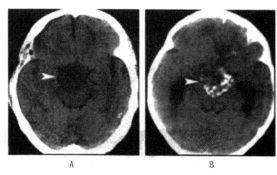

图 5-15　颅咽管瘤

A.男性患者,13 岁,头昏来院检查,CT 显示鞍上池内囊性占位,边界清楚。手术病理证实为囊性颅咽管瘤;B.男性患者,65 岁,因双眼复视 3 年,近来数月有加重来院就诊,CT 显示鞍上池区囊实性肿块,壁多发钙化,边界清楚。手术病理为实性颅咽管瘤

(三)鉴别诊断

垂体瘤及囊变、脑膜瘤等。

(四)特别提示

冠状位扫描更有帮助,应补充 MRI 扫描。

六、转移瘤

(一)病理和临床概述

转移瘤多发于中老年人。顶枕区常见,也见于小脑和脑干。多来自肺癌、乳腺癌、前列腺癌、肾癌和绒癌等原发灶,经血行转移而来。常为多发,易出血、坏死、囊变,瘤周水肿明显。临床上一般有原发肿瘤病史后出现突发肢体障碍或头痛等症状,也有部分患者因出现神经系统症状,经检查发现脑内转移灶后再进一步查找原发灶。

(二)诊断要点

典型征象是"小肿瘤、大水肿",部分肿瘤平扫无显示,增强扫描有明显强化后显示清晰,可以

只有很小的肿瘤病灶,便可出现大片指压状水肿低密度影(图5-16)。

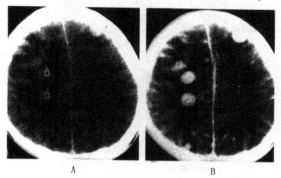

图 5-16　转移瘤

男性患者,68岁,1年前右下肺癌手术切除病史,7天前无明显诱因下出现头痛、
呕吐,CT检查可见双侧额顶叶可见多发类圆形结节灶,周围可见大片水肿带,增
强病灶明显均匀强化,边界清晰

(三)鉴别诊断

1.脑猪囊尾蚴病

有疫区居住史,可见壁结节或钙化。

2.脑炎

一般结合临床表现及实验室检查可以作出诊断。

3.多发脑膜瘤

根据有无水肿及与脑膜关系可以鉴别。

4.胶质母细胞瘤

瘤内有出血、坏死,显著不均匀强化等。

(四)特别提示

须注意的是部分肿瘤要增强扫描才能显示,MRI显示效果要优于CT。

七、少枝神经胶质瘤

(一)病理和临床概述

少枝神经胶质瘤多发于30～50岁,约占颅内肿瘤的3%。以额叶、顶叶等常见,很少发生于小脑和脑桥。肿瘤发生于白质内,沿皮质灰质方向生长,常累及软、硬膜,可侵及颅骨和头皮。肿瘤乏血供,多钙化,钙化常位于血管壁和血管周围。可以伴囊变和出血。病理上可以分为单纯型和混合型,但影像学上难以区分。

(二)诊断要点

好发于额叶。肿瘤位置一般较表浅,位于皮质灰质或灰质下区,边界清楚或不清楚。肿瘤内囊变及钙化使密度不均匀,呈高、低混杂密度。钙化多为条带状、斑块状及大片絮状,囊变可以单或多囊,少见出血。瘤周水肿及占位效应较轻微(图5-17)。

(三)鉴别诊断

1.星形细胞瘤

常位于脑白质及其深部,而少支胶质瘤位于脑表浅皮质和皮质灰质下区。

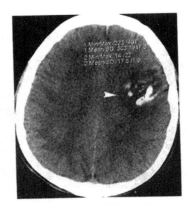

图 5-17　少枝神经胶质瘤

男性患者,42 岁,癫痫偶发 1 年,发作间隔缩短约 2 个月,CT 显示左侧额顶叶边界清楚肿瘤,内
可见条片状钙化,钙化 CT 值约 303 HU,占位效应轻微。手术病理结果为少枝神经胶质瘤

2.神经颜面综合征

一般为小点状钙化,有明显的三叉神经分布区域颜面部血管痣等。

(四)特别提示

需要注意的是与一般钙化和血管畸形的钙化相鉴别。MRI 显示软组织肿瘤的效果要优于
CT,但显示钙化的效果较差。

八、室管膜瘤

(一)病理和临床概述

室管膜瘤为发生于脑室壁与脊髓中央管室管膜细胞的神经上皮瘤,多发于儿童及青少年,占
颅内肿瘤的1.9%～7.8%。占小儿颅内肿瘤的 13%,男女比例为 3：2。室管膜瘤为中等恶性程
度肿瘤。多于术后通过脑脊液种植转移。好发部位第四脑室底部最为常见,其次为侧脑室、第三
脑室、脊髓、终丝和脑实质。临床表现因肿瘤生长部位不同而异。一般主要有颅内高压、抽搐、视
野缺损等,幕下肿瘤还可以伴有共济失调。

(二)诊断要点

幕下室管膜瘤为等、稍低密度软组织肿块,有时可以在肿瘤周围见到残存第四脑室及瘤周水
肿,呈低密度环状影。CT 可以显示瘤内钙化及出血,钙化约占一半,呈点状或位于瘤周。增强
扫描肿瘤有轻至中度强化(图 5-18)。幕上室管膜瘤囊变及出血较幕下多见,肿瘤有较显著
强化。

(三)鉴别诊断

(1)髓母细胞瘤:一般位于幕下,应行 MRI 矢状位扫描,可见显示发生部位为小脑蚓部。

(2)毛细胞星形细胞瘤。

(四)特别提示

MRI 矢状位及冠状位扫描显示肿瘤与第四脑室关系非常有优势,对诊断有重大价值。

九、髓母细胞瘤

(一)病理和临床概述

髓母细胞瘤好发于颅后窝,以小脑蚓部最常见,多发于男性儿童,约占儿童颅后窝肿瘤的

18.5％。髓母细胞瘤为原始神经外胚层瘤,恶性程度较高。一般认为起源于髓帆生殖中心的胚胎残余细胞,位于蚓部或下髓帆,再向下生长而填充枕大池。本病起病急,病程短,多在3个月内死亡。

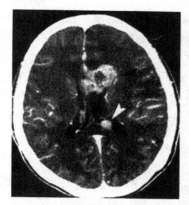

图 5-18　侧脑室内室管膜瘤伴种植转移

男性患者,19 岁,因头昏 1 个月,抽搐 1 天就诊,CT 扫描可见左侧侧脑室前角肿块,瘤内有囊变,左侧侧脑室体部后壁可见一结节灶。增强扫描肿块及结节有明显强化。手术病理为侧脑室内室管膜瘤伴种植转移

(二)诊断要点

平扫为边缘清楚的或稍高密度肿瘤,周边可见低密度第四脑室影(图 5-19)。增强扫描主要呈中等或轻度强化,少部分可以明显强化或不强化。

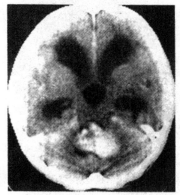

图 5-19　髓母细胞瘤

3 岁患者,因呕吐、步态不稳 2 周就诊,CT 增强扫描可见第四脑室内肿块,有中等均匀强化。手术病理为髓母细胞瘤

(三)鉴别诊断

同第四脑室室管膜瘤、毛细胞星形细胞瘤等鉴别。

(四)特别提示

MRI 矢状位及冠状位扫描显示肿瘤与第四脑室关系,非常有优势,对诊断有重大价值。

十、原发性淋巴瘤

(一)病理和临床概述

中枢神经系统原发性淋巴瘤是相对罕见的颅内肿瘤,占颅内原发瘤的 $0.8\%\sim1.5\%$。均为非霍金淋巴瘤。但近年来由于获得性免疫缺陷综合征及器官移植术后服用大量免疫抑制药的患者增多,淋巴瘤的发生率逐年增高。原发性淋巴瘤恶性程度高,病程短,如不及时治疗。患者将会在短期内死亡。因此早期诊断意义重大。好发于额叶、颞叶、基底核区、丘脑,也可以发生于侧脑室周围白质、胼胝体、顶叶、三角区、鞍区及小脑半球、脑干。临床表现无特异性,主要有:①基底部脑膜综合征,头痛、颈项强直、脑神经麻痹及脑积水等,脑脊液检查可见瘤细胞;②颅内占位症状,癫痫、精神错乱、痴呆、乏力及共济失调等。

(二)诊断要点

平扫大多数为稍高密度肿块,也可以表现为等密度,一般密度均匀,呈圆形或类圆形,边界多数较清楚或呈浸润性生长使边界欠清。瘤内囊变、出血、钙化相对少见。肿瘤可以单发也可以多发,大小不等。病灶占位效应轻微,瘤周水肿轻或中等(图 5-20)。

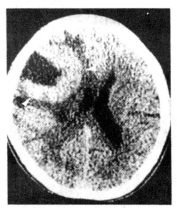

图 5-20　原发性淋巴瘤

男性患者,36 岁,因头痛 1 周来院就诊,CT 平扫见右侧额叶巨大肿块,呈类圆
形稍高密度,中央有低密度影,宽基于脑膜。手术病理为原发性淋巴瘤

继发于 AIDS 或其他免疫功能缺陷时,病理上常有瘤中心坏死,CT 上表现为低密度灶。增强扫描肿瘤大多数均匀强化,少数形态不规则,边缘不清及强化不均匀。沿室管膜种植转移者可见室管膜不均匀增厚并明显强化。侵及脑膜者也如此。AIDS 患者,病灶可见低密度周围的环形强化。

(三)鉴别诊断

1.继发淋巴瘤

临床上有 AIDS 或器官移植史,一般难以鉴别。

2.转移瘤

多发,大片水肿。

3.其他

需要鉴别的还有星形细胞瘤、脑膜瘤等。

（四）特别提示

CT 与 MRI 均可以作为首选方法，但 MRI 增强扫描时剂量增加后可以显示小病变，T_2WI 显示瘤周水肿效果非常好。

十一、血管母细胞瘤

（一）病理和临床概述

血管母细胞瘤又称成血管细胞瘤，是起源于内皮细胞的良性肿瘤，占中枢神经系统原发性肿瘤的1.1%～2.4%。好发于小脑，也见于延髓及脊髓，罕见于幕上。发生于任何年龄，以中年男性多见。病理上常为囊性，含实性壁结节，壁结节常靠近软脑膜，以便于接受血供。实性者常为恶性，预后较差。临床症状较轻微或呈间歇性，有头痛、头晕、呕吐、眼球震颤、言语不清等症状。

（二）诊断要点

平扫时囊性肿瘤表现为均匀的低密度灶，囊液内因含蛋白及血液，密度较脑脊液稍高，囊性肿瘤的壁结节多为等或稍低密度（图 5-21A）。增强后囊性肿瘤壁不强化或轻度强化，壁结节明显强化（图 5-21B）。

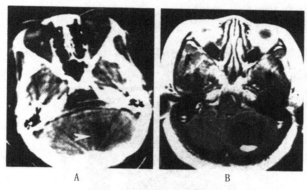

图 5-21 血管母细胞瘤

A.男性患者，48 岁，因头痛、呕吐及共济失调来院就诊，CT 平扫可见左侧小脑半球可见囊性灶，边界及壁结节显示欠清。手术病理为血管母细胞瘤；B.与前者为同一患者，MRI 增强显示囊性灶，壁轻微强化，后壁上有明显强化的壁结节

实性肿瘤多为等或稍低密度混杂灶，呈轻度或中等强化。

（三）鉴别诊断

囊性肿瘤需要与星形细胞瘤、脑脓肿、转移瘤相鉴别。实性肿瘤需要与星形细胞瘤等相鉴别。

（四）特别提示

CT 平扫不容易发现壁结节，增强效果较好，但与 MRI 比较应以后者作为首选方法，MRI 增强多方位扫描，显示壁结节效果极佳。

（刘春苗）

第四节 脑血管疾病

脑血管疾病以脑出血和脑梗死多见,CT 和 MRI 诊断价值大;动脉瘤和血管畸形则需配合 DSA、CTA 或 MRA 诊断。

一、脑出血

(一)病理和临床概述

脑出血是指脑实质内的出血,依原因可分为创伤性的和非创伤性的,后者又称原发性或自发性脑内出血,多指高血压、动脉瘤、血管畸形、血液病和脑肿瘤等引起的出血,以高血压性脑出血常见,多发于中老年高血压和动脉硬化患者。出血好发于基底核、丘脑、脑桥和小脑,易破入脑室。血肿及伴发的脑水肿引起脑组织受压、软化和坏死。血肿演变分为急性期、吸收期和囊变期,各期时间长短与血肿大小和年龄有关。

(二)诊断要点

呈边界清楚的肾形、类圆形或不规则形均匀高密度影,周围水肿带宽窄不一,局部脑室受压移位(图 5-22)。破入脑室可见脑室内积血。

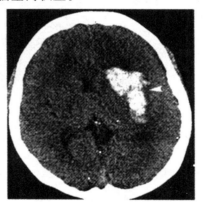

图 5-22 脑出血

女性患者,68 岁,突发言语不清、左侧肢体偏瘫 4 小时就诊,
CT 显示左侧基底核区条片状高密度影,左侧侧脑室受压变形

急性期表现为脑内密度均匀一致的高密度灶,呈卵圆形或圆形为主,CT 值为 50～80 HU;吸收期始于 3～7 天,可见血肿周围变模糊,水肿带增宽,血肿缩小并密度减低,小血肿可完全吸收;囊变期始于 2 个月以后,较大血肿吸收后常遗留大小不等的囊腔,伴有不同程度的脑萎缩。

(三)鉴别诊断

应与脑外伤出血鉴别,结合外伤史可以鉴别。

(四)特别提示

血肿不同演变时期 CT 显示的密度不同,容易误诊,应密切结合临床。

二、脑梗死

(一)病理和临床概述

脑梗死包括缺血性和出血性脑梗死及腔隙性脑梗死。缺血性脑梗死是指脑血管闭塞导致供血区域脑组织缺血性坏死。其原因有以下几种。①脑血栓形成:继发于脑动脉硬化、动脉瘤、血管畸形、炎性或非炎性脉管炎等;②脑栓塞:如血栓、空气、脂肪栓塞;③低血压和凝血状态。病理上分为缺血性、出血性和腔隙性脑梗死。出血性脑梗死是指部分缺血性脑梗死继发梗死区内出血。腔隙性脑梗死系深部髓质小动脉闭塞所致,为脑深部的小梗死,在脑卒中病变中占20%,主要好发中老年人,常见于基底核、内囊、丘脑、放射冠及脑干。

(二)诊断要点

1.缺血性梗死

CT示低密度灶,其部位和范围与闭塞血管供血区一致,皮髓质同时受累,多呈扇形。基底贴近硬膜。可有占位效应。2～3周时可出现"模糊效应",病灶变为等密度而不可见。增强扫描可见脑回状强化。2个月后形成边界清楚的低密度囊腔(图5-23A)。

2.出血性梗死

CT示在低密度脑梗死灶内,出现不规则斑点、片状高密度出血灶,占位效应较明显(图5-23B)。

3.腔隙性梗死

CT表现为脑深部的低密度缺血灶,大小5～15 mm,无占位效应(图5-23C)。

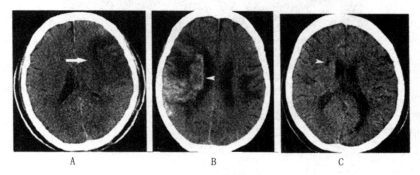

图 5-23　脑梗死

A.男性患者,75岁,突发肢体偏瘫1天,CT显示左侧额、颞叶大片低密度梗死灶;B.女性,64岁,突发肢体偏瘫5小时,经诊断为右颞大片脑梗死后入院后行溶栓治疗。3天后病情加重,CT显示右侧颞顶叶大片出血性脑梗死;C.女性,67岁,头昏3天,CT显示右侧颞叶基底核区腔隙性脑梗死(箭头)

(三)鉴别诊断

需结合病史和临床症状及实验室检查,与脑炎相鉴别。

(四)特别提示

CT对急性期及超急性期脑梗死的诊断价值不大,应行MRI弥散加权扫描。病情突然加重时应行CT复查,明确有无梗死后出血即出血性脑梗死,以指导治疗。

三、动脉瘤

(一)病理和临床概述

动脉瘤好发于脑底动脉环及附近分支,是蛛网膜下腔出血的常见原因,发生的主要原因是血流动力学改变,尤其是血管分叉部血液流动对血管壁形成剪切力及搏动压力造成血管壁退化;动脉粥样硬化也是常见因素;另外常与其他疾病伴发,如纤维肌肉发育异常等。按形态可分为常见的浆果形、少见的梭形及罕见的主动脉夹层。浆果形的囊内可有血栓形成。

(二)诊断要点

分为三型。①Ⅰ型无血栓动脉瘤(图5-24A),平扫呈圆形高密度区,均一性强化;②Ⅱ型部分血栓动脉瘤(图5-24B),平扫中心或偏心处高密度区,中心和瘤壁强化,其间血栓无强化,呈"靶征";③Ⅲ型完全血栓动脉瘤,平扫呈等密度灶,可有弧形或斑点状钙化,瘤壁环形强化。动脉瘤破裂时CT图像上多数不能显示瘤体,但可见并发的蛛网膜下腔出血、脑内血肿、脑积水、脑水肿和脑梗死等改变。

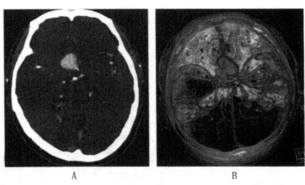

图 5-24　前交通动脉瘤

A.男性患者,24岁,因不明原因蛛网膜下腔出血而行CT检查,增强可见鞍上池前方可见一囊样结节灶,强化程度与动脉相仿;B.CTA的VRT重建显示前交通动脉瘤

(三)鉴别诊断

1.脑膜瘤

脑膜瘤与脑膜宽基相接。

2.脑出血

结合病史及临床症状。

(四)特别提示

CTA对动脉瘤显示价值重大,可以立体旋转观察载瘤动脉、瘤颈及其同周围血管的空间关系。

四、脑血管畸形

(一)病理和临床概述

脑血管畸形为胚胎期脑血管的发育异常,根据McCormick分类,分为动静脉畸形、静脉畸形、毛细血管扩张症、血管曲张和海绵状血管瘤等。动静脉畸形最常见,好发于大脑中动脉、后动脉系统,由供血动脉、畸形血管团和引流静脉构成。好发于男性,以20～30岁最常见。儿童常以脑出血、成人以癫痫就诊。

(二)诊断要点

显示不规则混杂密度灶,可有钙化,并呈斑点或弧线形强化,水肿和占位效应缺乏(图 5-25A)。可合并脑血肿、蛛网膜下腔出血及脑萎缩等改变。

(三)鉴别诊断

与海绵状血管瘤相鉴别。CT 增强扫描呈轻度强化,病灶周围无条状、蚓状强化血管影;MRI 可显示典型的网格状或爆米花样高低混杂信号,周围见低信号环。

(四)特别提示

CTA 价值重大,可以立体旋转观察供血动脉和引流静脉(图 5-25B)。MRA 显示更清楚。

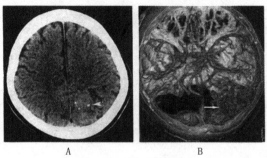

A   B

图 5-25　颅内动静脉畸形

A.男性,患者 19 岁,因癫痫不规则发作 5 年来院检查,CT 平扫显示左侧顶、枕部脑实质内可见多发斑点状钙化影,局部脑实质密度增高。DSA 证实为颅内动静脉畸形;B.CTA 的 VRT 重建显示为左侧顶枕叶 AVM

(全宏卫)

第六章

腹部疾病的CT诊断

第一节　胃十二指肠疾病

一、溃疡性疾病

(一)病理和临床概述

胃十二指肠溃疡是消化道常见疾病,十二指肠较胃多见,与胃酸水平及幽门螺杆菌感染有关。病理表现为胃壁溃烂缺损,形成壁龛。临床表现长期反复上腹疼痛。

(二)诊断要点

CT、MRI对胃十二指肠溃疡的诊断价值不大,尤其是良性溃疡;恶性溃疡较不典型时表现为胃壁不规则增厚或腔外软组织肿块。

(三)鉴别诊断

需活检与溃疡型胃癌鉴别。

(四)特别提示

溃疡性病变主要靠钡剂造影或胃镜诊断,CT在观察溃疡穿孔、恶变等方面有一定优势。

二、憩室

(一)病理和临床概述

十二指肠憩室占消化道憩室首位,胃憩室少见。病因不清,可能与先天性肠壁发育薄弱有关,病理为多层或单层肠壁向腔外呈囊袋状突出,多位于十二指肠内侧。单纯憩室无症状,合并憩室炎或溃疡可有上腹痛、恶心、呕吐等症状。

(二)诊断要点

表现为圆形或卵圆形囊袋状影,与肠腔关系密切,三维重组常见一窄颈与肠腔相连。其内密度混杂,含有气体、液体或高密度对比剂。十二指肠乳头旁憩室常引起胆管及胰管扩张(图6-1)。

(三)鉴别诊断

胃十二指肠憩室具有典型表现,行钡剂造影检查一般可确诊。

(四)特别提示

对于胆管、胰管扩张患者,在排除结石及肿瘤后,应考虑到十二指肠壶腹部憩室可能。

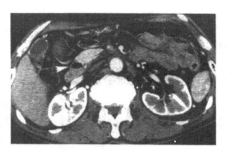

图 6-1　胃十二指肠球后憩室
CT 显示可见十二指肠降部前方类圆形空气集聚

三、胃淋巴瘤

（一）病理和临床概述

胃淋巴瘤（GL）原发性起源于胃黏膜下层淋巴组织，肿瘤局限于胃肠壁及其周围区域淋巴结；也可继发全身恶性淋巴瘤。临床症状除上腹痛、消瘦及食欲减退外，可有胃出血、低热等。

（二）诊断要点

胃壁广泛或节段性增厚，胃腔变形缩小，增厚胃壁密度较均匀。增强扫描增厚胃壁均匀强化，其强化程度较皮革样胃低。肾门上下淋巴结肿大或广泛主动脉旁淋巴结肿大，常侵犯胰腺（图 6-2）。

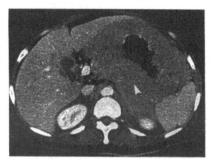

图 6-2　淋巴瘤
CT 检查显示胃体部胃壁弥漫性增厚，强化均一，胃腔狭窄

（三）鉴别诊断

需与胃癌鉴别，胃壁增厚、胃腔缩小不明显、较少侵犯胃周脂肪层及增强强化效应不及胃癌等征象有助于胃淋巴瘤诊断。

（四）特别提示

CT 对检出早期淋巴瘤比较困难，但能充分显示中晚期淋巴瘤的病变全貌。病变确诊依靠活检。

四、胃间质瘤

（一）病理和临床概述

胃间质瘤是一类独立来源于胃间叶组织的非定向分化肿瘤，以往将其诊断为平滑肌或神经源性肿瘤，多数间质瘤为恶性，好发胃体，以膨胀性、腔外性生长为主，肿瘤越大恶性可能性越大。

临床表现进行性上腹疼痛,有呕血及柏油样便,可触及包块。

(二)诊断要点

肿瘤较大,常在 5 cm 以上,腔外肿块常向腹腔薄弱区域突出,肿块密度不均,有坏死囊变,增强扫描中等度不均质强化;肿块腔内部分凹凸不平,可见溃疡龛影。腔外肿块有向邻近结构浸润现象(图 6-3)。

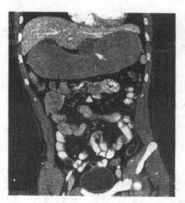

图 6-3　多发间质瘤

CT 显示胃小弯及十二指肠旁腔外肿块,密度不均,有坏死囊变,增强扫描中等度不均质强化

(三)鉴别诊断

同胃癌、肝肿瘤、淋巴瘤等鉴别,膨胀性、腔外性生长有助于间质瘤诊断。

(四)特别提示

CT 重建有助于判断肿瘤起源部位。要明确病理诊断必须进行光镜检查及免疫组化检测,包括c-KIT、PDGFRα 和 CD34。

五、胃癌

(一)病理和临床概述

胃癌在我国居消化道肿瘤首位。病因至今不明,好发年龄为 40～60 岁,可发生在胃任何部位,以胃窦、小弯、贲门常见。胃癌起于黏膜上皮细胞,都为腺癌。早期胃癌临床症状轻微,进行期胃癌表现为上腹痛、消瘦及食欲减退。

(二)诊断要点

胃壁局限或广泛增厚,胃腔狭窄,胃腔内形成不规则软组织肿块,表面凹凸不平,早期扫描肿瘤强化明显。周围组织受侵时表现为胃周脂肪层模糊消失,腹腔腹膜后淋巴结增大,常伴肝转移(图 6-4)。

(三)鉴别诊断

胃平滑肌瘤,边界光整规则,瘤内易出现出血坏死、囊变及钙化,有套叠征、胃溃疡。

(四)特别提示

胃肠造影检查只能观察胃腔内结构,CT 检查意义在于发现胃周结构侵犯情况,腹腔腹膜后有无淋巴结转移等,对临床分期有重要意义。

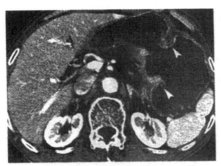

图 6-4　胃癌

CT 显示胃小弯侧前、后壁不规则增厚,后壁见
浅大腔内溃疡,增强扫描动脉期明显强化

（张西伟）

第二节　肠 道 疾 病

一、肠梗阻

肠梗阻是临床最常见的急腹症之一,可见于各年龄段。肠梗阻的病因很多,其临床表现复杂多变且无特异性,不但引起肠管本身解剖和功能的改变,并且导致全身性正常生理功能紊乱。腹部 X 线平片对肠梗阻的诊断具有重要作用。但对 20%～52% 的病例尚不能作出肯定诊断,对梗阻原因、有无闭祥和绞窄的诊断价值十分有限。钡剂检查对明确结肠肠梗阻有一定的诊断价值,并对小儿肠套叠有重要治疗意义,但对不完全性小肠梗阻价值有限,并存在使完全性小肠梗阻患者梗阻程度加重的危险。螺旋 CT 作为一种先进的无创性检查技术具有良好的密度分辨率和时间分辨率,对气体和液体分辨均很敏感,将 X 线腹部平片上相互重叠的组织结构在横截面显示清晰,结合其强大的后处理功能,能全面显示和判断肠梗阻是否存在、梗阻部位及程度、梗阻原因,CT 发现有无闭祥和绞窄比出现临床症状、体征早数小时,并且对肿瘤引起梗阻的病灶性质判断、周围情况显示、分期等具有显著的优越性,越来越被广泛认可。

肠梗阻一般可以分为机械性肠梗阻、动力性肠梗阻(包括假性肠梗阻)和血运性肠梗阻,其中大部分为机械性肠梗阻。机械性肠梗阻按照梗阻的病变位置可以分为肠壁、肠腔内和肠腔外三种;按照有无绞窄又可分为单纯性机械性肠梗阻和绞窄性机械性肠梗阻。本节简单介绍以下几种常见的和部分罕见但可能会导致严重并发症的机械性肠梗阻类型。

(一)肿瘤性肠梗阻

1.病理和临床概述

肿瘤性肠梗阻,肠道肿瘤是引起肠梗阻重要原因之一。临床表现为腹痛、腹胀、呕吐、肛门停止排便、排气。

2.诊断要点

可显示梗阻近、远段肠管情况,以阳性对比剂充盈肠管并追踪梗阻点,以重组分析梗阻段情况,常能显示肠腔或肠壁肿块,同时显示供血动脉及引流静脉。

以下CT表现支持肠道恶性肿瘤:①肠壁肿块局部僵硬,较明显强化,中央有坏死;②移行带狭窄不规则,肠壁不规则增厚;③淋巴结肿大(图6-5)。

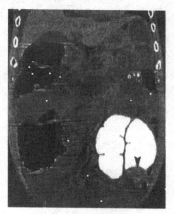

图6-5　肿瘤性肠梗阻

三维重建显示降结肠腔内充盈缺损,手术病理为降结肠腺癌

3.鉴别诊断

炎症;粘连;粪石性肠梗阻;发现肠道内不均匀肿块和淋巴结肿大有助于肿瘤性肠梗阻的诊断。

4.特别提示

小肠是内镜检查盲区,螺旋CT应用使诊断肠梗阻发生了革命性变化,它能分析肠梗阻原因、明确梗阻部位。

(二)肠扭转

1.病理和临床概述

肠扭转是严重急腹症,以小肠多见,原因有先天发育异常、术后粘连、肠道肿瘤、胆道蛔虫及饱餐后运动等;另外,小肠内疝(部分小肠疝入手术形成的空隙内)实质上也是肠扭转。临床表现为急性完全性肠梗阻,常在体位改变后剧烈腹痛。

2.诊断要点

(1)漩涡征:为肠曲及肠系膜血管紧紧围绕某一中轴盘绕聚集。

(2)鸟嘴征:扭转开始后未被卷入"涡团"的近端肠管充气、充液而扩张,紧邻漩涡肠管呈鸟嘴样变尖。

(3)肠壁强化减弱、靶环征及腹水:为肠扭转时造成局部肠壁血运障碍所致,靶环征指肠壁环形增厚并出现分层改变,为黏膜下层水肿增厚所致(图6-6)。

3.鉴别诊断

肠道肿瘤、其他原因肠梗阻。

4.特别提示

诊断肠扭转必须具备肠管及肠系膜血管走行改变,即肠管及血管漩涡征。CT扫描结合后处理诊断肠扭转具有明显优势。

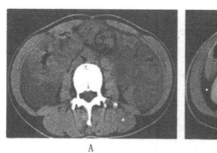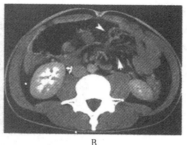

图 6-6　肠扭转

A.肠系膜血管 360°旋转,呈典型"漩涡"征,同时见肠管梗阻、
肠壁水肿及腹水;B.可见附属肠系膜血管"漩涡"征

(三)肠套叠

1.病理和临床概述

肠套叠是一段肠管套入邻近肠管,并导致肠内容物通过障碍。常因系膜过长或肠道肿瘤所致,以回盲部或升结肠多见。婴幼儿表现为突然发生的阵发性剧烈腹痛、哭闹、果酱样血便。成人肠套叠常继发于肿瘤、炎症、粘连及坏死性肠炎等,最常见是脂肪瘤。临床表现为不全性肠梗阻或完全性肠梗阻,症状不典型,并可以因反复肠套叠,反复出现腹部包块。

2.诊断要点

可以分 3 类:小肠-小肠型、小肠-结肠型和结肠-结肠型,以小肠-结肠型为最常见。

典型征象:出现 3 层肠壁,最外层为鞘部肠壁,第二层为套入之折叠层肠壁,第三层为中心套入部肠腔。鞘部及套入部均可有对比剂或气体,呈多层靶环状表现,即"同心圆"征或"肠内肠"征。原发病灶一般位于肠套叠的头端(图 6-7)。CT 重建可见肠系膜血管卷入征。

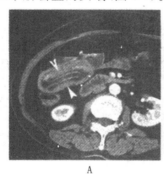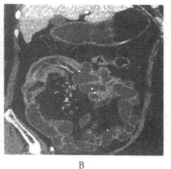

图 6-7　肠套叠

CT 检查显示肠套叠的横断位增强扫描和冠状位重建,因套叠部长轴与扫描层面平行,
表现为肾形或香肠状,并可见肠系膜动脉嵌入,即"肠内肠征"及"血管卷入征"

3.鉴别诊断

肠道肿瘤,CT 重建有助于鉴别。

4.特别提示

CT 扫描及重建对肠套叠有非常重要的价值,对原发病的检出也有重要意义。少部分坏死性肠炎所致及慢性肠套叠 CT 征象不典型,需密切结合临床。

(四)粘连性肠梗阻

1.病理和临床概述

粘连性肠梗阻的诊断与治疗是临床上一个棘手问题,而能否及时正确诊断,对患者治疗效果甚至预后有重大影响。以往,肠梗阻的诊断一般依赖于传统X线平片,但螺旋CT的应用显著提高了粘连性肠梗阻的定性定位诊断正确率。主要继发于腹部手术后,由于以不全性肠梗阻为主,大部分病例临床症状较轻,以反复腹痛为主。

2.诊断要点

(1)梗阻近段的肠管扩张和远端肠管塌陷。

(2)在梗阻部位可见移行带光滑。

(3)增强扫描肠壁局部延迟强化,但肠壁未见增厚。

(4)局部见"鸟嘴"征、粘连束带及假肿瘤征(图6-8)。

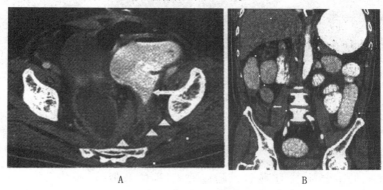

图 6-8 粘连性肠梗阻

A.在梗阻部位可见移行带光滑,肠壁未见明显增厚,但局部后期强化更明显,近段肠管扩张,并可见局部粘连束带,后方见光整移行带及粘连束带,局部呈"鸟嘴"征;B.在单纯回肠末段粘连性肠梗阻病例的 MPR 重建,可见回肠末段呈鸟嘴样改变,梗阻段肠管明显变细,其外可见束带影

3.鉴别诊断

其他原因所致肠梗阻,如肠道肿瘤、扭转等。

4.特别提示

一些有反复不全性肠梗阻症状患者,行螺旋 CT 扫描及各种方法重组,对肠梗阻定性、定位诊断具有重要临床价值。

(五)肠内疝

1.病理和临床概述

肠内疝、小肠内疝是罕见的肠梗阻原因之一,及时正确诊断并进行手术治疗对抢救患者生命具有重大意义。分先天性、后天性小肠内疝两种。胚胎发育期,中肠的旋转与固定不正常将导致内疝。腹腔内会有一些腹膜隐窝或裂孔形成如十二指肠旁隐窝、回盲肠隐窝、回结肠隐窝、小网膜孔(Winslow 孔)、肠系膜裂孔等。后天性小肠内疝常见胃空肠吻合术后(如 Roux-en-Y),上提的空肠袢与后腹膜间可形成间隙,另外,还有末端回肠与横结肠吻合后形成系膜阀隙等。一个正常的腹腔内并无压力差,肠管的各种运动(主要是蠕动)和肠内容物之重力作用及人体位突然改变,而致使肠管脱入隐窝、裂孔或间隙,由于肠管的蠕动,进入孔洞的肠曲增多,无法自行退回则会发生嵌闭、扭转、绞窄,甚至坏死。部分内疝由于肠管的运动,可自行退回复位,这就是间断出现发作性或慢性腹痛的原因。小肠内疝临床表现不典型,一直以来,正确的术前诊断是难点和重点。

2.诊断要点

(1)左侧十二指肠旁疝:①胃、胰腺之间囊性或囊袋状肿块,重建观察与其余腹内肠管相连,为移位、聚集的小肠;②肠系膜血管异常征,包括肠系膜血管聚集、牵拉、扭转与充盈,肠系膜血管干左移或右移,超过一个主动脉宽度,并可见粗大的肠系膜血管进入病灶内;③肠系膜脂肪延伸进入病灶内;STS-MIP 观察有时可见疝口;其他肠段移位,可见十二指肠第四段受压移位(图 6-9)。

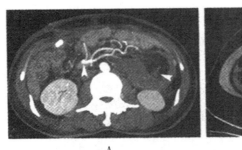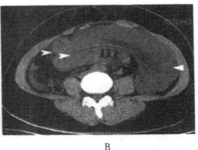

A   B

图 6-9　肠内疝

A.左侧十二指肠旁疝 STS-MIP 重建示,肠系膜上动脉主干移位,超过 1 个主动脉宽度(上箭头),并可见肠系膜脂肪与病变内脂肪相连续;B 先天性肠系膜裂孔所致的空、回肠内疝,部分肠袢经裂孔向左侧疝入(右向箭头),肠系膜血管受牵拉(多个星号),所累肠管因水肿呈"靶环征"及少量腹水(左向箭头)

(2)经肠系膜疝的主要征象:①肠管或肠袢聚集、移位及拥挤、拉伸及"鸟嘴"征,肠袢经肠系膜裂孔疝入后,继续蠕动进入更多肠袢,可以显示聚集拥挤的肠袢;②其附属肠系膜血管异常征,包括肠系膜血管聚集、牵拉、扭转与充盈等,上述征象在 STS-MIP 重建时可以观察到;③肠系膜脂肪延伸进入病灶内,可见附属于疝入肠袢的肠系膜脂肪受牵连进入;④其他肠段移位,原来位置的腹腔空虚及疝入小肠袢对该位置的肠管推移;⑤可见疝口;⑥并发肠扭转时,可以显示为肠管及附属肠系膜血管的"漩涡"征。

(3)其他继发性征象:①肠梗阻,位于疝口附近的近段肠管有梗阻扩张积液征象;②"靶环"征,为疝入肠管缺血水肿所致;③腹水,早期可较少,位于疝入侧的结肠隐窝内,后期可以明显增加,提示绞窄性梗阻甚至有坏死并弥漫性腹膜炎趋势。

3.鉴别诊断

与粘连性肠梗阻、肠扭转、左侧十二指肠旁疝和腔外型胃间质瘤进行鉴别。

4.特别提示

螺旋 CT 扫描及 MPR、STS-MIP 重建对小肠内疝的诊断具有重要价值,在检查急腹症或肠梗阻患者时,发现肠管或肠袢聚集、移位及拥挤、拉伸及"鸟嘴"征,附属肠系膜血管有充盈、拥挤等异常征象,其他肠段移位等征象时,并且临床上有腹部手术史,尤其是 Roux-en-Y 术式,或有慢性间歇性腹痛史,应该考虑到此病的可能。

(六)胆石性肠梗阻

1.病理和临床概述

胆石性肠梗阻最早由 Bouveret 报道,以胃的幽门部梗阻为特征,主要是指由于胆结石(多数为较大的胆囊结石)通过胆肠瘘移行在胃的远侧部分或十二指肠近侧部分,所造成的胃肠输出段的胆石性肠梗阻是临床上极为少见的肠梗阻类型;已经发现许多较小的胆结石通过胆囊与十二指肠之间瘘管后,可以滑入小肠而引起小肠梗阻。患者有胆囊结石及慢性胆囊炎病史,临床症状和体征缺乏特异性,主要包括恶心、呕吐和上腹部疼痛等非特异性征象。

2.诊断要点

确诊胆石性肠梗阻的直接征象为:①肠腔内胆结石;②胆囊与消化道之间瘘管。

有第一直接征象,以下任两种间接征象以上可以确诊为胆石性肠梗阻:①肠梗阻;②胆囊塌陷及胆囊与十二指肠之间边界不清;③胆囊和胆管积气(图6-10)。

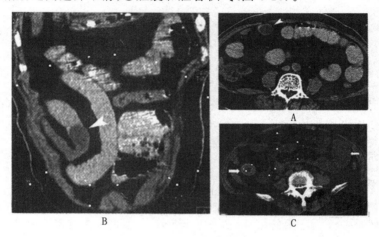

图6-10　胆石性肠梗阻

A、B.阴性结石所致的肠梗阻,可见空回肠交界处低密度灶,局部肠壁有强化;C.为
阳性结石所致的肠梗阻,可见回肠近段同心圆样结石密度灶,近段肠管扩张

3.鉴别诊断

与粪石性肠梗阻、肿瘤性肠梗阻、粘连性肠梗阻鉴别。

4.特别提示

胆石性肠梗阻是临床上极为少见的肠梗阻类型,由于胆石性肠梗阻发病年龄较大,并发症较多,手术的风险性也随之增加,据文献总结,其病死率可高达33％。螺旋CT诊断胆石性肠梗阻上具有高度的敏感性和特异性。

(七)粪石性肠梗阻

1.病理和临床概述

粪石性肠梗阻的粪石的形成主要是因为某些食物中含有的鞣酸成分遇胃酸后形成胶状物质,胶状物质与蛋白质结合成为不溶于水的鞣酸蛋白,再有未消化的果皮、果核及植物纤维等相互凝集而成。粪石嵌入小肠引起粪石性肠梗阻。临床症状和体征同胆石性肠梗阻。

2.诊断要点

(1)大部分粪石在CT上呈类圆形、相对低密度,有筛状结构及"气泡"征,与大肠内容物相似,但小肠内容物一般无此形态,增强无强化。

(2)肠梗阻的一般CT征象(图6-11)。

3.鉴别诊断

与胆石性肠梗阻、肿瘤性肠梗阻、粘连性肠梗阻、肠套叠鉴别。

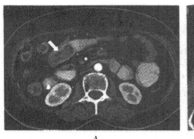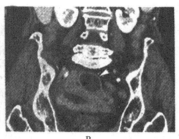

A B

图 6-11　粪石性肠梗阻

A.空肠内粪石呈卵圆形低密度灶,内部有气泡征;B.为回肠粪石冠状位重建,

可见粪石呈低密度影(横箭头),内有气泡及筛孔结构,其远段肠管塌陷

4.特别提示

结合临床病史,螺旋 CT 在粪石性肠梗阻的定位、定性上具有高度的敏感性和特异性,为临床正确诊断与治疗提供重要依据。

二、肠道炎症

(一)克罗恩病

1.病理和临床概述

小肠克罗恩病是一原因不明的疾病,多见于年轻人。表现为肉芽肿性病变,合并纤维化和溃疡。好发于末段回肠,同时常侵犯回肠和空肠。临床常表现为腹痛、慢性腹泻。

2.诊断要点

受累肠管的肠壁及肠系膜增厚,肠管狭窄,邻近淋巴结肿大和炎性软组织肿块,邻近腹腔内脓肿或瘘管形成(图 6-12)。

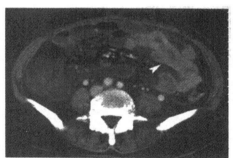

图 6-12　小肠克罗恩病

CT 检查显示左侧小肠肠壁增厚、强化,相

应肠管狭窄,远段肠管正常

3.鉴别诊断

(1)肠结核:其他部位有结核病灶者有助于诊断,鉴别困难可行抗结核药物实验性治疗。

(2)肠淋巴瘤:小肠多发病灶,有腹腔淋巴结肿大,临床表现更明显。

(3)慢性溃疡性空回肠炎:肠管狭窄和扩张,临床腹痛、腹泻明显。

4.特别提示

小肠插管气钡双重造影是诊断克罗恩病的首选方法。CT扫描的作用在于显示病变侵入腹腔的情况,可明确腹部包块的性质和腹腔内病变范围。

(二)肠结核

1.病理和临床概述

肠结核好发于回盲部,也可见于空回肠和十二指肠,多见于青壮年人。以肠壁和相邻淋巴结的纤维化和炎症为特征。临床常表现为腹痛、腹泻和便秘交替、低热等。

2.诊断要点

病变肠管狭窄,肠壁增厚,邻近淋巴结肿大。若伴有结核性腹膜炎,则可显示腹水和腹膜增厚。

3.鉴别诊断

克罗恩病;肠淋巴瘤,增殖型肠结核同淋巴瘤有时鉴别困难,淋巴瘤范围广,淋巴结肿大,肠道受压移位,伴有肝脾大。

4.特别提示

小肠钡剂造影是诊断肠结核的主要方法。

三、肠道肿瘤

(一)小肠腺癌

1.病理和临床概述

小肠腺癌起源于肠黏膜上皮细胞,好发于十二指肠降段和空肠。多见于老年男性。病理上分肿块型和浸润狭窄型。肿瘤向腔内生长或沿肠壁浸润,产生梗阻症状。

2.诊断要点

肠壁局限性增厚或肿块形成,近段肠腔梗阻扩张,增强扫描病变不均质强化,可伴肠系膜淋巴结肿大。部分腺癌呈局部肠壁水肿增厚改变,但增强扫描有不均匀强化(图 6-13)。

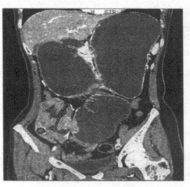

图 6-13　空肠腺癌

CT 冠状位重建可见局部肠管狭窄、肠壁明显增
厚,增强扫描有不均匀强化,近段肠管明显扩张

3.鉴别诊断

(1)十二指肠布氏腺增生:增强扫描为均匀一致,同肠壁表现相仿。

(2)小肠淋巴瘤:病灶常呈多发改变。

4.特别提示

小肠造影是诊断小肠肿瘤的常用方法。CT 有助于显示肿块大小、形态、范围,以及同周围器官的关系、转移情况。必要时可行 CT 引导下穿刺活检。

(二)小肠淋巴瘤

1.病理和临床概述

小肠淋巴瘤可原发于小肠,也可为全身淋巴瘤一部分。淋巴瘤起源于肠壁黏膜下层淋巴组织,向内浸润黏膜,使黏膜皱襞变平、僵硬,向外侵入浆膜层、系膜及淋巴结。临床常有高位肠梗阻症状。

2.诊断要点

肠壁增厚,肠腔狭窄,局部形成肿块,病变向肠腔内、外生长,增强扫描病变轻中度强化。肠系膜及后腹膜常受累(图 6-14)。

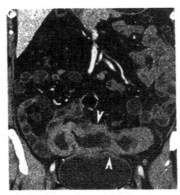

图 6-14　回肠淋巴瘤

CT 增强扫描后冠状位重建可见下腹部回肠肠壁明显增厚,范围较广,肠腔未见明显狭窄,增强扫描呈中度均匀强化

3.鉴别诊断

同小肠腺癌、小肠克罗恩病等鉴别。

4.特别提示

小肠造影是诊断小肠肿瘤的常用方法。CT 有助于显示肿块大小、形态、范围,以及同周围器官的关系、转移情况。必要时可行 CT 引导下穿刺活检。

(三)结肠癌

1.病理和临床概述

结肠癌为常见消化道肿瘤,好发于直肠及乙状结肠。病理多为腺癌,分增生型、浸润型、溃疡型。临床常有便血及肠梗阻症状。

2.诊断要点

结肠或直肠壁不规则增厚,累及部分或全周肠壁,肠腔内见分叶或菜花状肿块,晚期肠腔狭窄并侵犯浆膜,肠外脂肪层密度增高,周围淋巴结肿大。增强扫描病灶强化较明显(图 6-15)。

3.鉴别诊断

(1)肠结核:病灶多同时累及盲肠、升结肠和回盲部,表现为管腔狭窄变形,三维重建有助于诊断。

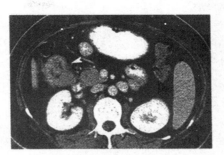

图 6-15　结肠肝曲癌

CT 检查示结肠肝曲肠壁不规则增厚,局部
见菜花状肿块突入肠腔,相应肠腔狭窄

(2)溃疡性结肠炎:常先累及直肠和左半结肠,病变呈连续状态,无明显肿块。

4.特别提示

在日常工作中,部分肠梗阻患者因梗阻存在,临床不能行内镜检查,常不能明确梗阻原因,行 CT 检查,能较明确诊断结肠癌。

（荣红军）

第三节　肝　脏　疾　病

一、肝囊肿

(一)病理和临床概述

肝囊肿是比较常见的良性疾病,根据发病原因不同,可将其分为非寄生虫性和寄生虫性肝囊肿。非寄生虫性又分为先天性和后天性(如创伤、炎症性和肿瘤性,又称为假性囊肿)。以先天性肝囊肿最常见,先天性起源于肝内迷走的胆管或因肝内胆管和淋巴管在胚胎期发育障碍所致。可单发或多发,肝内两个以上囊肿者称为多发性肝囊肿。有些病例左右叶肝内散在大小不等的囊肿,又称为多囊肝,通常并存有肾、胰腺、脾、卵巢及肺等部位囊肿。本节主要讨论先天性肝囊肿表现。临床一般无表现,巨大囊肿可压迫肝和邻近脏器产生相应症状(图 6-16)。

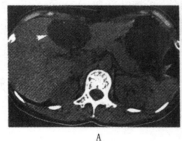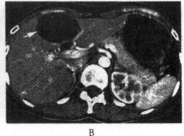

A　　　　　　　　　　　　　　　B

图 6-16　肝囊肿

A.CT 平扫可见左侧肝叶呈低密度囊性改变,呈张力较高;
B.CT 增强扫描可见左侧肝叶囊性病变未见强化

(二)诊断要点

CT 上表现为单个或多个、圆形或椭圆形、密度均匀、边缘光滑的低密度区,CT 值接近于水。合并出血或感染时密度可以增高。增强后囊肿不强化。

(三)鉴别诊断

囊性转移瘤;肝包虫囊肿;肝囊肿无强化,密度均匀可鉴别。

(四)特别提示

肝囊肿的诊断和随访应首选 B 超,其敏感度和特异性高。对于疑难病例,可选用 CT 或 MRI。其中 MRI 对小囊肿的准确率最高,CT 因部分容积效应有时不易区分囊性或实质性。

二、肝内胆管结石

(一)病理和临床概述

我国肝内胆管结石发病率约 16.1%,几乎全是胆红素钙石,由胆红素、胆固醇、脂肪酸与钙盐组成。可为双侧肝内胆管结石,也可限于左肝或右肝肝内胆管。肝内胆管结石的形成与细菌感染、胆汁滞留有关。肝内胆管结石与肝内胆管狭窄、扩张并存较多见。因此有胆汁的滞留。狭窄于两侧肝管均可见到,以左侧多见,也可见于肝门左、右肝管汇合部。主要临床表现:①患者疼痛不明显,发热、寒战明显,周期发作;②放射至下胸部、右肩胛下方;③黄疸;④多发肝内胆管结石者易发生胆管炎,急性发作后恢复较慢;⑤肝大、肝区叩击痛;⑥多发肝内胆管结石者,多伴有低蛋白血症及明显贫血;⑦肝内胆管结石广泛存在者,后期出现肝硬化、门静脉高压。

(二)诊断要点

(1)单纯肝内胆管结石或伴肝外胆管结石、胆囊结石,按结石成分 CT 表现可分 5 种类型:高密度结石、略高密度结石、等密度结石、低密度结石、环状结石。胆石的 CT 表现与其成分有关,所以,CT 可以提示结石的类型。肝内胆管结石主要 CT 表现为管状、不规则高密度影,典型者在胆管内形成铸型结石,密度与胆汁相比以等密度到高密度不等,以高密度为多见。结石位于远端较小分支时,肝内胆管扩张不明显;结石位于肝内较大胆管者,远端小分支扩张。

(2)肝内胆管结石伴感染,肝内胆管结石可以伴感染,主要有胆管炎、胆管周围脓肿形成等。CT 表现为胆管壁增厚,有强化;对胆管周围脓肿,CT 可以表现为胆管周围可见片状低密度影或呈环形强化及延迟强化等表现。

(3)肝内胆管结石伴胆管狭窄,CT 可以显示结石情况及逐渐变细的胆管形态。

(4)肝内胆管结石伴胆管细胞癌,CT 增强扫描可以在显示肝内胆管结石外及扩张胆管的同时,对肿块的位置、大小、形态及其对周围肝实质侵犯情况可以精确分析,动态增强扫描有特异性的表现。依表现分两型,肝门型和周围型。肝门型主要表现有,占位近侧胆管扩张,70% 以上可显示肿块,呈中度强化。局限于腔内的小结节时,可以显示胆管壁增厚和强化,腔内软组织影和显示中断的胆管。动态增强扫描其强化方式呈延迟强化,具有较高的特异性。周围型病灶一般较大,在平扫和增强扫描中,都表现为低密度多数病例有轻度到中度强化,以延迟强化为主,常伴有病灶内和(或)周围区域胆管扩张。

(三)鉴别诊断

肝内胆管结石容易明确诊断,主要需要将肝内胆管结石伴间质性肝炎与胆管细胞癌相鉴别。

(四)特别提示

肝内胆管结石的影像学检查一般首选 B 超、CT 和 MRI,由于单纯的胆管结石较少,伴有胆管炎、胆管狭窄的居多,所以,MRCP因其可以完整显示胆管系统又成为一项重要的检查项目;但单纯MRCP对伴有胆管细胞癌或不伴胆管扩张的胆管结石显示效果不佳,CT和MRI及增强扫描的价值重大(图6-17)。

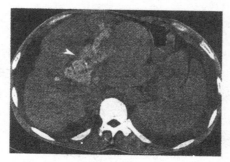

图6-17　肝内胆管结石

CT显示左肝内胆管内多发结节状高密度灶,肝内胆管扩张,肝脾周围少量积液

三、肝脏挫裂伤

(一)病理和临床概述

肝脏由于体积大,肝实质脆性大,包膜薄等特点,在腹部受到外力撞击容易产生闭合伤,多由高处坠入、交通意外引起。临床表现为肝区疼痛,严重者失血性休克。

(二)诊断要点

1.肝包膜下血肿

包膜下镰状或新月状等低密度区,周围肝组织弧形受压。

2.肝实质血肿

肝内圆形、类圆形或星芒低密度灶。

3.肝撕裂

肝撕裂为多条线状低密度影,边缘模糊(图6-18)。

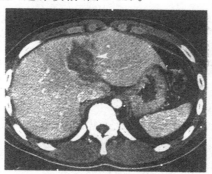

图6-18　肝脏挫裂伤

CT显示肝左叶内片状低密度灶,边缘模糊,增强扫描内部轻度不均质强化

(三)鉴别诊断

结合病史,容易诊断。

(四)特别提示

CT 检查能准确判断肝外伤的部位、范围、肝实质损伤和大血管的关系、腹腔积血的量,为外科决定手术或保守治疗提供重要依据。

四、肝脓肿

(一)病理和临床概述

肝脓肿是肝内常见炎性病变,分细菌性、阿米巴性、真菌性、结核性肝脓肿等,以细菌性、阿米巴性肝脓肿多见。肝脓肿病理改变可分为 3 层结构,中心为组织液化坏死,中间为含胶原纤维的肉芽组织构成,外周为移行区域,为伴有细胞浸润及新生血管的肉芽组织。临床表现肝大、肝区疼痛、发热及白细胞升高等急性感染表现。

(二)诊断要点

平扫肝实质圆形或类圆形低密度病灶,中央为脓腔,密度均匀或不均匀,CT 值高于水低于肝,有时可见积气或液平面。脓腔壁为较高密度环状阴影,急性期可见壁外水肿带,边缘模糊。增强扫描脓肿壁明显环状强化,中央坏死区无强化,典型称"双环"征,代表强化脓肿壁及水肿带。

环征和脓肿内积气为肝脓肿特征性表现(图 6-19)。

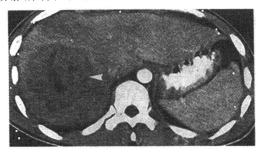

图 6-19　肝脓肿
CT 检查显示肝右叶类圆形混杂密度团块,增强扫描脓肿
壁见环状强化,外缘见晕征,中心区域低密度脓腔未见强化

(三)鉴别诊断

肝癌、肝转移瘤,典型病史及"双环"征有助于肝脓肿诊断。

(四)特别提示

临床起病急,进展快有助于肝脓肿诊断,不典型病例需随访观察。

五、肝硬化

(一)病理和临床概述

肝硬化是以肝脏广泛纤维结缔组织增生为特征的慢性肝病,正常肝小叶结构被取代,肝细胞坏死、纤维化,肝组织代偿增生形成再生结节,晚期肝脏体积缩小。引起肝硬化主要原因有乙肝、丙肝、酗酒、胆道疾病、寄生虫感染等。早期无明显症状,后期可出现腹胀、消化不良、消瘦、贫血及颈静脉怒张、肝脾大、腹水等症状。

(二)诊断要点

(1)肝叶比例失调,肝左叶尾叶常增大,右叶萎缩,肝裂增宽,肝表面凹凸不平、呈结节状,晚期肝硬化体积普遍萎缩。

(2)肝脏密度不均匀,肝硬化再生结节为相对高密度,动态增强扫描见强化。

(3)脾大(超过5个肋单位),脾静脉、门静脉扩张及侧支循环建立,出现胃短静脉、胃冠静脉及食管静脉曲张,部分患者见脾肾分流。

(4)腹水,表现为腹腔间隙水样密度灶。少量腹水常积聚于肝脾周围,大量腹水时肠管受压聚拢,肠壁浸泡水肿(图6-20)。

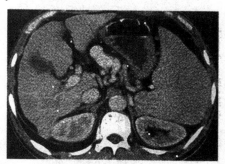

图6-20　肝硬化
CT检查显示肝脏体积缩小,肝叶比例失调,脾大,门静脉扩张伴侧支血管形成

(三)鉴别诊断

应与弥漫型肝癌鉴别。增强扫描动脉期肝内结节明显强化及门脉癌栓,AFP显著升高等征象均有助于肝癌诊断。

(四)特别提示

CT可直观显示肝脏形态和轮廓改变,观察肝密度改变,可初步判断肝硬化程度。同时可全方位显示肝内血管,为TIPSS手术的操作进行导向。

六、脂肪肝

(一)病理和临床概述

脂肪肝为肝内脂类代谢异常,诱发脂肪酸在肝内聚积、浸润和变性,分局灶性脂肪浸润及弥漫性脂肪浸润两种。常见原因有肥胖、糖尿病、肝硬化、激素治疗及化疗后等。临床表现为肝大、高脂血症等症状。

(二)诊断要点

(1)局灶性脂肪浸润表现为肝叶或肝段局部密度减低,密度低于脾脏,无占位效应,其内见血管纹理分布。

(2)弥漫性脂肪浸润表现为全肝密度降低,肝内血管异常清晰(图6-21)。

(3)常把肝/脾CT比值作为脂肪肝治疗后的观察指标。

(三)鉴别诊断

肝癌;血管瘤;肝转移瘤;局限性脂肪肝或弥漫性脂肪肝中残存肝岛有时呈圆形或类圆形,易误诊为肿瘤或其他病变。增强扫描表现、无占位效应、无门静脉肝静脉阻塞移位征象,可作为鉴别诊断依据。

(四)特别提示

对于肝岛、局灶性脂肪浸润及脂肪肝基础上伴有病变的检查,MRI具有优势(图6-22)。

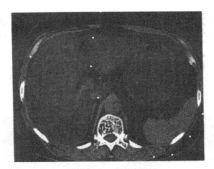

图 6-21　脂肪肝

CT 检查显示肝脏平扫密度均匀性减低,低于
脾脏密度,肝内血管纹理异常清晰

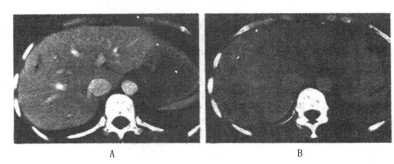

A　　　　　　　　　　　　　B

图 6-22　肝局灶性结节增生

CT 检查显示增强扫描肝右前叶类圆形团块强化,中央星芒瘢痕延迟期强化

七、肝细胞腺瘤

(一)病因、病理及临床概述

肝细胞腺瘤与口服避孕药或合成激素有关,肿瘤由分化良好、形似正常的肝细胞组织构成,无胆管,表面光滑,有完整假包膜。主要见于年轻女性,多无症状,停用避孕药肿块可以缩小或消失。

(二)诊断要点

平扫为圆形低密度块影,边缘锐利。少数为等密度,增强扫描动脉期较明显强化。有时肿瘤周围可见脂肪密度包围环,为该肿瘤特征。

(三)鉴别诊断

1.肝癌

与肝细胞癌相比腺瘤强化较均匀,无结节中结节征象。

2.局灶性结节增生

中央瘢痕为其特征。

3.血管瘤

早出晚归,可多发。

(四)特别提示

肝腺瘤在 CT 上与其他实质性肿瘤表现相似,不易作出定性诊断。若有长期口服避孕药史,可供诊断参考。

八、肝脏局灶性结节增生

(一)病因、病理及临床概述

肝脏局灶性结节增生(FNH)是一种相对少见的肝脏良性富血供占位。病变常为单发,易发生于肝包膜下,边界多清晰,但无包膜,其病理表现为实质部分由肝细胞、Kupffer 细胞、血管和胆管等组成,肝小叶的正常排列结构消失;肿块内部有放射性纤维瘢痕、瘢痕组织内包含一条或数条供血滋养动脉为其病理特征。临床多见于年轻女性,通常无临床症状。

(二)诊断要点

平扫表现为等或略低密度,中央瘢痕为更低密度;动态增强扫描 FNH 表现基本恒定,表现为动脉期明显均匀强化(中央瘢痕除外),程度强于肝细胞肝癌及海绵状血管瘤,门脉期强化程度降低,略高于正常肝组织,中央瘢痕一般延时强化(图 6-23)。

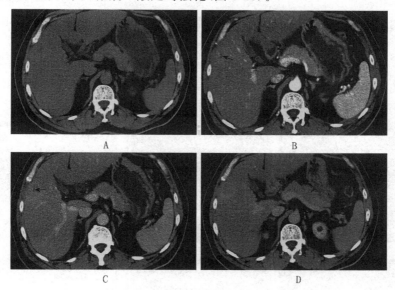

图 6-23　肝脏局灶性结节增生
A.CT 平扫示肝右前叶包膜下略低密度灶,中心见条状更低密度瘢痕;B.增强动脉期病灶不均匀强化,瘢痕区无强化;C.门脉期扫描示病灶为略高密度,中心瘢痕仍为低密度;D.延迟期扫描示病灶为略高密度,中心瘢痕延迟强化为条状略高密度

(三)鉴别诊断

主要与肝细胞肝癌鉴别,FNH 无特殊临床症状,中央瘢痕为其特征。

(四)特别提示

CT 可动态反映病灶血供特点,定性能力强。对于不典型者,以放射性核素扫描和 MRI 检查意义大。

九、肝脏血管平滑肌脂肪瘤

(一)病因、病理及临床概述

肝血管平滑肌脂肪瘤是一种较为少见的肝脏良性间叶性肿瘤,由血管、平滑肌和脂肪 3 种成分以不同比例组成。随着病理诊断水平的不断提高,近年来对其报道逐渐增多,但由于该瘤的形态学变异多样化,因此大多数病例易误诊为癌、肉瘤或其他间叶性肿瘤。

(二)诊断要点

肝血管平滑肌脂肪瘤病理成分的多样化导致临床准确诊断肝血管平滑肌脂肪瘤存在一定困难。根据3种组织成分的不同比例将肝血管平滑肌脂肪瘤分4种类型。

1.混合型

各种成分比例基本接近(脂肪10%～70%)。混合型肝血管平滑肌脂肪瘤是肝血管平滑肌脂肪瘤中常见的一种类型,CT平扫为含有脂肪的混杂密度,各种成分的比例相近,增强扫描动脉期软组织成分有明显强化,多数能持续到门静脉期,病灶中心或边缘可见高密度血管影(图6-24A、图6-24B)。

2.平滑肌型

脂肪<10%,根据其形态分为上皮样型、梭形细胞型等。平滑肌型肝血管平滑肌脂肪瘤中脂肪含量<10%,动脉期及门静脉期强化都略高于周围肝组织,但术前准确诊断困难(图6-24C～图6-24E)。

3.脂肪型

脂肪≥70%,脂肪型肝血管平滑肌脂肪瘤影像学表现相对有特征性,脂肪影是其特征性CT表现之一。其他成分的比例相对较少。因此在CT扫描时发现有低密度脂肪占位则高度怀疑肝血管平滑肌脂肪瘤(图6-24F)。

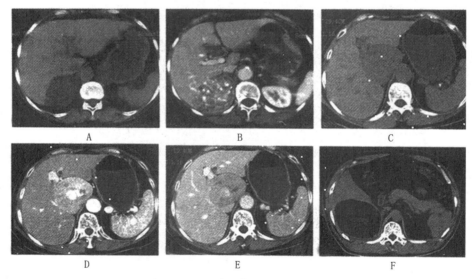

图6-24 肝脏血管平滑肌脂肪瘤

A～B.为混合型,可见脂肪低密度及软组织影、增强的血管影。C～E.为上皮样型,实质内未见明显脂肪密度,中央可见粗大畸形的血管影,增强扫描为"快进快出"模式;F.为脂肪型,大部分为脂肪密度

4.血管型

血管型肝血管平滑肌脂肪瘤诊断依靠动态增强扫描。发现大多数此类的肝血管平滑肌脂肪瘤在注射对比剂后40秒,病灶达到增强峰值,延迟期(>4分钟)病灶仍然强化,强化方式酷似血管瘤,造成鉴别诊断困难,主要靠病灶内含有脂肪及中心高密度点状血管影加以区分。

(三)鉴别诊断

1.脂肪型肝血管平滑肌脂肪瘤与肝脏含脂肪组织的肿瘤相鉴别

(1)脂肪瘤及脂肪肉瘤:CT值多在－60 HU以下,而且无异常血管及强化组织,脂肪肉瘤形态不规则,边缘不光滑。

(2)肝局灶性脂肪浸润:常呈扇形或楔形,无占位表现,其内有正常血管穿过。

(3)肝癌病灶内脂肪变性:分布弥散,界限不清,伴有液化坏死和血管侵犯,有肝硬化和甲胎蛋白升高。

(4)髓源性脂肪瘤:由于缺乏血供,血管造影呈乏血供或少血供。

2.平滑肌型肝血管平滑肌脂肪瘤与肝癌、血管瘤、腺瘤等相鉴别

(1)肝细胞癌:增强扫描"早进早出",动脉期多为明显强化,呈高密度,但门静脉期及平衡期强化不明显,密度相对低于周围正常肝组织。肝血管平滑肌脂肪瘤的软组织成分在门静脉期仍呈稍高密度,尤其对于脂肪成分少的肝血管平滑肌脂肪瘤容易误诊为肝癌。

(2)肝脏转移瘤或腺瘤:鉴别诊断主要依赖于病史,瘤内出血、坏死有助于鉴别肝腺瘤。

(3)血管型平滑肌脂肪瘤的强化方式和血管瘤的强化方式相似,在平衡期仍然为较高密度。肝血管瘤由扩张的血管及血窦组成,血窦内衬内皮细胞,有厚薄不一的纤维隔,其血供特点为"快进慢出",在增强扫描时强化密度与肝动脉相近,动脉期、门静脉期均多为明显强化,而平衡期多为稍高密度。较大的肝血管瘤内可有纤维化,呈低密度,与肝血管平滑肌脂肪瘤内含脂肪的低密度明显不同,因而鉴别诊断主要依靠肝血管平滑肌脂肪瘤内有脂肪成分及中心血管影。

(四)特别提示

动态增强多期扫描可充分反映肝血管平滑肌脂肪瘤的强化特征,有助于提高肝血管平滑肌脂肪瘤诊断的准确性,但是对不典型病灶必须结合临床病史和其他影像检查方法,CT引导下细针抽吸活检对肝脏肝血管平滑肌脂肪瘤诊断很有帮助。少脂肪的肝血管平滑肌脂肪瘤可以行MRI同相位、反相位扫描。

十、肝脏恶性肿瘤

(一)肝癌

1.病因、病理及临床概述

肝癌是成人最常见的恶性肿瘤之一,肝癌患者大多具有肝硬化背景。有3种组织学类型:肝细胞型、胆管细胞型、混合细胞型。肿瘤主要由肝动脉供血,易发生出血、坏死、胆汁郁积。肿块＞5 cm为巨块型;肿块＜5 cm为结节型;细小癌灶广泛分布为弥漫型。纤维板层样肝细胞癌为一种特殊类型肝癌,以膨胀性生长并较厚包膜及瘤内钙化为特征,多好发青年人,无乙型肝炎、肝硬化背景。

2.诊断要点

(1)肝细胞型肝癌:表现为或大或小、数目不定低密度灶。CT值低于正常肝组织20 HU左右。有包膜者边缘清晰;边缘模糊不清,表明浸润性生长特征,常侵犯门静脉及肝静脉。有些肿瘤分化良好平扫呈等密度。增强扫描表现多种多样,通常动脉期癌灶明显不均匀强化,门静脉期及延迟期快速消退,即所谓"快进快出"强化模式(图6-25)。

(2)胆管细胞型肝癌:平扫为低密度肿块,增强动脉期无明显强化,门静脉期及延迟期边缘强化、并向中央扩展。发生在较大胆管者,可见肿瘤近端胆管呈节段性扩张(图6-26)。

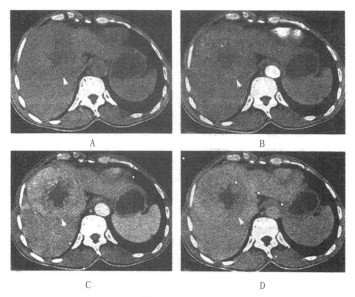

图 6-25　肝癌

A、B.动脉期扫描肝脏右叶病灶明显强化,见条状供血血管影;C、D.静脉
期及延迟期扫描,病灶强化程度降低,见假包膜强化

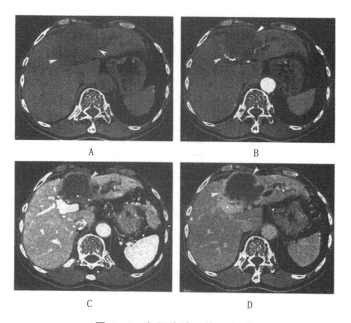

图 6-26　左肝外叶胆管细胞癌

A.左肝外叶萎缩,平扫可见肝内低密度肿块;B~D.左肝肿块逐渐强化,边缘不规则

3.鉴别诊断

同肝血管瘤、肝硬化再生结节、肝转移瘤等区别,乙型肝炎病史、AFP 升高、并肝内胆管结石及门脉癌栓等均有助于肝癌诊断。

4.特别提示

一般肝癌通过典型 CT 表现、慢性肝病史、AFP 升高可确诊。部分不典型者可通过影像引导下穿刺活检明确诊断

（二）肝转移瘤

1.病因、病理及临床概述

由于肝脏为双重供血,其他脏器的恶性肿瘤容易转移至肝脏,尤以门静脉为多,故消化系统肿瘤转移占首位,其次为肺、乳腺等肿瘤。肝转移性肿瘤多为结节或圆形团块状,中心易发生坏死、出血和囊变,钙化较常见。

2.诊断要点

可发现 90％以上肿瘤,表现为单发或多发圆形低密度灶,大部分病灶边缘较清晰,密度均匀,CT 值 15～45 HU,若中心坏死、囊变密度则更低。若有出血、钙化则局部为高密度。增强扫描瘤灶边缘变清晰,呈花环状强化,称"靶环"征,部分病灶中央延时强化,称"牛眼"征(图 6-27)。

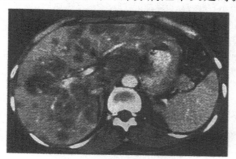

图 6-27 乳腺癌肝转移

CT 检查显示肝内见广泛低密度结节及团块状
转移瘤,境界较清,增强扫描边缘环状强化

3.鉴别诊断

同肝癌、肝血管瘤、肝硬化再生结节、局灶性脂肪浸润等鉴别,结合原发病灶,一般诊断不难。

4.特别提示

结合原发病灶,一般诊断不难。多血供肿瘤有平滑肌肉瘤、肾癌、甲状腺癌、胰岛细胞瘤;少血供肿瘤有胃癌、胰腺癌及恶性淋巴瘤;黏液腺癌易产生钙化;结肠癌、平滑肌肉瘤易发生出血、坏死;直肠癌可为单发巨大肿块;卵巢癌常见肝包膜种植转移。

十一、肝脏血管性病变

（一）肝海绵状血管瘤

1.病因、病理及临床概述

海绵状血管瘤,起源于中胚叶,为中心静脉和门静脉发育异常所致。由大小不等血窦组成,血窦内充满血液,与正常肝组织间有薄的纤维包膜。瘤体小至数毫米,大至数十厘米,直径＞4 cm 称巨大血管瘤。小血管瘤无症状,巨大血管瘤引起压迫症状,血管瘤破裂致肝内或腹腔出血。

2.诊断要点

平扫为圆形或类圆形低密度灶,边缘清晰,密度均匀。动态增强扫描动脉期病灶周边结节或

环状强化,门静脉期逐渐向中心充填,延迟期(5~10分钟)病灶大部或全部强化。整个强化过程称"早出晚归"为血管瘤特征性征象。巨大血管瘤可见分隔或钙化。大血管瘤内部多有纤维、血栓及分隔而不强化(图6-28)。

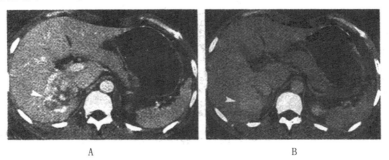

图 6-28 肝海绵状血管

CT检查增强扫描示右肝病灶边缘结节环状强化,平衡期病灶被充填呈高密度改变

3.鉴别诊断

肝细胞癌的"快进快出"强化模式与血管瘤容易鉴别;肝转移瘤一般有原发病史,且呈环状强化。

4.特别提示

CT是诊断血管瘤主要手段,但若未做延迟扫描或时间掌握不好,可能会误诊;特别是伴有脂肪肝的患者,CT诊断较困难,可选用MRI检查,MRI诊断血管瘤有特征表现。

(二)布-加综合征

1.病因、病理及临床概述

布-加综合征(BCS)是指肝静脉流出道阻塞和由此引起的相应表现,阻塞可以发生于肝与右心房之间的肝静脉或下腔静脉内。BCS是一全球性疾病,其发病率、病因、病变类型及临床表现具有一定地域性。在亚洲,BCS多由下腔静脉膜性闭塞所致,多无明确病因。临床主要表现为下腔静脉梗阻和门静脉高压症状,发病年龄以20~40岁为多见,男性略高于女性,如诊断不及时可以导致肝实质纤维化、肝硬化甚至肝衰竭而死亡。BCS依据其病变类型和阻塞部位临床分为肝静脉阻塞型、下腔静脉阻塞型及肝静脉下腔静脉均阻塞型。

2.诊断要点

CT表现有以下特征:①肝静脉和(或)下腔静脉明显狭窄或闭塞。CT可以直接显示肝静脉和下腔静脉的情况。②肝实质内呈网格状改变或局部低密度影,增强扫描时呈渐进式强化,为肝淤血所致的局部区域有相对减弱的动脉血流,窦后压力增高,门静脉血流减慢所致。显示门静脉高压征象包括腹水、胆囊水肿、胆囊静脉显示及侧支循环形成等。③肝内侧支血管在CT增强上表现多发"逗点状"异常强化灶,为扭曲裈状血管,尤其在延迟期扫描可以显示肝内迂曲高密度影。④肝硬化改变,伴或不伴轻度脾大。⑤肝脏再生结节在病理检查中,60%~80%的BCS患者肝内可见到大于5 mm的、多发的再生结节,也称腺瘤性增生结节或结节样再生性增生。通常为散在多发,圆形或类圆形,边界清楚,大小不等,通常直径为0.2~4.0 cm,少数可至7~10 cm。部分位于周边的结节可引起肝轮廓改变(图6-29)。

3.鉴别诊断

(1)多发性肝转移瘤:其强化多为边缘强化,多个转移结节呈明显均一强化者少见,与BCS

再生结节不同,结合其他影像学表现及临床资料不难鉴别。

(2)与可能合并的肝细胞癌进行鉴别:肝细胞癌有其特征性的"快进快出"强化模式,血浆甲胎蛋白浓度的升高可提示肝细胞癌的发生。

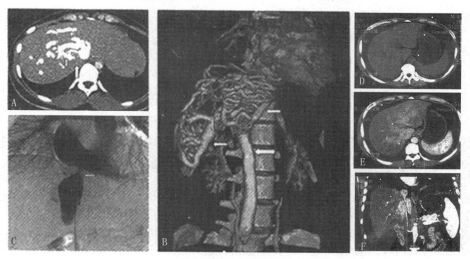

图 6-29 布加综合征

A、B.为 CT 增强延迟扫描和 VRT 重建,可见肝中、右静脉造影剂滞留,下腔静脉内造影剂滞留明显;C.DSA 下腔静脉造影可见膜状物;D～F.为另一例患者,男,45 岁,平扫肝脏密度不均匀,有腹水;增强扫描可见肝实质明显不均匀强化;冠状位重建可见下腔静脉肝内段明显受压

(3)肝局灶性结节性增生(FNH):在延迟扫描可以有进一步强化。但鉴别意义不大,因为两者都是属于肝细胞及血管等间质过度增殖形成的良性结节。

4.特别提示

MRI 和 CT 能很好地显示肝脏实质信号或密度的改变,增强以后能清楚地显示血管结构及血供变化情况。另外,MRI 可以多方位做肝血管成像,最大限度显示血管结构而不用静脉注射造影剂。特别对于那些因血管病变严重或肝静脉开口闭塞即使行血管造影也难以显示的血管结构,能够清楚地显示。相位敏感技术及 MRI 血管造影有助于评价门静脉通畅度和血流方向。超声检查是诊断 BCS 的首选检查方法可为临床病变的定位、分型提供可靠的诊断,但 US 的局限性在于不能全面评价凝血块或肿瘤累及下腔静脉或肝静脉的情况。静脉造影是诊断的金标准,目前采用介入方法治疗 BCS 已十分普遍。

(三)肝小静脉闭塞病

1.病因、病理及临床概述

肝小静脉闭塞病(VOD)是指肝小叶中央静脉和小叶下静脉损伤导致管腔狭窄或闭塞而产生的肝内窦后性门静脉高压症。本病的致病原因据目前所知有两大类,一是食用含吡咯双烷生物碱植物或被其污染的谷类;二是癌肿化疗药物和免疫抑制药的应用。另有文献认为,肝区放疗3～4周,对肝照射区照射剂量超过 35 Gy 时也可发生本病。含吡咯双烷生物碱的植物与草药有野百合碱、猪屎豆、千里光(又名狗舌草)、"土三七"等。

急性期肝小叶中央区肝细胞由于静脉回流不畅致出血坏死,无炎细胞浸润;亚急性期肝小叶、肝小静脉支内皮增生、纤维化致管腔狭窄,出现血液回流障碍。周围有广泛的纤维组织增生;

慢性期呈同心源性肝硬化的表现。

急性期起病急骤,上腹剧痛、腹胀、腹水;黄疸、下肢水肿少见,有肝功能异常;亚急性的特点是持久性的肝大,反复出现腹水;慢性期表现以门静脉高压为主。

2.诊断要点

(1)CT平扫:肝大,密度降低,严重者呈"地图状"、斑片状低密度,呈中到大量腹水。

(2)增强动脉期:肝动脉呈代偿改变,血管增粗、扭曲,肝脏可有轻度的不均匀强化。

(3)门静脉期:特征性的"地图状"、斑片状强化和低灌注区;肝静脉显示不清,下腔静脉肝段明显变扁,远端不扩张亦无侧支循环,下腔静脉、门静脉周围"晕征"或"轨道征",胃肠道多无淤血表现(图6-30)。

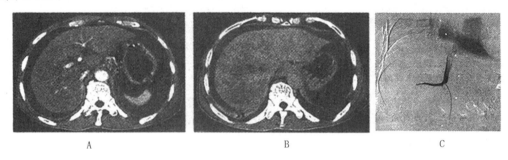

图6-30 肝小静脉闭塞病

患者服用"土三七"20天后出现腹水,肝功能损害。A、B.CT示肝淤血改变,肝静脉未
显示,门静脉显示正常,侧支循环较少;C.造影见下腔静脉通畅,副肝静脉显示良好

(4)延迟期:肝内仍可有斑片、"地图状"的低密度区存在。

3.鉴别诊断

布-加综合征主要指慢性型约有60%的患者伴有躯干水肿、侧腹部及腰部静脉曲张等下腔静脉梗阻的表现,而VOD无这种表现;CT平扫及增强可发现BCS的梗阻部位,肝内和肝外侧支血管形成等血流动力学改变等。

4.特别提示

对临床有明确病史、符合肝脏CT 3期增强表现特征者,可以提示VOD的诊断,并根据平扫和增强前后的肝实质密度改变程度和肝内血管的显示清晰程度,提供临床对肝脏损害程度的判断。明确诊断应行肝静脉造影和肝穿刺活检。临床无特异性治疗。

(四)肝血管畸形

1.病理和临床概述

肝血管畸形分为先天性和特发性两类,前者为遗传性出血性毛细血管扩张症(HHT)的肝血管异常表现的一部分,较为多见;后者为单纯肝血管畸形,而无其他部位或脏器的血管畸形。文献报道,HHT有4个特征:家族性、鼻咽部出血、脏器出血及内脏动-静脉畸形。一般认为如果上述症状出现三项即可诊断HHT,在肝脏的发生率占总发生率的8%,主要的临床表现为肝硬化,继而出现肝性脑病,食管静脉曲张及充血性心力衰竭等。HHT的病变主要累及毛细血管、小静脉及小中动脉,表现为毛细血管扩张,动-静脉畸形及动-静脉瘘。这种改变可累及皮肤、黏膜、肺、胃肠道、肝脏和中枢神经系统,肝脏受累概率为8%～31%,可形成肝硬化改变。特发性肝动脉畸形仅指肝动脉异常,而无其他脏器和部位相应血管畸形,但同HHT比较两者的肝动脉畸形改变是类似的。

2.诊断要点

CT和增强造影示患者有典型的肝内动、静脉瘘,轻度门静脉、肝静脉瘘,肝血管畸形有许多伴发改变,如增粗肝动脉压迫局部胆管,可使胆管扩张,由于血流动力学改变致肝大、尾叶萎缩等(图6-31)。

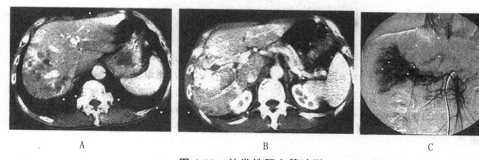

图6-31　特发性肝血管畸形

A、B.CT检查显示动脉期肝内异常强化灶,门静脉提前出现;C.造影见肝动脉杂乱,肝
静脉、门静脉提前出现。该患者给予两次NBCA栓塞畸形血管,肝功能良好

增强扫描动脉期肝实质灌注不均匀,可见斑片状强化区并其间夹杂散在点状强化,腹腔动脉干及肝内动脉明显增宽、扭曲改变,同时伴肝脏增大,动脉期全肝静脉清晰显影,门静脉期肝实质密度强化基本均匀,门静脉一般无明显异常改变。

3.鉴别诊断

肿瘤所致动、静脉瘘,可见肝脏肿块,有临床病史,一般可以鉴别。

4.特别提示

双期螺旋CT、CTA、MRA能特别有助于显示血管畸形的血流特征及空间关系,同时可以发现肝脏动、静脉畸形的其他伴发表现,这些很难被其他影像技术很好地显示,可以充分认识病灶的影像学特征,为诊治提供可靠的影像学信息。动态增强MRA也可以直观显示肝动脉畸形改变,是US和传统CT不可比拟的。肝动脉造影是诊断肝血管畸形的金标准。

（王　军）

第四节　胆　囊　疾　病

一、胆囊结石伴单纯性胆囊炎

(一)病理和临床概述

胆囊结石伴单纯性胆囊炎,急性胆囊炎病理改变是胆囊壁充血水肿及炎性渗出,严重者胆囊壁坏死或穿孔形成胆瘘,常合并结石。临床常有慢性胆囊炎或胆囊结石病史,症状为右上腹疼痛,放射至右肩,为持续性疼痛并阵发性绞痛,伴畏寒、呕吐。

(二)诊断要点

平扫示胆囊增大,直径大于15 mm,胆囊壁弥漫性增厚(超过3 mm),常见胆囊结石;增强扫描增厚胆囊壁明显均匀强化。胆囊窝可有积液,若胆囊壁坏死穿孔,可见液平面(图 6-32)。

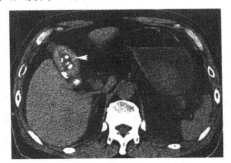

图 6-32　胆囊结石伴单纯性胆囊炎

CT 检查示胆囊壁明显增厚,胆囊内见多发小结节状高密度结石

(三)鉴别诊断

应与慢性胆囊炎、胆囊癌鉴别。胆囊癌常表现为胆囊壁不规则增厚,伴相邻肝脏浸润。

(四)特别提示

超声为急性胆囊炎、胆囊结石最常用检查方法。CT 显示胆囊窝积液、胆囊穿孔及气肿性胆囊炎方面有较高价值。

二、黄色肉芽肿性胆囊炎

(一)病理和临床概述

黄色肉芽肿性胆囊炎是一种以胆囊慢性炎症为基础,伴有胆汁肉芽肿形成,重度增生性纤维化,以及泡沫状组织细胞为特征的炎性疾病。常见于女性,患者常有慢性胆囊炎或结石病史,临床表现与普通胆囊炎相似。

(二)诊断要点

(1)不同程度胆囊壁增厚,弥漫性或局限性,胆囊增大。

(2)胆囊壁可见大小不一、数目不等的圆形或椭圆形低密度灶,病灶可融合,增强无明显强化。胆囊壁轻中度强化。

(3)可显示黏膜线。

(4)胆囊周围侵犯征象,胆囊结石或钙化(图 6-33)。

(三)鉴别诊断

与胆囊癌、急性水肿或坏死性胆囊炎鉴别困难。

(四)特别提示

CT 常易误诊为胆囊癌伴周围侵犯。诊断需由切除的胆囊做病理检查后才能最终确诊。

三、胆囊癌

(一)病理和临床概述

胆囊癌病因不明,可能与胆囊结石及慢性胆囊炎长期刺激有关。多见于中老年,以女性多见,早期无明显症状,进展期表现为右上腹持续性疼痛、黄疸、消瘦、肝大及腹部包块。约 80% 合并胆囊结石,$70\%\sim90\%$ 为腺癌,80% 呈浸润性生长。晚期肿瘤侵犯肝脏、十二指肠、结肠肝曲等周围器官,可通过肝动脉、门静脉及胆道远处转移。

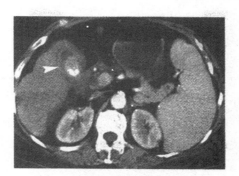

图 6-33　黄色肉芽肿性胆囊炎

CT 检查示胆囊壁弥漫性不均性增厚,中央层可见低密度,呈"夹心饼干"
征。胆囊壁轻中度强化,胆囊腔内见高密度结石,胆囊窝模糊不清

(二)诊断要点

分胆囊壁增厚型、腔内型、肿块型和弥漫浸润型。表现为胆囊壁不规则性增厚或腔内肿块,
增强扫描明显强化,常并胆管受压扩张,邻近肝组织受侵表现为低密度区(图 6-34)。

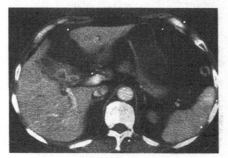

图 6-34　胆囊癌侵犯局部肝脏

CT 增强扫描可见胆囊正常结构消失,胆囊壁不
规则增厚伴延迟不均匀强化,局部肝脏可见受累

(三)鉴别诊断

有时与慢性胆囊炎或胆囊腺肌增生症鉴别困难。

(四)特别提示

CT 虽然在诊断胆囊癌上很有价值,但有一定的局限性,如早期胆囊癌,CT 易漏诊;而晚期
胆囊癌,CT 不易区分肿瘤来源;胆囊癌胆管内播散不易发现等。

(张西伟)

第五节　胰腺疾病

一、胰腺炎

胰腺炎分为急性、慢性胰腺炎。

（一）急性胰腺炎

1.病理和临床概述

急性胰腺炎为常见急腹症之一，多见于成年人，暴饮暴食及胆道疾病为常见诱因，分水肿型及出血坏死型两种。水肿型表现为胰腺大、间质充血水肿及炎症细胞浸润；出血坏死型表现为胰腺腺泡坏死、血管坏死性出血、脂肪坏死。伴胰周渗液及后期假性囊肿形成。临床起病急骤，持续性上腹部疼痛，放射至胸背部，伴发热、呕吐，甚至低血压休克。血和尿淀粉酶升高。

2.诊断要点

（1）水肿型：轻型CT表现正常，多数表现为胰腺不同程度增大，密度正常或稍低，轮廓清或欠清，可有胰周渗液，增强后胰腺均匀性强化。

（2）出血坏死型：胰腺体积弥漫性增大、密度不均匀，常见高低混杂密度区，增强扫描见低密度坏死区，胰周脂肪层模糊消失，胰周见低密度渗液，肾前筋膜增厚。常并发胰腺蜂窝织炎及胰腺脓肿（图6-35）。

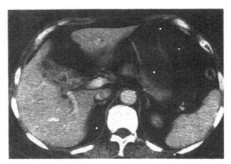

图 6-35　急性胰腺炎
CT检查显示胰腺弥漫性肿胀、密度减低，胰周
见低密度渗液，左侧肾前筋膜增厚

3.鉴别诊断

同胰腺癌、胰腺囊腺瘤鉴别，典型临床病史及实验室检查有助于胰腺炎诊断。

4.特别提示

部分患者早期CT表现正常，复查时才出现胰腺增大，胰周渗液等征象。CT对出血坏死性胰腺炎诊断有重要作用。因此，临床怀疑急性胰腺炎时应及时行CT检查及复查。

（二）慢性胰腺炎

1.病因、病理及临床概述

慢性胰腺炎在我国以胆道疾病的长期存在为主要原因。病理特征是胰间质纤维组织增生或胰腺腺泡广泛进行性纤维化和胰腺实质破坏，以及有不同程度炎症性改变。临床视其功能受损不同而有不同表现，常有反复上腹痛及消化障碍。

2.诊断要点

（1）胰腺轮廓改变，外形可表现为正常、弥漫性增大或萎缩，或局限性增大，弥漫性增大常见于慢性胰腺炎急性发作者。

（2）主胰管扩张，直径大于3 mm，常伴导管内结石或导管狭窄。

（3）胰腺密度改变，钙化是慢性胰腺炎特征，胰腺实质坏死区表现为不均质边界不清低密度区，增强扫描早期可见强化。

（4）假性囊肿形成。

（5）肾前筋膜增厚（图 6-36）。

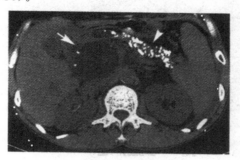

图 6-36　慢性胰腺炎

CT 检查显示胰腺萎缩，广泛钙化，胰管局部扩
张，胰头后方区域见假性囊肿形成

3.鉴别诊断

与胰腺癌鉴别。慢性胰腺炎常表现为胰管不规则扩张、胰周血管受压；而胰腺癌常表现为胰管中断、胰周血管侵犯。

4.特别提示

CT 诊断慢性胰腺炎时，最关键就是要排除胰腺癌或是否合并胰腺癌。行 MRCP 检查观察病变区胰管是否贯穿或中断，有助于提高诊断正确性。

二、胰腺良性肿瘤或低度恶性肿瘤

（一）胰岛细胞瘤

1.病因、病理及临床概述

胰岛细胞瘤起源于胰腺内分泌细胞，根据有无激素分泌活性，分功能性和非功能性两大类。90％功能性胰岛细胞瘤直径不超过 2 cm，85％为良性；非功能性胰岛细胞瘤瘤体总是很大。不同肿瘤其临床表现不一样，无功能胰岛细胞瘤小者无症状，大者以腹部肿块为主诉；功能性胰岛细胞瘤因分泌不同激素而症状不同，如胰岛素瘤表现为持续性低血糖，促胃液素（胃泌素）瘤表现为胰源性溃疡等。

2.诊断要点

动态增强扫描因肿瘤血管丰富而增强显示。非功能性胰岛细胞瘤瘤体很大，平扫呈等或低密度，肿块呈椭圆形或分叶状，可出现囊变坏死，少数有钙化，邻近器官受压改变。增强扫描实质部明显强化，肿瘤不侵犯腹腔干及肠系膜血管根部周围脂肪层（图 6-37）。

3.鉴别诊断

无功能胰岛细胞瘤需与胰腺癌鉴别。瘤体大、富血管、瘤体内钙化及无胰腺后方血管侵犯等征象有助于诊断胰岛细胞瘤。

4.特别提示

功能性胰岛细胞瘤由于肿瘤小，常规 CT 检出的敏感性不高。判断胰岛细胞瘤良、恶性影像学检查不可靠，需应用免疫化学检查和内分泌标识来分类。

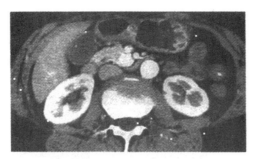

图 6-37　胰岛细胞瘤

CT 检查显示胰腺钩突旁明显强化结节,边缘规则,与周围血管界清

(二)胰腺囊性肿瘤

1.病因、病理及临床概述

胰腺囊性肿瘤比较少见,病理上分为大囊及小囊型。好发于胰体、尾部,高龄女性多见,一般无明显临床症状,肿瘤较大时可触及腹部包块,胃肠道可有不适症状。

2.诊断要点

胰腺内壁较厚的囊性肿块,大囊型直径大于 2 cm,小囊型直径小于 2 cm,囊壁可见向腔内突出乳头状肿瘤,或表现为多个小囊状肿物,中心呈放射状间隔。增强扫描较明显强化(图 6-38)。

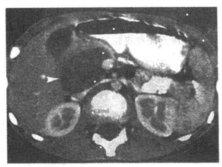

图 6-38　胰头囊腺瘤

CT 检查显示胰头区囊性占位,前缘见受压推
移正常胰腺组织,增强扫描病灶内部环状强化

3.鉴别诊断

囊性腺瘤与囊性腺癌很难鉴别,血管造影有利于鉴别。

4.特别提示

发现胰腺小囊性占位,特别发生在体尾部,不要轻易诊断胰腺囊肿或囊性瘤,一定要密切随访。

三、胰腺癌

(一)病因、病理及临床概述

胰腺癌主要源于导管细胞,无明确诱发因素,慢性胰腺炎是个重要因素。多见于 60～80 岁,男性好发。按临床表现为胰头癌、胰体尾部癌及全胰腺癌。腹痛、消瘦和乏力为胰腺癌共同症状,黄疸是胰头癌突出表现。

（二）诊断要点

（1）胰腺局限或弥漫性增大，肿块形成。

（2）胰腺内不均质低密度肿块，内部可有液化坏死区，增强扫描病灶轻度强化（图 6-39）。

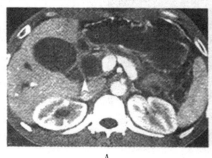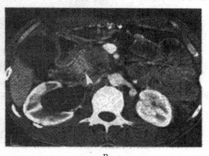

A   B

图 6-39　胰头癌

A、B.两图 CT 显示胆道胰管扩张呈"双管"征。胰头区见低密度肿块，增强

扫描轻度不均质强化，正常胰腺实质仍明显强化，右肾盂积水

（3）病变处胰管中断，远侧胰管扩张、周围腺体萎缩，胰头癌可出现"双管"征。

（4）胰周脂肪层模糊消失伴条索状影，血管（腹腔干、肠系膜上动静脉多见）被包埋。

（5）腹膜后淋巴结增大及远处转移，以肝脏多见。

（三）鉴别诊断

主要与囊腺瘤、胰岛细胞瘤及慢性胰腺炎鉴别，胰管中断征象是胰腺癌特征征象。囊腺瘤表现为大小不等囊腔，胰岛细胞瘤为富血供肿瘤，强化明显，慢性胰腺炎一般有典型病史。

（四）特别提示

CT 是诊断胰腺癌的金标准。胰周侵犯及胰周血管包绕是胰腺癌不可切除的可靠征象。

（张西伟）

第六节　脾　脏　疾　病

一、脾脏梗死及外伤

（一）脾脏梗死

1.病因、病理及临床概述

脾脏梗死指脾内动脉分支阻塞，造成脾组织缺血坏死所致。风湿性心脏病二尖瓣病变和肝硬化是引起脾梗死常见原因。临床多无症状，有时可有上腹痛、发热、左侧胸腔积液等。

2.诊断要点

平扫表现为脾内三角形或楔形低密度区，多发于脾前缘近脾门方向。增强扫描周围脾组织明显强化，而梗死灶无强化，境界变清（图 6-40）。

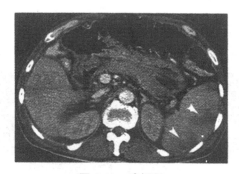

图 6-40 脾梗死

CT 检查显示脾内多发楔形低密度灶,尖端指向脾门,增强扫描未见强化

3.鉴别诊断

脾梗死容易诊断,慢性期有时需与脾肿瘤鉴别,增强有助于鉴别。

4.特别提示

脾梗死一般不需要处理。CT 扫描的目的在于观察梗死的程度。MRI 价值同 CT 相仿。

(二)脾挫裂伤

1.病因、病理及临床概述

脾挫裂伤绝大部分是闭合性的直接撞击所致。脾是腹部外伤中最常累及的脏器。病理包括脾包膜下血肿、脾脏挫裂伤、脾撕裂、脾脏部分血管阻断和脾梗死。临床表现为腹痛、血腹、失血性休克等。

2.诊断要点

(1)脾包膜下血肿:包膜下新月形低密度灶,相应脾脏实质呈锯齿状。

(2)脾实质内出血:脾内多发混杂密度,呈线状。圆形或卵圆形改变,增强扫描斑点状不均质强化。

(3)其他:腹腔积血(图 6-41)。

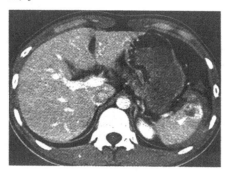

图 6-41 脾挫裂伤

CT 检查显示脾包膜下新月形血肿,脾实质内不规则低密度灶,增强扫描不均质强化

3.鉴别诊断

平扫脾挫裂伤与脾分叶、先天切迹及扫描伪影有时难以鉴别,应行增强扫描观察。

4.特别提示

急性脾损伤患者平扫有时可表现正常,应行增强扫描观察。CT 检查对脾挫裂伤诊断非常准确,累及脾门时应考虑手术。

二、脾脏血管瘤

(一)病因、病理及临床概述

脾脏血管瘤是脾脏最常见的良性肿瘤,多发生于30～60岁,女性稍多。成人为海绵状血管瘤,小儿多为毛细血管瘤。较大血管瘤可有上腹痛、左上腹肿块、压迫感及恶心、呕吐等症状。约25%产生自发性破裂急腹症而就诊。

(二)诊断要点

平扫为比较均匀低密度影,多为单发,边缘清晰,形态规则,合并出血时密度增高或不均匀,瘤体较大可伴有钙化。增强扫描瘤体边缘见斑点状强化,逐渐向中心部充填,延迟期整瘤增强(图6-42)。

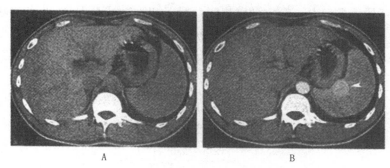

图6-42　脾脏血管瘤
A.CT检查显示可见脾门处结节状稍低密度灶;B.增强扫描明显强化,边缘光整

(三)鉴别诊断

脾脏错构瘤,密度不均匀,发现脂肪密度为其特征。

(四)特别提示

因脾脏血管瘤网状内皮增厚及中心血栓、囊变等原因,少部分脾脏血管瘤强化充填缓慢。MRI显示脾血管瘤的敏感性高于CT。

三、脾脏淋巴瘤

(一)病因、病理及临床概述

脾脏淋巴瘤分脾原发性恶性淋巴瘤及全身恶性淋巴瘤脾浸润两种。病理上分为弥漫性脾大、粟粒状肿物及孤立性肿块。临床表现有脾大及其相关症状。

(二)诊断要点

(1)原发性恶性淋巴瘤表现脾大,脾内稍低密度单发或多发占位病变,边缘欠清,增强扫描不规则强化、边缘变清。

(2)全身恶性淋巴瘤脾浸润表现脾大、弥漫性脾内结节灶,脾门部淋巴结肿大(图6-43)。

(三)鉴别诊断

转移瘤,有时鉴别困难,需密切结合临床。

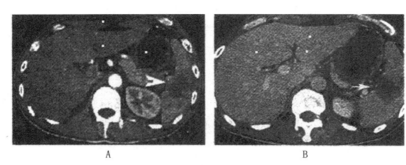

图 6-43 脾内多发类圆形低密度灶

CT 显示边缘不规则强化,胰尾受累

(四)特别提示

淋巴瘤的诊断要依靠病史,CT 上淋巴瘤病灶可互相融合成地图样,此点与转移瘤不相同。MRI 平面梯度快速回波增强扫描对淋巴瘤的诊断很有帮助。

(王 军)

第七章

颅脑疾病的MRI诊断

第一节 脑血管疾病

一、高血压脑出血

(一)临床表现与病理特征

高血压脑动脉硬化为脑出血的常见原因,出血多位于幕上,小脑及脑干出血少见。患者多有明确病史,突然发病,出血量一般较多,幕上出血常见于基底核区,也可发生在其他部位。脑室内出血常与尾状核或基底神经节血肿破入脑室有关,影像学检查显示脑室内血肿信号或密度,并可见液平面。脑干出血以脑桥多见,由动脉破裂所致,由于出血多,压力较大,可破入第四脑室。

(二)MRI 表现

高血压动脉硬化所致脑内血肿的影像表现与血肿发生时间密切相关。对于早期脑出血,CT显示优于 MRI。急性期脑出血,CT 表现为高密度,尽管由于颅底骨性伪影使少量幕下出血有时难以诊断,但大多数脑出血可清楚显示,一般出血后 6～8 周,由于出血溶解,在 CT 表现为脑脊液密度。血肿的 MRI 信号多变,并受多种因素影响,除血红蛋白状态外,其他因素包括磁场强度、脉冲序列、红细胞状态、凝血块的时间、氧合作用等。

MRI 的优点是可以观察出血的溶解过程。了解出血的生理学改变,是理解出血信号在 MRI 变化的基础。简单地说,急性出血由于含氧合血红蛋白及脱氧血红蛋白,在 T_1WI 呈等至轻度低信号,在 T_2WI 呈灰至黑色(低信号);亚急性期出血(一般指 3 天至 3 周)由于正铁血红蛋白形成,在 T_1WI 及 T_2WI 均呈高信号(图 7-1)。随着正铁血红蛋白被巨噬细胞吞噬、转化为含铁血黄素,在 T_2WI 可见在血肿周围形成一低信号环。以上出血过程的 MRI 特征,在高场强磁共振仪显像时尤为明显。

二、超急性期脑梗死与急性脑梗死

(一)临床表现与病理特征

脑梗死是常见疾病,具有发病率、死亡率和致残率高的特点,严重威胁人类健康。伴随着脑梗死病理生理学的研究进展,特别是提出"半暗带"概念和开展超微导管溶栓治疗后,临床需要在发病的超急性期及时明确诊断,并评价缺血脑组织血流灌注状态,以便选择最佳治疗方案。

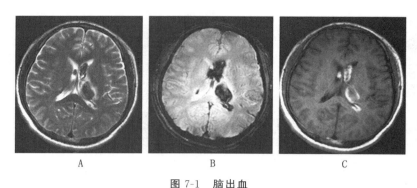

图 7-1　脑出血

A.轴面 T_2WI；B.轴面梯度回波像；C.轴面 T_1WI。MRI 显示左侧
丘脑血肿，破入双侧侧脑室体部和左侧侧脑室枕角

MRI 检查是诊断缺血性脑梗死的有效方法。发生在 6 小时内的脑梗死称为超急性期脑梗死。梗死发生 4 小时后，由于病变区持续性缺血缺氧，细胞膜离子泵衰竭，发生细胞毒性脑水肿。6 小时后，血-脑屏障破坏，继而出现血管源性脑水肿，脑细胞出现坏死。1 周后，脑水肿逐渐减轻，坏死脑组织液化，梗死区出现吞噬细胞，清除坏死组织。同时，病变区胶质细胞增生，肉芽组织形成。8 周后，形成囊性软化灶。少数缺血性脑梗死在发病 24 小时后，可因血液再灌注，发生梗死区出血，转变为出血性脑梗死。

（二）MRI 表现

常规 MRI 用于诊断脑梗死的时间较早。但由于常规 MRI 特异性较低，往往需要在发病 6 小时以后才能显示病灶，而且不能明确病变的范围及半暗带大小，也无法区别短暂性脑缺血发作（TIA）与急性脑梗死，因此其诊断价值受限。随着 MRI 成像技术的发展，功能性磁共振检查提供了丰富的诊断信息，使缺血性脑梗死的诊断有了突破性进展。

在脑梗死超急性期，T_2WI 上脑血管出现异常信号，表现为正常的血管流空效应消失。T_1WI 增强扫描时，出现动脉增强的影像，这是最早的表现。它与脑血流速度减慢有关，此征象在发病 3～6 小时即可发现。血管内强化一般出现在梗死区域及其附近，皮质梗死较深部白质梗死更多见。基底核、丘脑、内囊、大脑脚的腔隙性梗死一般不出现血管内强化，大范围的脑干梗死有时可见血管内强化。

由于脑脊液的流动伪影及与相邻脑皮质产生的部分容积效应，常规 T_2WI 不易显示位于大脑皮质灰白质交界处、岛叶及脑室旁深部脑白质的病灶，且不易鉴别脑梗死分期。FLAIR 序列由于抑制脑脊液信号，同时增加 T_2 权重成分，背景信号减低，使病灶与正常组织的对比显著增加，易于发现病灶。FLAIR 序列的另一特点是可鉴别陈旧与新鲜梗死灶。陈旧与新鲜梗死灶在 T_2WI 均为高信号。而在 FLAIR 序列，由于陈旧梗死灶液化，内含自由水，T_1 值与脑脊液相似，故软化灶呈低信号，或低信号伴周围环状高信号；新鲜病灶含结合水，T_1 值较脑脊液短，呈高信号。但 FLAIR 序列仍不能对脑梗死作出精确分期，同时对于<6 小时的超急性期病灶，FLAIR 的检出率也较差。DWI 技术在脑梗死中的应用解决了这一问题。

DWI 对缺血改变非常敏感，尤其是超急性期脑缺血。脑组织急性缺血后，由于缺血、缺氧、Na^+-K^+-ATP 酶泵功能降低，导致钠水滞留，首先引起细胞毒性水肿，水分子弥散运动减慢，表现为表观弥散系数 C（ADC）值下降，继而出现血管源性水肿，随后细胞溶解，最后形成软化灶。相应地在急性期 ADC 值先降低后逐渐回升，在亚急性期 ADC 值多数降低。DWI 图与 ADC 图的信号表现相反,在 DWI 弥散快(ADC 值高)的组织呈低信号,弥散慢(ADC 值低)的组织呈高信号。人脑发病后 2 小时即可在 DWI 发现直径 4 mm 的腔隙性病灶。急性期病例 T_1WI 和 T_2WI 均可正常,FLAIR 部分显示病灶,而在 DWI 均可见脑神经体征相对应区域的高信号。发病 6 小时后,T_2WI 可发现病灶,但病变范围明显<DWI,信号强度明显低于 DWI。发病 24 小时后,DWI 与 T_1WI、T_2WI、FLAIR 显示的病变范围基本一致。72 小时后进入慢性期,随诊观察到 T_2WI 仍呈高信号,而病灶在 DWI 信号下降,且在不同病理进程中信号表现不同。随时间延长,DWI 信号继续下降,表现为低信号,此时 ADC 值明显升高。因此,DWI 不仅能对急性脑梗死定性分析,还可通过计算 ADC 与 rADC 值做定量分析,鉴别新鲜和陈旧脑梗死,评价疗效及预后。

DWI、FLAIR、T_1WI、T_2WI 敏感性比较:对于急性脑梗死,FLAIR 序列敏感性高,常早于 T_1WI、T_2WI 显示病变,此时 FLAIR 成像可取代常规 T_2WI;DWI 显示病变更为敏感,病变与正常组织间的对比更高,所显示的异常信号范围均不同程度大于常规 T_2WI 和 FLAIR 序列,因此 DWI 敏感性最高。但 DWI 空间分辨率相对较低,磁敏感性伪影影响显示颅底部病变(如颞极、额中底部、小脑),而 FLAIR 显示这些部位的病变较 DWI 清晰。DWI 与 FLAIR 技术在评价急性脑梗死病变中具有重要的临床价值,两者结合应用能准确诊断早期梗死,鉴别新旧梗死病灶,指导临床溶栓灌注治疗。

PWI 显示脑梗死病灶比其他 MRI 更早,且可定量分析 CBF。在大多数病例,PWI 与 DWI 表现存在一定差异。在超急性期,PWI 显示的脑组织血流灌注异常区域大于 DWI 的异常信号区,且 DWI 显示的异常信号区多位于病灶中心。缺血半暗带是指围绕异常弥散中心的周围正常弥散组织,它在急性期灌注减少,随病程进展逐渐加重。如不及时治疗,于发病几小时后,DWI 所示异常信号区域将逐渐扩大,与 PWI 所示血流灌注异常区域趋于一致,最后发展为梗死灶。同时应用 PWI 和 DWI,有可能区分可恢复性缺血脑组织与真正的脑梗死(图 7-2、图 7-3)。

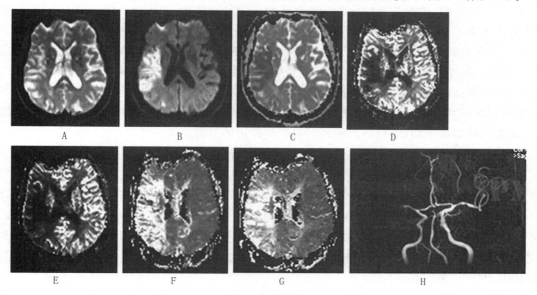

图 7-2　超急性期脑梗死

A.轴面 DWI(b=0),右侧大脑中动脉分布区似见高信号;B.DWI(b=1 500)显示右侧大脑中动脉分布区异常高信号;C.ADC 图显示相应区域低信号;D.PWI 显示 CBF 减低;E.PWI 显示 CBV 减低;F.PWI 显示 MTT 延长;G.PWI 显示 TTP 延长;H.MRA 显示右侧 MCA 闭塞

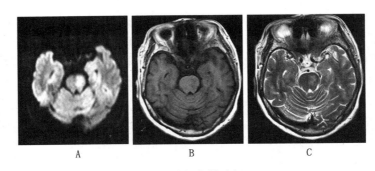

图 7-3　脑桥急性脑梗死

A.DWI 显示左侧脑桥异常高信号；B.轴面 T_1WI，左侧
脑桥似见稍低信号；C.在 T_2WI，左侧脑桥可见稍高信号

　　MRS 可区分水质子信号与其他化合物或原子中质子产生的信号，使脑梗死的研究达到细胞代谢水平。这有助于理解脑梗死的病理生理变化，早期诊断，判断预后和疗效。急性脑梗死[31]P-MRS 主要表现为 PCr 和 ATP 下降，Pi 升高，同时 pH 降低。发病后数周[31]P-MRS 的异常信号改变可反映梗死病变不同演变的代谢状况。脑梗死发生 24 小时内，^{1}H-MRS 显示病变区乳酸持续性升高，这与葡萄糖无氧酵解有关。有时可见 NAA 降低，或因髓鞘破坏出现 Cho 升高。

三、静脉窦闭塞

(一)临床表现与病理特征

　　脑静脉窦血栓是一种特殊类型的脑血管病，分为非感染性与感染性两大类。前者多由外伤、消耗性疾病、某些血液病、妊娠、严重脱水、口服避孕药等所致，后者多继发于头面部感染，以及化脓性脑膜炎、脑脓肿、败血症等疾病。主要临床表现为颅内高压，如头痛、呕吐、视力下降、视盘水肿、偏侧肢体无力、偏瘫等。

　　本病发病机制和病理变化不同于动脉血栓形成，脑静脉回流障碍和脑脊液吸收障碍是主要改变。若静脉窦完全阻塞并累及大量侧支静脉，或血栓扩展到脑皮质静脉时，出现颅内压增高和脑静脉、脑脊液循环障碍，导致脑水肿、出血、坏死。疾病晚期，严重的静脉血流淤滞和颅内高压将继发动脉血流减慢，导致脑组织缺血、缺氧，甚至梗死。因此，临床表现多样性是病因及病期不同、血栓范围和部位不同，以及继发脑内病变综合作用的结果。

(二)MRI 表现

　　MRI 诊断静脉窦血栓有一定优势，一般不需增强扫描。MRV 可替代 DSA 检查。脑静脉窦血栓最常发生于上矢状窦，根据形成时间长短，MRI 表现复杂多样(图 7-4)，给诊断带来一定困难。急性期静脉窦血栓通常在 T_1WI 呈中等或明显高信号，T_2WI 显示静脉窦内极低信号，而静脉窦壁呈高信号。随着病程延长，T_1WI 及 T_2WI 均呈高信号；有时在 T_1WI，血栓边缘呈高信号，中心呈等信号，这与脑内血肿的演变一致。T_2WI 显示静脉窦内流空信号消失，随病程发展甚至萎缩、闭塞。

　　需要注意，缩短 TR 时间可使正常人脑静脉窦在 T_1WI 信号增高，与静脉窦血栓混淆。由于磁共振的流入增强效应，在 T_1WI 正常人脑静脉窦可由流空信号变为明亮信号，与静脉窦血栓表现相同。另外，血流缓慢可使静脉窦信号强度增高；颅静脉存在较大逆流，可使部分发育较小的横窦呈高信号；乙状窦和颈静脉球内的湍流也常在 SE 图像呈高信号。因此，对于疑似病例，应通过延长 TR 时间、改变扫描层面,以及 MRV 检查进一步鉴别。

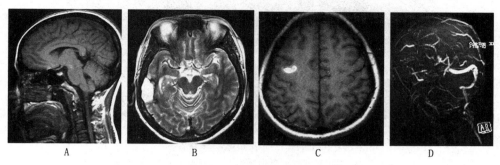

图 7-4 静脉窦闭塞

A.矢状面 T_1WI 显示上矢状窦中后部异常信号;B.轴面 T_2WI 显示右颞部长 T_2 信号,周边见低信号(含铁血红素沉积);C.轴面 T_1WI 显示右额叶出血灶;D.MRV 显示上矢状窦、右侧横窦及乙状窦闭塞

MRV 可反映脑静脉窦的形态和血流状态,对诊断静脉窦血栓具有一定优势。静脉窦血栓的直接征象为受累静脉窦闭塞、不规则狭窄和充盈缺损。由于静脉回流障碍,常见脑表面及深部静脉扩张、静脉血淤滞及侧支循环形成。但是,当存在静脉窦发育不良时,MRI 及 MRV 诊断本病存在困难。对比剂增强 MRV 可得到更清晰的静脉图像,弥补这方面的不足。大脑除了浅静脉系统,还有深静脉系统。后者由 Galen 静脉和基底静脉组成。增强 MRV 显示深静脉比 MRV 更清晰。若 Galen 静脉形成血栓,可见局部引流区域(如双侧丘脑、尾状核、壳核、苍白球)水肿,侧脑室扩大。一般认为 Monro 孔梗阻由水肿造成,而非静脉压升高所致。

四、动脉瘤

(一)临床表现与病理特征

脑动脉瘤是脑动脉的局限性扩张,发病率较高。患者主要症状有出血、局灶性神经功能障碍、脑血管痉挛等。绝大多数囊性动脉瘤是先天性血管发育不良和后天获得性脑血管病变共同作用的结果,此外,创伤和感染也可引起动脉瘤,高血压、吸烟、饮酒、滥用可卡因、避孕药、某些遗传因素也被认为与动脉瘤形成有一定关系。

动脉瘤破裂危险因素包括瘤体大小、部位、形状、多发、性别、年龄等。瘤体大小是最主要因素,基底动脉末端动脉瘤最易出血,高血压、吸烟、饮酒增加破裂危险性。32%~52%的蛛网膜下腔出血为动脉瘤破裂引起。治疗时机不同,治疗方法、预后和康复差别很大。对于未破裂的动脉瘤,目前主张早期诊断及早期外科手术。

(二)MRI 表现

动脉瘤在 MRI 呈边界清楚的低信号,与动脉相连。血栓形成后,动脉瘤可呈不同信号强度(图 7-5),据此可判断血栓的范围、瘤腔的大小及是否并发出血。瘤腔多位于动脉瘤的中央,呈低信号,如血液滞留可呈高信号。血栓因血红蛋白代谢阶段不同,其信号也不同。

动脉瘤破裂时常伴蛛网膜下腔出血。两侧大脑间裂的蛛网膜下腔出血常与前交通动脉瘤破裂有关,外侧裂的蛛网膜下腔出血常与大脑中动脉动脉瘤破裂有关,第四脑室内血块常与小脑后下动脉动脉瘤破裂有关,第三脑室或双侧侧脑室内血块常与前交通动脉瘤和大脑中动脉动脉瘤破裂有关。

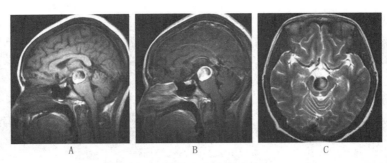

图 7-5 基底动脉动脉瘤

A.矢状面 T_1WI 显示脚间池圆形混杂信号,可见流动伪影;B.增强 T_1WI
可见动脉瘤瘤壁强化明显;C.轴面 T_2WI 显示动脉瘤内混杂低信号

五、血管畸形

(一)临床表现与病理特征

血管畸形与胚胎发育异常有关,包括动静脉畸形、毛细血管扩张症、海绵状血管瘤(最常见的隐匿性血管畸形)、脑静脉畸形或静脉瘤等。各种脑血管畸形中,动静脉畸形最常见,为迂曲扩张的动脉直接与静脉相连,中间没有毛细血管。畸形血管团大小不等,多发于大脑中动脉系统,幕上多于幕下。由于动静脉畸形存在动静脉短路,使局部脑组织呈低灌注状态,形成缺血或梗死。畸形血管易破裂,引起自发性出血。临床表现为癫痫发作、血管性头痛、进行性神经功能障碍等。

(二)MRI 表现

脑动静脉畸形时,MRI 显示脑内流空现象,即低信号环状或线状结构(图 7-6),代表血管内高速血流。在注射 Gd 对比剂后,高速血流的血管通常不增强,而低速血流的血管往往明显增强。GRE 图像有助于评价血管性病变。CT 可见形态不规则、边缘不清楚的等或高密度点状、弧线状血管影、钙化。

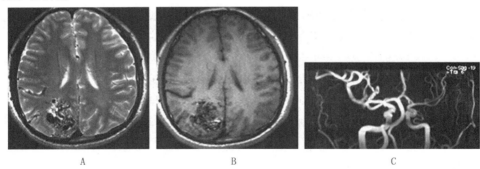

图 7-6 动静脉畸形

A.轴面 T_2WI 显示右顶叶混杂流空信号及增粗的引流静脉;B.轴面 T_1WI
显示团状混杂信号;C.MRA 显示异常血管团、供血动脉、引流静脉

中枢神经系统的海绵状血管瘤并不少见。典型 MRI 表现为,在 T_1WI 及 T_2WI,病变呈高信号或混杂信号,部分病例可见桑葚状或网络状结构;在 T_2WI,病灶周边由低信号的含铁血黄素构成。在 GRE 图像,因磁敏感效应增加,低信号更明显,可以提高小海绵状血管瘤的检出率。MRI 的诊断敏感性、特异性及对病灶结构的显示均优于 CT。部分海绵状血管瘤具有生长趋势,

MRI 随诊可了解其演变情况。毛细血管扩张症也是脑出血的原因之一。CT 扫描及常规血管造影时,往往为阴性结果。MRI 检查显示微小灶性出血,提示该病;由于含有相对缓慢的血流,注射对比剂后可见病灶增强。

脑静脉畸形或静脉瘤较少引起脑出血,典型 MRI 表现为注射 Gd 对比剂后,病灶呈"水母头"样,经中央髓静脉引流(图 7-7)。合并海绵状血管瘤时,可有出血表现。注射对比剂前,较大的静脉分支在 MRI 呈流空低信号。有时,质子密度像可见线样高或低信号。静脉畸形的血流速度缓慢,MRA 成像时如选择恰当的血流速度,常可显示病变。血管造影检查时,动脉期表现正常,静脉期可见扩张的髓静脉分支。

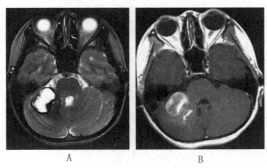

图 7-7　静脉畸形

A.轴面 T_2WI 显示右侧小脑异常高信号,周边有含铁血黄素沉积(低信号环);B.轴面 T_1WI 增强扫描,可见团状出血灶及"水母头"样静脉畸形

(张可民)

第二节　脑白质病

脑白质病可分为髓鞘形成异常和脱髓鞘病两大部分。在此分述如下。

髓鞘形成异常是一组髓鞘形成障碍的疾病,其原因包括染色体先天缺陷或某些特异酶缺乏,导致正常代谢障碍,神经髓鞘不能正常形成。与脱髓鞘疾病不同,髓鞘形成异常通常不伴有特异性炎性反应,而且病变范围广泛、弥漫。该组疾病包括中枢神经系统海绵状变性、异染性脑白质营养不良及先天性皮质外轴索再生障碍症等。

一、中枢神经系统海绵状变性

(一)临床表现与病理特征

本病又称 Canavan-Van Bogaert 病、脑白质海绵状硬化症,是一种较罕见的家族遗传性疾病,呈常染色体隐性遗传。以犹太人多见。病理改变为慢性脑水肿、广泛的空泡形成、大脑白质海绵状变性。以皮质下白质及深部灰质受累为主,中央白质相对较轻。髓磷脂明显缺失。星形细胞肿胀、增生。临床表现为出生后 10 个月内起病,以男婴多见,发病迅速,肢体松弛,举头困难,而后肌张力增高,去大脑强直与抽搐发作,视神经萎缩及失明。稍大儿童可有巨脑。常在2~3 岁时死亡。5 岁以后发病以智力障碍为主,可有小脑性共济失调。

（二）MRI 表现

MRI 显示大脑白质长 T_1、长 T_2 异常信号，广泛、弥漫、对称，不强化。头颅巨大、颅缝分开。晚期脑萎缩，脑室扩大。

二、肾上腺脑白质营养不良

（一）临床表现与病理特征

本病又称性连锁遗传谢尔德病，为染色体遗传的过氧化物酶体病变。由于全身性固醇或饱和极长链脂肪酸在细胞内异常堆积，致使脑和肾上腺发生器质与功能性改变。由于是在髓鞘形成以后又被破坏，严格讲本病属于脱髓鞘病变。病理检查见大脑白质广泛性、对称性脱髓鞘改变，由枕部向额部蔓延，以顶颞叶变化为著。可累及胼胝体，但皮质下弓形纤维往往不被侵及。脱髓鞘区可见许多气球样巨噬细胞，经 Sudan Ⅳ 染色为橘红色。血管周围呈炎性改变，并可有钙质沉积。电镜下，巨噬细胞、胶质细胞内有特异性的层状胞浆含体。肾上腺萎缩及发育不全可同时存在。晚期，脑白质广泛减少，皮质萎缩，脑室扩大。

根据发病年龄及遗传染色体不同分为 3 种类型。①儿童型：最常见。为 X 性连锁隐性遗传。仅见于男性，通常在 4～8 岁发病。表现为行为改变、智力减退及视觉症状，可有肾上腺功能不全症状（异常皮肤色素沉着）。病程进行性发展，发病后数年内死亡。②成人型：较常见。属性染色体隐性遗传，见于 20～30 岁男性。病程长，有肾上腺功能不全、性腺功能减退、小脑共济失调和智力减退。③新生儿型：为常染色体隐性遗传。于出生后 4 个月内出现症状。临床表现有面部畸形、肌张力减低及色素性视网膜炎。精神发育迟缓，常有癫痫发作。一般在 2 岁前死亡。

（二）MRI 表现

顶枕叶白质首先受累，继之向前累及颞、顶、额叶白质。有时累及胼胝体压部及小脑。病灶周边可有明显强化。经与病理对照发现，这种周边强化实际上代表炎性活动，而疾病后期的无强化，则反映完全性髓鞘结构丧失。在 T_2WI，双侧枕叶白质内可见片状高信号，并向视放射及胼胝体压部扩展（图 7-8）。在部分病例，病变可通过内囊、外囊及半卵圆中心向前发展，但较少累及皮质下弓状纤维。偶有病变最先发生在额叶，并由前向后发展。在成人型病例，MRI 表现无特异性，可见白质内长 T_1、长 T_2 局灶性异常信号，可有轻度脑萎缩。

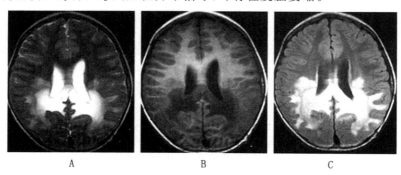

A   B   C

图 7-8　肾上腺脑白质营养不良

A、B.轴面 T_2WI 及 T_1WI 显示双侧颞后枕叶对称性片状长 T_1、长 T_2 信号，胼胝体受累；C.轴面 FLAIR 像显示病变白质为高信号

三、类球状脑白质营养不良

(一)临床表现与病理特征

本病又称 Krabbe 病,属于溶酶体异常,为常染色体隐性遗传疾病。由于 β-半乳糖苷酶缺乏,使脑苷酯类代谢障碍,导致髓鞘形成不良。病理检查见大脑髓质广泛而对称性的缺乏髓鞘区,轴索常受累,并可累及小脑及脊髓,病变区星形胶质细胞增生明显,其特征性改变为在白质小血管周围常见丛集的所谓类球状细胞。这种细胞为体积较大的多核类上皮细胞,胞体内含大量脑苷酯类物质。发病有家族遗传史,首发症状见于出生后 2~6 个月(婴儿型)。临床表现为发育迟缓、躁动、过度兴奋、痉挛状态。检查可见痴呆、视神经萎缩、皮质盲、四肢痉挛性瘫痪。一般在 3~5 年死亡。偶有晚发型。

(二)MRI 表现

在疾病早期,丘脑、尾状核、脑干、小脑和放射冠可见对称性弥漫性长 T_2 异常信号。中期可见室周斑状异常信号。晚期呈弥漫性脑白质萎缩。

四、异染性脑白质营养不良

(一)临床表现与病理特征

异染性脑白质营养不良又称脑硫脂沉积病、异染性白质脑病。为常染色体隐性遗传疾病,脑脂质沉积病之一。因芳香基硫酸酯酶 A 缺乏,导致硫脂在巨噬细胞和胶质细胞内的异染颗粒里异常沉积而发病。病理改变为大脑半球、脑干及小脑白质内广泛脱髓鞘,以少枝胶质细胞脱失明显。用甲苯胺蓝染色可见颗粒状的红黑色异染物质广泛分布。临床表现可根据发病年龄分为以下四型。①晚期婴儿型:最常见,1~2 岁时开始不能维持正常姿势,肌张力下降,运动减少,以后智力减退,由软瘫转为痉挛性瘫痪,并可有小脑共济失调、眼震、视神经萎缩、失语,逐渐去脑强直、痴呆,多于 5 岁前死于继发感染;②少年型:于 4~5 岁起病,进展缓慢,常有人格改变及精神异常;③婴儿型:生后 6 个月内发病,又称 Austin 病;④成人型:16 岁后发病。

(二)MRI 表现

不具特异性。MRI 显示脑白质内弥漫性融合性长 T_1、长 T_2 信号(图 7-9)。早期病变以中央白质区为主,并累及胼胝体。晚期累及皮质下白质,脑萎缩。无强化,无占位效应。

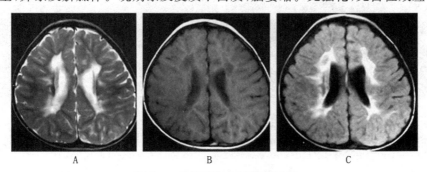

图 7-9 异染性脑白质营养不良

A、B.轴面 T_2WI 及 T_1WI 显示双侧室旁片状长 T_1、长 T_2信号;C.轴面 FLAIR 像显示双侧室旁高信号病变

五、多发性硬化

(一)临床表现与病理特征

多发性硬化(MS)是一种慢性进行性疾病,特征是在大脑及脊髓发生多处播散的脱髓鞘斑块,从而引起多发性与变化不一的神经症状与体征,且有反复加重与缓解的特点。病因不清,可能与自身免疫反应或慢性病毒感染有关。病理检查见散在的脱髓鞘斑块或小岛,少突胶质细胞破坏,伴有血管周围炎症。病变主要发生于白质内,尤其是脑室周围、视神经、脊髓侧柱与后柱(颈胸段常发生),中脑、脑桥、小脑也受累。大脑皮质及脊髓灰质也有病变。早期,神经细胞体及轴突可保持正常;晚期,轴突破坏,特别是长神经束轴突,继而胶质纤维增生,表现为"硬化"。不同时期病灶可同时存在。

MS多见于20~40岁,女性多于男性。部分病例发病前有受寒、感冒等诱因及前驱症状。症状特点是多灶性及各病灶性症状此起彼伏,恶化与缓解相交替。按主要损害部位可分为脊髓型、脑干小脑型及大脑型。①脊髓型:最常见,主要为脊髓侧束、后束受损的症状,有时可呈脊髓半侧损害或出现脊髓圆锥、前角病损的症状,脊髓某一节段受到大的硬化斑或多个融合在一起的硬化斑破坏时,可出现横贯性脊髓损害征象。②脑干或脑干小脑型:也较常见,病损部位主要在脑干与小脑,脑干以脑桥损害多见,临床表现包括Charcot征、运动障碍、感觉障碍及脑神经损害,后者以视神经损害最常见。③大脑型:少见,根据病变部位及病程早晚,可有癫痫发作、运动障碍及精神症状。

(二)MRI表现

MS斑块常见部位包括脑室周围、胼胝体、小脑、脑干和脊髓。MRI显示MS的早期脱髓鞘病变优于CT,敏感度超过85%。FLAIR序列,包括增强后FLAIR序列,是目前显示MS斑块最有效的MR序列之一。MS斑块呈圆形或卵圆形,在T_2 FLAIR序列呈高信号,在T_1WI呈等或低信号。注射对比剂后增强扫描时,活动性病灶表现为实性或环状强化(图7-10),而非活动性病灶往往不强化。对于不典型病例,需要综合临床表现、免疫生化及影像检查结果,方可正确诊断。

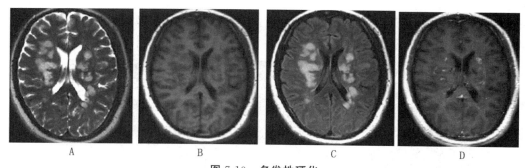

图7-10 多发性硬化

A、B.轴面T_2WI及T_1WI显示双侧室旁白质内多发的斑块状长T_1、长T_2异常信号;C.轴面FLAIR像显示双侧室旁白质内高信号病灶更明显;D.轴面增强T_1WI显示斑点和斑片状强化病灶

六、弥漫性硬化

(一)临床表现与病理特征

弥漫性硬化又称Schilder病,是一种罕见的脱髓鞘疾病。常见于儿童,故也称儿童型多发性

硬化。病理改变为大脑白质广泛性脱髓鞘,呈弥漫不对称分布,常为一侧较明显。病变多由枕叶开始,逐渐蔓延至顶叶、颞叶与额叶,或向对侧扩展。白质髓鞘脱失由深至浅融合成片,可累及皮质。脑干、脊髓也可见脱髓鞘后形成的斑块。晚期因髓质萎缩出现第三脑室及侧脑室扩大,脑裂、脑池增宽。

患者多在10岁前发病,起病或急或缓。根据受累部位不同出现不同症状。①枕叶症状:从同侧偏盲至全盲,从视力减退至失明,瞳孔功能与眼底常无改变;②顶颞叶症状:失听、失语、失用与综合感觉障碍;③额叶症状:智力低下、情感不稳、行为幼稚。也可出现四肢瘫或偏瘫,癫痫大发作或局限性运动性发作。

(二)MRI表现

病灶大多位于枕叶,表现为长 T_2 异常信号;在 T_1WI,病灶可为低信号、等信号或高信号;注射对比剂后病灶边缘可强化。病变晚期主要表现为脑萎缩。

七、急性播散性脑脊髓炎

(一)临床表现与病理特征

常发生于病毒感染(如麻疹、风疹、天花、水痘、腮腺炎、百日咳、流感)或细菌感染(如猩红热)之后,也可发生于接种疫苗(如狂犬病、牛痘)之后。病理改变为脑与脊髓广泛的炎性脱髓鞘反应,以白质中小静脉周围的髓鞘脱失为特征。病变区血管周围有炎性细胞浸润、充血、水肿,神经髓鞘肿胀、断裂及脱失,形成点状软化坏死灶,并可融合为大片软化坏死区,可有胶质细胞增生。病灶主要位于白质,但也可损及灰质与脊神经根。临床急性起病,儿童及青壮年多发,发病前1～2周有感染或接种史。首发症状多为头痛、呕吐,体温可再度升高。中枢神经系统受损广泛,出现大脑、脑干、脑膜及脊髓症状与体征。

(二)MRI表现

双侧大脑半球可见广泛弥散的长 T_1、长 T_2 异常信号,病灶边界清楚,可累及基底核区及灰质。急性期因水肿使脑室受压、变小。注射对比剂后,病灶无强化,或呈斑片状、环状强化。较大孤立强化病灶的影像表现可类似肿瘤,应结合病史进行鉴别。晚期灰白质萎缩,脑沟裂及脑室增宽。

八、胼胝体变性

(一)临床表现与病理特征

本病又称 Marchiafava-Bjgnami 病,病因不清。最早报道发生于饮红葡萄酒的意大利中老年人。但无饮酒嗜好者也可发生。病理改变特征为胼胝体中央部脱髓鞘,坏死及软化灶形成。病变也可侵及前、后联合或其他白质区。病灶分布大致对称,病灶周边结构保持完好。临床表现为局限性或弥漫性脑部受损症状及体征,如进行性痴呆、震颤、抽搐等。病情渐进发展无缓解,对各种治疗无明显反应。一般数年内死亡。

(二)MRI表现

特征性 MRI 表现为胼胝体内长 T_1、长 T_2 异常信号(图 7-11),边界清楚、局限。注射对比剂后病变区可强化。病变常累及脑室额角前白质,表现为长 T_1、长 T_2 异常信号区。晚期胼胝体萎缩。

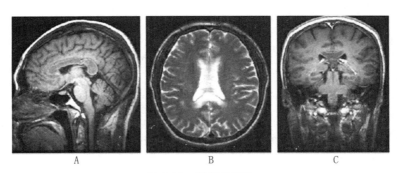

图 7-11 胼胝体变性

A、B.矢状面 T_1WI 及轴面 T_2WI 显示胼胝体长 T_1、长 T_2 异常信号；

C.冠状面增强 T_1WI 显示胼胝体病变无明显强化

九、脑桥中央髓鞘溶解症

(一)临床表现与病理特征

本病可能与饮酒过度、营养不良及电解质或酸碱平衡紊乱(特别是快速纠正的低血钠)有关。病理改变为以脑桥基底的中央部开始的髓鞘溶解,并呈离心性扩散,神经细胞及轴索可不受损害,神经纤维束之间存在巨噬细胞,其作用为吞噬溶解的髓鞘及脂肪颗粒。病变严重者,整个脑桥均受累,并可累及中脑及脑桥外结构,如内囊、丘脑、基底核、胼胝体及半卵圆中心。典型患者为中年酒徒。此外,本病也可发生于患恶性肿瘤、慢性肺部疾病或慢性肾衰竭者。患者多表现为严重的代谢障碍,脑神经麻痹及长束征。病程进展很快,存活率低。

(二)MRI 表现

MRI 在检出脑桥病灶、评估轴索(皮质脊髓束)保留及发现脑桥外病灶方面均优于CT。在 T_2WI,病变呈高信号,无占位效应。在 T_1WI,脑桥中心部呈低信号区,脑桥边缘仅剩薄薄的一层(图 7-12)。通常不累及被盖部。有时可见中脑、丘脑和基底核受累。病灶强化表现多变,可无强化或轻度环状强化。病变后期脑桥萎缩。

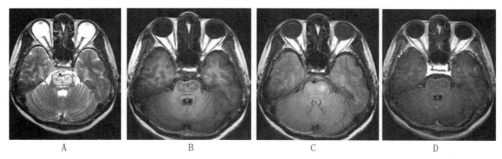

图 7-12 脑桥中央髓鞘溶解

A、B.轴面 T_2WI 及 T_1WI 显示脑桥片状不均匀稍长 T_1、稍长 T_2 信号；C.轴面 FLAIR
像显示脑桥病灶为稍高信号；D.轴面增强 T_1WI 显示脑桥病灶强化不明显

(张可民)

第三节 颅脑外伤

一、硬膜外血肿

(一)临床表现与病理特征

硬膜外血肿位于颅骨内板与硬脑膜之间,约占外伤性颅内血肿的30%。出血来源包括脑膜中动脉,脑膜中动脉经棘孔入颅后,沿着颅骨内板的脑膜中动脉沟走行,在翼点分两支,均可破裂出血;上矢状窦或横窦,骨折线经静脉窦致出血;板障静脉或导血管,颅骨板障内有网状板障静脉和穿透颅骨导血管,损伤后出血沿骨折线流入硬膜外形成血肿;脑膜前动脉和筛前、筛后动脉;脑膜中静脉。

急性硬膜外血肿患者常有外伤史,临床容易诊断。慢性硬膜外血肿较少见,占3.5%～3.9%。其发病机制、临床表现及影像征象与急性血肿有所不同。临床表现以慢性颅内压增高症状为主,症状轻微而持久,如头痛、呕吐及视盘水肿。通常无脑局灶定位体征。

(二)MRI表现

头颅CT是最快速、最简单、最准确的诊断方法。其最佳征象为高密度双凸面脑外占位。在MRI可见血肿与脑组织之间的细黑线,即移位的硬脑膜(图7-13)。急性期硬膜外血肿在多数序列与脑皮质信号相同。

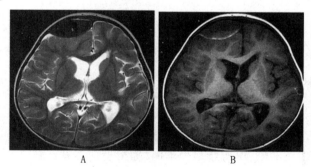

图7-13 硬膜外血肿

A、B.轴面 T_2WI 及 T_1WI 显示右额硬膜外双凸状异常信号,其内可见液平面,右额皮质受压明显

(三)鉴别诊断

鉴别诊断包括脑膜瘤、转移瘤及硬膜结核瘤。脑膜瘤及硬膜结核瘤均可见明显强化的病灶,而转移瘤可能伴有邻近颅骨病变。

二、硬膜下血肿

(一)临床表现与病理特征

硬膜下血肿发生于硬脑膜和蛛网膜之间,是最常见的颅内血肿。常由直接颅脑外伤引起,间接外伤亦可。1/3～1/2为双侧性血肿。外伤撕裂了横跨硬膜下的桥静脉,导致硬膜下出血。

依照部位不同及进展快慢,临床表现多样。慢性型自外伤到症状出现之间有一静止期,多由皮质小血管或矢状窦旁桥静脉损伤所致。血液流入硬膜下间隙并自行凝结。因出血量少,此时可无症状。3周以后血肿周围形成纤维囊壁,血肿逐渐液化,蛋白分解,囊内渗透压增高,脑脊液渗入囊内,致血肿体积增大,压迫脑组织而出现症状。

(二)MRI表现

CT诊断主要根据血肿形态、密度及一些间接征象。一般表现为颅骨内板下新月形均匀一致高密度。有些为条带弧状或梭形混合性硬膜外、下血肿,CT无法分辨。MRI在显示较小硬膜下血肿和确定血肿范围方面更具优势。冠状面、矢状面MRI有助于检出位于颞叶之下中颅凹内血肿、头顶部血肿、大脑镰及靠近小脑幕的血肿(图7-14)。硬膜在MRI呈低信号,有利于确定血肿在硬膜下或是硬膜外。在FLAIR序列,硬膜下血肿表现为条弧状、月牙状高信号,与脑回、脑沟分界清楚。

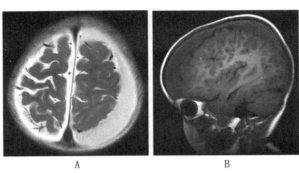

图7-14 硬膜下血肿

A.轴面 T_2WI;B.矢状面 T_1WI 显示左侧额顶骨板下新月形血肿信号

(三)鉴别诊断

主要包括硬膜下水瘤,硬膜下渗出及由慢性脑膜炎、分流术后、低颅内压等所致硬脑膜病。

三、外伤性蛛网膜下腔出血

(一)临床表现与病理特征

本病是颅脑损伤后由于脑表面血管破裂或脑挫伤出血进入蛛网膜下腔,并积聚于脑沟、脑裂和脑池。因患者年龄、出血部位、出血量多少不同,临床表现各异。轻者可无症状,重者昏迷。绝大多数病例外伤后数小时内出现脑膜刺激征,表现为剧烈头痛、呕吐、颈项强直等。少数患者早期可出现精神症状。腰椎穿刺脑脊液检查可确诊。

相关病理过程包括血液流入蛛网膜下腔使颅内体积增加,引起颅内压升高;血性脑脊液直接刺激脑膜致化学性脑膜炎;血性脑脊液直接刺激血管或血细胞产生多种血管收缩物质,引起脑血管痉挛,导致脑缺血、脑梗死。

(二)MRI表现

CT可见蛛网膜下腔高密度,多位于大脑外侧裂、前纵裂池、后纵裂池、鞍上池和环池。但CT阳性率随时间推移而减少,外伤24小时内95%以上,1周后不足20%,2周后几乎为零。而MRI在亚急性和慢性期可以弥补CT的不足(图7-15)。在GRE T_2WI,蛛网膜下腔出血呈沿脑沟分布的低信号。本病急性期在常规 T_1WI、T_2WI 无特异征象,在FLAIR序列则显示脑沟、脑裂、脑池内条弧线状高信号。

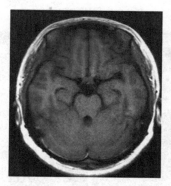

图 7-15 蛛网膜下腔出血
轴面 T_1WI 显示颅后窝蛛网膜下腔线样高信号

四、弥漫性轴索损伤

（一）临床表现与病理特征

脑弥漫性轴索损伤（DAI）又称剪切伤，是重型闭合性颅脑损伤病变，临床症状重，死亡率和致残率高。病理改变包括轴索微胶质增生和脱髓鞘改变，伴有或不伴有出血。因神经轴索折曲、断裂，轴浆外溢而形成轴索回缩球，可伴有微胶质细胞簇形成。脑实质胶质细胞不同程度肿胀、变形，血管周围间隙扩大。毛细血管损伤造成脑实质和蛛网膜下腔出血。

DAI 患者表现为意识丧失和显著的神经学损害。大多数在伤后立即发生原发性持久昏迷，无间断清醒期或清醒期短。昏迷的主要原因是广泛性大脑轴索损伤，使皮质与皮质下中枢失去联系，故昏迷时间与轴索损伤的数量和程度有关。临床上将 DAI 分为轻、中、重三型。

（二）MRI 表现

CT 见脑组织弥漫性肿胀，灰白质分界不清，其交界处有散在斑点状高密度出血灶，伴有蛛网膜下腔出血。脑室、脑池受压变小，无局部占位征象。MRI 特征如下。①弥漫性脑肿胀：双侧大脑半球皮髓质交界处出现模糊不清的长 T_1、长 T_2 信号，在 FLAIR 序列呈斑点状不均匀中高信号。脑组织呈饱满状，脑沟、裂、池受压变窄或闭塞，且为多脑叶受累。②脑实质出血灶：单发或多发，直径多<2.0 cm，均不构成血肿，无明显占位效应。主要分布于胼胝体周围、脑干上端、小脑、基底核区及皮髓质交界部。在急性期呈长 T_1、短 T_2 信号（图 7-16），在亚急性期呈短 T_1、长 T_2 信号，在 FLAIR 呈斑点状高信号。③蛛网膜下腔和（或）脑室出血：蛛网膜下腔出血多见于脑干周围，尤其是四叠体池、环池，以及幕切迹和（或）侧脑室、第三脑室。在出血超急性期或急性期，平扫 T_1WI、T_2WI 显示欠佳，但在亚急性期，呈短 T_1、长 T_2 信号，在 FLAIR 呈高信号。④合并其他损伤：DAI 可合并硬膜外、硬膜下血肿，颅骨骨折。

（三）鉴别诊断

1.DAI 与脑挫裂伤鉴别

前者出血部位与外力作用无关，出血好发于胼胝体、皮髓质交界区、脑干及小脑等处，呈类圆形或斑点状，直径多<2.0 cm；后者出血多见于着力或对冲部位，呈斑片状或不规则形，直径可>2.0 cm，常累及皮质。

2.DAI 与单纯性硬膜外、硬膜下血肿鉴别

DAI 合并的硬膜外、下血肿表现为"梭形"或"新月形"稍高信号，但较局限，占位效应不明

显。可能与其出血量较少和弥漫性脑肿胀有关。

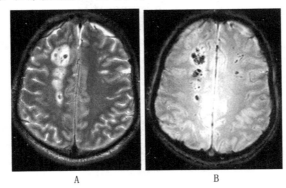

图 7-16　弥漫性轴索损伤

A.轴面 T_2WI 显示双额灰白质交界区片状长 T_2 异常信号,混杂有点状出
血低信号;B.轴面 GRE 像显示更多斑点状出血低信号

五、脑挫裂伤

(一)临床表现与病理特征

脑挫裂伤是最常见的颅脑损伤之一。脑组织浅层或深层有散在点状出血伴静脉淤血,并脑组织水肿者为脑挫伤,凡有软脑膜、血管及脑组织断裂者称脑裂伤,两者习惯上统称脑挫裂伤。挫裂伤部位以直接接触颅骨粗糙缘的额颞叶多见。脑挫裂伤病情与其部位、范围和程度有关。范围越广、越接近颞底,临床症状越重,预后越差。

(二)MRI 表现

MRI 征象复杂多样,与挫裂伤后脑组织出血、水肿及液化有关。对于出血性脑挫裂伤(图 7-17),随着血肿内的血红蛋白演变,即含氧血红蛋白→去氧血红蛋白→正铁血红蛋白→含铁血黄素,病灶的 MRI 信号也随之变化。对于非出血性脑损伤病灶,多表现为长 T_1、长 T_2 信号。由于脑脊液流动伪影,或与相邻脑皮质产生部分容积效应,位于大脑皮质、灰白质交界处的病灶不易显示,且难鉴别水肿与软化。FLAIR 序列抑制自由水,显示结合水,在评估脑挫裂伤时,对确定病变范围、检出重要功能区的小病灶、了解是否合并蛛网膜下腔出血有重要的临床价值。

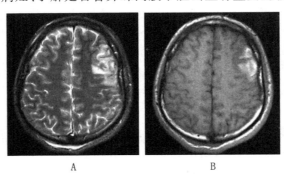

图 7-17　脑挫裂伤

A、B.轴面 T_2WI 及 T_1WI 显示左额叶不规则形长 T_2 混杂信号及短 T_1 出血信号

(张可民)

第四节 颅 脑 肿 瘤

一、星形细胞瘤

(一)临床表现与病理特征

神经胶质瘤是中枢神经系统最常见的原发性肿瘤,约占脑肿瘤的40%,呈浸润性生长,预后差。在胶质瘤中,星形细胞瘤最常见,约占75%,幕上多见。按照WHO肿瘤分类标准,星形细胞瘤分为Ⅰ级、Ⅱ级、Ⅲ级(间变型)、Ⅳ级(多形性胶质母细胞瘤)。

(二)MRI表现

星形细胞瘤的恶性程度和分级不同,MRI征象也存在差异。低度星形细胞瘤边界多较清晰,信号较均匀,水肿及占位效应轻,出血少见,无强化或强化不明显。高度恶性星形细胞瘤边界多模糊,信号不均匀,水肿及占位效应明显,出血相对多见,强化明显(图7-18、图7-19)。高、低度恶性星形细胞瘤的信号强度虽有一定差异,但无统计学意义。常规 T_1WI 增强扫描能反映血-脑屏障破坏后对比剂在组织间隙的聚集程度,并无组织特异性。血-脑屏障破坏的机制是肿瘤破坏毛细血管,或病变组织血管由新生的异常毛细血管组成。肿瘤强化与否,在反映肿瘤血管生成方面有一定的局限性。

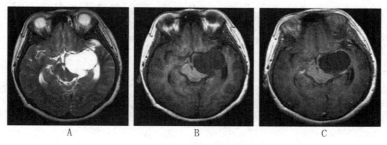

图 7-18　星形细胞瘤

A、B.轴面 T_2WI 及 T_1WI 显示左侧颞叶内侧团状长 T_2、长 T_1 异常信号,边界清晰,相邻脑室颞角及左侧中脑大脑脚受压;C.增强扫描 T_1WI 显示肿瘤边缘线样强化

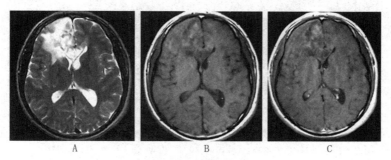

图 7-19　星形细胞瘤

A、B.轴面 T_2WI 及 T_1WI 显示右侧额叶及胼胝体膝部混杂异常信号,周边可见水肿,右侧脑室额角受压;C.增强扫描 T_1WI 显示肿瘤不均匀强化

虽然常规 MRI 对星形细胞瘤的诊断准确率较高,有助于制订治疗方案,但仍有局限性。因治疗方法的选择,应以病理分级不同而异。一些新的扫描序列,如 DWI、PWI、MRS 等,有可能对星形细胞瘤的诊断、病理分级、预后及疗效作出更准确的评价。

PWI 可评价血流的微循环,即毛细血管床的血流分布特征。PWI 是在活体评价肿瘤血管生成最可靠的方法之一,可对星形细胞瘤的术前分级及肿瘤侵犯范围提供有价值信息。胶质母细胞瘤和间变胶质瘤实质部分的相对脑血流容积(rCBV)明显高于Ⅰ、Ⅱ级星形细胞瘤。

MRS 利用 MR 现象和化学位移作用,对一系列特定原子核及其化合物进行分析,是目前唯一无损伤性研究活体组织代谢、生化变化及对化合物定量分析的方法。不同的脑肿瘤,由于组成成分不同、细胞分化程度不同、神经元破坏程度不同,MRS 表现存在差异。MRS 对星形细胞瘤定性诊断和良恶性程度判断具有一定特异性。

二、胶质瘤病

(一)临床表现与病理特征

胶质瘤病为一种颅内少见疾病,主要临床症状有头痛、记忆力下降、性格改变及精神异常,病程数周至数年不等。病理组织学特点是胶质瘤细胞(通常为星形细胞)在中枢神经系统内弥漫性过度增生,病变沿血管及神经轴突周围浸润性生长,神经结构保持相对正常。病灶主要累及脑白质,累及大脑灰质少见;病灶区域脑组织弥漫性轻微肿胀,边界不清;肿瘤浸润区域脑实质结构破坏不明显,坏死、囊变或出血很少见。

(二)MRI 表现

肿瘤细胞多侵犯大脑半球的 2 个或 2 个以上部位,皮质及皮质下白质均可受累,白质受累更著,引起邻近脑中线结构对称性的弥漫性浸润,尤以胼胝体弥漫性肿胀最常见。病变多侵犯额颞叶,还可累及基底核、脑干、小脑、软脑膜及脊髓等处。MRI 特点为在 T_1WI 呈片状弥散性低信号,在 T_2WI 呈高信号,信号强度较均匀(图 7-20)。T_2WI 显示病变更清楚。病灶边界模糊,常有脑水肿表现。病变呈弥漫性浸润生长,受累区域脑组织肿胀,脑沟变浅或消失,脑室变小。由于神经胶质细胞只是弥漫性瘤样增生,保存了原有的神经解剖结构,因此 MRI 多无明显灶性出血及坏死。

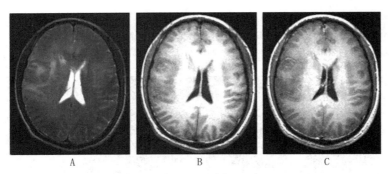

A   B   C

图 7-20 胶质瘤病

A、B.轴面 T_2WI 及 T_1WI 显示双侧额颞叶及胼胝体膝部片状稍长 T_1、稍长 T_2 异常信号,弥漫性浸润生长,边界不清;C.轴面增强扫描 T_1WI 显示肿瘤强化不明显

(三)鉴别诊断

脑胶质瘤病是肿瘤性质的疾病,但肿瘤细胞在脑组织中浸润性散在生长,不形成团块,影像

表现不典型,易误诊。鉴别诊断主要应排除下列疾病。

1.多中心胶质瘤

本病是颅内同时原发2个以上胶质瘤,各瘤体间彼此分离,无组织学联系。脑胶质瘤病为胶质瘤细胞弥漫浸润性生长,影像表现为大片状。

2.其他恶性浸润胶质瘤

如多形性胶质母细胞瘤。此类胶质瘤有囊变、坏死,MRI信号不均匀,占位效应明显,增强扫描时有不同形式的明显强化。

3.各种脑白质病及病毒性脑炎

脑胶质瘤病早期影像与其有相似之处,有时无法鉴别。但大多数患者在应用大量的抗生素和激素类药物后,病情仍进行性加重,复查MRI多显示肿瘤细胞浸润发展,肿瘤增大,占位效应逐渐明显,可资鉴别。

三、室管膜瘤

(一)临床表现与病理特征

室管膜瘤起源于室管膜或室管膜残余部位,比较少见。本病主要发生在儿童和青少年,5岁以下占50%,居儿童期幕下肿瘤第三位。男性多于女性。其病程与临床表现主要取决于肿瘤的部位,位于第四脑室者病程较短,侧脑室者病程较长。常有颅内压增高表现。

颅内好发部位依次为第四脑室、侧脑室、第三脑室和导水管。幕下占60%～70%,特别是第四脑室。脑实质内好发部位是顶、颞、枕叶交界处,绝大多数含有大囊,50%有钙化。病理学诊断主要依靠瘤细胞排列呈菊形团或血管周假菊形团这一特点。肿瘤细胞脱落后,可随脑脊液种植转移。

(二)MRI表现

(1)脑室内或以脑室为中心的肿物,以不规则形为主,边界不整,或呈分叶状边界清楚的实质性占位病变(图7-21)。

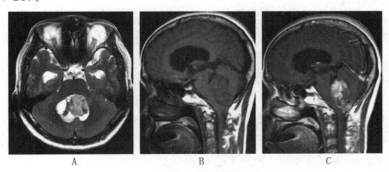

图7-21　室管膜瘤

A.轴面 T_2WI 显示第四脑室内不规则形肿物,信号不均匀;B、C.矢状面 T_1WI 和增强 T_1WI 显示肿瘤突入小脑延髓池,强化不均匀,幕上脑积水

(2)脑室内病变边缘光滑,周围无水肿,质地略均质,其内可有斑点状钙化或小囊变区;脑实质内者以不规则形为主,常见大片囊变区及不规则钙化区,周围有水肿带。

(3)脑室系统者常伴不同程度的脑积水,脑实质者脑室系统受压改变。

(4)实质成分在CT主要为混杂密度,或略高密度病灶;在 T_1WI 呈略低信号, T_2WI 呈略高信号或高信号,增强扫描不均匀强化。

(三)鉴别诊断

室管膜瘤需要与以下疾病鉴别。

1.局限于第四脑室的室管膜瘤应与髓母细胞瘤鉴别

前者多为良性,病程长,发展慢,病变多有囊变及钙化;后者为恶性肿瘤,起源于小脑蚓部,常突向四脑室,与脑干间常有一间隙(内含脑脊液),其表现较光滑,强化表现较室管膜瘤更明显,病程短,发展快,囊变及钙化少见,病变密度/信号多均匀一致。此外,髓母细胞瘤成人少见,其瘤体周围有一环形水肿区,而室管膜瘤不常见。

2.脉络丛乳头状瘤

好发于第四脑室,肿瘤呈结节状,边界清楚,悬浮于脑脊液中,脑积水症状出现更早、更严重,脑室扩大明显,其钙化与强化较室管膜瘤明显。

3.侧脑室室管膜瘤应与侧脑室内脑膜瘤鉴别

后者多位于侧脑室三角区,形状较规则,表面光整,密度均匀,强化明显。室管膜下室管膜瘤常发生于孟氏孔附近,大多完全位于侧脑室内,境界清楚,很少侵犯周围脑组织,脑水肿及钙化均少见,强化轻微或无。

4.大脑半球伴有囊变的室管膜瘤需与脑脓肿鉴别

后者起病急,常有脑膜脑炎临床表现,病灶强化与周围水肿较前者更显著。

5.星形细胞瘤及转移瘤

发病年龄多在 40 岁以上,有明显的花环状强化,瘤周水肿与占位效应重。

四、神经元及神经元与胶质细胞混合性肿瘤

神经元及神经元与胶质细胞混合性肿瘤包括神经节细胞瘤、小脑发育不良性节细胞瘤、神经节胶质瘤、中枢神经细胞瘤。这些肿瘤的影像表现,特别是 MRI 表现各具有一定特点。

(一)神经节细胞瘤

1.临床表现与病理特征

神经节细胞瘤为单纯的神经元肿瘤,无胶质成分及恶变倾向,组织结构类似正常脑,缺乏新生物特征。大多数为脑发育不良,位于大脑皮质或小脑。单侧巨脑畸形时可见奇异神经元,伴星形细胞数量及体积增加。

2.MRI 表现

在 T_2WI 为稍高信号,T_1WI 为低信号,MRI 确诊困难。合并其他脑畸形时,T_1WI 可见局部灰质变形,信号无异常或轻度异常,T_2WI 呈等或低信号,PD 呈相对高信号。CT 平扫可为高密度或显示不明显。注射对比剂后,肿瘤不强化或轻度强化。

(二)神经节胶质瘤

1.临床表现与病理特征

临床主要表现为长期抽搐及高颅内压症状,生存时间长,青年多见。本病发病机制目前有两种学说。①先天发育不全学说:在肿瘤形成前即存在神经细胞发育不良,在此基础上,胶质细胞肿瘤性增生,刺激或诱导幼稚神经细胞分化,形成含神经元及胶质细胞的真性肿瘤;②真性肿瘤学说:神经节胶质瘤以分化良好的瘤性神经节细胞与胶质细胞(多为星形细胞,偶为少枝细胞)混合为特征。

神经节胶质瘤可能具有神经内分泌功能。实性、囊性各约50％，囊伴壁结节，生长缓慢，部分有恶变及浸润倾向。

2.MRI表现

典型影像表现为幕上发生，特别是额叶及颞叶的囊性病灶（图7-22），伴有强化的壁结节。肿瘤在 T_1WI 呈低信号团块，囊性部分信号更低。在质子密度像，肿瘤囊腔如含蛋白成分高，其信号高于囊壁及肿瘤本身。在 T_2WI 囊液及肿瘤均为高信号，局部灰白质界限不清。注射 Gd-DTPA 后，病变由不强化至明显强化，以结节、囊壁及实性部分强化为主。1/3病例伴有钙化，CT可清楚显示，MRI不能显示。

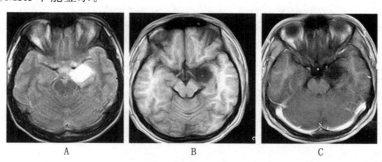

图 7-22　神经节胶质瘤

A、B.轴面 T_2WI 及 T_1WI 显示左侧颞叶内侧不规则形长 T_1、长 T_2 异常信号，
边界欠清；C.轴面 T_1WI 增强扫描，病变强化不明显

3.鉴别诊断

神经节胶质瘤的影像学诊断应与以下疾病鉴别。

（1）蛛网膜囊肿位于脑外，CSF信号。

（2）表皮样囊肿位于脑外，信号类似。

（三）中枢神经细胞瘤

1.临床表现与病理特征

本病常见于青年人（平均年龄31岁），临床症状少于6个月，表现为头痛及高颅内压症状。占原发脑肿瘤0.5％，由 Hassoun 首次报道，具有特殊的形态学及免疫组织学特征。

肿瘤来源于 Monro 孔之透明隔下端，呈现分叶状，局限性，边界清楚。常见坏死、囊变灶。部分为富血管，可有出血。肿瘤细胞大小一致，分化良好，似少枝胶质细胞但胞质不空，似室管膜瘤但缺少典型之菊花团，有无核的纤维区带。电镜下可见细胞质内有内分泌样小体。有报告称免疫组化显示神经元标记蛋白。

2.MRI表现

中枢神经细胞瘤位于侧脑室体部邻近莫氏孔，宽基附于侧室壁。在 T_1WI 呈不均匀等信号团块，肿瘤血管及钙化为流空或低信号；在 T_2WI，部分与皮质信号相等，部分呈高信号；注射 Gd-DTPA后，强化不均匀（图7-23）；可见脑积水。CT 显示丛集状、球状钙化。

3.鉴别诊断

应包括脑室内少枝胶质细胞瘤，室管膜下巨细胞星形细胞瘤，低级或间变星形细胞瘤，室管膜瘤。

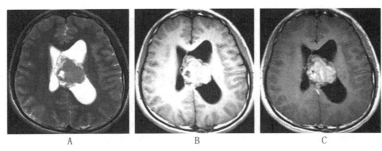

图 7-23 中枢神经细胞瘤

A、B.轴面 T_2WI 及 T_1WI 显示左侧脑室不规则形团块,信号不均匀,透明

隔右移;C.轴面增强 T_1WI 显示病变中度不均匀强化

(四)小脑发育不良性节细胞瘤

1.临床表现与病理特征

本病又称 LD 病(Lhermitte-Duclos disease),结构不良小脑神经节细胞瘤,为一种低级小脑新生物,主要发生在青年人,且以小脑为特发部位。临床表现为颅后窝症状,如共济障碍、头痛、恶心、呕吐等。

正常小脑皮质构成:外层为分子层,中层为浦肯野细胞层,内层为颗粒细胞层。本病的小脑脑叶肥大与内颗粒层及外分子层变厚有关。中央白质常明显减少,外层存在怪异的髓鞘,内层存在许多异常大神经元。免疫组化染色提示大多数异常神经元源自颗粒细胞,而非浦肯野细胞。本病可单独存在,也可合并 Cowden 综合征(多发错构瘤综合征)、巨脑、多指畸形、局部肥大、异位症及皮肤血管瘤。

2.MRI 表现

MRI 显示小脑结构破坏和脑叶肿胀,边界清楚,无水肿。病变在 T_1WI 呈低信号,在 T_2WI 呈高信号,注射对比剂后无强化。脑叶结构存在,病灶呈条纹状(高低信号交替带)为本病特征(图 7-24)。可有邻近颅骨变薄,梗阻性脑积水。

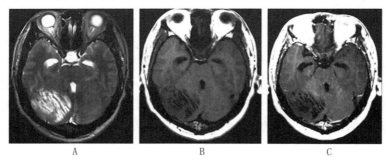

图 7-24 小脑发育不良性节细胞瘤

A、B.轴面 T_2WI 及 T_1WI 显示右侧小脑条纹状长 T_1、长 T_2 异常信号,

边界清楚;C.轴面增强 T_1WI 显示病变强化不明显

五、胚胎发育不良神经上皮肿瘤

(一)临床表现与病理特征

胚胎发育不良神经上皮肿瘤(dysembryoplastic neuroepithelial tumor,DNET)多见于儿童

和青少年,常于 20 岁之前发病。患者多表现为难治性癫痫,但无进行性神经功能缺陷。经手术切除 DNET 后,一般无须放疗或化疗,预后好。

(二)MRI 表现

DNET 多位于幕上表浅部位,颞叶最常见,占 62%～80%,其次为额叶、顶叶和枕叶。外形多不规则,呈多结节融合脑回状,或局部脑回不同程度扩大,形成皂泡样隆起。MRI 平扫,在 T_1WI 病灶常呈不均匀低信号,典型者可见多个小囊状更低信号区;在 T_2WI 大多数肿瘤呈均匀高信号,如有钙化则显示低信号。病灶边界清晰,占位效应轻微,水肿少见(图 7-25),是本病影像特点。T_1WI 增强扫描时,DNET 表现多样,多数病变无明显强化,少数可见结节样或点状强化。

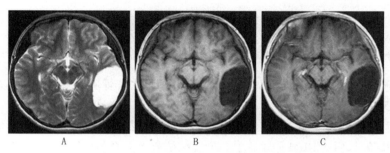

图 7-25　胚胎发育不良神经上皮肿瘤

A、B.轴面 T_2WI 及 T_1WI 显示左侧颞叶囊性异常信号,边界
清楚,周边无水肿;C.轴面增强 T_1WI 显示病变强化不明显

六、脑膜瘤

(一)临床表现与病理特征

肿瘤起病慢,病程长,可达数年之久。初期症状及体征可不明显,以后逐渐出现颅内高压及局部定位症状和体征。主要表现为剧烈头痛、喷射状呕吐、血压升高及眼底视盘水肿。

脑膜瘤起源于蛛网膜颗粒的内皮细胞和成纤维细胞,是颅内最常见非胶质原发脑肿瘤,占颅内肿瘤的 15%～20%。常为单发,偶可多发。较大肿瘤可分叶。WHO 根据细胞形态和组织学特征,将其分为脑膜细胞型、成纤维细胞型、过渡型、乳头型、透明细胞型、脊索样脑膜瘤和富于淋巴浆细胞的脑膜瘤。

(二)MRI 表现

多数脑膜瘤在 T_1WI 和 T_2WI 信号强度均匀,T_1WI 呈灰质等信号或略低信号,T_2WI 呈等或略高信号。少数信号不均匀,在 T_1WI 可呈等信号、高信号、低信号。由于无血-脑屏障破坏,绝大多数在增强扫描 T_1WI 呈均一强化,硬脑膜尾征对脑膜瘤的诊断特异性高达 81%(图 7-26)。MRI 可以显示脑脊液/血管间隙,广基与硬膜相连,骨质增生或受压变薄膨隆,邻近脑池、脑沟扩大,静脉窦阻塞等脑外占位征象。

约 15%的脑膜瘤影像表现不典型,主要包括以下几种情况:①少数脑膜瘤可整个肿瘤钙化,即弥漫性钙化的沙粒型脑膜瘤,在 T_1WI 和 T_2WI 均呈低信号,增强扫描显示轻度强化;②囊性脑膜瘤;③多发性脑膜瘤,常见部位依次为大脑凸面、上矢状窦旁、大脑镰旁、蝶骨嵴、鞍上及脑室内。

（三）鉴别诊断

常见部位的脑膜瘤,诊断不难。少见部位脑膜瘤须与其他肿瘤鉴别。

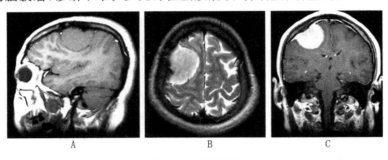

图 7-26　脑膜瘤

A、B.矢状面 T_1WI 及轴面 T_2WI 显示右侧额叶凸面等 T_1、等 T_2 占位病变,边界清楚,
相邻皮质受压、移位;C.冠状面增强 T_1WI 显示肿物明显均匀强化,可见硬膜"尾征"

(1)位于大脑半球凸面、完全钙化的脑膜瘤应与颅骨致密骨肿瘤鉴别;增强 MRI 检查时,前者有强化,后者无强化。

(2)鞍上脑膜瘤主要应与突入鞍上的垂体巨腺瘤鉴别:以下征象提示脑膜瘤,鞍结节有骨硬化表现,无蝶鞍扩大,矢状面 MRI 显示肿瘤中心位于鞍结节上方而非垂体腺上方,鞍隔位置正常。

(3)侧脑室内脑膜瘤应与脉络丛乳头状瘤及室管膜瘤鉴别:侧脑室内脉络丛乳头状瘤和室管膜瘤主要发生于儿童和少年,而脑膜瘤常见于中年人;脉络丛乳头状瘤可有脑脊液分泌过多,表现为脑室普遍扩大,而脑膜瘤仅有同侧侧脑室颞角扩大;脉络丛乳头状瘤表面常呈颗粒状,脑膜瘤边缘较圆滑;室管膜瘤强化欠均匀,脑膜瘤强化较均匀。

七、脉络丛肿瘤

（一）临床表现与病理特征

脉络丛肿瘤(choroid plexus tumors,CPT)是指起源于脉络丛上皮细胞的肿瘤,WHO 中枢神经系统肿瘤分类将其分为良性的脉络丛乳头状瘤(choroid plexus papilloma,CPP)、非典型脉络丛乳头状瘤(atypical CPP)和恶性的脉络丛癌(choroid plexus carcinoma,CPC)3 类,分属Ⅰ级、Ⅱ级和Ⅲ级肿瘤。绝大多数为良性,恶性仅占 10%～20%。CPT 好发部位与年龄有关,儿童多见于侧脑室,成人多见于第四脑室。脑室系统外发生时,最多见于脑桥小脑角区。CPT 的特征是脑积水,原因主要有:①肿瘤直接导致脑脊液循环通路梗阻(梗阻性脑积水);②脑脊液生成和吸收紊乱(交通性脑积水)。CPT 发生的脑积水、颅内压增高及局限性神经功能障碍多为渐进性,但临床上部分患者急性发病,应引起重视。

（二）MRI 表现

MRI 检查多可见"菜花状"的特征性表现,肿瘤表面不光滑不平整,常呈粗糙颗粒状;而肿瘤信号无特征,在 T_1WI 多呈低或等信号,在 T_2WI 呈高信号,强化较明显(图 7-27)。CT 平扫多表现为等或略高密度病灶,类圆形,部分呈分叶状,边界清楚,增强扫描呈显著均匀强化。

（三）鉴别诊断

1.与室管膜瘤鉴别

后者囊变区较多见,且多有散在点、团状钙化,增强扫描时中等均匀或不均匀强化;发生于幕上者,年龄较大,发生于幕下者年龄较小,与前者正好相反。

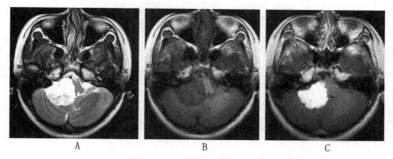

图 7-27 脉络丛乳头状瘤

A、B.轴面 T_2WI 及 T_1WI 显示肿瘤位于右侧脑桥小脑角区,信号欠均匀,"菜花状"外观,边界清楚;C.轴面增强 T_1WI 显示肿物强化明显

2.与脑室内脑膜瘤鉴别

后者除具有脑膜瘤典型特征外,脑积水不如前者显著,好发于成年女性,以侧脑室三角区多见。

八、髓母细胞瘤

(一)临床表现与病理特征

髓母细胞瘤是一种高度恶性小细胞瘤,极易沿脑脊液通道转移。好发于小儿,特别是 10 岁左右儿童,约占儿童脑瘤的 20%。本病起病急,病程短,多在 3 个月之内。由于肿瘤推移与压迫第四脑室,导致梗阻性脑积水,故多数患者有明显颅内压增高。

肿瘤起源于原始胚胎细胞残余,多发生于颅后窝小脑蚓部,少数位于小脑半球。大体病理检查可见肿瘤呈灰红色或粉红色,柔软易碎,边界清楚,但无包膜,出血、钙化及坏死少。镜下肿瘤细胞密集,胞质少,核大且浓染,肿瘤细胞可排列成菊花团状。

(二)MRI 表现

MRI 不仅能明确肿瘤大小、形态及其与周围结构的关系,还能与其他肿瘤鉴别诊断。MRI检查时,肿瘤的实质部分多表现为长 T_1、长 T_2 信号,增强扫描时实质部分显著强化(图 7-28);第四脑室常被向前推移,变形变窄;大部分合并幕上脑室扩张及脑积水。MRI 较 CT 有一定优势,能清楚显示肿瘤与周围结构及脑干的关系;矢状面或冠状面 MRI 易显示沿脑脊液种植的病灶。

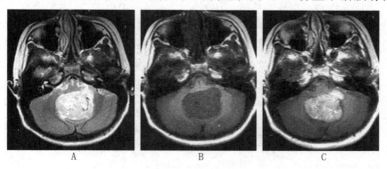

图 7-28 髓母细胞瘤

A、B.轴面 T_2WI 及 T_1WI 显示肿瘤位于小脑蚓部,形态欠规则,边界清楚,第四脑室前移;C.轴面增强 T_1WI 显示肿物不均匀强化

(三)鉴别诊断

本病需与星形细胞瘤、室管膜瘤、成血管细胞瘤及脑膜瘤相鉴别。

1.星形细胞瘤

星形细胞瘤是儿童最常见的颅内肿瘤,其病灶大多位于小脑半球,肿块边缘形态欠规则,幕上脑室扩大较少见,T_1WI 呈低信号,T_2WI 呈高信号,增强扫描时不如髓母细胞瘤强化明显。

2.室管膜瘤

位于第四脑室内,肿块周围可见脑脊液,呈环形线状包绕,肿瘤内囊变及钙化较多见,肿物信号常不均匀。

3.脑膜瘤

第四脑室内脑膜瘤于 T_1WI 呈等信号,T_2WI 呈高信号,增强扫描时均匀强化,可见脑膜尾征。

4.成血管细胞瘤

常位于小脑半球,表现为大囊小结节,囊壁无或轻度强化,壁结节明显强化。

九、生殖细胞瘤

(一)临床表现与病理特征

生殖细胞瘤主要位于颅内中线位置,占颅内肿瘤的 11.5%,常见于松果体和鞍区,以松果体区最多。发生在基底核和丘脑者占 4%～10%。鞍区及松果体区生殖细胞瘤来源于胚胎时期神经管嘴侧部分的干细胞,而基底核及丘脑生殖细胞瘤来自第三脑室发育过程中异位的生殖细胞。

本病男性儿童多见,男女比例约 2.5∶1。好发年龄在 12～18 岁。早期无临床表现。肿瘤压迫周围组织时,出现相应神经症状。鞍区肿瘤主要出现视力下降、下丘脑综合征及尿崩症;松果体区出现上视不能、听力下降;基底核区出现偏瘫;垂体区出现垂体功能不全及视交叉、下丘脑受损表现。患者均可有头痛、恶心等高颅内压表现。因松果体是一个神经内分泌器官,故肿瘤可能影响内分泌系统。性早熟与病变的部位和细胞种类相关。

(二)MRI 表现

生殖细胞瘤的发生部位不同,MRI 表现也不相同,分述如下。

1.松果体区

瘤体多为实质性,质地均匀,圆形、类圆形或不规则形态,可呈分叶状或在胼胝体压部有切迹,边界清楚。一般呈等 T_1、等或稍长 T_2 信号(图 7-29)。大多数瘤体显著强化,少数中度强化,强化多均匀。少数瘤体内有单个或多个囊腔,使强化不均匀。

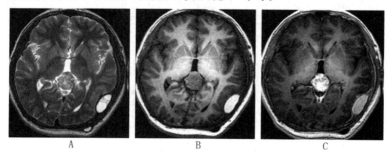

A   B   C

图 7-29 生殖细胞瘤

A、B.轴面 T_2WI 及 T_1WI 显示肿瘤位于第三脑室后部,类圆形,呈等 T_1、等 T_2 异常信号,信号欠均匀,边界清楚;C.轴面增强 T_1WI 显示肿瘤强化明显,但不均匀

2.鞍区

根据肿瘤具体部位,分为 3 类。

(1)Ⅰ类:位于第三脑室内,包括从第三脑室底向上长入第三脑室,瘤体一般较大,常有出血、囊变和坏死。

(2)Ⅱ类:位于第三脑室底,仅累及视交叉、漏斗、垂体柄、视神经和视束,体积较小,形态多样。可沿漏斗垂体柄分布,呈长条状;或沿视交叉视束分布,呈椭圆形。一般无出血、囊变、坏死,MRI 多呈等或稍长 T_1、稍长 T_2 信号,明显或中等程度均匀强化。

(3)Ⅲ类:仅位于蝶鞍内,MRI 显示鞍内等 T_1、等或长 T_2 信号,明显或中度均匀强化。MRI 信号无特征,与垂体微腺瘤无法区别。

3.丘脑及基底核区

肿瘤早期在 T_1WI 为低信号,T_2WI 信号均匀,显著均匀强化,无中线移位,边缘清晰。晚期易发生囊变、坏死和出血,MRI 多呈混杂 T_1 和混杂长 T_2 信号,不均匀强化。肿瘤体积较大,但占位效应不明显,瘤周水肿轻微。肿瘤可沿神经纤维束向对侧基底核扩散,出现斑片状强化;同侧大脑半球可有萎缩。

(三)鉴别诊断

鞍区生殖细胞瘤主要累及神经垂体、垂体柄及下丘脑。瘤体较大时,易与垂体瘤混淆。垂体瘤也呈等 T_1、等 T_2 信号,但多为直立性生长,而生殖细胞瘤向后上生长,可资鉴别。瘤体仅于鞍内时,MRI 显示垂体饱满,后叶 T_1 高信号消失,表现类似垂体微腺瘤。但垂体腺瘤为腺垂体肿瘤,瘤体较小时仍可见后叶 T_1 高信号,可资鉴别。另外,如发现瘤体有沿垂体柄生长趋势,或增强扫描时仅见神经垂体区强化,均有助于生殖细胞瘤诊断。

十、原发性中枢神经系统淋巴瘤

(一)临床表现与病理特征

中枢神经系统淋巴瘤曾有很多命名,包括淋巴肉瘤、网织细胞肉瘤、小胶质细胞瘤、非霍奇金淋巴瘤(NHL)等。肿瘤分原发性和继发性二类。原发性中枢神经系统淋巴瘤是指由淋巴细胞起源,且不存在中枢神经系统以外淋巴瘤病变。继发性中枢神经系统淋巴瘤是指原发于全身其他部位,后经播散累及中枢神经系统。近年来,根据免疫功能状态,又将淋巴瘤分为免疫功能正常及免疫功能低下型。后者主要与人体免疫缺陷病毒(HIV)感染、器官移植后免疫抑制剂使用及先天遗传性免疫缺陷有关。

中枢神经系统淋巴瘤可在任何年龄发病,高峰在 40~50 岁。有免疫功能缺陷者发病年龄较早。男性多于女性,比例为 2∶1。临床症状包括局灶性神经功能障碍,如无力、感觉障碍、步态异常或癫痫发作。非局灶性表现包括颅内压增高,如头痛、呕吐、视盘水肿,或认知功能进行性下降。

(二)MRI 表现

中枢神经系统淋巴瘤主要发生在脑内,病灶大多位于幕上,以深部白质为主要部位。多数病灶邻近脑室。病灶形态多为团块状,较典型表现如同"握拳"者。位于胼胝体压部的病灶沿纤维构形,形如蝴蝶,颇具特征(图 7-30)。瘤周水肿的高信号不仅表示该部位脑间质水分增加,还有肿瘤细胞沿血管周围间隙浸润播散的成分。另一特征为瘤周水肿与肿瘤体积不一致。多数肿瘤体积相对较大,具有较明显占位效应,但周边水肿相对轻微。非免疫功能低下者发生淋巴瘤时,瘤体内囊变、坏死少见。本病也可发生在中枢神经系统的其他部位,脑外累及部位包括颅骨、颅底、脊髓等。

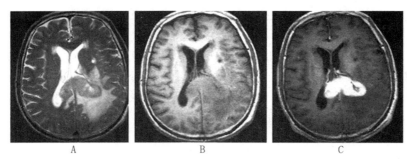

图 7-30　淋巴瘤

A、B.轴面 T_2WI 及 T_1WI 显示肿瘤位于胼胝体压部,累及双侧侧脑室枕角,周边可见水肿;C.轴面增强 T_1WI 显示瘤体形似蝴蝶,强化明显,边界清楚

(三)鉴别诊断

中枢神经系统淋巴瘤的鉴别诊断主要包括以下疾病。

1.转移癌

转移癌多位于灰白质交界处,MRI 多为长 T_1、长 T_2 信号,而淋巴瘤多为低或等 T_1、等 T_2 信号;注射对比剂后,转移癌呈结节状明显强化,病灶较大者常有中心坏死,而在淋巴瘤相对少见;转移癌周围水肿明显,一些患者有中枢神经系统以外肿瘤病史。

2.胶质瘤

MRI 多为长 T_1、长 T_2 信号,浸润性生长特征明显,境界不清,某些类型胶质瘤(如少枝胶质细胞瘤)可有钙化,而中枢神经系统淋巴瘤很少钙化。胶质母细胞瘤强化多不规则,呈环形或分枝状。

3.脑膜瘤

脑膜瘤多位于脑表面邻近脑膜部位,形态类圆形,边界清楚,有周围灰质推挤征象。而在中枢神经系统的淋巴瘤少见这种现象。脑膜瘤特征为 CT 高密度,MRI 等 T_1、等 T_2 信号;注射对比剂后均匀强化,有脑膜增强"尾征"。

4.感染性病变

发病年龄相对年轻,部分有发热病史。MRI 增强扫描时,细菌性感染病变多为环状强化,MS 多为斑块状强化。近年来 HIV 感染上升,由此引起的免疫功能低下型淋巴瘤增多,此淋巴瘤病灶常多发,环状强化多见,肿瘤中心坏死多见。

十一、垂体瘤

(一)临床表现与病理特征

垂体腺瘤是常见良性肿瘤,起源于脑腺垂体,系脑外肿瘤,约占颅内肿瘤的 10%。发病年龄,一般在 20～70 岁,高峰在 40～50 岁,10 岁以下罕见。临床症状包括占位效应所致非特异性头痛、头晕、视力下降、视野障碍等。根据分泌的激素水平不同,可有不同内分泌紊乱症状。PRL 腺瘤表现为月经减少、闭经、泌乳等。ACTH 及 TSH 腺瘤对垂体正常功能影响最严重,引起肾上腺功能不全及继发甲状腺功能低下。GH 腺瘤表现为肢端肥大症。部分患者临床表现不明显。

依据生物学行为,垂体腺瘤分为侵袭性垂体腺瘤和微腺瘤。垂体腺瘤生长、突破包膜,并侵犯邻近的硬脑膜、视神经、骨质等结构时称为侵袭性垂体腺瘤。后者的组织学形态属于良性,而生物学特征却似恶性肿瘤,且其细胞形态大部分与微腺瘤无法区别。直径<10 mm者称为微腺瘤。

(二)MRI表现

肿块起自鞍内,T_1WI多呈中等或低信号,当有囊变、出血时呈更低或高信号。T_2WI多呈等或高信号,有囊变、出血时信号更高且不均匀。增强扫描时,除囊变、出血、钙化区外,肿瘤均有强化。

MRI显示垂体微腺瘤具有优势。诊断依据可参考:典型临床表现,实验室化验检查有相关内分泌异常;高场强3 mm薄层MRI示垂体内局限性信号异常(低、中信号为主);鞍底受压侵蚀、垂体柄偏移;垂体上缘局限性不对称性隆起、垂体高度异常。依据病灶部位,可对各种微腺瘤进行功能诊断。腺垂体内5种主要内分泌细胞通常按功能排列:分泌PRL和GH的细胞位于两侧,分泌TSH和促性腺激素的细胞位于中间;分泌ACTH的细胞主要在中间偏后部位。这种解剖关系与垂体腺瘤的发生率相符。注射Gd-DTPA后即刻扫描,微腺瘤的低信号与正常垂体组织对比明显,冠状面T_1WI显示更清晰(图7-31)。在动态增强扫描早期,肿瘤信号低于正常垂体信号,晚期信号强度则高于或等于正常垂体信号。

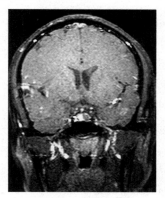

图7-31　垂体微腺瘤
冠状面动态增强扫描MRI显示垂体膨隆,左侧强化延迟

MRI可预测肿瘤侵袭与否。垂体腺瘤浸润性生长的指征:①垂体腺瘤突破鞍底,向蝶窦内突出;②海绵窦正常形态消失,边缘向外膨隆,海绵窦与肿瘤间无明显分界,在增强扫描早期见肿瘤强化等海绵窦受侵表现(图7-32);③颈内动脉被包绕,管径缩小、变窄,或颈内动脉分支受累;④斜坡骨质信号异常,边缘不光整等表现。

(三)鉴别诊断

绝大多数垂体大腺瘤具有典型MRI表现,可明确诊断。但鞍内颅咽管瘤及鞍上脑膜瘤与巨大侵袭性生长的垂体腺瘤有时鉴别较难。

1.颅咽管瘤

鞍内颅咽管瘤,或对来源于鞍内、鞍上不甚明确时,以下征象有利于颅咽管瘤诊断:①MRI显示囊性信号区,囊壁相对较薄,伴有或不伴有实质性部分;②CT显示半数以上囊壁伴蛋壳样钙化,或瘤内斑状钙化;③在 T_1WI 囊性部分呈现高信号,或含有高、低信号成分,而垂体腺瘤囊变部分为低信号区。

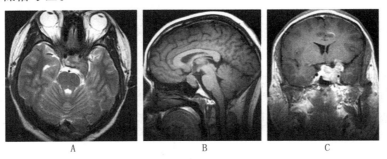

图 7-32　侵袭性垂体瘤

A.轴面 T_2WI 显示肿瘤为等 T_2 信号,累及左侧海绵窦;B.矢状面 T_1WI 显示肿瘤位于鞍内及鞍上,触及视交叉;C.冠状面增强 T_1WI 显示鞍底下陷,相邻结构受累

2.鞍上脑膜瘤

脑膜瘤在 MRI 信号强度及强化表现方面颇似垂体瘤。少数鞍上脑膜瘤可向鞍内延伸,长入视交叉池,与垂体瘤难以区分。以下 MRI 所见有利于脑膜瘤诊断:①显示平直状鞍隔,无"腰身"征;②鞍结节或前床突有骨质改变;③肿瘤内存在流空信号,尤其是显示肿瘤内血管蒂,为脑膜瘤佐证。

十二、神经鞘瘤

(一)临床表现与病理特征

神经鞘瘤来源于神经鞘膜的施万细胞,是可以发生于人体任何部位的良性肿瘤,25％～45％在头颈部。脑神经发生的肿瘤中,以神经鞘瘤多见,以听神经、三叉神经发生率最高。颅后窝是第Ⅳ～Ⅻ对脑神经起源或脑神经出颅前经过的区域,脑神经肿瘤大部分发生于此。这些肿瘤的临床症状与相应脑神经的吻合性不高,肿瘤可能表现为其他脑神经和小脑的症状。仅从临床角度考虑,有时难以准确判断肿瘤的真正起源。

神经鞘瘤的病理特征是肿瘤于神经干偏心生长,有完整包膜,瘤内组织黄色,质脆。生长过大时,瘤体可出现液化和囊变。瘤细胞主要是梭形 Schwan 细胞,按其排列方式分为 Antoni A 型和 Antoni B 型,以前者为主。

(二)MRI 表现

MRI 为颅后窝神经肿瘤检查的首选。大多数神经鞘瘤诊断不难。因为大多数肿瘤边界清楚,MRI 提示脑实质外肿瘤,且多数肿瘤为囊实性。神经鞘瘤 MRI 信号的特点是,T_1WI 实性部分呈等或稍低信号,囊性部分呈低信号;T_2WI 实性部分呈稍高或高信号,囊性部分信号更高;增强扫描时,实性部分明显强化,囊性部分不强化,肿瘤整体多呈环状或不均匀强化。<1.5 cm 的鞘瘤可呈均匀实性改变,且与相应脑神经关系密切,有助于诊断。

(张可民)

第五节　囊肿与脑脊液循环异常

一、蛛网膜囊肿

(一)临床表现与病理特征

颅内蛛网膜囊肿是指脑脊液样无色清亮液体被包裹在蛛网膜所构成的袋状结构内形成的囊肿,分先天性囊肿和继发性囊肿。颅内蛛网膜囊肿可发生于各个年龄段,以儿童及青少年多见。患者可终身无症状,常因头部外伤、体检或其他原因行头颅影像学检查而发现。常见症状为颅内压增高、脑积水、局灶性神经功能缺失、头围增大或颅骨不对称畸形等。

(二)MRI 表现

MRI 检查时,T_1WI 示低信号,T_2WI 示高信号,与脑脊液信号相同(图 7-33),呈边界清楚的占位病灶,增强时无强化,周围脑组织无水肿,部分脑组织受压移位。与 CT 相比,MRI 为三维图像,且无颅骨伪像干扰。对中线部位、颅后窝及跨越两个颅窝的病变,以及了解病变与脑实质、脑池的关系,MRI 检查可以获得 CT 检查不能得到的信息(图 7-34)。

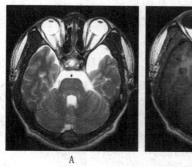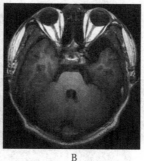

图 7-33　蛛网膜囊肿

A、B.轴面 T_2WI 及 T_1WI 显示左侧颞极长圆形长 T_1、长 T_2 脑脊液信号,边界清楚,相邻颞叶受推移

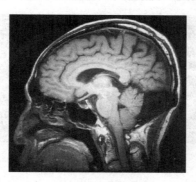

图 7-34　枕大池蛛网膜囊肿

矢状面 T_1WI 显示枕大池内团状脑脊液信号影,膨胀性生长,相邻小脑及颅后窝骨板受压

(三)鉴别诊断

本病诊断主要靠 CT 或 MRI,应与脂肪瘤、皮样或表皮样囊肿相鉴别。它们的 CT 值均为负值可资区别;囊性胶质瘤囊壁边有瘤结节则易于区别;血管网织细胞瘤通常亦为"大囊小结节",且结节于囊壁边为其特征。

二、表皮样囊肿

(一)临床表现与病理特征

表皮样囊肿来自外胚层,又称胆脂瘤或珍珠瘤,是胚胎发育过程中外胚层残余组织异位所致。囊壁为正常表皮,内含角质物,有时含胆固醇结晶。占颅内肿瘤的 $0.2\%\sim1.8\%$。多发生于脑桥小脑角、岩斜区,手术全切除较为困难。

临床症状与病变部位有关。①脑桥小脑角型:最常见,早期三叉神经痛,晚期出现脑桥小脑角征,脑神经功能障碍,如面部疼痛,感觉减退、麻木,共济失调;②岩斜区型:常为三叉神经痛及三叉神经分布区感觉运动障碍,由于肿瘤生长缓慢、病情长,且呈囊性沿间隙生长,以致肿瘤大而临床表现轻;③脑实质内型:大脑半球常有癫痫发作及颅内压增高,颅后窝者多出现共济失调及后组脑神经麻痹。

(二)MRI 表现

肿瘤多发生于额、颞叶邻近颅底区表浅部位,如脑桥小脑角、鞍上池、岩斜区,形态不规则,边缘不光整。肿瘤沿蛛网膜下腔匐行生长,呈"见缝就钻"特性。由于表皮样囊肿内的胆固醇和脂肪大多不成熟,且含量较少,所以决定表皮样囊肿 MR 信号的主要因素是上皮组织。表皮样囊肿在 T_1WI 呈低信号,T_2WI 高信号,信号明显高于脑组织和脑脊液,包膜在 T_1 和 T_2 相均呈高信号。增强扫描时,病灶无强化(图 7-35),或其边缘及局部仅有轻、中度强化。

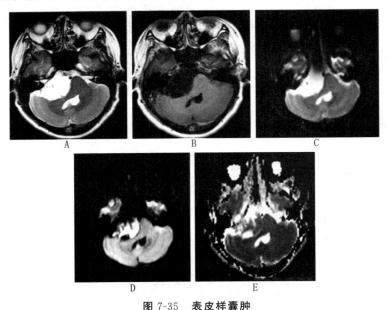

图 7-35　表皮样囊肿

A、B.轴面 T_2WI 及 T_1WI 增强像显示右侧脑桥小脑角区囊性异常信号,信号欠均匀,病灶未见明显强化;C.轴面 DWI(b=0),病灶呈稍高信号;D.轴面 DWI(b=1 000);E.轴面 ADC 图,可见病灶信号不均匀,弥散降低

(三)鉴别诊断

1.低级星形细胞瘤

虽病灶边界清晰,无水肿,无强化,可囊变及钙化,但病变常位于白质内,病灶以稍长 T_1、稍长 T_2 信号为主,形态多规则等征象与本病不同。

2.间变型星形细胞瘤与多形性胶质母细胞瘤

以不均匀长 T_1、长 T_2 信号及囊变、坏死和出血为特征,与本病类似,但其血管源性水肿明显,呈不规则花环状明显强化,易与本病区别。

3.恶性多形性黄色星形细胞瘤

常位于颞叶表浅部位,囊实性肿块有出血及坏死,信号不均,瘤内可含有脂肪信号与本病类似,但水肿及强化明显,脑膜常受累等征象有助于两者鉴别。

4.同心圆性硬化

表皮样囊肿偶有同心圆形等 T_1、略长 T_2 信号,但同心圆性硬化多发生于脑白质,脑白质内及脑干白质内常伴有小圆形长 T_1、长 T_2 信号病灶,类似多发性硬化斑等特点,有助于诊断与鉴别诊断。

三、皮样囊肿

(一)临床表现与病理特征

颅内皮样囊肿是罕见的先天性肿瘤,起源于妊娠 3～5 周外胚层表面,与神经管分离不完全而包埋入神经管内,胎儿出生后形成颅内胚胎肿瘤,占颅内肿瘤的 0.2%。常发生在中线部位硬脑膜外、硬脑膜下或脑内,位于颅后窝者占 2/3,以小脑蚓部、第四脑室及小脑半球为多。常见于 30 岁年龄组,无性别差异。

临床表现与其占位效应和自发破裂有关。皮样囊肿的胆固醇粒子进入蛛网膜下腔可引起脑膜刺激症状。癫痫和头痛最常见。囊壁破裂后可引起化学性脑膜炎、血管痉挛、脑梗死等。少数囊壁通过缺损的颅骨与皮肤窦相通,感染后可引起脑脓肿。

(二)MRI 表现

囊肿呈囊状,边界清楚,信号强度较低。但由于其内含有毛发等不同成分,信号不均匀,以 T_2WI 为著。注射 Gd-DTPA 后囊肿无强化(图 7-36),部分囊壁轻度强化。皮样囊肿破裂后,病灶与周围组织分界欠清,蛛网膜下腔或脑室内出现脂肪信号。脂肪抑制像可见高信号消失(图 7-37)。在脑桥小脑角区短 T_1 短 T_2 信号病变的鉴别诊断中,应考虑皮样囊肿。

四、松果体囊肿

(一)临床表现与病理特征

松果体囊肿是一种非肿瘤性囊肿,是一种正常变异。囊肿起源尚不清楚,大小一般 5～15 mm。囊肿壁组织学分 3 层,外层为纤维层,中层为松果体实质,内层为胶质组织,无室管膜细胞。患者大多无症状。但由于囊肿上皮具有分泌功能,可随时间延长而使囊肿逐渐增大,产生占位效应,出现临床症状,称为症状性松果体囊肿。症状包括:①阵发性头痛,伴有凝视障碍;②慢性头痛,伴有凝视障碍、眼底水肿及脑积水;③急性脑积水症状。

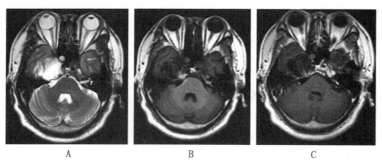

图 7-36 皮样囊肿

A、B.轴面 T_2WI 及 T_1WI 显示右侧颞叶内侧片状混杂信号,内见斑片状短
T_1 信号,边界清楚;C.轴面增强 T_1WI 显示病灶无强化

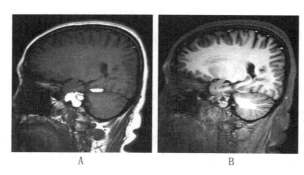

图 7-37 皮样囊肿

A.矢状面 T_1WI 显示岩骨尖及小脑幕团状及片状短 T_1 信号;B.矢状面 T_1WI
脂肪抑制像显示异常短 T_1 信号被抑制,提示脂性病灶

(二)MRI 表现

MRI 表现为松果体区囊性病变,呈椭圆形或圆形,边缘光滑、规整。囊壁薄、均匀完整,于各
扫描序列同脑皮质等信号。增强扫描部分囊壁环状强化,部分不强化。其强化机制是由于囊壁
中残余的松果体实质碎片引起或是囊肿邻近血管结构的强化所致。囊内容物同脑脊液信号相似
(图 7-38)。

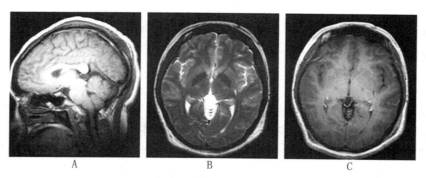

图 7-38 松果体囊肿

A、B.矢状面 T_1WI 及轴面 T_2WI 显示松果体区小圆形囊性信号,边界
清楚;C.轴面增强 T_1WI 显示囊性病灶后缘略显强化

(三)鉴别诊断

主要有蛛网膜囊肿、松果体瘤囊变、第三脑室后表皮样囊肿、皮样囊肿及单发囊虫病。

1.蛛网膜囊肿

其信号特征与松果体囊肿相似,但前者无壁,且 T_2 FLAIR 序列呈低信号,与后者不同。

2.松果体瘤液化囊变

其囊壁厚且不规则,有壁结节,增强扫描时囊壁及壁结节明显强化,与松果体囊肿壁的强化不同。

3.第三脑室后表皮样囊肿和皮样囊肿

其信号特征与松果体囊肿不同,特别在 T_2 FLAIR 和 DWI 序列。

4.单发囊虫病

有临床感染史,MRI 可显示囊壁内头节,结合实验室检查鉴别不难。

（刘　浩）

第八章

腹部疾病的MRI诊断

第一节　肝　脏　肿　块

因可疑的或已知的肝脏肿块接受 MRI 检查和诊断的患者逐年增多。在 MRI 检查中,可以观察到一些特定类型的肝脏肿块,并以此对其分类。MRI 检查的主要目的是评估:①肝脏异常改变的数量和大小;②异常改变的部位与肝血管的关系;③病变的性质,即鉴别良恶性;④病变的起源,如原发与继发。

人们还不知道良性肝脏肿块的确切患病率,可能超过 20%。有研究显示,在那些已知恶性肿瘤的患者中,CT 显示<15 mm 的肝脏病灶中超过 80%是良性的。随着多排螺旋 CT 和薄层准直器的应用,更多的肝脏病灶将被发现。为了了解病灶的特征,需要其他的成像方法进行印证,如磁共振成像。

良性病变与转移瘤和原发恶性病变的鉴别诊断非常重要。一些恶性肿瘤,如乳腺、胰腺以及结直肠恶性肿瘤易于转移到肝脏。结直肠癌常转移到肝脏,死者中超过 50%可能有肝脏转移。另外,在结直肠癌肝转移的患者中,仅 10%～25%适合外科手术切除。5 年生存率如下:孤立结直肠癌肝转移切除术高达 38%,不做任何治疗 5 年生存率不到 1%;剩余 75%～90%的结直肠癌肝转移者不适合做外科手术。欣慰的是,一些新的放化疗手段已经比较成熟。人群中硬化性肝癌的发病率为 1%～2%,积极治疗可使 5 年生存率高达 75%,未经治疗者 5 年生存率不足 5%。

一、非实性肝脏肿块

(一)肝囊肿

1.临床表现与病理特征

肝囊肿是常见的疾病,分为单房(95%)和多房。肝囊肿的发病机制尚不清楚,有先天性和后天性假说。病理上肝囊肿内壁衬以单层立方柱状上皮,被覆上皮依附于潜在的纤维间质。

2.MRI 表现

磁共振成像时,囊肿在 T_1WI 上呈低信号,在 T_2WI 上呈高信号,并且在长回波时间(>120 毫秒)的 T_2WI 仍保持高信号强度。在钆对比剂增强扫描时,囊肿不强化。延迟增强扫描(超过 5 分钟)有助于鉴别诊断囊肿与乏血供逐渐增强的转移瘤(图 8-1)。

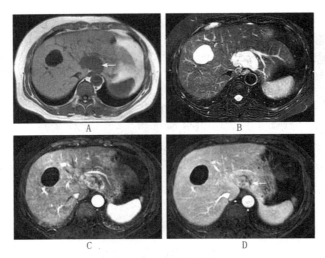

图 8-1 典型肝囊肿

A.轴面 T_1WI,肝右叶圆形低信号,边缘锐利,第二个病灶(箭)在肝左叶外侧段主动脉前方,为稍
低信号的转移瘤;B.轴面脂肪抑制 FSE T_2WI,囊肿呈高信号且边缘锐利,左叶转移瘤为稍高信
号;C.T_1WI 薄层(4 mm)动态增强扫描动脉期,肝囊肿未见强化,边缘锐利,左叶转移瘤呈现厚
薄不均的环状强化;D.延迟期显示肝囊肿仍无强化,转移瘤呈现不均匀强化,容易鉴别

钆对比剂增强 MRI 诊断囊肿优于 CT 图像,囊肿几乎没有磁共振信号,而囊肿在增强 CT
图像呈低密度。单脉冲屏气 T_2WI(如单次激发 FES 序列)显示囊肿非常有效。在病灶比较小,
且已知患者患有原发恶性肿瘤时肝脏 MRI 检查价值更大,可鉴别囊肿、转移瘤与原发肿瘤。出
血性囊肿或含蛋白质囊肿可能在 T_1WI 呈高信号,T_2WI 呈低信号,但增强扫描表现与单纯囊肿
相同。否则应被视为复杂囊肿或囊性恶性肿瘤。

3.鉴别诊断

(1)MRI 有较高的软组织分辨率和独特的成像技术,容易鉴别囊肿、转移瘤与原发肿瘤。有
些囊性病变(如出血性囊肿或含蛋白质囊肿)可能在 T_1WI 呈高信号,T_2WI 呈低信号,但增强扫
描表现与单纯囊肿相同,鉴别诊断不难。

(2)当囊肿的 T_2WI 信号和增强扫描信号不典型时,应考虑复杂囊肿或囊性恶性肿瘤可能,
囊壁无强化是单纯囊肿的特点。

(二)胆管错构瘤

1.临床表现与病理特征

胆管错构瘤是良性胆管畸形,被认为是肝脏纤维息肉类疾病的一种,是由导管板畸形引起,
这是胆管错构瘤共同的本质。估计出现在大约 3% 的人群中。胆管错构瘤由嵌入的纤维间质和
胆管组成,包含少量血管通道。胆管狭窄与扩张并存、不规则并且分叉状。一些管腔内含有浓缩
胆汁。肿瘤可能是单发,也可能是多发。肿瘤多发时呈弥漫分布。

2.MRI 表现

在 MRI 和 MRCP,胆管错构瘤单个病灶较小,直径通常 <1 cm,容易辨认。由于含有较多
的液性成分,这些病灶在 T_1WI 呈低信号,T_2WI 呈高信号,边界清楚。在重 T_2WI,病灶信号可
进一步增高,接近脑脊液信号。在 MRCP,病灶呈现肝区多发高信号小囊病变,散在分布,与引
流胆汁的胆管树无交通,较大的肝内胆管和肝外胆管无发育异常。在钆增强扫描的早期及延迟

期几乎不强化。这些表现与单纯囊肿相似,但胆管错构瘤在钆增强早期及延迟期扫描中出现薄壁(图8-2)。胆管错构瘤的环形薄壁强化与组织病理学上病灶边缘受压的肝实质有关。相反,转移瘤边缘的环形增强在组织病理学上反映了肿块最外层血管形成的部分。

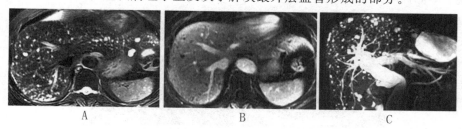

图8-2　胆管错构瘤

A.脂肪抑制 T_2WI 显示肝区多发高信号囊灶,肝右叶病灶更明显,一些病灶呈粗细不匀管状,肝左叶直径5 cm 大囊性病变为单纯肝囊肿;B.钆对比剂增强扫描延迟期,部分病灶周边出现稍高信号薄壁强化;C.MRCP 显示病灶弥漫分布于肝实质内和肝叶边缘,外形呈圆形、卵圆形或不规则管形,胆囊已切,胆囊管残留,肝总管直径14 mm

3.鉴别诊断

(1)单纯肝囊肿:鉴别要点是胆道错构瘤在钆增强早期及延迟期扫描中可出现薄壁。

(2)肝脓肿和肝转移瘤:有时不易鉴别。应结合临床病史分析,或追随病灶的大小变化。

(3)肝胆管囊腺瘤:囊壁上常可见结节,病灶较大;囊内出血时,T_1WI 可见明显高于纯黏液或胆汁成分的高信号;T_2WI 瘤内分隔呈低信号。

二、实性肝脏肿块

(一)肝转移瘤

肝转移瘤是较常见的肝脏恶性肿瘤,表现为孤立或多发的结节状病灶,较少出现相互融合。病变可伴有中央坏死和液化。乳腺癌、胰腺癌、结直肠恶性肿瘤喜好转移至肝脏。MRI 检查可以检出病变,并显示灶性病变的特征。

以结直肠转移瘤为例介绍如下。

1.临床表现与病理特征

结直肠癌与其他类型的癌不同,出现远处转移不影响根治疗法。结直肠癌肝转移患者中,10%～25%有机会做外科切除手术;剩余75%～90%的患者不适合手术切除,可进行放疗、化疗和射频消融等微创治疗。大约25%的结直肠癌肝转移患者没有其他部位的远处转移。MRI 序列组合、相控阵线圈、组织特异性对比剂等的应用使其诊断能力远超 CT。

2.MRI 表现

大部分结直肠癌转移瘤的 MRI 表现具有典型征象(图8-3)。病变在 T_1WI 呈低信号,肿瘤内部解剖不易观察。在压脂 T_2WI,转移瘤呈中等高信号强度(通常与脾比较)。在 T_2WI,中等大小到巨大结直肠癌转移瘤的内部解剖结构呈环形靶征,具体表现为:①病灶中央因为凝固坏死信号最高;②病灶外带因为成纤维反应表现为较低的信号,成纤维反应促进了肿瘤细胞带生长,而且形成肿瘤基质;③病灶最外层为稍高信号,是由含有较多血管和较少结缔组织所组成的致密肿瘤组织。最外层厚仅几毫米,为转移瘤的生长边缘。病灶周围可有受压的肝组织及水肿。在钆对比剂动态增强扫描中,大部分结直肠癌转移瘤在动脉期呈不规则的、连续的、环形强化。这种环形强化显示肿瘤的生长边缘,与血管瘤不连续的、结节状强化不同。在门静脉期及延迟期扫描,转移瘤常显示外带的流出效应和中央的逐渐强化。较大病灶可出现菜花样强化。小的转移瘤中央多缺乏凝固性坏死和液性信号。

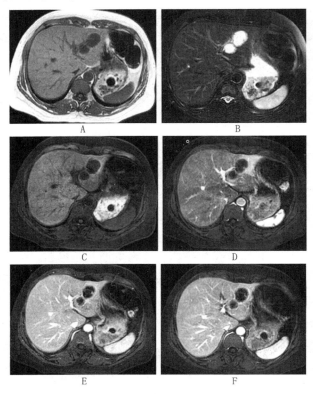

图 8-3　结直肠癌肝转移

A.轴面屏气 FSPGR,肝左叶转移瘤呈低信号,边界清楚;B.轴面脂肪抑制 FSE T_2WI 显示外带中度高信号,中央液性高信号的靶环样结构;C.轴面 T_1WI 平扫,转移瘤呈低信号;D.动态增强扫描动脉期,转移瘤显示连续的不规则环形强化,这种强化模式提示转移瘤病灶外带或外围生长带血供丰富;E、F.延迟扫描显示对比剂缓慢向病灶内填充,这种强化模式提示病灶中央血供少,对比剂需要更多的时间才能填充

结直肠癌和胰腺导管癌的转移瘤在病灶周围和节段性强化方面有所不同。典型结肠癌的周边强化是环周的,具有不确定性,而胰腺导管癌常是边界清楚的楔形强化。显微镜下观察发现,肝脏转移瘤的周围组织成分变化多样,由受压的肝实质、结缔组织增生、炎性浸润等构成。

3.鉴别诊断

(1)少数血供丰富的转移瘤和存在瘤内坏死时,T_2WI 可呈明显的高信号,与肝血管瘤 T_2WI 表现相似。增强扫描尤其是动态加上延迟扫描有助于鉴别肝转移瘤、肝血管瘤和肝癌。临床有无炎症反应、甲胎蛋白是否升高以及短期追随病变变化有助于鉴别肝脓肿和肝癌。

(2)与肉芽肿性疾病鉴别时,应仔细询问病史,也可抗感染后短期随诊,观察其影像表现的变化。利用重 T_2WI,可鉴别小的转移瘤与肝内小囊性病灶。

(二)肝结节

肝实质的多种病变可导致肝炎、肝纤维化、甚至肝硬化。硬化的肝脏包含再生结节(RN),也可包含发育不良结节和原发性肝癌。

1.临床表现与病理特征

除局灶性结节性增生(FNH)发生于肝脏损害之前外,肝脏结节多发生于肝脏损害之后。肝脏损害可能由以下几个因素造成:①地方病,在非洲和亚洲,黄曲霉菌产生的黄曲霉素是导致肝癌的重要原因;②代谢性或遗传性疾病,如血色素病、肝豆状核变性、α_1-抗胰蛋白酶缺乏;③饮食、肥胖、糖尿病(Ⅱ型)、乙醇中毒肝脏的脂肪浸润(脂肪变性)、脂肪性肝炎和肝硬化;④病毒,如乙肝病毒和丙肝病毒引起的病毒性肝炎。

近年来,一种改良的肝结节分类命名法将肝结节分为两类:再生性病变和发育不良性或肿瘤性病变。再生结节(regenerative nodules,RN)由肝细胞和起支撑作用的间质局灶性增生而成。再生性病变包括再生结节、硬化性结节、叶或段的超常增生、局灶性结节性增生。发育不良性或肿瘤性病变是由组织学上异常生长的肝细胞形成。一些假设的或已被证明的基因改变导致肝细胞异常生长。这些病变包括腺瘤样增生、巨大再生结节、结节性增生、发育不良性结节(dysplastic nodules,DN)或肿瘤性结节、肝细胞癌(HCC)等。发育不良性病变的相关名词繁多而复杂,使不少研究结果之间无法比较。最近文献统一命名为DN,是指发生于有肝硬化或无肝硬化背景下的肝内肿瘤性病变。

2.MRI表现

(1)再生结节(RN):RN是在肝硬化基础上肝组织局灶性增生而形成的肝实质小岛。大部分结节直径在$0.3\sim1.0$ cm。在MRI上,RN在T_1WI和T_2WI多呈等或高信号;有些结节在T_1WI呈稍高信号,在T_2WI呈低信号。T_2WI低信号可能与含铁血黄素沉着,或周围的纤维间隔有关。含铁血黄素能有效缩短T_2,降低T_2信号,使RN呈低信号;纤维间隔则由于炎性反应或血管扩张,使其含水量增加而形成小环形或网状高信号,而使RN呈相对低信号。在钆对比剂动态增强扫描时,动脉期再生结节不强化(图8-4)。

有些RN因含有铁离子,在T_1WI和T_2WI呈低信号。这些含铁结节在T_2序列上呈现磁敏感效应,发生肝细胞癌的危险性较不含铁结节高。

(2)发育不良结节(DN):DN是一种较RN大的结节,直径常>1.0 cm,无真正包膜,被认为是一种癌前病变,可见于$15\%\sim25\%$的肝硬化患者中。组织学上,低度DN含有肝细胞,无细胞异型性或细胞结节,但大量细胞发育不良,轻度异常。而高度DN有局灶或广泛结构异常,有细胞异型性。

DN在T_1WI呈高或等信号,在T_2WI呈等或低信号,这两种信号结合被认为是DN的特征性表现(图8-5)。DN的MR信号特征与小肝细胞癌(<2.0 cm)部分重叠或相似。两者均可表现为T_1WI高信号,T_2WI低信号。在T_2WI呈稍高信号为肝细胞癌的特征性表现。DN与肝细胞癌的区别在于其在T_2WI几乎不呈高信号,也无真正包膜。

DN中含有肝细胞癌结节灶时,其倍增时间<3个月。当癌灶仅在显微镜下可见时,无论在活体或离体组织标本上,MRI常难以显示。当癌灶增大时,MRI出现典型的"结中结"征象,即在T_2WI低信号结节中出现灶性高信号。有时在慢性门脉纤维化时亦可出现假性"结中结"征。因此,一旦发现"结中结"征象,即使血液检查或细胞学穿刺检查呈阴性,也应及时治疗或追踪观察。

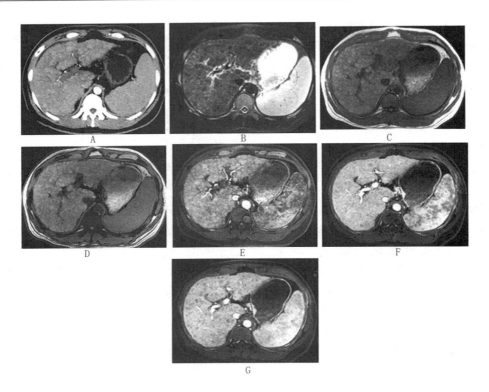

图 8-4　肝再生结节

A.CT 增强扫描动脉期见肝实质多发结节影；B.轴面 T_2WI，多发肝硬化结节呈低信号，大部分结节周围环绕高信号分隔；C、D.梯度回波序列同反相位图像显示肝内多发高信号结节，肝脏外形不规则，第Ⅲ和Ⅳ肝段萎缩导致肝裂增宽，脾脏增大提示门静脉高压；E、F.轴面二维梯度回波序列动态增强扫描 T_1WI，动脉期显示结节未强化；G.延迟扫描显示典型肝硬化改变，分隔强化

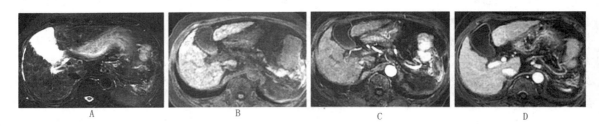

图 8-5　发育不良结节

A.脂肪抑制 FSE T_2WI，肝右叶见多发低信号结节，肝硬化背景，脾切除病史；B.LAVA
蒙片为高信号和等信号；C、D.钆增强 LAVA 扫描动脉期和延迟期结节均为等信号

此外，肝硬化再生结节和良性退变结节中含有 Kupffer 细胞，能吞噬超顺磁性氧化铁 Feridex（SPIO）。SPIO 缩短 T_2，使结节在 T_2WI 呈低信号。而肝细胞癌无 Kupffer 细胞，或其吞噬功能降低，在 T_2WI 呈高信号。由此，肝硬化再生结节和良性退变结节可与肝细胞癌鉴别。

根据病灶体积和细胞密度逐渐增大情况，可对肝细胞癌分级：依序是再生结节（RN）、发育不良结节（DN）、小肝癌和大肝癌（图 8-6）。根据这种途径，RN 中局部肝细胞突变、增多，形成小灶状小肝癌，再生长为大肝癌。肿瘤血管生成对原发性肝细胞癌的生长很重要，也有利于早期影像检出。

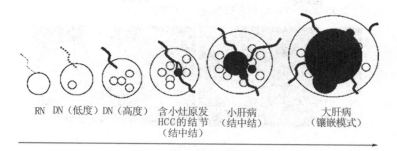

RN　DN（低度）DN（高度）　含小灶原发　小肝病　大肝病
　　　　　　　　　　　　　　HCC的结节　（结中结）　（镶嵌模式）
　　　　　　　　　　　　　　（结中结）

图 8-6　肝癌逐渐形成过程

图中包括结节大小、细胞构成、血管生成等因素；肝脏存在潜在的疾病，如肝炎、肝纤维化、肝硬
化；原发性肝癌的形成过程是再生结节到发育不良结节到肝癌的渐进发展过程，在这个过程中
肿瘤血管生成（图中曲线）起重要作用；RN：再生结节，DN：发育不良结节，HCC：肝细胞癌

3.鉴别诊断

肝硬化再生结节在 MRI 上能较好地与肝细胞癌鉴别，但较难与 DN 鉴别。在 T_2WI，DN 不呈高信号，而肝细胞癌可呈高信号，以此区别两者不难。此外，良性 DN 在菲立磁增强的 T_2WI 呈低信号。大部分高级别 DN（如前面提到的腺瘤样增生）和分化较好的小肝癌，在 T_1WI 可呈高信号。

（三）局灶性结节增生

局灶性结节增生（focal nodular hyperplasia，FNH）是一种肝脏少见的良性占位病变。病因不明，无恶变倾向及并发症。影像表现虽有特征，但缺乏特异性。临床确诊率不高。

1.临床表现与病理特征

FNH 主要发生于育龄期女性，偶见于男性和儿童。常在影像检查时意外发现，大部分不需要治疗。但需要与其他的肝内局限性病变鉴别，如原发性肝细胞癌、肝细胞腺瘤和富血供转移瘤。

FNH 呈分叶状，好发于肝包膜下，虽无包膜但边界清楚。大体病理的特异性表现是中央有放射状的隔膜样瘢痕。这些瘢痕将病灶分为多个异常肝细胞结节，周围环绕正常肝细胞。中央瘢痕含有厚壁肝动脉血管，给病灶提供丰富的动脉血。直径＞3.0 cm 的 FNH 均有典型的中央瘢痕。组织学上，典型 FNH 的特征是出现异常的结节、畸形的血管和胆小管的增生。非典型 FNH 常缺少异常结节和畸形血管中的一项，但往往会有胆小管增生。Kupffer 细胞依然存在。超过 20％的 FNH 含有脂肪。

2.MRI 表现

FNH 在 T_1WI 呈略低信号，T_2WI 呈略高信号。有时在 T_1WI 和 T_2WI 均呈等信号。不像肝腺瘤，FNH 的信号强度在 T_1WI 很少高于肝脏。中央瘢痕在 T_2WI 常呈高信号。在 Gd-DTPA 增强扫描时，动脉期 FNH 呈明显同步强化，中央瘢痕和放射状间隔呈延迟强化（图 8-7）。强化模式以"快进慢出"为特点，与肝癌的"快进快出"不同，其中以动脉期瘢痕显著均匀强化为特征。经门脉期至延迟期，信号仍等于或略高于肝实质，中央瘢痕明显强化。动脉期病灶中央或周边出现明显增粗迂曲的血管（供血动脉）亦是 FNH 的特征，但并不多见。特异性对比剂，如 SPIO 和锰剂分别作用于 Kupffer 细胞和肝细胞，可证实病灶的肝细胞起源。Kupffer 细胞摄取 SPIO 后，病灶和正常肝实质在 T_2WI 和 T_2WI 呈低信号；中央瘢痕呈相对高信号。MRI 诊断

FNH 的敏感性(70％)和特异性(98％)高于 B 超和 CT。

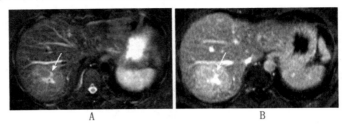

图 8-7　局灶性结节增生

A.轴面 T_2WI 显示稍高信号病灶,高信号中央有瘢痕和分隔(箭);B.二维梯度回波

增强扫描轴面 T_1WI 静脉期显示病灶均匀强化,中央瘢痕延迟明显强化(箭)

FNH 的非典型表现有动脉期强化不显著而低于肝实质;动脉期出现动脉-门脉、动脉-静脉分流;门脉期及延迟期呈低信号和(或)中央瘢痕不强化;中央瘢痕不显示;延迟期出现包膜样强化。不典型征象导致术前确诊率不高。

3.鉴别诊断

表现不典型的 FNH 需与原发性肝癌、肝血管瘤(＜3.0 cm)以及肝腺瘤鉴别。判断良恶性最关键。FNH 存在 Kupffer 细胞,有吞噬胶体的功能,所以核素标记胶体肝脏显像可用于鉴别 FNH、肝腺瘤和肝癌。[18]FDG PET 是肿瘤阳性显像,肿瘤病变因高代谢而表现异常放射性浓聚。FNH 的肝细胞无异型性,[18]FDG PET 显像时无异常放射性浓聚。但高分化肝癌的[18]FDG PET 显像也往往表现为阴性,鉴别两者需要借助于[11]C-乙酸肝脏显像。

(四)肝细胞腺瘤

肝细胞腺瘤是一种良性新生物,好发于有口服避孕药史的年轻女性。偶见于应用雄性激素或促同化激素的男性,或有淀粉沉积疾病的患者。

1.临床表现与病理特征

通常无临床症状,肝功能正常。大病灶常出现疼痛和出血。肝细胞腺瘤由类似于正常肝细胞的细胞团所组成。与 FNH 不同,肝细胞腺瘤缺少中央瘢痕和放射状分隔。出血和坏死常导致疼痛。有人认为肝细胞腺瘤是癌前病变,有潜在的恶性。大的腺瘤(＞5 cm)首选外科手术治疗。

70％～80％的肝腺瘤为单发。组织学见肿瘤由良性可分泌胆汁的肝细胞组成,排列成片状,内含丰富的脂肪和糖原。瘤内有胆汁淤积及局灶出血、坏死,有时可压迫周围肝组织形成假包膜,也可有薄的纤维包膜。周围的肝实质也可脂肪变。肿瘤由肝动脉供血,血供丰富。可有 Kupffer 细胞,但数量常少于正常肝实质。腺瘤中没有胆管和门管结构。

2.MRI 表现

在 T_1WI 和 T_2WI,典型的腺瘤与周围肝实质信号差别不明显。病灶在 T_1WI 呈中等低信号至中等高信号,T_2WI 呈中等高信号。动态增强扫描时,动脉期即早期强化,呈均匀强化(强化程度常弱于典型 FNH);在门脉期强化减退,呈等信号;延迟期与肝脏信号几乎相等。在脂肪抑制 T_1WI 和 T_2WI,腺瘤与肝脏相比可呈高信号。腺瘤在 T_1WI 呈高信号,部分原因为含有脂肪。在脂肪抑制 T_2WI,在较严重的脂肪肝,肝脏信号的压低较腺瘤明显,使腺瘤呈高信号。瘤内出血时,T_1WI 和 T_2WI 呈高、低混杂信号(图 8-8)。

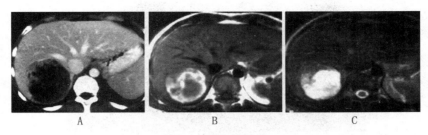

图 8-8 肝细胞腺瘤

A.CT 增强扫描门静脉期肿块边缘少许强化,中央大部为低密度,无明确出血表现;B.T_1WI,肿
块内见散在高信号,提示瘤内出血;C.T_2WI,肿块呈不均匀混杂信号

有时,在腺瘤边缘显示完整或不完整的假包膜,通常较薄,在 T_1WI 呈低信号。在 T_2WI,假
包膜较肝细胞癌的真性纤维包膜信号高。

(五)肝细胞癌

肝细胞癌(hepato cellular carcinoma,HCC)是由肝细胞分化而来的恶性新生物。

1.临床表现与病理特征

早期常无症状。小肝癌的定义为肿瘤直径<2 cm。在病理学上,鉴别小肝癌和高级别不典
型增生的标准尚无明确的界定。偏向于恶性的所见包括:①细胞核明显的异型性;②高的核浆比
例,2 倍于正常的细胞核密度;③3 倍或更高的细胞浓度,有大量无伴随动脉;④中等数量的核分
裂象;⑤间质或门脉系统受侵袭。很多小肝癌和不典型增生在组织学上无法鉴别。

2.MRI 表现

相对于正常肝实质,小肝癌病灶在 T_2WI 呈小片高信号或略高信号,T_1WI 信号多变,可为
等信号、低信号或高信号。钆对比剂动态增强扫描时,动脉期明显强化(不均匀或均匀),门脉期
和延迟期呈流出效应(图 8-9)。有时出现"结中结"征象,特别在铁质沉着的增生结节中发生的
点状小肝癌。

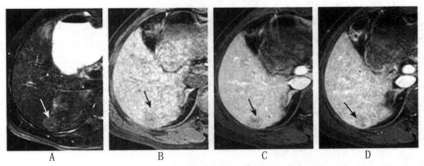

图 8-9 小肝癌

A.轴面 T_2WI 显示肝右叶后下段稍高信号结节(箭);B.轴面二维梯度回波增强
扫描 T_1WI 动脉期显示结节不均匀强化;C.门静脉期显示肝内结节强化;D.延迟
期显示肿瘤周围包膜强化(箭);随访患者 7 个月后,肿物增大至 9.6 cm

大肝癌(直径>2 cm)可能出现附加的特征,如镶嵌征、肿瘤包膜、卫星灶、包膜外浸润、血管
侵犯、淋巴结和远处转移等肝外播散。

镶嵌征是由薄层间隔和肿瘤内坏死组织分隔的小结节融合形成。这种表现很可能反映肝细
胞癌的组织病理学特点和增殖模式。>2 cm 的肝癌 88% 出现镶嵌征。有镶嵌征的病灶在

T_1WI 和 T_2WI 信号多变,在动态增强扫描动脉期和延迟期呈不均匀强化(图 8-10)。

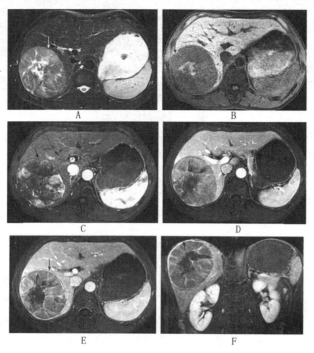

图 8-10 大肝癌

A.轴面 T_2WI 显示病灶大部分为高信号,局部为低信号,病灶边缘为低信号肿瘤包膜(箭),T_2WI 低信号提示由纤维组织构成,与良性病变的假包膜不同;B.梯度回波 T_1WI 显示大的圆形病灶,大部分呈低信号,病灶边缘为低信号肿瘤包膜(箭);C.梯度回波轴面 T_1WI 动脉期显示整个病灶明显不均匀强化,呈镶嵌样改变(箭);D、E、F.轴面和冠状面 T_1WI 延迟期扫描,肿瘤强化呈流出效应,肿瘤包膜强化(箭),中央无强化

肿瘤包膜是(大)肝细胞癌的一个特点,见于 $60\%\sim82\%$ 的病例。有报道 72 例肝细胞癌中,56 例在组织学上出现肿瘤包膜,75%肿瘤包膜病灶>2 cm。随着瘤体增大,肿瘤包膜逐渐变厚。肿瘤包膜在 T_1WI 和 T_2WI 呈低信号。肿瘤包膜外侵犯指形成局部放射状或紧贴病灶的卫星灶,见于 $43\%\sim77\%$ 肝细胞癌。

门静脉和肝静脉血管侵犯也常见。在梯度回波序列 T_1WI 和流动补偿 FSE T_2WI 表现为流空消失,动态增强扫描 T_1WI 表现为动脉期异常强化,晚期呈充盈缺损。

不合并肝硬化的肝细胞癌:在西方社会,超过 40%的肝癌患者无肝硬化。而在东南亚地区,地方性病毒性肝炎多发,仅 10%的肝细胞癌患者无肝硬化。但不合并肝硬化和其他潜在肝病的肝细胞癌患者,确诊时常已是晚期。病灶较大,肿瘤直径的中位数是 8.8 cm,常单发并有中央瘢痕(图 8-11)。这些患者更适合外科手术,且预后较好。

3.鉴别诊断

不合并肝硬化的肝细胞癌应与腺瘤、FNH、肝内胆管癌、纤维板层型癌和高血供转移瘤鉴别。合并肝硬化的肝细胞癌需与所谓的"肝脏早期强化病灶"(EHLs)鉴别。

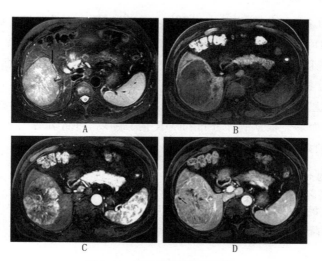

图 8-11　非肝硬化患者肝癌

A.轴面 FSE 序列 T_2WI 显示肝内巨大病灶,病灶大部分呈条索状中高信号,中心呈高信号,由厚的肿瘤包膜包绕(箭);B.二维梯度回波轴面 T_1WI 肿瘤呈低信号;C.轴面 T_1WI 增强扫描动脉期,病灶明显不均匀强化;D.延迟期,病灶强化呈流出效应,而肿瘤包膜明显强化;本例肝脏轮廓光滑,肝实质强化均匀,脾脏不大;病灶切除后病理证实为纤维板层肝细胞癌

(1)肝内胆管癌:占胆管癌的 10%,表现为大的团块,伴肝内胆管扩张,脐凹征(肿瘤被膜收缩形成),强化模式与巨大结直肠转移瘤和肝细胞癌有部分重叠。也可出现肝细胞癌和肝内胆管癌的混合型病灶,影像表现与肝细胞癌不易鉴别。

(2)纤维板层型肝癌:与常规肝细胞癌的临床表现和病理存在差别,故被认为是一种单独病变。组织学上,瘤体较大,由排列成层状、束状、柱状的巨大嗜酸性粒细胞、多边形赘生性细胞、平行层状排列的纤维分隔组成。在 T_1WI 呈低信号,T_2WI 呈高信号,强化不均匀。中央的纤维瘢痕在 T_1WI 和 T_2WI 均呈低信号。

(3)FNH:中央瘢痕在 T_2WI 多为高信号,但仅依据中央瘢痕在 T_1WI 和 T_2WI 的表现不足以判断肿瘤的良、恶性。少数肝癌也见纤维瘢痕,并可因炎症而在 T_2WI 呈高信号。

(4)EHLs:多数呈圆形或椭圆形,也可呈楔形、地图形或三角形。这类病灶应除外高级别 DN 和小肝癌。无间隔生长的小 EHLs 表现类似血管分流和假性病灶。

(5)Budd-Chiari 综合征的结节多发,在动脉期明显均匀强化,在晚期几乎与周围肝实质等信号。

(刘　浩)

第二节　肝脏弥漫性病变

MRI 能够评价肝脏的正常解剖或变异。静脉注射对比剂扫描能提供血流灌注和异常组织血供来源、血管大小与数量、血管壁完整性等更多信息。MRI 也是不断发展的解剖和分子影像工具,是一种有可能实现非侵袭性病理目标的技术。

常规 MRI 检查由 FSE T_2WI 或单次激发 T_2WI、屏气 T_1WI 及钆对比剂多期增强扫描组成。T_1WI 同、反相位图像可以评估肝内脂肪和铁的含量。钆对比剂增强 T_1WI 动脉期图像,对显示急性肝炎非常重要,静脉期和平衡期则可证实急性肝炎或纤维化,发现扭曲的异常血管。在肝硬化患者,钆对比剂增强扫描对于 RN、DN 和肝细胞癌的检出和定性非常重要。

肝脏弥漫性病变包括脂肪代谢异常疾病、铁沉积疾病、灌注异常导致的肝炎与纤维化、血管闭塞导致的梗死或出血等。根据病灶分布和 MR 信号强弱,可将其分为 4 种类型:均匀型、节段型、结节型和血管周围型。现分述如下。

一、均匀型弥漫病变

均匀型弥漫病变包括肝细胞本身及网状内皮系统的病变。肝实质信号在 T_1WI 或 T_2WI 表现为均匀增高或均匀降低。

(一)铁沉积病

铁元素通过两种机制沉积于肝脏:即通过正常的代谢螯合机制沉积在肝细胞内,或通过网状内皮系统的 Kupffer 细胞吞噬作用,沉积在网状内皮细胞内。原发性血色素病是一种相对常见的遗传性疾病,因不适当的调节使小肠摄取铁过多,导致全身铁沉积。85%~95% 的遗传性血色素病患者纯合子发生点突变(282 位密码子的酪氨酸突变为胱氨酸)。继发性血色素病的铁沉积机制不同于原发性血色素病,是由于网状内皮系统吸收衰老或异常的红细胞增加,导致血红素中的铁被过多吸收。与原发性血色素病相比,继发性血色素病的典型表现是胰腺不沉积铁。血色素病的临床意义是很多患者发展为肝硬化,约 25% 的患者发展为肝细胞癌。这个过程可由肝脏 MRI 评价。

MRI 对肝内铁浓度敏感。铁有顺磁性,影响 T_2 和 T_2^* 弛豫,导致单次激发屏气 T_2WI 和屏气 SPGR 序列 T_1WI 信号减低。在 SPGR 序列和 SE 序列测量 T_2 和 T_2^* 值,可定量研究肝内铁含量。在轴面 T_2WI,扫描野肝脏、脾脏和腰大肌可在同一层面显示,肝脏 MRI 信号强度通常在低信号肌肉和高信号脾脏之间。在铁沉积超负荷者,肝脏信号可与骨骼肌相同或低于骨骼肌。GRE 序列 T_2WI 对磁敏感效应更敏感。肝脏铁浓度增加时,在 T_1WI 肝实质信号通常降低。较长回波时间(TE=4.4 毫秒)的肝脏信号低于较短回波时间(TE=2.2 毫秒)的肝脏信号(图 8-12)。在继发性铁沉积超负荷时,脾脏信号同样变暗。骨髓信号异常也可发生,如骨髓纤维化。正常骨髓脂肪的高信号被低信号的增生骨髓细胞和硬化取代。

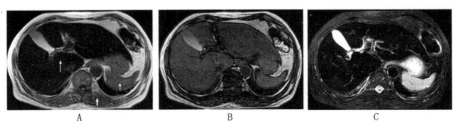

图 8-12 铁沉积疾病

女,78 岁,营养性巨幼红细胞贫血,有反复输血史;A.GRE 序列同相位,肝脏信号(大箭)均匀降低,低于脾信号(小箭)和竖脊肌信号(小箭);B.GRE 序列反相位,肝脏信号高于同相位肝脏信号;C.脂肪抑制 T_2WI,肝脏信号低于脾信号和竖脊肌信号,脾信号正常

(二)脂肪肝

肝细胞内脂肪聚集是继发于多种病因的肝功能损害。非乙醇性脂肪肝由炎症反应引起,患者无酗酒史,无肥胖、糖尿病、高脂血症及神经性厌食。该病有时与急性肝衰竭相关,少数发展为肝硬化。肝组织学表现为弥漫性脂肪浸润、肝实质炎症伴纤维化和 Mallory's 小体。肝内脂肪沉积可是弥漫性、弥漫性与局灶性并存或局灶性。MRI 能够检出肝内脂肪异常聚集,比较 SPGR 序列同相位与反相位图像的肝脏信号,就能发现异常脂肪信号。在 T_1WI,肝脏信号均匀增高。在脂肪抑制图像,信号均匀降低。炎性病理改变并不影响 MRI 表现。

常规 SE 序列和 GRE 序列不能区别水与脂肪的质子共振频率,诊断脂肪肝较难。通过脂肪饱和 MRI 技术检测脂肪成像时间长,扫描层数少,对磁场、射频场不均匀较敏感。GRE 化学位移 MRI 利用 Dixon 的相位位移原理抑制脂肪,结合快速成像技术,实现水和脂肪质子信号相互叠加或抵消,获得水和脂肪的同相位和反相位图像。同相位的效果是水和脂肪信号之和,而反相位的效果是两者信号之差。对比两者,反相位序列脂肪的信号强度减低。与脂肪饱和成像技术比较,GRE 化学位移技术可更有效显示混有脂肪和水组织导致的信号强度减低,更适合检测脂肪肝的脂肪含量。脾脏没有脂肪沉积,因此可作为反相位肝脏信号减低的参照。铁沉积也可改变脾脏信号。所以,肾脏和骨骼肌的信号能更可靠地评估肝脏信号在同、反相位的改变。

对脂肪肝鼠模型研究发现,当肝组织脂肪含量超过 18% 时,同、反相位的信号强度差值随着脂肪含量的增加而增加。临床研究证实脂肪肝在 MRI 反相位的信号强度较同相位明显下降。肝脂肪变 MRI 指标与病理活检脂肪变分级成正相关(r=0.84),脂肪含量>20% 者可明确诊断。但是,脂肪饱和 SE 图像较 GRE 反相位图像对肝脂肪定量,尤其是肝硬化患者的脂肪定量更准确(图 8-13)。

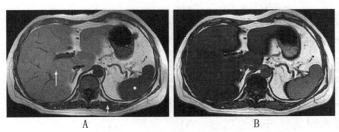

图 8-13 肝脏弥漫性脂肪浸润

A.梯度回波序列同相位,肝脏信号(白箭)高于脾脏(星号)和肌肉(白箭);B.梯度回波序列反相位,与同相位图像相比,肝脏信号弥漫性减低,低于脾脏和肌肉信号,而正常肝脏信号应介于脾脏和肌肉之间

MRS 检查为精确量化脂肪肝提供了广阔前景。活体 1H-MRS 检测到的最强信号是水和脂肪的信号,因此,可用于对水和脂肪量化测定。MRS 诊断脂肪肝的敏感度为 100%,特异度为 83%,准确度为 86%。MRS 脂水比值随着肝脂肪变程度的增加而增高。健康志愿者、1 级、2 级、3 级非乙醇性脂肪肝患者的脂水比值依次为 0.11 ± 0.06、4.3 ± 2.9、13.0 ± 1.7、35.0 ± 5.0。也可利用 DWI 的 ADC 值量化研究肝脏病变。脂肪肝的 ADC 值是 $(1.37\pm0.32)\times10^3$ mm^2/s,与肝硬化等疾病的 ADC 值不同($P<0.05$)。

二、节段型弥漫病变

节段型弥漫病变包括节段型脂肪肝、亚急性肝炎和局灶性纤维化融合。

(一)脂肪肝

节段型脂肪肝的特点是脂肪浸润呈节段分布,与肝灌注有关。肝细胞脂肪变出现在糖尿病、肥胖、营养过剩、肝移植、酗酒及化学中毒的患者。典型的局灶型脂肪聚集发生在镰状韧带、胆囊窝或下腔静脉旁(图 8-14)。SE 序列 T_1WI 上,由于节段脂肪浸润,肝脏局部区域信号轻度增高。GRE 化学位移同相位像上,正常肝实质和脂肪浸润区的信号相似,反相位像显示病变区的信号强度减低。用脂肪抑制技术观察脂肪浸润引起的低信号最有效。

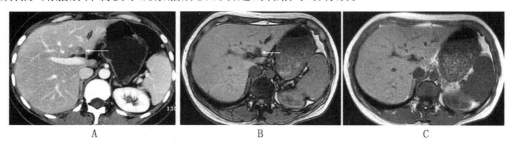

图 8-14 肝脏局灶性脂肪浸润

A.增强 CT 示肝左叶内侧段近胆囊窝处 2 cm 大小的稍低密度影,边界不清(箭);B.同一患者 MRI 扫描反相位图像,近肝门部可见 1 cm 大小的低信号区(箭);C.同相位图像,相应部位呈等信号;MRI 动态增强扫描时局部有轻度强化,脂肪抑制 T_2WI 显示该部位信号与肝实质信号相同(未展示)

(二)急性和亚急性肝炎

肝脏炎性疾病由许多病因引起,包括原发性、药物性、病毒性、乙醇性以及结石造成的胆管阻塞。肝损害严重时,肝实质信号在 T_1WI 减低,在 T_2WI 增高。另外,节段性肝萎缩可表现为轻度信号异常。

MRI 检查是了解急性肝炎的方法之一,但应用经验不多。最敏感的序列是屏气 GRE 钆对比剂动态增强扫描动脉期成像(图 8-15)。动脉期扫描时间的精确性决定其对轻度急性肝炎的敏感性。在门静脉填满而肝静脉未填充对比剂时,能显示肝脏不规则强化。这种异常强化具有标志性,可保持到静脉期和延迟期,并随病情加重而加重,随病情缓解而缓解。对于大多数患者,最佳动脉期扫描时间是在肘前静脉给药后 18~22 秒,注射速度 2 mL/s,20 mL 生理盐水冲洗。目前没有其他影像技术对急性肝炎更敏感。MRI 是唯一可评价轻度肝炎的影像方法。

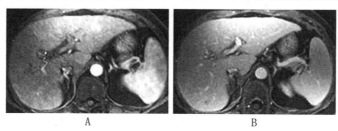

图 8-15 急性病毒性肝炎

A.SPGR 增强扫描 20 秒动脉期显示肝动脉灌注区域不规则斑片状强化;B.60 秒门静脉期显示不规则强化斑片与周围组织融合,肝实质强化趋于均匀

急性肝炎时肝实质不均匀强化的机制不明。动脉期相对高信号的区域可能代表异常。门静脉炎性改变可能降低门脉肝内分支的压力,导致相应节段的肝动脉优先供血。炎症也可能改变血管的调节作用,使血管扩张,相应区域的肝动脉血流增加。对比剂动态增强 MRI 有独特的优

势,所显示包括血流动力学在内的病理生理学改变是病理组织学检查难以完全揭示的。

(三)放射后肝纤维化

当放疗的视野包含肝脏时,就有发生放射后纤维化的危险。急性期伴随炎症和水肿,慢性期病变包括纤维化和组织萎缩。影像特点是异常的肝脏信号沿着外照射轮廓分布,而不是按照解剖叶段分布。急性期 T_2WI 信号升高,T_1WI 信号降低。钆对比剂扫描时动脉期强化,延迟期扫描时强化持续或强化更明显。门静脉分支对放射性纤维化、萎缩和闭塞更敏感,导致受累肝组织肝动脉优先供血。肝静脉也优先受累,导致钆对比剂流出延迟。此外,由于纤维化组织血管通透性增加,组织间隙内钆对比剂也增多。这两种因素促成延迟期明显强化。

三、结节型弥漫病变

结节型弥漫病变的特征为肝内出现多发的结节状异常信号灶,包括肝硬化、Willson 病、肝结节病和巴德-吉(基)亚利综合征等疾病。

(一)病毒感染后肝硬化

肝硬化是肝细胞反复损害所致的一种慢性反应,以再生和纤维化为特征。常见病因有酗酒及乙型、丙型肝炎病毒感染。肝细胞再生形成满布肝内的结节。

伴随肝硬化的纤维化病变的 MRI 特征是在延迟扫描时逐步强化。这是钆对比剂由血管内进入纤维化区域的细胞间隙所致。肝硬化的典型强化模式为由细网状和粗线状纤维带勾画出再生结节的轮廓(图 8-16)。如果出现活动性肝炎,纤维组织带发生水肿,并在 T_2WI 呈高信号;肝组织在动脉期多呈不规则斑片状不均匀强化。门静脉扩张和食管胃底静脉丛曲张提示门脉高压症。

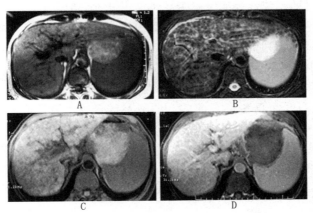

图 8-16 肝硬化小再生结节

A.肝脏 SE T_1WI,肝内见散在高信号结节;B.脂肪抑制 FSE T_2WI,肝内见散在低信号结节,并见不规则线状、网格状高信号带弥漫分布;C.梯度回波屏气扫描 T_1WI,肝脏信号明显不均匀;D.动态增强扫描延迟期显示肝内渐进性强化的粗条和细网格状结构,很多直径 3~4 mm 的小结节轻度强化

RN 发生在肝硬化基础上,内含相对更多的肝实质,主要由门脉系统供血。这些结节的直径<1 cm,在门脉期达到强化高峰。RN 聚集铁,在 GRE T_1WI 和单次激发脂肪饱和 FSE T_2WI 呈低信号,在钆对比剂增强扫描时轻度强化。

DN 是癌前病变,其发育不良有逐渐升级可能性,最终发展成肝细胞癌。典型的 DN>RN,

几周或几个月后会增大。DN 的 MRI 表现与肝细胞癌重叠，也会轻度升高 T_1WI 信号和降低 T_2WI 信号。肝细胞癌的特点是 T_2WI 信号增高、标志性的动脉期快进快出强化、静脉期及平衡期边缘强化、直径>3 cm。高级别 DN 与肝细胞癌的重叠率可能更高，且有快速转变为肝细胞癌的潜力(图 8-17)。

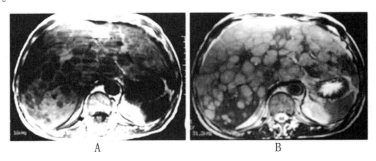

图 8-17　结节型弥漫肝癌

A.T_1WI 显示肝大，肝内多发低信号结节；B.轴面 T_2WI 显示肝内高信号结节，弥漫分布

(二)Willson 病

发病机制为铜经胆排泌减少，导致铜在肝脏、大脑、角膜蓄积中毒。铜在肝内门脉周围区域及肝血窦周围沉积，引起炎性反应与肝硬化。铜在肝细胞内与蛋白质结合，故无顺磁性效应。Willson 病最常见的表现是肝硬化。因 RN 内铁沉积，T_2WI 表现为全肝小结节影，弥漫分布，信号强度与病毒感染所致肝硬化相似。

(三)结节病

结节病为一种常见的系统性肉芽肿病变。偶见于肝、脾和膈下淋巴结。周边纤维化的非干酪性上皮样肉芽肿发生于门脉及其周围区域。肝脾大，伴有或不伴有大量微小结节。在 T_2WI 结节信号低于肝实质，注射 Gd-DTPA 后强化。

(四)巴德-吉(基)亚利综合征(Budd-Chiari syndrome,BCS)

巴德-吉(基)亚利综合征是一种由于肝静脉或下腔静脉阻塞导致的临床综合征。临床表现无特征性，但有潜在致命性。原发的巴德-吉(基)亚利综合征由急性肝静脉血栓形成。现在，巴德-吉(基)亚利综合征被用来描述任何形式的病理为肝静脉或下腔静脉血栓形成的疾病。肝静脉内血栓形成常源于高凝状态，多发生于女性，特别在妊娠、产后状态、狼疮、败血症、红细胞增多症、新生物如肝细胞癌的基础之上。

肝静脉流出受阻导致充血和局部缺血。时间过长导致萎缩和纤维化，形成肝弥漫性再生结节(nodular regenerative hyperplasia,NRH)。未累及的肝叶代偿性肥大。尾叶的血液直接汇入下腔静脉，尾叶通常不受累，代偿性肥大明显。肝静脉回流是可变的，其他肝叶通常备用，故代偿性肥大的区域可变。

在巴德-吉(基)亚利综合征急性期，缺乏肝内和肝外血管的侧支代偿。肝静脉阻塞后，肝组织继发性充血水肿、区域压力增高，使肝动脉和门静脉血供减少，但尾叶和中心区肝实质受累相对较轻。在 T_2WI，急性期外周区域的肝实质信号不均匀增高；在 MRI 增强扫描动脉期强化程度减低，且强化不均匀，反映肝组织局部血流减少。

在亚急性期，MRI 平扫时肝实质信号特点与急性期相似，而动态强化特点则有本质的不同。动脉期外周区肝实质的强化较尾叶和中心区明显；延迟期全肝强化渐均匀，仅周边不均匀轻度强化。外周区肝实质的早期强化可能反映了肝内静脉侧支血管形成。屏气GRE静脉期和延迟期显示急性期和亚急性期肝静脉血栓最佳（图8-18）。

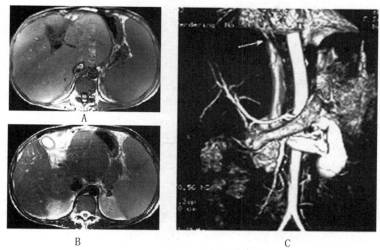

图8-18　巴德-吉（基）亚利综合征

A.屏气轴面 T_1WI 显示巨脾；B.FSE轴面 T_2WI 见肝叶增大，信号异常；
C.钆对比剂增强三维重组图像显示下腔静脉第二肝门处明显狭窄（箭）

在慢性期，由于肝动脉和门静脉之间交通，门静脉的血液反流以及肝内、肝外小静脉侧支形成，血液向外分流，肝组织压力逐渐恢复正常，尾叶和中心区肝实质与外周区肝实质在MRI平扫和增强扫描时的信号差别均减少。另外，逐渐形成的肝实质纤维化使 T_2WI 信号减低。所以，T_2 信号可以反映急性期水肿和慢性期纤维化的程度。此期在MRI很少能见到直观的肝静脉血栓。但尾叶代常性肥大具有特征性，其他未受累肝叶也同样代偿性肥大。受累肝叶萎缩、纤维化。纤维化区域在延迟期强化并逐渐增强。

本病NRH的组织成分类似于正常肝细胞和Kupffer细胞，故MRI不易显示。通常在 T_1WI 呈高信号，在 T_2WI 呈等或低信号（与腺瘤类似），GRE钆增强扫描时动脉-静脉期明显强化。应与肝细胞癌鉴别。由肿瘤直接侵犯形成的肝静脉栓塞最常见于肝细胞癌。GRE屏气 T_1WI 钆对比剂增强扫描时，如栓子呈软组织强化，提示肿瘤栓塞。

四、血管周围型病变

肝血管周围型病变发生于门静脉周围淋巴管及肝纤维囊。肝淤血常引起门静脉周围的肝组织信号增高，日本血吸虫则累及肝纤维囊，纤维囊和分隔在 T_2WI 呈高信号。

（一）肝淤血

肝淤血是由于肝实质内静脉血淤滞而致静脉引流代偿。它是充血性心力衰竭、缩窄性心包炎及由于肺癌肺动脉栓塞导致的右心衰竭表现。病理学改变呈"肉豆蔻肝"。在慢性病例，一些患者发展成肝硬化。肝充血MRI可出现心脏增大、肝静脉扩张、肝病性水肿和肝脏不均匀强化。T_2WI 显示门脉周围高信号，可能为血管周围淋巴水肿所致。增强扫描时肝实质强化不均匀，斑片状网状交织。肝硬化时延迟期出现或粗或细的网格状、线性强化。

（二）日本血吸虫病

日本血吸虫感染可导致严重的肝脏病变。血吸虫生活在肠腔中，并在肠系膜内产卵。虫卵钻进静脉血管内,随血流到门静脉并阻塞其末支,引起血管压力增高,激发肉芽肿反应。

炎性反应导致虫卵的纤维化及肝脏的弥漫性纤维化。虫卵死亡后钙化,CT 可见门脉周围及肝纤维囊周围分隔的特征性钙化,即所谓"龟背"样钙化,钙化与非钙化区均可强化。钙化的分隔常见于肝右叶的膈下部,CT 表现为线条样异常密度。纤维分隔在 T_1WI 呈低信号,T_2WI 呈高信号。

（张西伟）

第三节　肝 性 脑 病

肝性脑病(hepatic encephalopathy,HE)又称肝昏迷。临床上多数是由于病毒性肝炎(包括重型病毒性肝炎)、肝硬化、严重的胆道感染、肝癌和血吸虫病等引起,导致急性肝损害、肝衰竭,或慢性实质性肝病,或广泛门-腔侧支循环建立,致使胃肠道的有害物质未能被肝细胞代谢去毒而直接进入体循环,使血液和组织中氨等代谢产物的含量增高,引起中枢神经系统功能障碍。临床表现为在严重肝病的基础上出现以轻微的心理或生理精神错乱、神经心理综合征甚至发生意识障碍(昏迷)为主要特征的神经精神症状和运动异常等继发性神经系统疾病。在我国大部分肝性脑病是由肝硬化和重型病毒性肝炎所引起的,常与患者发生自发的或外科性门体分流有关。

一、肝性脑病的发病机制

有关肝性脑病的发病机制至今已提出多种学说,但没有一种学说被广泛接受。大多数研究是利用鼠、兔或狗发生急性肝衰竭后表现出精神和神经活动异常的实验动物中进行的。然而制成有或没有门体性分流及脑病的肝衰竭动物模型是很困难的。尽管如此,动物实验研究已提供了有价值的资料,说明系列神经化学和神经心理学异常对肝性脑病的发生有潜在作用。

近年来有关肝性脑病发病机制的研究中除氨中毒、协同神经毒素和假神经递质假说方面有一定进展外,主要进展在于 γ-氨基丁酸/苯二氮䓬(gamma-aminobutyric acid/benzodiazepine,GABA/BZ)假说,尤其是内源性苯二氮䓬及其受体、受体配体在肝性脑病发病中的作用。

(一)肝性脑病的概念及最新分型

经典的观点认为,肝性脑病是由严重肝病引起的、以代谢紊乱为基础的中枢神经系统功能失调的综合征,其主要临床表现为意识障碍、行为异常和昏迷,严重程度差异很大。

根据学术界长期以来对肝脏的功能、组织解剖和与相关脏器的关系以及肝性脑病的研究,有学者将肝性脑病的病因基础由"严重肝病"修正为"严重的肝脏功能失调或障碍",包括急性肝衰竭、不伴有内在肝病但有严重门体分流以及慢性肝病/肝硬化等 3 种主要类型,并对应于相应的临床表现。肝性脑病的国际会议采纳了这种分型,提出了肝性脑病的最新共识,将此临床综合征分为 A、B 和 C 3 种类型,实际上也恰好分别代表了"急性(acute)""分流(bypass)"和"肝硬化(cirr hosis)"的英文首字母以便记忆。

A 型肝性脑病即急性肝衰竭相关的肝性脑病(acute liver failure associated hepatic encepha-lopathy,ALFA-HE),可替代原用来代表一种急性肝性脑病的"暴发性肝衰竭"的术语,因为暴发性肝衰竭实际的意义远不仅指急性肝性脑病。采用急性肝衰竭相关的肝性脑病能够避免将

"急性肝衰竭伴发的肝性脑病"与"慢性肝病伴发的急性肝性脑病"的概念进一步混淆。

B型肝性脑病强调了门体分流的重要地位,此类型的确立有其历史和现实原因。它代表了门体脑病(portosystemic encephalopathy,PSE)的纯粹类型,临床表现与那些患肝硬化伴脑病的患者类同,但确实没有发现任何实质性肝病。由于其相对而言罕见于临床,曾有学者质疑单纯门体分流是否即足以导致脑病。尽管如此,有2篇非常著名的肝性脑病文献描述了称为B型肝性脑病患者的状况,这些患者发生脑病的原因是回答问题的关键。无论如何,B型肝性脑病在历史上应该有其位置。此外,特异性的确认此类型有助于医师诊断不明确的疾病。需注意,只有在肝活检提示正常组织学特征时才能诊断这种类型的脑病。

C型肝性脑病包括了绝大多数的肝性脑病,即通常意义上的肝性脑病。其临床表现与B型肝性脑病类同,不过后者没有肝硬化的症状和体征。诊断肝性脑病时,这些C型肝性脑病的患者通常已发展到肝硬化失代偿期并已建立了较为完备的门体侧支循环。采用C型肝性脑病的概念能够纠正过去对于急性肝性脑病定义的混淆理解。C型肝性脑病是指发生在慢性肝病阶段的肝性脑病,不论其临床表现是否急性。导致慢性肝病患者发生C型肝性脑病的关键在于肝功能不全和肝脏循环的短路分流,使肠道来源的毒素积聚在体循环中,而其中的神经毒素可通过变化了的血-脑屏障进入大脑,产生异常的神经传递引起脑病。目前大多数学者认为,肝功能的减退可能是脑病发生的主要因素,而循环分流居于次要地位,但两者互为影响。

(二)肝性脑病发病机制的一般原理

1.肝性脑病时存在一种或多种神经活性物质积蓄

正常情况下这些活性物质由肠道细菌产生,吸收后被肝脏代谢;而肝衰竭时,由于衰竭的肝细胞缺乏代谢能力或者存在肝内外的门体分流导致这些神经毒性物质进入体循环,通过血-脑屏障而致肝性脑病的发生。

2.血-脑屏障通透性改变

多种化合物在血浆和中枢神经系统间通过血-脑屏障进行交换;血-脑屏障的参与者之一是脑毛细血管内皮细胞,由于这些细胞被紧密连接联合起来,物质必须通过毛细血管内皮细胞才能到达对侧;再者,由于构成血-脑屏障的还有脂溶性神经胶质细胞和基膜,穿越血-脑屏障的运输还需依靠脂溶性(如药物)或特异运载系统(如糖、氨基酸),大分子(如蛋白)常被排除在可交换的物质之外。肝衰竭时由于氨、硫醇和酚类物质积蓄,作用于毛细血管中涉及调整脑血流的酶,改变神经胶质细胞的转运系统功能,增加膜液性或开放性而致血-脑屏障通透性增加(血-脑屏障通透性改变已在用系统的复杂技术制成的急性肝衰竭动物模型中得到证实)。这种通透性变化允许直接运输血浆中积蓄的潜在神经毒性物质通过并到达脑组织细胞外间隙。

(三)氨中毒学说

1.氨代谢与肝性脑病

体内的游离氨绝大部分来自L-谷氨酸的脱氨基反应。游离氨是有毒性的,特别是在高浓度时。因此动物体内迅速将其转化成谷氨酰胺,再转运到肝脏解毒。正常情况下,体内谷氨酸和谷氨酰胺释放的氨被迅速转化成没有毒性的富氮化合物尿素,然后经尿液排出。肠道菌群释放的游离氨经门静脉转运到肝脏解毒,从而使外周动脉的血氨保持在较低的水平。脑组织中氨的清除主要依赖星状细胞中的谷氨酰胺合成酶途径,肝性脑病患者和模型动物脑中的谷氨酰胺合成酶活性下降,表明这种状态下脑中的谷氨酰胺合成功能受损。因此,高氨血症的神经病变主要发生在星状细胞而不是神经元。当肝发生病变或肝坏死时,肝脏的解毒功能受损,使体内游离氨的浓度迅速升高,从而干扰细胞正常的能量代谢和神经传递,诱发昏迷等神经症状。许多研究表明,游离氨(特别是脑组织中的游离氨)浓度与肝性脑病的轻重程度之间有高度的相关性。

2.游离氨对中枢神经系统(CNS)的影响

(1)游离氨对神经元膜的作用:在人类的脑性病症(如 Reye 综合征)和先天性免疫缺陷引起的高氨血症中,当血氨水平达到 0.5~1.0 mmol/L 时中枢神经系统表现出病症,当脑组织的游离氨至 2.5~5.0 mmol/L 时,出现昏迷。为此,有研究表明,氨能够降低神经元的膜电位。为了确定氨对神经元膜的除极作用是否对肝性脑病有病理性作用,需要确定在肝性脑病时记录到的氨浓度是否能够引起膜的除极。研究发现,当溶液氨浓度<2.0 mmol/L 时,不能引起部分浸入该溶液的海马切片中神经元膜的去极化,因为这个浓度远大于产生神经毒性所需要的浓度,因此他认为氨引起的除极并不参与氨性脑病的发病。

最近 Fan 等发现,当将海马切片完全浸入氨盐溶液时,只需 0.5 mmol/L NH$_4$Cl 即可抑制突触传递,远低于将海马切片部分浸入溶液时去极化所需的氨盐浓度。这可能是由于切片部分浸入溶液时,进入神经元的氨离子较少,而其中绝大部分被转化成谷氨酰胺,因此游离氨的浓度很小,不足以引起膜的除极。当切片完全浸入溶液时,氨离子的流入量增加,也使得胞内的氨离子浓度升高,从而诱发膜的去极化。该浓度与诱发氨性脑病所需的浓度大致相当,因此氨诱发的神经元膜的除极可能参与了肝性脑病的发病。

(2)游离氨对兴奋性突触传递的作用:许多研究表明,游离氨有抑制兴奋性突触传递的作用。兴奋性突触传递最主要的递质是谷氨酸。可能有 3 种机制参与了游离氨对兴奋性突触传递的抑制作用。两种作用于突触前膜的机制和一种作用于突触后膜的机制。在突触前膜氨离子可能抑制谷氨酸的前体谷氨酰胺的合成,或阻止动作电位到达突触末梢,从而减少谷氨酸的释放。在突触后膜氨离子可能减弱已释放谷氨酸的作用。有证据表明,氨离子对存在于神经元与星状细胞之间的谷氨酸和谷氨酰胺循环有着广泛的作用。急性或慢性高氨血症情况下,脑组织中的谷氨酰胺含量升高而谷氨酸的含量则显著下降。这可能是由于从谷氨酸合成谷氨酰胺的反应加强,或者是从谷氨酰胺分解成谷氨酸的反应减弱。虽然普遍认为在高氨血症中脑组织谷氨酰胺含量的升高是由于其合成的加强,但目前仍没有直接的证据。

事实上 Fan 和 Butter worth 等发现,氨离子只影响非 Ca^{2+} 依赖性的谷氨酸释放,而突触传递高度依赖于 Ca^{2+} 依赖性的从突触囊泡中释放的谷氨酸,这表明氨离子对突触的抑制作用并不是由于谷氨酸释放的减少而引起的。目前有两种模型用于解释氨离子对 Ca^{2+} 依赖性和非 Ca^{2+} 依赖性谷氨酸释放的不同作用,一种是平行模型,另一种是系列模型。平行模型认为谷氨酰胺酶位于两个部位,其中一个部位对氨离子的抑制作用敏感,而另一部位则不敏感,分别控制非 Ca^{2+} 依赖性和 Ca^{2+} 依赖性的谷氨酸合成。系列模型则认为,谷氨酰胺酶对氨离子并不敏感,合成的谷氨酸首先进入谷氨酸储备池,从该池产生非 Ca^{2+} 依赖性的谷氨酸释放,释放的谷氨酸再被缓慢吸收到产生 Ca^{2+} 依赖性谷氨酸释放的谷氨酸储备池。两种模型均有一定的实验支持,但其确切的机制仍不清楚。

在实验性急性肝衰竭的家兔中,[³H]-谷氨酸对突触膜的专一性结合下降。硫代乙酰胺引起的急性或亚急性高氨血症中,谷氨酸的高亲和力受体和低亲和力受体的密度均下降,但这种下降仅见于 N-甲基-D-天冬氨酸(NMDA)亚类受体,而非 NMDA 受体则保持不变。因此,氨离子对兴奋性突触传递的抑制作用可能与 NMDA 受体的下调有关。

(3)氨中毒与 GABA 神经递质假说之间的关系:GABA 是哺乳动物大脑的主要抑制性神经

递质,通常在大脑的突触前神经元由谷氨酸通过谷氨酸脱氢酶而合成,能与大脑突触后神经元的GABA受体结合产生抑制。突触后GABA的受体存在两种形式,GABA-A和GABA-B。与肝性脑病有关的受体是GABA-A,结合后产生快速型抑制突触后电位。这种受体不仅能与GABA结合,在受体表面的不同部位还能与巴比妥类和苯二氮䓬类物质结合,构成GABA/BZ复合受体。无论GABA或上述任何一种药物(或类似物)与受体结合后,都能促进氯离子内流进入突触后神经元,使突触后神经元的膜超极化并引起神经传导抑制。

近年来在暴发性肝衰竭和肝性脑病的动物模型中发现GABA血浓度增高,甚至与肝性脑病的严重程度相关。Schafer和Jones认为肠源性GABA能透过通透性异常增高的血-脑屏障,与高敏感度的GABA受体结合,且此时突触后GABA受体的数目及敏感性均增加,从而引起显著的抑制作用。但不同的实验动物血-脑屏障通透性和突触后GABA受体的研究结果不尽一致。

另外,在部分肝性脑病患者血及脑脊液中发现了内源性苯二氮䓬,甚至与脑病病情相关,但内源性苯二氮䓬的来源却尚无定论。采用PET技术,取^{11}C标记的氟马西尼(flumazenil,苯二氮䓬受体拮抗剂)以了解肝性脑病患者脑内氟马西尼的分布,进而推断脑内苯二氮䓬受体的数目。研究发现,肝性脑病患者大脑皮质、小脑和基底核的氟马西尼的平均分布容积显著高于对照组,但研究者指出需考虑患者对氟马西尼的清除能力减低效应的影响。以下数点支持GABA/BZ复合受体假说:给肝硬化动物服用由GABA/BZ复合受体介导的神经药物(如苯巴比妥、地西泮)可诱导或加重肝性脑病,而给予GABA受体拮抗剂(荷包牡丹碱,dicentrine)或苯二氮䓬受体拮抗剂(氟马西尼)可减少肝性脑病的发作。氟马西尼用于临床能使部分肝性脑病患者精神症状、脑电图得到改善,但有时尚难完全排除外源性苯二氮䓬摄入的影响。

近期研究结果支持外周型苯二氮䓬受体(peripheral type benzodiazepine receptor,PTBR)的活化也是门体脑病时特征性中枢神经系统症状的发病机制之一。PTBR不是GABA/BZ复合受体的一部分,处于星状细胞线粒体膜上。门体脑病时用PTBR拮抗剂处理可减少氨引起的星状细胞的损害。PTBR受地西泮结合抑制因子(diazepam bind ing inhibitor,DBI,一种星状细胞内的内源性神经肽)的调节。取自门体脑病患者尸检和实验性慢性肝衰竭动物的大脑组织提示,PTBR能与高选择性PTBR配体^{3}H-PK11195结合的位点密度增加。动物模型显示,位点的增加源自PTBR基因表达的增加,而此时DBI的含量是增加的。但也有有关DBI作用的相反报道。位于星状细胞线粒体的PTBR本身即显示可能与维持星状细胞的能量代谢有关;PTBR的活化可增加胆固醇的摄取,并增加脑内神经固醇的合成,后者在脑内的积聚有助于产生门体脑病时神经抑制的某些特性。

可见,氨假说与GABA/BZ复合体假说或GABA能神经递质假说之间并不完全独立:氨本身可通过其直接与GABA-A受体作用,而且也能通过其与苯二氮䓬受体激动剂的协同增进作用,并释放GABA-A受体的神经固醇类激动剂,来增加GABA能抑制性神经活性,从而抑制中枢神经系统功能。因此,以降低肝性脑病患者血氨浓度并显著减少已增加的GABA能神经张力为手段,以促使患者的中枢神经功能恢复到正常生理水平为目的的治疗方法就有了依据。这些因素之间的相互作用可能有助于解释肝性脑病患者氨水平的不同、对苯二氮䓬受体拮抗剂反应的不同和降氨处理效果的不同等现象。

(四)假神经递质学说

神经冲动的传导是通过递质来完成的。神经递质分兴奋和抑制两类,正常时两者保持生理平衡。兴奋性神经递质有多巴胺、去甲肾上腺素、乙酰胆碱,谷氨酸和门冬氨酸等抑制性神经递质只在脑中形成。食物中的芳香族氨基酸(如酪氨酸、苯丙氨酸等)经肠菌脱羧酶的作用分别转变为酪胺和苯乙胺。若肝脏对酪胺和苯乙胺的清除发生障碍,此两种胺可进入脑组织,在脑内经 β-羟化酶的作用分别形成 β-多巴胺和苯乙醇胺。后两者的化学结构与正常的神经递质去甲肾上腺素相似,但不能传递神经冲动或作用很弱,因此称为假神经递质。当假神经递质被脑细胞摄取并取代了突触中的正常递质时,则神经传导发生障碍,出现意识障碍与昏迷。

(五)GABA 学说

γ-氨基丁酸(GABA)是哺乳动物大脑的主要抑制性神经递质。肝衰竭的动物模型发生肝性脑病时 GABA 血浓度增加。Schafer 和 Jones 认为肠源性的 GABA 在血中聚集,透过异常的血-脑屏障和高敏感度的突触后与 GABA 受体结合产生大脑抑制。突触后 GABA 受体与另两种受体蛋白质紧密相连,一为外周型苯二氮䓬受体(peripheral type benzodiazepine receptor,PTBR),另一为茚防己毒素,在神经细胞膜上形成 GABA 超分子复合物。所有这些受体部位均参与调节氯离子通道。任何一个受体与相应物质结合都使氯离子内流入突触后神经元产生神经抑制作用。苯二氮䓬或巴比妥可增加 GABA 介导的氯离子内流,增加 GABA 介导的神经抑制。此外,在星状细胞线粒体上也有 PTBR,门体脑病时 PTBR 密度增加,用 PTBR 阻滞剂 PK11195 可减少星状细胞肿胀。

(六)色氨酸

正常情况下色氨酸与清蛋白结合不易进入血-脑屏障,肝病时清蛋白合成降低,加之血浆中其他物质对清蛋白的竞争性结合造成游离的色氨酸增多,游离的色氨酸可通过血-脑屏障,在大脑中代谢生成 5-羟色胺(5-HT)及 5-羟吲哚乙酸(5-HITT),两者都是抑制性神经递质,参与肝性脑病的发生,与早期睡眠方式及日夜节律改变有关。脑摄取色氨酸可被谷氨酰胺合成抑制剂所抑制,可见高血氨、谷氨酰胺和色氨酸间也是相互联系的。

(七)幽门螺杆菌感染与肝性脑病

多个研究已经证明,胃内感染幽门螺杆菌(Hp)可引起胃液中氨浓度升高,但是胃的内环境呈高酸性,不利于氨的吸收。

Gubbins 从其完成的多中心研究中发现,发生肝性脑病和未发生肝性脑病的酒精性肝病患者有 Hp 感染,血清学阳性率分别占 79% 和 62%,差异十分显著,从而最早提出了 Hp 感染产生的氨可能是门体脑病高危因素的假设。

此后,Ito 通过细菌培养检测到,1 010 cfu/L 活的 Hp 在 37 ℃时,2 小时内能产生氨 5.88～11.7 mmol/L。厉有名给实验性动物胃内灌注 1 mL 1 010 cfu/L Hp 混悬液,分别在灌注后 15 分钟、30 分钟、60 分钟及 120 分钟抽取股静脉和门静脉血测定氨浓度,结果在肝硬化组灌注 Hp 混悬液 15 分钟时血氨浓度开始升高,120 分钟时门静脉和股静脉血氨浓度分别达 (615±456)μmol/L 和(138±39)μmol/L,明显高于灌注前。Ito 报道 2 例胃内 Hp 广泛定植的肝硬化伴肝性脑病患者,经降氨、对症处理后高氨血症始终未纠正,肝性脑病反复发生;但经 Hp 根除治疗后,血氨浓度逐渐下降。随访至 2 年时患者死于肝衰竭,但血氨浓度仍显著低于 Hp 根除前。国内的研究也显示 Hp 感染的肝硬化患者血氨浓度高于非感染者,根除治疗能有效地降低肝硬化患者的血氨浓度,与 Mayaji 的研究结果相似。Dasani 对 55 例肝硬化合并肝性脑病患者进行评估,发现肝性脑病患者 Hp 感染率为 67%,明显高于无肝性脑病者的 33%,而且 Hp 根除治疗能有效地改善肝性脑病的临床症状。有学者指出,Hp 感染是肝硬化患者发生肝性脑病的危险因素之一。张小晋对 35 例肝硬化患者观察发现,Hp 阳性者与阴性者的血氨浓度相比

（90.46 μg/dL 比 88.45 μg/dL）差异无显著性，但在 Hp 阳性的肝硬化患者中，根除治疗后血氨浓度明显下降。

最新的一项前瞻性研究发现，Hp 感染不引起患者血氨浓度升高，根除 Hp 后也不能降低其血氨浓度。何瑶对 155 例肝硬化患者进行观察发现，Hp 感染与门静脉高压、肝功能恶化及消化性溃疡的发生无关，也不引起血氨浓度的改变。Plevris 对 20 例肝硬化患者（Hp 阳性 12 例，Hp 阴性 8 例）进行观察，给予口服尿素 100 mg/kg，分别于服前及服后 15 分钟、30 分钟、60 分钟、90 分钟及 120 分钟测定血氨浓度，结果 Hp 阳性组与阴性组血氨浓度均呈逐渐上升趋势，但两组之间无明显差别。Quero 观察了 11 例 Hp 阳性的肝硬化合并高氨血症患者，经根除治疗后 10 例 Hp 得到根除，血氨浓度从根除治疗前的（79.3±27）μmol/L 降至（63.5±27）μmol/L，但根除治疗结束 2 个月后，血氨浓度又回升至（78.7±18）μmol/L，与治疗前无明显差别，因此 Plevris 和 Saikku 推测 Hp 根除治疗对血氨浓度的影响可能属于抗菌药物的非特异性作用。造成上述不同结果的原因可能是：Hp 所产生的氨进入血液循环的数量取决于细菌数量、Hp 在胃内的分布、宿主的胃部环境以及肝功能情况等。Miyaji 研究证实，胃内弥漫性 Hp 感染可使肝硬化患者产生高氨血症，而胃内斑块性 Hp 感染对高氨血症无影响。另一方面，游离的氨（NH_3）与离子型氨（NH_4^+）的互相转化受 pH 梯度改变的影响，当 pH＜6 时，NH_3 从血液转至肠腔随粪便排出；当 pH＞6 时，NH_3 大量弥散入血。因此，对 Hp 感染者，在根除治疗前大量应用强效制酸剂，有可能促进胃内氨的吸收，而对合并 Hp 感染的肝硬化失代偿期患者，在降血氨治疗的同时宜及时行 Hp 根除治疗，否则有诱发或加重肝性脑病之虞。

虽有多个研究证明 Hp 感染可诱发或加重高氨血症及肝性脑病，但 Hp 感染与肝硬化病情的关系尚不清楚。肝硬化患者 Hp 的感染率高低相差悬殊。Siringo 对 153 例肝硬化患者和 1 010 名健康献血员的研究结果表明，肝硬化组 Hp 阳性率为 76.5％，明显高于健康献血员组的 41.8％，但肝硬化患者是否感染 Hp 其病情的严重程度无明显差别，有学者认为肝硬化患者 Hp 感染率较高可能与这些患者经常住院或接受内镜诊治有关。肝硬化合并门静脉高压性胃病时 Hp 的感染率及感染 Hp 对门静脉高压程度的影响各家报道也不一致，多数学者认为门静脉高压性胃病时因胃黏膜充血和黏液层变薄不利于 Hp 生存，所以 Hp 感染率低。刘思纯观察 72 例肝硬化患者，Hp 阳性组（38.1％）上消化道出血率明显高于阴性组（16.7％，P＜0.05）。侯艺随机选择临床诊断为肝硬化和原发性肝癌的患者进行研究，结果证明 Hp 与肝癌、肝硬化的发生发展关系密切，并且 Hp 阳性的肝硬化、肝癌患者易发生上消化道大出血和肝性脑病。

二、肝性脑病的临床表现

(一)常见诱因

肝性脑病属重型肝炎的严重并发症，直接原因是肝衰竭，毒性物质的积蓄。而慢性重型肝病患者发生的肝性脑病 50％病例可查出诱因。

1.摄入蛋白质过多

慢性重症肝病、肝硬化伴明显门体分流者，如食入蛋白质过多，由于消化功能降低，食物在胃肠滞留时间长，肠道细菌分解蛋白质产气产氨，从而诱发或加重肝性脑病。

2.便秘与腹泻

粪便在结肠滞留，利于氨的产生和吸收。所以应保持大便通畅。用乳果糖除通便外还可酸化肠道以阻止氨的吸收，但不可过量造成腹泻，如大便＞4 次/天，又会因水电失衡（如低钾血症等)而诱发肝性脑病。

3.不合理的药物

下列药物可诱发或加重肝性脑病:含氨药物——氯化铵;镇静药——巴比妥类、氯丙嗪、麻醉剂;含芳香氨基酸的药物——复方氨基酸、水解蛋白等。

4.不恰当治疗

用强利尿剂致水电酸碱失衡,可发生低钾血症、碱中毒及低血容量;大量放腹水致腹压骤降导致有效循环血量不足,或门体分流加重;手术创伤及麻醉等均可诱发肝性脑病。

5.重型肝炎的其他并发症

如上消化道出血、感染、肝肾综合征等是肝性脑病的最常见诱因。

(二)临床表现

1.临床分型

(1)内源性肝性脑病(非氨性肝性脑病):急性或亚急性重型肝炎因病毒或毒物造成大量肝细胞坏死,致使机体代谢失衡,代谢毒性产物积聚,导致中枢神经功能障碍。此种肝性脑病起病急,前驱期短,病情重笃,病死率极高,此种为急性肝性脑病。

(2)外源性肝性脑病(氨性脑病、门体脑病):各种原因所致肝硬化发展成的肝性脑病通常有新生肝细胞但功能不全,或再变性坏死致代谢障碍;一些诱发因素致体内毒性物质增加,或门体分流毒性物质直接进入体循环致中枢神经功能障碍,此种肝性脑病起病缓,常有诱因,病情轻重不一,可反复发作,属慢性复发性肝性脑病,如消除诱因可使病情逆转,此类为慢性肝性脑病。

2.临床分级

肝硬化、肝癌、暴发性肝衰竭、门体分流术后和经颈静脉肝内门体分流术后的患者出现神经、精神功能紊乱,应进行有关检查以考虑肝性脑病的可能。根据神经、精神功能异常的程度,可将肝性脑病分为四期。

(1)第一期(前驱期):表现为焦虑、欣快激动、表情淡漠、睡眠倒错、健忘等轻度精神异常,可以有扑翼样震颤。

(2)第二期(昏迷前期):表现为嗜睡、行为异常、随地大小便、言语不清、书写障碍、定向力障碍等,有共济失调、扑翼样震颤、腱反射亢进等体征。

(3)第三期(昏睡期):表现为昏睡,但能够唤醒,有扑翼样震颤、肌张力增高、腱反射亢进、Babinski征等体征。

(4)第四期(昏迷期):表现为昏迷、不能够唤醒,浅昏迷对于各种刺激尚有反应,深昏迷时各种反射都消失。

3.临床表现

肝性脑病最早出现的症状是性格改变,一般原外向型者由活泼开朗转而表现为抑郁,原内向型者由孤僻、少言转为欣快多语。

第二是行为改变,初只限于不拘小节的行为,如乱扔纸屑、随地便溺、寻衣摸床等毫无意义的动作。这些变化只有密切观察才能发现。

第三是睡眠习惯改变,常白天昏昏欲睡,夜晚难于入眠,呈现睡眠倒错。

第四是肝臭出现。

此外,肝性脑病常伴脑水肿,其临床表现:恶心、呕吐、头昏、头痛;呼吸不规则,呼吸暂停;血压升高,收缩压升高可为阵发性,也可为持续性;心动过缓;肌张力增高,呈去大脑姿势,甚或呈角弓反张状,跟膝腱反射亢进;瞳孔对光反射迟钝,瞳孔散大或两侧大小不一。有些征兆可能要到肝性脑病晚期出现,也可能不明显。临床上如患者病情允许,观察可采用硬脑膜下、外或脑实质内装置监测颅内压。正常颅内压<2.7 kPa(20 mmHg),超过此值即可发生脑水肿。

患者除有重症肝病的深度黄疸、出血倾向、肝浊音区缩小、移动性浊音等体征外,重要的是扑翼样震颤。扑翼样震颤的出现意味着肝性脑病进入Ⅱ期。此体征检查时需患者微闭双目,双手臂伸直,五指分开。如掌指关节及腕关节在30秒内出现无规律的屈曲和伸展抖动为阳性。

另外思维和智能测验,如数字连接试验(numeral connection test,NCT)、签名测验、作图试验及计算力测定等,肝性脑病者上述能力均下降。

实验室检查:表现为高胆红素血症,严重者出现胆酶分离、凝血酶原时间显著延长、低清蛋白血症、低胆碱酯酶,血生化检测显示血氨、肌酐与尿素氮显著增高,脑电图示高幅慢波。实验室检测不仅可反映肝功能障碍程度,也有助于与其他原因昏迷者鉴别诊断。

三、检查方法优选

首选常规 MRI 检查,^{1}H-MRS 可作为辅助及疗效监测手段。

四、MRI 诊断

常规 MRI 上的典型表现为 T_1WI 上双侧基底节的对称性高信号,特别是苍白球(图 8-19),可能由于异常的锰沉积引起,见于80%以上的慢性肝衰竭患者。此外,T_1WI 上信号增高还见于垂体前叶、下丘脑和中脑。T_2WI 上可见脑室周围白质、小脑齿状核高信号。急性肝性脑病时可见大脑半球皮质信号增高,灰白质界限模糊。慢性肝性脑病时可见脑萎缩,特别是小脑萎缩。T_2FLAIR 像可见大脑白质区特别是皮质脊髓束呈现对称性信号增高。增强扫描,脑内病变无强化。

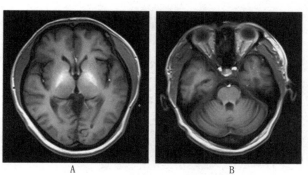

图 8-19　肝性脑病的 MRI 表现
A.横断位 T_1WI 示双侧苍白球对称性高信号;B.横断位 T_1WI 示双侧小脑萎缩改变

DWI 显示大脑半球白质区 MD 值升高,FA 值正常,基底节和大脑半球白质区 ADC 值较对照明显升高。ADC 值与患者的血氨浓度呈线性相关,说明在肝性脑病时血氨和谷氨酰胺增高是造成细胞肿胀、含水增多的主要原因,从而使影响水分子扩散的限制因素减少。而在急性爆发型肝衰竭时,由于细胞毒性水肿的存在,MD 值减低。

灌注加权成像显示急性肝性脑病的脑血流灌注量增加,而慢性肝性脑病的脑血流灌注普遍减低。

　　MRS 可反映肝性脑病患者脑代谢的情况。由于脑内氨浓度的升高,导致谷氨酰胺(Gln)和谷氨酸盐复合物(Glx)增加。Gln 的聚集,造成细胞内渗透压升高而使其他渗透性物质代偿性减少,肌醇(mI)减低。由于肝性脑病无明显神经元丧失和突触密度减少,故 NAA 峰无明显变化。因此,肝性脑病的 ^{1}H-MRS 表现为 Glx/Cr 升高、mI/Cr 下降、Cho/Cr 下降、NAA/Cr 无变化。Gln 浓度的升高与慢性肝衰竭患者肝性脑病的严重程度直接相关。mI 是肝性脑病最敏感和特异的 MRS 诊断指标。MRS 还可监测肝性脑病患者乳果糖治疗或肝移植治疗后的效果。肝移植后,临床表现和 MRS 最先得以改善,而基底节 T_1WI 高信号则在肝移植后 3～6 个月才逐渐恢复,1 年内恢复正常。

五、诊断及鉴别诊断

　　肝性脑病需要在原发肝病的基础上,存在肝性脑病的诱因,有明显肝功能损害的表现,再加上神经精神改变、扑翼样震颤等神经系统症状体征才能诊断。影像学上的鉴别诊断主要应与肝铜负荷过多(如肝豆状核变性、胆汁淤积性疾病等)及其他导致 T_1WI 基底节高信号的疾病(如内分泌疾病所致的基底节钙化、Fahr 病、缺血缺氧脑病、静脉高营养等)相鉴别。

(徐　颖)

第九章

儿科疾病的影像诊断

第一节 新生儿缺氧缺血性脑病

新生儿缺氧缺血性脑病(HIE)是指在围产期窒息缺氧导致脑的缺氧缺血性损伤,临床出现一系列脑病的表现。窒息包括低氧血症和高碳酸血症。是否造成 HIE 关键在于窒息的严重程度和时间长短。发达国家活婴 HIE 发病率为 $1\%\sim2\%$,胎龄越小发生率越高。我国报道不一,新生儿窒息发生率为 $3.5\%\sim9.5\%$,其中半数为 HIE,死亡率为 $0.3\%\sim6.8\%$。超声、CT、MRI 等神经影像学检查已成为判断新生儿缺氧缺血脑损伤的重要手段。正确应用各种影像检查方法,可为临床治疗和评估预后提供比较客观的参考依据。胎龄不同,缺氧缺血性脑损伤的病理机制、损伤部位、神经影像学表现以及临床预后均有所不同,因此将足月新生儿 HIE 与早产儿 HIE 分开描述。

一、早产儿缺氧缺血性脑病

(一)临床概述

早产儿缺氧缺血性脑病与低体重、胎龄小明显相关,诱发因素包括呼吸系统疾病、持续的辅助通气、气胸、脓胸、动脉导管未闭、窒息、心动过速等,特别多见于依赖呼吸机存活的早产儿。早产儿颅内出血临床表现缺乏特异性,可表现为反应减低、肌张力减低、深反射增强、颤抖等。重度患儿表现为心率、血压、呼吸改变,反应迟钝,前囟隆起,癫痫等。重度患儿常同时伴随血 PaO_2、$PaCO_2$ 和 pH 变化。脑积水是颅内出血的并发症,积水程度与脑室内出血量有关。

早产儿缺氧缺血脑损伤的机制比较复杂,主要与以下几方面因素有关:①神经元和胶质细胞的发源地原生基质是早产儿 HIE 的特殊易损伤部位。原生基质自胚胎 32 周开始退化,至妊娠末期前基本消失。原生基质中未成熟的血管壁由大的内皮细胞排列形成毛细血管网,血管脆性高。早产儿脑血管自动调节机制不健全,缺氧进一步减弱了该机制,造成脑循环压受体循环波动而被动变化,任何原因引起的体循环压力变化都可以直接影响脑循环,进而造成脑缺血或出血。②未成熟的突触特别容易受"兴奋性中毒"损伤。兴奋性氨基酸进一步增加缺氧后脑的损伤。③缺氧状态下 ATP 合成不足。ATP 减少引起的能量短缺,使线粒体功能减退,导致神经元死亡。缺氧状态下生物膜功能损害,Ca^{2+} 内流有重要的神经毒作用。缺氧可激活一氧化氮合成酶,产生自由基,形成过氧亚硝酸盐直接侵袭神经细胞膜。

早产儿缺氧缺血脑损伤的主要病理改变包括原生基质出血、脑室旁出血性脑梗死或称出血性静脉梗死、脑室周围白质软化症、脑白质发育不良以及脑梗死。

(二)影像学表现

1.颅内出血和脑室旁出血性脑梗死

(1)超声:为急性颅内出血的首选检查方法。超声显示出血区为强回声影图,随血肿吸收在室管膜下形成小囊,超声显示小囊可持续数月,以后消失。脑室内积血显示脑室扩张,脑室内回声增强。出现脑室内积血应每周进行一次超声检查,动态检测脑积水变化。约10%脑室内积血需要手术引流治疗。

(2)CT:Ⅰ级出血平扫CT显示孟氏孔后方或侧脑室体部室管膜下区域局灶性高密度区,脑室内无积血。Ⅱ级出血显示脑室周围高密度血肿的同时,见侧脑室内少量积血,不伴随脑室扩张。Ⅲ级出血显示脑室周围高密度血肿的同时,伴随脑室内大量积血和明显的脑室扩张(图9-1)。Ⅳ级出血显示脑室周围高密度血肿,脑室内扩张积血,脑实质内血肿周围脑白质密度明显减低,境界模糊。晚期显示出血灶区域形成低密度软化灶。

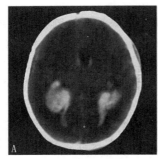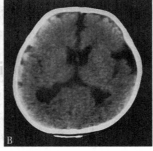

图9-1　室管膜下出血、脑室内积血

A.CT平扫示双侧Monro孔后方、丘脑纹状体沟处见小点状高密度出血灶,双侧脑室三角区明显扩张,脑室内见大量积血;B.同一患儿,6个月后随访,CT平扫双侧脑室三角区不规则增宽,左外侧裂池增宽

(3)MRI:出血和脑室系统改变均可在相当长的时期内被MRI发现。评估出血的时间、部位以及扩展的范围一般采用常规的SE序列。尽管新生儿存在胎儿血红蛋白,其有很强的氧亲和力,但在常规SE序列脑实质出血的信号和随血肿吸收发生的一系列改变与成年人是一致的。当临床高度怀疑颅内出血,而在常规SE序列未能显示出血灶时,梯度回波T*2GRE可以增加发现出血的敏感性。MRI不适于急性期检查,1年后可观察到室管膜下区含铁血黄素沉着。Ⅰ~Ⅱ级脑出血一年后MRI检查多表现正常,Ⅲ~Ⅳ级脑出血可显示局灶性脑白质减少、软化灶、软脑膜含铁血黄素沉着和脑积水表现。

2.脑室周围白质软化症(PVL)和脑白质发育不良

(1)超声:显示PVL不如对出血那样敏感,急性期超声显示侧脑室外上方白质回声增强,通常是对称性的,很难与正常脑室周围的"晕"鉴别。亚急性期的PVL超声容易被遗漏,约70%以上的PVL因星形细胞增生而不能被超声发现。严重的PVL形成囊,囊腔形成的2~3周,多个囊可形成瑞士奶酪表现,小囊可在1~3个月融合或吸收,脑室旁深部白质的减少可造成脑室扩大。

(2)CT:适于出血引起 PVL 患者的动态观察。早期 CT 显示侧脑室周围局灶性或广泛的高密度出血灶,连续复查显示出血灶密度逐渐减低,液化形成囊腔,与侧脑室融合,侧脑室呈明显的不规则扩张。PVL 晚期 CT 表现包括脑室扩大、侧脑室体部三角区形态不规则,脑室旁白质减少,相邻脑沟加深,严重病例可以显示脑室周围小囊状软化灶。

(3)MRI:早期病变表现为平行于侧脑室边缘脑室旁的出血灶,随着出血的吸收,这些区域发生囊变,连续 MRI 观察可以发现病灶与侧脑室融合,随后脑室扩大,脑室壁形成典型的"破碎"边缘。急性期 PVL 在 MRI 上显示侧脑室周围局灶性异常信号,特别多见于三角区和额角周围白质,可伴随弥漫性水肿。亚急性期,PVL 从小灶性的凝固性坏死到小囊形成,最后融合形成胶质瘢痕。大部分的囊与脑室融合,脑室扩张常是双侧性的。慢性期 PVL 的 MRI 表现包括:①脑室旁白质内的病灶在 T_2WI 上呈高信号(胶质增生),胶质增生沿室管膜表面分布,延迟生成或被破坏的髓鞘、脑室旁水肿、神经元坏死后的胶质增生都可以形成脑室旁的 T_2WI 高信号(图 9-2);②脑室旁白质体积减少,脑室向外侧不规则扩张;③胼胝体萎缩轻度者仅限于后 1/3,重度可造成广泛性萎缩;④严重的 PVL 伴皮质萎缩;⑤丘脑萎缩常为对称性,萎缩丘脑常没有异常信号出现;⑥脑干体积减小;⑦空洞脑囊肿。弥漫性脑白质发育不良在影像学上表现为无压力性脑室扩张,轻者可不伴随 PVL 发生。

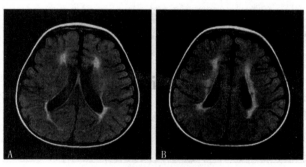

图 9-2 脑室周围白质软化症

A~B.MRI FLAIR 序列,双侧侧脑室周围白质信号明
显增高,并见小囊状低信号影,双侧脑室不规则扩张

3.脑梗死

(1)超声:脑动脉梗死超声表现为扇形的强回声区,通常在发病几天以后才能显示,梗死早期容易与出血混淆。

(2)CT:显示脑动脉梗死为扇形低密度区。CT 表现较临床症状出现晚,常在 12~24 小时后出现异常密度。脑梗死与正常不成熟白质的低密度相鉴别比较困难,皮质受累是提示诊断的依据。一般梗死区的水肿比较轻微。后遗症期在相应的区域出现钙化或软化灶。

(3)MRI:与发育不成熟的脑含水量多有关,常规 SE 序列判断脑梗死有一定困难,轻度的水肿和低灌注区易被疏漏。弥散加权与重 T_2WI 对判断梗死非常有价值。MRI 与 CT 一样,在发病 5~10 天增强检查可见皮质强化。

(三)诊断与鉴别诊断

患儿多为胎龄<32 周的早产儿,根据发生部位和病理变化,影像学表现不尽相同,诊断需要密切结合生产史、新生儿神经症状以及相关实验室检查。正确应用各种影像检查方法,可为临床治疗和评估预后提供比较客观的参考依据。

本病需要与产伤以及胚胎脑病相鉴别。产伤导致的颅内出血,多为产钳、胎吸、加腹压等助产措施导致,常与颅内出血同时存在,需结合病史进行鉴别。胚胎脑病常见室管膜下钙化,血清学检查有确诊意义。

(四)比较影像学

由于早产儿抱出新生儿重症病房(NICU)会增加风险因素,因此床旁超声检查应为首选。CT可准确显示出血的部位、范围以及脑室扩张情况。MRI敏感性较超声和CT高。

二、足月新生儿缺氧缺血性脑病

(一)临床概述

足月新生儿缺氧缺血脑病轻症者表现为嗜睡,瞳孔扩大但有反应,肌张力轻度减低继而增高,24小时内恢复。重症者瞳孔光反射差,惊厥或去大脑强直,肌张力迟缓,病程大于72小时。

1.损伤机制

(1)缺氧引起能量代谢障碍,血氧含量减低,导致脑血管自动调节障碍和血压下降,致脑血流量降低,引起脑损伤。

(2)缺血再灌注损伤,使神经细胞膜发生瀑布式的生化改变,导致神经元死亡。

(3)神经元是HIE主要累及目标,既有神经元的急性水肿、坏死,又存在神经元迟发性死亡——细胞凋亡。选择性神经元受累部位与脑血管发育特点、代谢及兴奋毒性氨基酸突触的分布密切相关。

2.病理表现

(1)矢状旁区脑损伤主要因足月新生儿部分性、长时间窒息所致,脑血管分水岭区缺血,主要发生在矢状旁区皮质及皮质下白质,呈双侧对称或不对称,发生皮质层状坏死、液化坏死和囊变。

(2)基底节/丘脑大理石纹状改变,主要见于足月新生儿HIE,早产儿发生率不足5%。病理改变通常在出生1年后完全表现,大体病理呈大理石样纹状体,镜下见局部神经元丢失、胶质细胞增生、髓鞘化过度。

(3)足月新生儿颅内出血主要是创伤所致,包括硬膜下血肿、原发性蛛网膜下腔出血、小脑内出血、脑室内出血。

(二)影像学表现

1.矢状旁区脑损伤

(1)CT:早期可呈阴性。一般3~7天,CT可显示大脑镰旁脑皮质密度减低,常对称,病变区域皮髓质境界模糊不清,多见于顶枕叶,病变附近脑室脑沟变窄(图9-3)。

(2)MRI:在发生局灶性或弥漫性水肿时MRI可以显示出相应的占位效应,如脑沟、脑池、脑室变窄。SE T_1WI 序列显示皮质深层呈脑回样或线状高信号,主要位于基底脑沟区域,该区域随后在FSE T_2WI 序列显示低信号。有时轻微的含水量增加很难在FSE T_2WI 发现。病变主要分布在基底脑沟与该区域皮质血液供应相对不稳定有关,造成该区域是缺氧缺血的易损部位。后遗症期,MRI检查显示矢状旁区皮质及皮质下区域长 T_1、长 T_2 信号软化灶,局部皮质变薄、萎缩、变性,局部脑沟不规则增宽。可同时伴随局部脑白质髓鞘发育延迟和胼胝体发育不良。

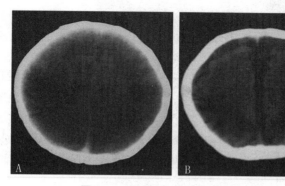

图 9-3　足月新生儿矢状旁区脑损伤

A.CT 平扫,中线旁双侧顶叶脑组织密度局限减低,皮髓质境界模糊不清;B.同一患者,
45 天时 CT 复查双顶叶密度局限减低,边界比较清晰,双顶区脑沟、半球间裂增宽

2.基底节/丘脑损伤

(1)CT:足月新生儿严重窒息持续一定时间后即造成特征性的基底节损伤,CT 可显示严重的基底节丘脑损伤,平扫可以显示为双侧基底节、丘脑对称低密度区,也可以显示双侧基底节丘脑区密度增高。

(2)MRI:敏感性较 CT 高,最早发现在出生后的第一天,SE T_1WI 显示基底节、丘脑、脑干弥漫性高信号,这一改变可以显著或轻微,FSE T_2WI 序列基底节早期可以显示正常。在正常新生儿 SE T_1WI 序列内囊后肢信号比邻近丘脑和豆状核高,可以作为判断基底节信号异常的参照。目前尚不知道基底节 SE T_1WI 高信号的病理机制,推测可能的原因包括出血、钙化、髓鞘破坏、游离脂肪酸增加、自由基增加等。损伤发生 7～10 天,SE T_1WI 可见到基底节、丘脑、脑干高信号改变(图 9-4),此后,基底节呈等信号,其间可见斑片状或局灶性高信号区。FSE T_2WI 序列显示局灶性低信号区。17 天左右,SE T_1WI 显示基底节信号正常,基底节、丘脑、脑干的神经胶质增生和囊性坏死在 FSE T_2WI 显示高信号区。这些囊变坏死同样也可以在 CT 上表现。但 CT 对于非囊性变的神经胶质增生的敏感性很低,常呈阴性表现。

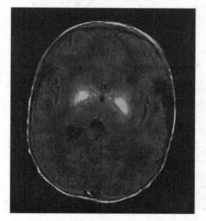

图 9-4　足月新生儿基底节/丘脑损伤

MRI T_1WI 示双侧豆状核及丘脑腹侧信号增高

3.足月新生儿颅内出血

(1)超声:急性期超声显示脑实质内强回声病灶,形态不规则,有占位效应,常不对称。随诊复查显示病变回声逐渐减弱。相邻脑室脑沟增宽。

(2)CT:急性期出血CT显示最敏感,硬膜下血肿CT显示为颅板下方新月形高密度影,可以跨越颅缝,占位效应依据血肿大小而不同。原发性蛛网膜下腔出血多位于纵裂池、大脑凸面和后颅窝,出血来源多为发育中软脑膜动脉间的复杂吻合支所衍生的小血管通道,也可以为蛛网膜下腔内的桥静脉。小脑内出血可以是原发性出血,也可以继发于静脉梗死和创伤性撕裂伤。25%足月新生儿脑室内出血缺少肯定的发病因素。其出血来源多为脉络丛。55%预后良好,约50%可造成脑积水。

(3)MRI:脑出血和脑室系统改变均可在相当长的时期内被MRI发现。评估出血的时间、部位以及扩展的范围一般采用常规的SE序列。尽管新生儿存在胎儿血红蛋白,其有很强的氧亲和力,但在常规SE序列脑实质出血的信号和随血肿吸收发生的一系列改变与成年人是一致的。当临床高度怀疑颅内出血,而在常规SE序列未能显示出血灶时,梯度回波$T*2GRE$可以增加发现出血的敏感性。

4.脑梗死

(1)超声:脑动脉梗死超声表现为扇形的强回声区,通常在发病几天以后才能显示。

(2)CT:显示脑动脉梗死为扇形低密度区。CT表现较临床晚,常在12~24小时后出现异常密度。脑梗死与正常不成熟白质的低密度相鉴别比较困难,皮质受累是提示诊断的依据。后遗症期在相应的区域出现钙化或软化灶。在低氧状态下造成的动脉末梢区域梗死见于矢状旁分水岭区,早期平扫CT显示分水岭区域对称性密度减低,皮髓质界限模糊,晚期出现低密度软化灶。

(3)MRI:早期在SE T_1WI显示局限低信号或脑回状高信号,FLAIR序列显示病变范围大于SE序列,在FSE T_2WI显示高信号。MRI最敏感的征象是在FSE T_2WI正常的灰白质的信号差别消失。正常新生儿脑皮质信号在FSE T_2WI序列较其下方的白质低,在发生水肿时皮质信号明显增高,接近或等于白质信号。在早期细胞毒性水肿阶段,弥散加权MRI较FSE T_2WI更加敏感(图9-5)。

(三)诊断与鉴别诊断

根据发生部位和病理变化,影像学表现不尽相同,诊断需要密切结合生产史、新生儿神经系统症状以及相关实验室检查。正确应用各种影像学检查方法,可为临床治疗和评估预后提供比较客观的参考依据。影像学检查可以确定HIE病变部位、范围、性质,确定有无颅内出血和类型以及了解HIE的后遗改变、脑发育情况,为早期干预提供依据。

本病应与胆红素脑病鉴别,胆红素脑病深部病变在T_1WI类似本病,病变位于苍白球,但是实验室检查显示高胆红素血症可帮助鉴别。

(四)比较影像学

超声可以显示疾病的范围,但是通常在发病几天后才有表现。CT可以显示病变的部位、范围和程度,对于急性期颅内出血较为敏感。MRI可以全面显示本病受累范围以及损伤的程度,且无创伤,应作为本病的首选影像学检查方法。

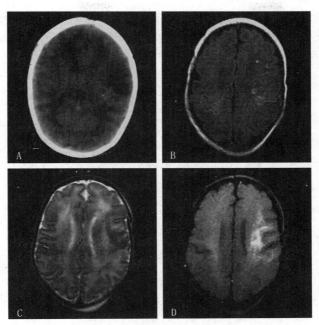

图 9-5 足月新生儿脑梗死

A.CT 平扫,左侧额顶叶密度局限减低,病变境界清晰,呈扇形,皮髓质境界模糊不清;
B.MRI T_1WI,左侧额顶叶皮质及皮质下区沿脑回走行的线状高信号影;C.MRI T_2WI,
上述病变区域呈低信号;D.MRI FLAIR 序列,左侧额、顶叶脑组织大片高信号病灶

（邓丛丛）

第二节　颅脑损伤

一、颅底骨折

（一）临床概述

颅底骨折是一类较特殊的颅骨骨折。颅底骨质较颅盖骨薄弱,且有许多骨孔,薄厚差异大。故骨折线常沿颅底部解剖薄弱处不规则或折曲分布走行,如岩骨尖、蝶骨嵴、眶窝、枕大孔边缘、枕骨斜坡两侧等。颅底骨折造成相邻额窦、乳突的损伤,可导致硬膜撕裂,形成内开放性骨折。颅底骨折者常伴有眶窝及颅内积气,脑脊液鼻漏、耳漏,并继发感染。

（二）影像学表现

1.X 线

正侧位平片显示颅盖部骨折线向前、中颅窝延伸,同时伴有颅内积气、耳鼻出血或脑脊液鼻漏者,常提示颅底骨折。汤氏位可显示枕骨骨折线向枕骨大孔边缘延伸。

2.CT

骨窗像可见纵行、斜行或横行的颅底骨折线,常曲折走行。颅盖部线形骨折可向前、中颅窝延伸(图 9-6)。枕部骨折向下延伸到枕骨大孔边缘。眶板骨折可横行越过筛板。鼻窦、乳突骨折可致蝶窦积液,乳突小房积液。伴有蝶窦或乳突骨折,可显示其密度增高或气液平面。伴有硬膜撕裂者,鼻窦或乳突气体可以经过骨折处入颅内。如骨折线跨越脑膜中动脉沟,可产生硬膜外血肿。

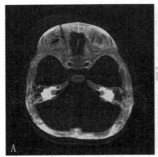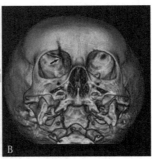

图 9-6　前颅底骨折

A.CT 平扫 MIP 图像,右眶顶壁骨折;B.CT 平扫 VR 图像,右眶顶壁骨折

3.MRI

MRI 显示颅底骨折的继发征象,如鼻窦、乳突的积液、积血。T_2WI 可显示血液或脑脊液经骨折区域进入鼻窦内而引起的积液征象。

(三)诊断与鉴别诊断

颅底骨折应与正常颅底缝或血管压迹变异相鉴别。正常颅底缝有固定位置,多为双侧对称,且无颅内积气、脑脊液鼻漏或脑脊液耳漏等伴发症状,可资鉴别。高分辨率 CT 薄层扫描辅以多平面重组为最佳检查方法。

(四)比较影像学

因大多数颅底骨折患者伴有较严重的颅脑损伤,禁忌拍摄颅底位照片,故不利于颅底骨折的直接显示,某些间接征象可提示诊断。CT 是目前诊断颅底骨折最准确的方法,高分辨率 CT 有助于对颅底骨折的显示,必要时辅以冠状位扫描。MRI 主要显示颅底骨折的继发征象,很难直接显示颅底骨折线。连续层面的冠状面 MRI 扫描有助于显示颅底硬膜外血肿。

二、颅盖骨骨折

(一)临床概述

颅脑损伤约占全身损伤性疾病的 20%,碰撞、跌倒、坠落、打击等暴力为主要原因。颅脑损伤可分为开放性和闭合性两类,颅盖骨骨折占颅脑损伤的 30% 左右。根据骨折形态,可分为线样、凹陷性、粉碎性、贯通或穿刺性骨折。颅缝分离常见于儿童的颅脑外伤中。线样骨折为儿童颅骨骨折中最常见类型,约占 70%。颅骨任何部位均可发生,穹隆骨多于颅底部,以顶骨最多见。颅骨粉碎性骨折或星状骨折常为暴力直接作用后的结果,多伴有颅脑损伤,触诊可有骨擦音或骨片浮沉感。颅骨凹陷性骨折在儿童也称为乒乓球状骨折,是指颅板向内局限陷入的骨折,常见于婴幼儿,主要是由于局部受较高外力作用所致。儿童颅骨弹性较大,具有一定伸缩性,更易发生凹陷性骨折。少数凹陷骨折患者内板可无骨折线,类似青枝骨折。

（二）影像学表现

1.X 线

颅骨骨折的共同特征是颅板连续性中断，呈长度和宽度不一的低密度影，边缘锐利清楚。线样骨折可在 X 线平片切线位中直接显示颅板中断。当内外板不在同一平面断裂时，可呈低密度双线影像。骨折线可以跨越颅缝，累及多骨。粉碎性骨折好发于颅盖骨，以额顶骨为主，颞枕骨少见，表现为长宽不等、方向不一的多条状低密度影。骨碎片可以重叠或陷入颅内。凹陷骨折病变区域呈环状或星状低密度影，如骨碎片下移与邻近骨质重叠，密度可不均。

2.CT

线样骨折见颅板骨质不连续，呈低密度线状影像，断端可以错位，骨折线长者，可在多个连续断面上显示。多层螺旋 CT 三维后处理技术 MPR 及 SSD 可显示凹陷性骨折呈圆锥状下陷改变，骨折处颅板变形、重叠，伴骨碎片（图 9-7）。在骨窗像上可测量骨折陷入深度。CT 可显示骨折相邻脑组织受压、脑挫裂伤或血肿、陈旧性病变引起的局限脑软化和脑萎缩。颅缝分离较颅骨骨折少见，可单独发生或与骨折并发。常见于儿童和少年，患病年龄越小越易出现。好发于人字缝，也可见于矢状缝和冠状缝。CT 扫描如显示人字缝宽度＞1.5 mm 或两侧颅缝对比相差 1 mm 以上有诊断意义。大于 4 岁的儿童冠状缝＞2 mm 也可诊断。若颅缝处有骨重叠或错位，则可肯定诊断。

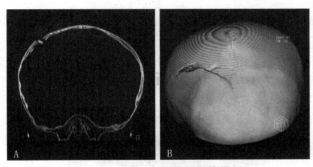

图 9-7　额骨、右顶骨粉碎性骨折

A.CT 平扫 MPR 图像，右顶骨粉碎性骨折，骨碎片嵌入颅内，右顶区头皮血肿伴积气；B.CT 平扫 VR 图像，骨折线跨越右侧冠状缝，累及额骨、右侧顶骨

3.MRI

于 T_2WI 可见颅板中断处因出血、水肿呈线样高信号影，同时观察粉碎性骨折相邻脑组织的形态变化及受损情况。

（三）诊断与鉴别诊断

CT 检查结合 X 线平片通常可明确颅骨骨折的诊断，因儿童颅骨处于发育期，颅缝较多，故应注意与骨折鉴别。颅缝分离常提示较严重的损伤，故应仔细观察鉴别。

（四）比较影像学

X 线平片可以显示颅板连续性中断，侧位上易显示顶颞骨骨折，正位上易显示额骨骨折，汤氏位上易显示枕骨骨折。CT 薄层高分辨率重组和骨窗观察是显示骨折的最佳方法，除此以外，CT 还能显示骨折相邻脑组织受损情况。而通常 MRI 检查不用于急性颅脑损伤，当怀疑有 CT 无法明确的脑损伤时可以使用。

三、脑实质血肿

(一)临床概述

脑实质血肿在闭合性颅脑损伤中占 1.1%～3%,占颅内血肿的 5%,多因脑深部小血管破裂所致。常因颅骨凹陷性骨折的骨碎片刺破脑组织内小血管或减速性脑损伤时眶顶骨嵴或蝶骨嵴与脑组织摩擦,而造成额叶底部和颞极的脑挫裂伤。外伤性脑实质血肿最常见于颞叶,其次为额叶,顶枕叶较少见,小脑更少见。10%脑内血肿可破入脑室内。迟发性外伤性脑内血肿发病率较低,约占闭合性颅脑损伤的 9%。迟发性脑血肿形成在外伤后 24～72 小时,头部受外力的强烈冲击后,脑组织受到严重震荡,导致脑组织水肿、充血,而压迫局部脑血管。经过降颅内压治疗后,脑水肿明显减轻,血管充血扩张,血管通透性增高,致血管壁周围出血,诱发血管痉挛、缺血坏死,从而引起血管壁破裂,形成局部血肿。也有人认为迟发性外伤性脑内出血的机制是颅脑损伤后造成血管痉挛、代谢紊乱、脑组织释放凝血酶原,导致局部血管闭塞或梗死,但随后血管内纤溶蛋白酶释放,导致凝血溶解而出血。

(二)影像学表现

1.CT

急性脑实质血肿的 CT 表现为脑实质内边缘清晰之圆形、不规则团块样高密度影(图 9-8),CT 值为 50～90 HU,周边可伴发低密度水肿带。脑实质深部血肿可破入脑室系统,形成脑室内积血。血肿相邻的脑室、脑沟及脑池呈不同程度受压,中线结构向对侧移位。血肿吸收可变成低密度,边缘逐渐清晰,体积缩小。预后不良者可发生脑萎缩、脑软化。迟发性外伤性脑内血肿于外伤后 72 小时内为发病高峰。如发生昏迷且进行性加重、进行性神经症状、局限性癫痫时应及时复查 CT。

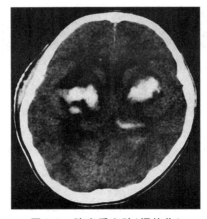

图 9-8　脑实质血肿(爆炸伤)

头颅 CT 平扫,双侧基底节区及左侧丘脑内多发不规则致密团块,
边界清晰,周围见低密度水肿带,前纵裂池见蛛网膜下腔出血

2.MRI

脑实质血肿在 MRI 中的信号变化较复杂,可分为 5 期。①超急性期:出血＜24 小时,T_1WI 呈低信号或等信号,T_2WI 呈高信号或等信号。②急性期:出血后 2～4 天,T_1WI 呈等信号或稍低信号,T_2WI 呈低信号。③亚急性期:出血后 5～30 天,T_1WI 呈混杂信号至明显高信号,T_2WI

呈低信号至高信号,周围可见含铁血黄素沉着环。④慢性期:出血后 1~2 个月,T_1WI 呈高信号,T_2WI 呈高信号,周围可见含铁血黄素沉着环。⑤残腔期:出血后 >2 个月,T_1WI 呈低信号,T_2WI 呈明显低信号。

(三)诊断与鉴别诊断

外伤病史明确伴有典型的 CT、MRI 表现,一般不需与其他病变鉴别。不典型病变影像学随访其密度与信号变化对诊断有帮助。

(四)比较影像学

急性颅脑损伤 CT 为首选检查方法。脑实质血肿在 MRI 中的信号变化较复杂,MRI 对超急性期血肿的显示不理想。

四、硬膜外血肿

(一)临床概述

硬膜外血肿是儿童颅内血肿的主要类型,但总体发生率低于成人。多因头部直接受外力打击,产生颅骨骨折或局部变形,导致脑膜血管破裂,血液进入硬膜外间隙内。本病占颅脑损伤的 1%~3%,约占全部颅内血肿的 1/3,因脑膜中动脉及分支、硬脑膜静脉、板障静脉或颅内静脉窦破裂引起,故血肿多位于颞、额、顶区,不超越中线区。儿童静脉出血较成人多见,而成人以脑膜中动脉出血常见。儿童的临床表现较不典型。婴幼儿静脉型血肿较常见,出现症状较晚,生命体征变化不明显。血肿开始为新鲜血液和血块,几天后血块液化并被逐渐吸收,周围由薄层肉芽组织构成,1 个月左右形成肉芽包膜,内含血块液化之液体,混有柔软凝块,有的可机化成固体。

(二)影像学表现

1.CT

CT 表现为颅骨内板下方呈双凸形、梭形或半月形边缘清楚的高密度病变,多位于颞区和额顶区(图 9-9A)。单侧病变最多见,也可双侧发病,病变不超越中线区。血肿范围较局限,不跨越颅缝,内缘光滑锐利。血肿有占位效应,可造成中线结构移位,病变侧脑室受压、变形和移位。骨窗常可显示骨折。静脉源性硬膜外血肿因静脉压力低,血肿形成晚,CT 扫描表现为略高密度或低密度区,增强后扫描可显示血肿内缘的包膜强化,有助于等密度硬膜外血肿的诊断。

2.MRI

血肿呈双凸形或梭形,边界锐利,位于颅骨内板和脑表面之间。血肿的信号强度改变与血肿的时间有关。急性期,T_1WI 血肿信号与脑实质相仿(图 9-9B),T_2WI 血肿呈低信号。亚急性和慢性期,T_1WI 和 T_2WI 均呈高信号。由于血肿占位效应,患侧脑皮质受压扭曲,即形成"脑回移位征"。血肿与颅骨内板距离增大,脑表面血管内移等提示脑外占位病变征象,可提示诊断。

(三)鉴别诊断

当硬膜外血肿呈半月形表现时应与硬膜下血肿鉴别。一般根据硬膜下血肿范围较广,可跨越颅缝,据此特点可资鉴别。

(四)比较影像学

硬膜外血肿 CT 表现典型,MRI 显示硬膜外血肿的形态和 CT 相仿。

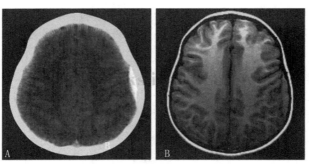

图 9-9　左顶区硬膜外血肿

A.头颅 CT 平扫,左顶部颅骨内板下方梭形高密度影,边界清
晰;B.头颅 MRI 平扫 T_1WI,左顶骨内板下等 T_1 信号影

五、硬膜下血肿

(一)临床概述

硬膜下血肿发生于硬脑膜与蛛网膜间的硬膜下腔内。根据血肿的时间可分为急性、亚急性和慢性 3 种。急性硬膜下血肿(<3 天),多为剪切性损伤。常损伤额极、颞极、额叶眶回及额顶叶交界区。血肿范围广,相对出血量较多。硬膜下血肿可引起血管受压痉挛导致脑梗死、脑水肿,继而发生脑软化。随着血肿内蛋白质的分解渗透压增高,液体不断渗入,体积可逐渐增大。亚急性硬膜下血肿(4 天～2 周),症状出现相对较晚,3～9 天达到高峰。血块逐渐液化。血肿呈新月形或半月形。慢性硬膜下血肿(>2 周),肉芽组织逐渐机化,硬膜附着面形成血肿外膜,蛛网膜附着面形成血肿内膜,有间皮细胞覆盖,内外膜将血肿包裹。

(二)影像学表现

1.CT

CT 表现为颅板下方新月形或半月形高密度影,边界清晰,可跨越颅缝,周围脑组织水肿不明显,脑室及中线结构可以移位。合并脑挫裂伤时可见病变区域小片状高密度病变,有明显的占位效应。亚急性期 CT 表现为新月形或半月形混杂密度影或等密度影,可出现液液平面。有占位表现,见皮髓质界面内移。慢性期 CT 表现为新月形或半月形低密度区,为等密度或混杂密度影。血肿吸收较慢,血肿可出现粘连、分隔、包膜钙化等改变。长期压迫可导致脑萎缩。

2.MRI

不同时期的硬膜下血肿在 MRI 的信号变化复杂。典型的急性期硬膜下血肿表现为 T_1WI 呈等信号(图 9-10), T_2WI 呈低信号或混杂信号改变。亚急性硬膜下血肿早期表现为 T_1WI 呈高信号, T_2WI 呈低信号,在亚急性血肿后期病变在 T_1WI 呈高信号, T_2WI 呈高信号或混杂信号。慢性硬膜下血肿早期改变与亚急性血肿后期接近,随着时间推移病变在 T_1WI 的高信号逐渐减低,但仍高于脑脊液信号, T_2WI 呈高信号改变。

(三)诊断与鉴别诊断

硬膜下血肿在急性期表现为高密度,所以根据外伤史结合典型 CT 表现诊断多不困难。CT上表现为低密度的硬膜下血肿应和蛛网膜下腔扩大和硬膜下积液相鉴别,此时 MRI 检查对鉴别诊断非常重要,MRI 信号特征有助于与积液鉴别。

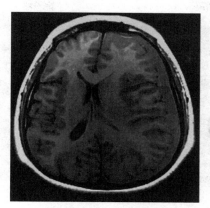

图 9-10　左额、颞、顶区硬膜下血肿

MRI 平扫 T_1WI 轴面示左侧额、颞、顶、枕部颅板下方新月

形等信号带,同侧脑室受压变形,中线结构向右偏移

(四)比较影像学

CT 检查为病变的首选诊断方法。

六、外伤性脑梗死

(一)临床概述

儿童基底节区梗死大多在轻度外伤后出现,外伤性脑梗死属于颅脑外伤的并发症。一般认为基底节血液供应差、侧支循环少,供血的脉络膜动脉深穿支从主干动脉分支时呈直角易发生损伤是造成小儿基底节区梗死的主要原因。近年来的研究表明造成本病的原因有多种因素,如儿童基底节区脑组织需氧量大、血管弹性好,易产生血管拉伸及收缩,导致血管痉挛。脑外伤后血流变学异常,血小板黏附性增加等。此外,基底节钙化患者也易出现本病。本病的临床特点为所受外力不大,意识障碍持续时间短暂,肢体偏瘫及中枢性面瘫发生迅速,2～3 天症状改善明显。梗死灶周围的病损区侵及内囊可能是引起中枢性面瘫的主要原因。

(二)影像学表现

1.CT

CT 表现为基底节区、枕叶、小脑半球或侧脑室旁白质内的卵圆形、肾形、斑片状、三角形、扇形低密度区(图 9-11A),结合病史诊断并不困难。基底节区钙化是发生外伤后脑梗死的重要提示性征象,有临床症状者应及时随访复查。

2.MRI

MRI 表现为基底节区 T_1WI 呈低信号、T_2WI 呈高信号病变(图 9-11B),早期可有占位效应。DWI 序列在脑梗死发生早期能清晰显示病灶,3D TOF MRA 常不能直接显示闭塞血管影像。

(三)诊断与鉴别诊断

根据患者临床表现结合病史一般不难诊断。本病的颅脑外伤往往较轻,颅脑外伤后至出现临床症状有一间隔期,一般在 2～12 小时,有时甚至在数天后出现症状。CT 检查早期阳性率低,基底节钙化者应高度重视,及时随访复查。MRI 检查早期阳性率高。患儿往往初期症状严重,因儿童脑部侧支循环建立较成人迅速,经过治疗往往较成人预后好。

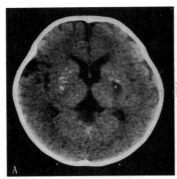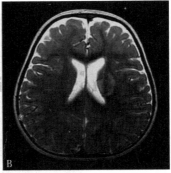

图 9-11　外伤性脑梗死

A.轴面 CT,双侧基底节区钙化点,左侧基底节区低密度病

变,边界模糊;B.轴面 T_2WI,左侧基底节区病变呈高信号

(四)比较影像学

伤后 12 小时内头颅 CT 检查少有阳性发现,多在 24 小时后 CT 显示阳性发现。MRI 对本病的敏感性较高,DWI 序列有助于早期显示病灶。

七、脑挫裂伤

(一)临床概述

脑挫裂伤是暴力打击头部造成脑组织器质性的损伤。根据暴力大小、程度的不同脑挫裂伤有轻重之分。病变可发生在外伤着力部位,也可发生在对冲部位,常合并不同程度的颅内血肿和脑水肿。脑挫裂伤早期的主要病理变化是表层或深层脑组织碎裂、坏死,以及小出血灶和脑水肿。轻者仅皮质出现多灶点片状出血,重者可撕裂软脑膜,脑实质破损,并可损伤神经核团及脑室等结构。脑挫裂伤周围常有脑水肿,数天后受损伤的组织出现液化、坏死及小胶质细胞的增生。

(二)影像学表现

1.CT

小出血灶表现为低密度区内散在斑点状或斑片状高密度影。脑水肿表现为局限性低密度影,边界欠清,大小不一,从数厘米至整个大脑。广泛的脑挫裂伤可使病侧脑室受压、移位。同时显示蛛网膜下腔出血。随病程发展,轻度脑挫裂伤、水肿和出血灶逐渐吸收消散。脑组织坏死、液化可形成软化灶,形成边缘光滑整齐的低密度灶并长期存在,CT 值接近脑脊液。

2.MRI

脑挫裂伤可表现为出血性和非出血性两种。出血性脑挫裂伤于 T_1WI 表现为高信号,非出血性脑挫裂伤于 T_1WI 表现为等信号或低信号。T_2WI 均表现为高信号(图 9-12)。

(三)诊断与鉴别诊断

脑挫裂伤应与单纯局限性脑水肿相鉴别。当两者鉴别较困难时,要经过动态的随访观察来鉴别。还应与脑肿瘤鉴别,根据明确的外伤史,结合 CT 或 MRI 增强检查可以鉴别。

(四)比较影像学

CT 能准确显示脑挫裂伤的各种病理改变。MRI 敏感性较高,特别是损伤位于颅底和颅骨表面时,敏感性优于 CT。

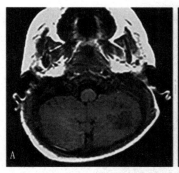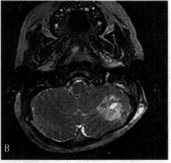

图 9-12　脑挫裂伤

A.MRI 轴面 T_1WI，左小脑病变呈低信号，边界模糊；B.MRI 轴
面 T_2WI，左小脑病变呈高信号，其内可见更高信号区

八、弥漫性轴索损伤

(一)临床概述

弥漫性轴索损伤属于严重的外伤性颅脑病变。在外力作用下，因灰、白质组织密度存在差别，导致两者运动加速度不同，突然的加速或减速运动，尤其是旋转性运动，产生瞬间剪应力，造成轴索结构的破坏和小血管断裂。损伤好发于灰白质组织交界面，见于胼胝体、脑干上端以及基底节区。早期表现为广泛的脑挫裂伤、出血、脑水肿，可有脱髓鞘改变，继而出现脑软化，最终囊性变。大体病理显示急性期 DAI 的皮髓质交界处及白质区弥漫或成簇的小针尖样出血灶。恢复期脑白质萎缩，脑室扩大，髓鞘变性。镜下见弥漫性轴索断裂，轴浆外溢而形成轴索回缩球，伴有小胶质细胞簇形成。毛细血管的损伤造成脑实质和蛛网膜下腔出血。脑实质常有不同程度的胶质细胞肿胀、变形，血管周围间隙扩大，弥漫性脑肿胀。

(二)影像学表现

1.CT

急性期表现为弥漫性脑肿胀，皮髓质界限消失。脑实质内见单发或多发的小出血灶、蛛网膜下腔出血、脑室内积血，以及伴发的其他类型颅脑损伤，占位效应可不明显。脑实质内单发或多发出血灶，直径多＜2 cm，主要见于皮髓质交界部、胼胝体周围，脑干上端，基底节-内囊区。蛛网膜下腔出血多见于脑干周围，特别是四叠体池、环池以及幕切迹周围。脑损伤包括脑挫裂伤、硬膜外血肿或硬膜下血肿。根据受创伤程度的不同，脑实质出血、脑室及蛛网膜下腔出血、弥漫性脑肿胀可单独发生，也可合并出现。

2.MRI

对于非出血性脑损伤 T_2WI、FLAIR 序列较 T_1WI 更为敏感，表现为高信号。对于出血性病灶，在 T_2WI 显示为小低信号病灶，周围可见高信号水肿区。T_1WI 显示为等信号或高信号。轻度 DAI 表现为皮质或皮质下区局限性病灶。中度 DAI 表现为双侧大脑半球白质内点片状出血、蛛网膜下腔出血、脑水肿等。重度 DAI 除上述病变外，还可有基底节、胼胝体、脑干和小脑等部位的损伤(图 9-13)。

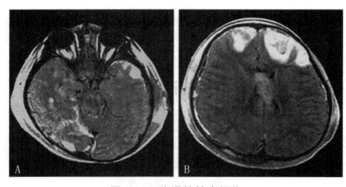

图 9-13　弥漫性轴索损伤

A～B.MRI 平扫 FLAIR 序列,双侧额叶、右侧枕叶、脑干、胼胝体区多发高信号

(三)诊断与鉴别诊断

CT 与 MRI 均不能直接显示轴索本身的病变,通过 CT 和 MRI 对出血灶和脑水肿的显示,结合临床表现判断 DAI 的存在。早期临床症状重,而 CT、MRI 表现轻微,提示 DAI 可能。DAI 应注意与脑挫裂伤鉴别,DAI 的出血部位与外力作用部位无关,发生于胼胝体、皮髓质交界区、脑干及小脑,直径多<2 cm,呈椭圆形及斑点状。脑挫裂伤的出血多见于着力或对冲部位,呈斑点状或不规则形,可>2 cm,常累及皮质。凭借典型影像学表现可资鉴别。

(四)比较影像学

对 DAI 的诊断 MRI 明显优于 CT,特别是对小出血灶的敏感性较高。

(邓丛丛)

第三节　胸廓异常

一、漏斗胸

(一)临床概述

漏斗胸是小儿前胸壁发育畸形的一种,以胸骨下部及相邻的肋软骨下陷形成漏斗状而得名,凹陷程度可从浅杯状至深漏斗状,发生率在儿童中为 0.5％～1％,男女发病比例约为 4∶1,青春期明显,可从对称性漏斗胸演变为不对称性漏斗胸。本病发病原因尚不明确,多数偶发,1/3 有家族遗传性,多认为是由于下胸部肋骨及肋软骨生长过快,胸骨代偿性向后移位而形成。

患儿外观一般为瘦长身材、后背弓状、扁平胸、腹部膨隆、左右肋弓异常突出。轻微的漏斗胸可没有症状,畸形较重的可压迫心脏和肺,影响呼吸和循环功能。患儿可出现反复呼吸道感染、咳嗽、发热等,而循环系统症状出现较少。年龄较大的可以出现活动后呼吸困难、心动过速、心悸,甚至心前区疼痛,此为心脏受压、心排血量减少、心肌缺氧等所致。漏斗胸患儿常合并脊柱侧弯、成骨不全、肌营养不良、Turner 综合征、Marfan 综合征、Ehlers-Danlos 综合征、高胱氨酸尿症、肺发育不全等疾病。

（二）影像学表现

1.X 线

漏斗胸诊断的主要依据为 X 线摄片，胸部正位片显示前肋走行倾斜度加大，后肋走行较平直。心影向左侧移位并旋转，胸骨右侧内陷的软组织及软骨可使右下心缘模糊，不要误认为右肺中叶病变。侧位片上骨性胸廓前后径明显缩短，并可观察到胸骨下段不同程度凹陷。如伴随脊柱侧弯可同时观察到。

2.CT

CT 对于评价畸形的严重程度及术后治疗效果是最好的检查方法。应用胸廓指数评价漏斗胸的严重程度，即胸廓最大横径与最窄前后径的比值，一般测量胸骨最凹处胸廓左右内径与同层面胸骨后至脊柱前缘的前后径的比值，区别病变程度（图 9-14）。

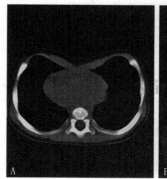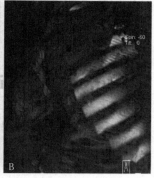

图 9-14　漏斗胸

男，6 个月，出生后胸骨凹陷明显。A.MSCT 横断面图像显示胸骨剑突向内凹陷，相应水平胸廓
前后径明显变小，心脏稍受压，测量胸廓指数（胸骨最凹处胸廓左右内径与同层面胸骨到脊柱前
缘的前后内径的比值）＝2.9；B.MSCT 三维重组图像显示胸骨剑突明显内陷，胸廓呈漏斗状

Haller 等认为比率＞2.56（±0.35 s）有诊断意义，比例＞3.25 可定义为中到重度漏斗胸，是进行手术的指征。同时应注意观察胸部、脊柱合并的其他先天性畸形。

（三）诊断与鉴别诊断

掌握正确的测量方法和标准，一般无须鉴别。影像学检查有助于了解病变程度，CT 扫描对术前胸壁凹陷程度、术后改善情况和心脏移位情况均能全面了解。

（四）比较影像学

胸片为首选检查方法，CT 对于准确评价该病及伴随胸部、脊柱畸形具有良好的价值。

二、鸡胸

（一）临床概述

鸡胸较漏斗胸少见，特征为胸骨段及邻近肋软骨向腹侧突出，胸廓两侧扁平。鸡胸可以是先天性畸形或获得性畸形，男女发病比例约为 3∶1，25％的鸡胸患儿有家族史，发病年龄较漏斗胸大，青春期突出程度明显，可继发于长期存在的阻塞性肺疾病、Marfan 综合征、Ehlers-Danlos 综合征、Noonan 综合征、Morquio 综合征、干梅腹综合征等。这种畸形通常是由于胸骨及肋软骨生长失衡并伴随发育不成熟的胸骨异常融合而导致胸骨变短、肋软骨向前突出、胸廓两侧扁平。本病常伴随哮喘、先天性心脏病及脊柱侧弯。

(二)影像学表现

1.X 线

正位胸片表现不明显,在侧位胸片上可以观察到胸骨上、中或下段向前突出。如伴随脊柱侧弯可同时观察到。

2.CT

在轴位图像上可观察到胸骨段及邻近肋软骨向腹侧突出,胸廓两侧变扁平,SSD 或 VR 重建图像可将骨性胸廓整体重建出来,可更清晰观察病变。同时 CT 扫描还可发现肺部病变、心脏病变等。

(三)诊断与鉴别诊断

一般无须鉴别。影像学检查有助于了解病变程度及伴随畸形。

(四)比较影像学

胸片为首选检查方法,CT 对于准确评价该病及伴随胸部、脊柱畸形具有良好的价值。

(邓丛丛)

第四节　纵　隔　疾　病

一、纵隔炎

(一)临床概述

纵隔炎是由病原微生物引起的纵隔炎性反应,儿童较少见,分急性纵隔炎和慢性纵隔炎。临床常表现为发热、全身中毒症状、喘息等。

急性纵隔炎多是由于食管或气管穿孔引起,累及胸膜形成脓胸或脓气胸。可在纵隔内任何部位形成脓肿,大小及形状多样。咽后脓肿可以沿颈筋膜深层或颈动脉鞘向下蔓延至纵隔而形成急性下行性坏死性纵隔炎(ADNM),致死率可至 $30\% \sim 50\%$。

慢性纵隔炎包括肉芽肿性和硬化性纵隔炎。肉芽肿性纵隔炎可由结核、真菌等感染引起,并可进行性纤维化和钙化而愈合。硬化性纵隔炎病因不明,部分病例伴腹膜后或其他部位纤维组织增生。

(二)影像学表现

1.X 线

急性纵隔炎表现为纵隔增宽,以两上纵隔明显,病变可向下延伸至横膈。气管旁线密度均匀增高。心脏大血管分界不清,与一般纵隔积液相似。累及肺和纵隔胸膜时,纵隔边缘毛糙模糊。慢性纵隔炎现为上纵隔增宽和分叶性气管旁肿块,可伴钙化、气管支气管及血管受压阻塞征象。

2.CT

CT 表现纵隔内多发局限性液体积聚、纵隔内少量气体影、纵隔脂肪密度增高、纵隔增宽、胸腔积液、心包积液、纵隔淋巴结增大。增强扫描在急性纵隔蜂窝织炎时无强化,形成脓肿后可显示环状强化的脓肿壁(图 9-15)。慢性硬化性纵隔炎可观察到气管旁分叶状团块,可伴钙化,并可压迫气管支气管、肺动静脉以及上腔静脉。

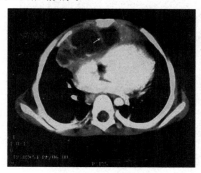

图 9-15　纵隔脓肿

女,1 岁 2 个月,发热、胸痛 1 个月。CT 增强示前纵隔多个囊状低密度
影,囊壁强化,囊内有分隔(箭头),心影受压后移,胸膜强化、增厚

3.MRI

脓肿表现为长 T_1、长 T_2 异常信号,脓肿壁不规则增厚,增强后可呈厚壁环形强化,蜂窝织炎时显示纵隔内弥漫长 T_1、长 T_2 异常信号。慢性纵隔炎于 T_1WI 与 T_2WI 均呈现低信号,有活动性炎症可见长 T_2 信号存在。

(三)诊断与鉴别诊断

急性纵隔炎影像表现较典型,结合临床表现一般可准确诊断。慢性纤维性纵隔炎常表现为肿块,应与纵隔肿瘤相鉴别。

(四)比较影像学

X 线平片表现无特异性,需进行 CT 或 MRI 检查。MRI 对软组织病变的分辨能力使其具有优势。CT 增强检查可同时观察纵隔、肺和胸膜病变。

二、纵隔气肿

(一)临床概述

纵隔气肿是指纵隔间隙内气体积聚。婴儿常见。纵隔气肿的原因包括自发性、外伤性、食管或气管破裂、支气管异物、机械通气、胸部手术后及其他原因。自发性纵隔气肿常见于新生儿,主要继发于肺透明膜病和羊水吸入。发生纵隔气肿的高危因素包括间质性肺气肿和双肺弥漫性病变,如卡氏肺囊虫肺炎引起的肺顺应性降低。肺泡内压急剧升高导致肺泡破裂,气体进入肺间质,气体沿血管周围间隙进入纵隔。纵隔内气体可向上弥散至颈部、上胸壁皮下组织和咽后壁。

临床常表现有胸骨后胀满感、吞咽困难、咽喉疼痛,有时可有胸痛、呼吸困难。并发皮下气肿时颈部及锁骨上窝外形变平、饱满,可触及捻发音。

(二)影像学表现

1.X 线

纵隔气体积聚在纵隔前上部,纵隔胸膜向外侧推移,胸腺与心影分离。婴幼儿纵隔大量积气时,可将胸腺上抬,在正侧位胸片上形成"帆样征"。少量纵隔积气时,正位胸片可在心缘旁观察到窄带状透亮影,一般位于左心缘旁。

2.CT

CT 可直接显示纵隔内气体,同时显示颈部皮下、胸壁及深部组织间的气肿(图 9-16)。

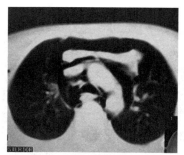

图 9-16　纵隔气肿、颈部皮下气肿

男,7 岁,胸骨后疼痛 1 小时,颈部捻发音。CT 平扫肺窗
显示纵隔大血管周围、胸腺旁、心缘旁大量气体密度影

（三）诊断与鉴别诊断

X 线及 CT 对于发现纵隔内气体并不困难,需要与纵隔旁气胸和心包积气鉴别。在 CT 图像上仔细甄别加之变换体位多能准确诊断。

（四）比较影像学

少量纵隔气肿在胸片上不易显示,CT 对发现少量纵隔气肿及颈部皮下积气较胸片敏感。

三、纵隔肿物

（一）正常胸腺

1.临床概述

胸腺是由不对称的两叶组成,位于前上纵隔中部。胸腺起源于第 3 对咽囊腹侧部分,胚胎第 7～8 周,原始胸腺向下及腹内侧延伸,至第 8 周末在主动脉弓水平胸腺两叶融合。如果胸腺下降不完全,可在颈部或上纵隔发现胸腺组织。婴儿期,胸腺上缘可接近甲状腺水平,下缘通常覆盖心脏上半部。正常情况下胸腺全部位于上纵隔大血管前方,比较少见的情况下,胸腺可向下延伸至膈肌水平,随年龄增长,胸腺下降的趋势逐渐减弱。相对于身体体积,胸腺在出生时最大,重量约有 20 g,青春期前达到体积的绝对最大值,重量可达 300 g。青春期以后,胸腺滤泡逐渐萎缩而被脂肪所替代。

少见的情况下,胸腺可发生迷走及异位,迷走胸腺一般发生在沿正常胚胎发育的途径上,异位胸腺指在正常发育途径之外的位置发现胸腺组织。迷走或异位的位置包括颈部、腔静脉后方、后纵隔。迷走或异位胸腺一般不引起临床症状,多在 10 岁以下发现。

胸腺是构成免疫活性能力发生和维持的重要组成器官,胸腺的主要功能是将原始淋巴细胞转变为 T 淋巴细胞,参与细胞免疫反应,此外上皮网状细胞可产生胸腺素。

2.影像学表现

（1）X 线:胸腺形态多样,一般在呼气时增宽,吸气时伸长变窄,胸腺大小和形态随儿童年龄与健康状况而变化。典型 X 线表现在 3 岁前为前上纵隔明显的软组织密度团块影,在 3 岁以后一般也可观察到,正常胸腺不会压迫气管和血管而使其移位。在正位片上,胸腺左叶一般表现为上纵隔增宽,左侧可覆盖左肺动脉,胸腺右叶边缘突出于纵隔,呈直角三角形,因其下缘平直外形似风帆,呈帆征(图 9-17);在侧位片上,胸腺为位于前纵隔的软组织密度致密影,与心影上缘相连。在胸腺下缘和心影之间可观察到小切迹。婴儿时,胸腺可反映患儿的健康和营养状态,新生儿期的各种围产因素是导致胸腺缩小的常见原因,特别是早产儿。应急性胸腺缩小于出生后24～48小时后出现,随着应急期的恢复而迅速增大,故胸片随访观察胸腺可以作为疾病痊愈和营养好转的标志。

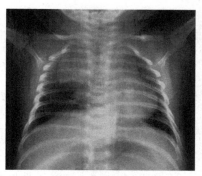

图 9-17　正常胸腺

男孩,4个月,胸部正位平片示纵隔增宽,胸腺突出于右上纵隔,呈帆征

(2)CT:正常胸腺表现为密度均匀的前上纵隔软组织结构,密度高于血管,与肌肉密度接近,据报道婴儿平均胸腺密度为 80.8 HU,学龄期儿童胸腺密度可降至 56 HU,可能与早期的脂肪浸润有关。胸腺位于胸骨后方,贴近心缘,一般位于大血管前方,胸腺左叶有时可延伸至主动脉弓后方和侧方。横断面上,5岁以下的儿童胸腺多呈四边形,两侧外缘光滑,或呈轻微波浪状。随后变为三角形,外缘平直或内凹(图 9-18)。从出生至青春期,胸腺密度均匀,如果在此期间胸腺密度出现不均匀,应考虑可能存在病变。青春期以后,胸腺滤泡逐渐萎缩而被脂肪所替代,密度可以不均匀。

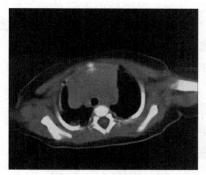

图 9-18　正常胸腺

男孩,3个月,CT轴面示胸腺呈四边形,密度均匀

(3)MRI:可清晰区分胸腺和纵隔血管结构。在 T_1WI 上,胸腺信号较肌肉信号略高,较脂肪信号低。在 T_2WI 上,胸腺信号较周围脂肪和肌肉信号均增高。在 MRI 上,约有 5% 的儿童可在上腔静脉后方见类似正常胸腺组织信号的小结节影,在矢状位 MRI 上提示小结节与胸腺组织相延续,而非腔静脉后淋巴结。胸腺上缘平均位于无名静脉上方 1.7 cm 处,有时可延伸至甲状腺水平。胸腺下缘向下延伸变化较大,在婴儿时期,下缘一般可延伸至肺动脉水平或其下方,随着胸廓纵向延伸的速度快于胸腺,胸腺向下延伸的幅度随年龄相对递减。

胸腺大小变化很大,在 CT 和 MRI 上均可测量。胸腺的上下径随年龄增长而增加,在生后至 1 岁期间上下径平均约为 5.6 cm,在 15～19 岁期间上下径平均约为 8.5 cm。胸腺厚度和横径随年龄增长而变化不大。胸腺平均厚度随年龄增长而轻度下降,从出生后至 5 岁胸腺厚度平均为 1.4 cm,而 10～19 岁期间胸腺厚度平均约为 1.0 cm。胸腺横径随年龄增长而轻度增加。总体而言,胸腺体积与胸廓大小的比值随年龄增长而下降。

3.诊断与鉴别诊断

胸片上需与心脏增大、右上肺大叶性肺炎、心上型肺静脉异位引流鉴别。行 CT 或 MRI 检查,可明确诊断。

4.比较影像学

一般而言,普通 X 线检查可以确定是否为正常胸腺,如果诊断困难,可以行 CT 或 MRI 检查明确诊断。

(二)胸腺增生

1.临床概述

胸腺增生包括两种不同的组织学类型:真性增生和淋巴性增生。

(1)真性增生包括胸腺皮质和髓质普遍增生而导致胸腺大小和重量增大,但具有正常的胸腺组织结构。化疗后胸腺反跳性增生是引起真性胸腺增生最常见的原因。比较少见的情况下,真性胸腺增生可以在红细胞发育不良或不发育、Grave 病、Addison 病时发生。胸腺增生定义为胸腺体积超过正常的 50% 以上。化疗和皮质激素治疗后可引起反应性增生,糖皮质激素水平的升高可导致胸腺皮质淋巴细胞衰竭,当体内激素水平恢复正常后,胸腺皮质淋巴细胞再生引起胸腺增大。几乎所有患儿在化疗开始后胸腺呈现退化,后大多数患儿胸腺恢复正常大小,有超过 25% 的患儿,胸腺体积会出现反跳或暂时性增大。胸腺反跳一般出现在化疗过程中或化疗停止后 1～10 个月。

(2)胸腺淋巴性或滤泡性增生是胸腺淋巴滤泡的数量增加而形成,这种状态大多合并重症肌无力或 HIV 感染。胸腺大多为正常大小和重量。在重症肌无力患者,胸腺淋巴性增生的诊断应在患者胸腺切除后进行组织学确定。

2.影像学表现

(1)X 线:正位胸片表现为上纵隔影明显增宽,边缘光滑,侧位胸片上表现为胸骨后气管前方三角形均匀致密影,底部边缘光滑(图 9-19A)。

(2)CT:胸腺真性增生表现为胸腺均匀增大,保持胸腺的正常形态,为均匀软组织密度。胸腺淋巴性增生时,胸腺可正常或均匀增大,保持胸腺的正常形态或呈结节状增生(图 9-19B～图 9-19C)。

(3)MRI:显示胸腺弥漫性增大,形态、信号与正常胸腺相似(图 9-19D)。

3.诊断与鉴别诊断

胸腺增生需与胸腺瘤、淋巴瘤、朗格汉斯细胞组织细胞增生症浸润胸腺等鉴别。胸腺瘤、淋巴瘤导致的胸腺增大一般形态不规则,密度和信号与正常胸腺有差别。淋巴瘤常伴纵隔淋巴结增大。朗格汉斯细胞组织细胞增生症浸润胸腺常合并肺内弥漫性病变。如果鉴别有困难,可以行激素试验性治疗,胸腺增生一般在用药后 1 周缩小,而其他疾病变化不大。

4.比较影像学

普通 X 线检查可作筛查,如果出现胸腺影增宽,需行 CT 或 MRI 检查明确诊断。

(三)胸腺瘤

1.临床概述

胸腺瘤又称为胸腺淋巴上皮细胞瘤,是胸腺上皮细胞发生的肿瘤,组织学上包含不同比例的上皮细胞和淋巴细胞。胸腺瘤在儿童中少见,占纵隔肿瘤的 1%～2%。患儿可无症状或纵隔压迫症状,如呼吸困难、咳嗽等。儿童中大多数胸腺瘤为偶发,也可见于重症肌无力、红细胞再生障碍性贫血、低丙种球蛋白血症。胸腺瘤在病理上分为非侵袭性及侵袭性胸腺瘤,非侵袭性是指肿瘤有包膜,侵袭性是指肿瘤突破包膜并侵犯邻近的纵隔结构,从典型病理上来说,胸腺瘤细胞学呈良性且不具备异型性,故分类根据行为学特点采用非侵袭性和侵袭性,而不用良性和恶性,侵袭性胸腺瘤占胸腺瘤的 10%～15%。

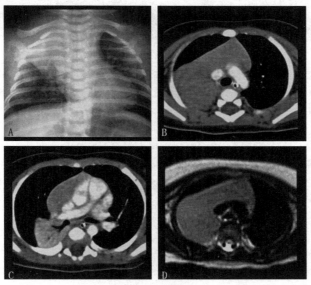

图 9-19　胸腺增生

男,3 个月,查体发现"纵隔肿块"3 天。A.胸片正位示右上纵隔明显增宽;B～C.CT 增强纵隔窗显示心脏大血管明显强化,右叶胸腺明显增大延伸至中、后纵隔,且密度均匀,右肺上叶压迫性肺不张;D.T_2WI 胸腺信号强度均匀一致,右叶形态明显增大

2.影像学表现

(1)X 线:肿瘤位于前上纵隔,形态多变,大小不一,呈软组织密度,偶可见钙化,较大的肿瘤可向一侧突出。体积较小的胸腺瘤可完全位于胸腺内,正侧位胸片不易发现。侵袭性胸腺瘤的边缘模糊,呈分叶状,肿瘤短期随访可增大,伴有胸腔积液及肋骨侵蚀等征象。

(2)CT:①非侵袭性胸腺瘤呈圆形、卵圆形或分叶状肿块,边界清晰,多数密度均匀,也可发生囊变,肿瘤内可见钙化,大部分肿瘤不对称生长,居前纵隔一侧,直径<2 cm 的胸腺瘤可仅表现为正常胸腺边缘局部隆起,增强扫描仅有轻度强化。②侵袭性胸腺瘤分叶状或形态不规则肿块,边缘不清,密度不均匀,易发生囊变与坏死,少数肿瘤内可见点状钙化,肿块常较大,增强扫描实性部分明显强化。提示侵袭性胸腺瘤的征象包括侵犯胸膜时可见胸膜增厚、胸腔积液侵犯肺,可见瘤-肺界面有毛刺影侵犯心包可见心包积液胸膜种植大血管受侵时表现心脏大血管被挤压、推移或包绕侵犯其他部位如膈神经受累,心膈角出现软组织块影。可见腹腔内淋巴结增大、粘连及融合等(图 9-20A)。

(3)MRI:在 T_1WI 上胸腺瘤信号与肌肉组织相似,在 T_2WI 上信号高于肌肉组织而低于脂肪组织,出现坏死、囊变、钙化、血肿时则呈混杂信号(图 9-20B)。

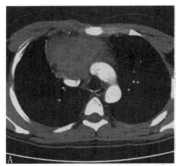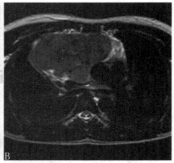

图 9-20 侵袭性胸腺瘤

男,15 岁,发现纵隔肿物 3 天。A.CT 增强纵隔窗主动脉弓层面显示前上纵隔
结节状软组织肿瘤,密度欠均匀,边界模糊,上腔静脉受压;B.MRI T$_2$WI 示前
纵隔结节状软组织肿物,以等信号为主,信号欠均匀

3.诊断与鉴别诊断

胸腺瘤需与胸腺增生、淋巴瘤、畸胎瘤、胸腺脂肪瘤相鉴别。①胸腺增生:表现为胸腺均匀增大,胸腺轮廓一般不会改变,密度均匀一致,坏死囊变少见。②淋巴瘤:多表现为结节样肿块,大多数患者颈部、纵隔或其他部位伴有淋巴结肿大。③畸胎瘤:典型者含有三胚层组织可资鉴别。④胸腺脂肪瘤:肿块一般较大,可以向下延伸至心膈角处,MRI 的特征性脂肪信号有助于鉴别。

4.比较影像学

普通 X 线检查可以发现胸腺轮廓改变及胸腔积液、肋骨侵蚀等。CT、MRI 可明确病变范围、性质及对周围组织侵犯。

(四)淋巴管瘤

1.临床概述

淋巴管瘤是一种先天性淋巴管发育畸形,由异常增殖和扩张的淋巴管所构成的良性肿瘤样病变。淋巴管瘤可分为单纯性、海绵状及囊性淋巴管瘤,囊性淋巴管瘤又称为囊性水瘤。淋巴管瘤大多在 2 岁前发现,约 75% 起源于颈部,20% 起源于腋窝,剩余的分布在腹膜后或骶骨前区。有 5%~10% 的颈部淋巴管瘤延伸入纵隔。单纯发生在纵隔的淋巴管瘤不足 1%。

纵隔淋巴管瘤大多为囊性,囊肿大小不一,形态不规则,呈多房状,囊壁及分隔菲薄,囊壁可含有平滑肌纤维、血管、神经、脂肪和淋巴样组织,囊壁内衬内皮细胞,内含淋巴液。此外,淋巴管瘤常沿组织间隙生长,有不断增长的趋势,当发生感染和出血时可突然增大。

约有 50% 淋巴管瘤患儿无临床症状为偶然发现,肿瘤较大时可以压迫气道,大多在婴儿时期出现,当发生囊内出血时,瘤体骤然增大,引起患儿呼吸困难,甚至危及生命。

2.影像学表现

(1)X 线:胸片显示向一侧胸腔突出的肿块影,圆形或椭圆形,可有分叶,密度均匀,边界光滑,大小不等。侧位片上示肿块大多位于前、中纵隔内。

(2)CT:为圆形、椭圆形或不规则形状的肿块影,多位于前、中纵隔内,依纵隔内结构塑形,可包绕大血管(图 9-21)。囊壁薄,囊内有分隔呈多房状,边界清楚,囊内呈水样密度,合并感染或出血时密度增高,出血时囊内可见液-液平面。增强后囊壁及分隔可以强化。合并感染时,囊壁及分隔增厚并强化。

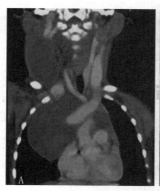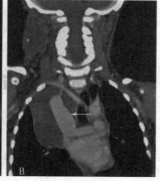

图 9-21　纵隔淋巴管瘤

男,5 岁,发现右颈部肿物 3 年,逐渐增大。A～B.CT 增强 MPR 重
组图像显示右颈部多房囊性肿物影,自右侧颌下区向前纵隔内延
伸,囊内密度较均匀,可见多发分隔,上腔静脉被肿物包绕(箭头)

(3)MRI:显示病变范围及与邻近组织结构的关系较 CT 清晰,呈长或等 T_1 信号、长 T_2 信号,囊内出血时呈短 T_1 信号。

3.诊断与鉴别诊断

依据淋巴管瘤的典型影像表现一般可作出诊断,需要与之鉴别的纵隔肿物包括囊性畸胎瘤、胸腺囊肿等。囊性畸胎瘤内一般分隔少见,对邻近组织结构压迫明显,MRI 上常可见脂肪成分。胸腺囊肿形态规则,常为圆形或管状,多为单房。

4.比较影像学

X 线检查作为筛查,CT 或 MRI 检查对病变范围显示清晰,MRI 对病变成分辨别更敏感,脂肪、液体的不同 MRI 信号,有助于鉴别诊断。

(邓丛丛)

第五节　肝　创　伤

一、临床概述

肝是腹腔内最大的实质性脏器,也是损伤发生率最高的脏器之一,仅次于脾。由于小儿解剖生理的特殊性,小儿肝创伤的发生率和检出率较成人高,占儿童腹部损伤的 10%～30%。

小儿肝占腹腔空间大,质地较脆弱,缺乏弹性,轻微的外伤即可引起损伤,如剧烈振动可致韧带附着周围肝损伤。同时,由于小儿的肋骨尚未发育成熟,肝右叶的前区被肋弓遮护不完全,腹部肌肉及腹膜均比较薄弱,缺乏对肝的保护和对外来致伤力的缓冲作用,加上小儿喜动好奇,爬高越险,非常容易导致损伤。

肝创伤可分两大类:①直接损伤,如刀伤、枪伤等;②钝性损伤,如交通事故、高处坠落等。儿童以后者更为常见。当儿童从高处跌下着地时,或在未系安全带发生交通事故的状态下,由于突然减速使腹腔内脏器产生剧烈震动以致引起肝镰状韧带和三角韧带附着周围的肝损伤,严重者甚至可累及肝后面的下腔静脉和肝静脉。也可以在强烈的钝性外力的作用下,肝动幅过大,以致发生从肝门部和下腔静脉为固定点的肝辐射状损伤。

肝脏接受肝动脉和门静脉双重血液供应,血运非常丰富,故肝外伤后出血是其主要特征。80%以上肝脏损伤发生在肝右叶,后段是主要损伤部位。根据肝脏损伤的部位和程度,常分为三型。①Ⅰ型,包膜下破裂:肝实质破裂在包膜下,包膜完整,在包膜下形成血肿;②Ⅱ型,中心破裂:肝实质中心破裂,呈线样、星状或多发性肝裂伤,出血发生在肝内,可压迫肝细胞发生坏死;③Ⅲ型,完全破裂:肝实质和包膜同时破裂,大量血液和胆汁流至肝脏周围及腹腔,可引起继发性腹膜炎和感染,膈肌破裂时肝脏可疝入胸腔。

目前临床上按照实质内外血肿的大小、实质撕裂的长度和累及范围、血管损伤程度将肝创伤分为不同级别,其中应用较为普遍的是美国外科创伤学会 AAST 的分级方法(表 9-1)。临床上,患儿常有明确的外伤史,起病急,严重出血可发生休克症状,面色苍白、出汗、口渴、气急、脉速、血压下降等。腹腔出血或因血液、胆汁可引起急性腹膜刺激症状。

表 9-1　肝创伤 AAST 分级

分级	类型	分级描述
Ⅰ	血肿	包膜下,无扩张,<10%肝脏表面面积
	裂伤	包膜撕裂,无出血,累及实质深度<1 cm
Ⅱ	血肿	包膜下,范围为 10%~50%肝表面,肝实质内血肿直径<10 cm
	裂伤	实质裂伤深度 1~3 cm,长度<10 cm
Ⅲ	血肿	包膜下,范围>50%或进行性扩张,包膜撕裂或实质血肿>10 cm
	裂伤	实质裂伤深度>3 cm,累及<50%肝叶
Ⅳ	血肿	实质内血肿破裂伴活动性出血
	裂伤	损伤累及 25%~75%肝叶或一叶中累及 1~3 个肝段
Ⅴ	血管	肝旁静脉损伤,如肝后腔静脉或主肝静脉
	裂伤	损伤累及>75%肝叶或一叶中累及>3 个肝段
Ⅵ	血管	肝脏完全撕脱

注:如肝脏有多处损伤时,则伤情判断要提高一个等级。

二、影像学表现

(一)超声

(1)Ⅰ型,包膜下肝表面实质破裂,而包膜完整,出血积在包膜下,使包膜与脏器实质分离。超声特征为损伤区局部包膜光带向外隆起,包膜与肝实质之间见梭形或带状液性无回声区,伴后方回声增强效应。随着病程的不同也可呈混合性稍强回声区。

(2)Ⅱ型,肝实质破裂,肝脏中心部实质破裂,有血肿形成和(或)凝血。超声特征:肝实质损伤区内早期出血表现为不规则或圆形回声稍强区。随着出血量的增多,时间的推移,局部多表现为不规则的液性暗区及强弱不均的回声区,边界不规整。

(3)Ⅲ型,真性肝破裂,肝包膜和肝实质均发生破裂。如果破裂累及肝门、肝门大血管,有大量出血。超声特征为肝包膜轮廓线连续性中断,包膜不完整、断离、缺损,断离口周围常伴有不规则混合性强回声区,边界模糊。可见断裂口伸向肝实质的无回声或低回声暗带。肝实质内可见强弱不均的杂乱回声,与正常肝组织无明显分界,系肝实质因挫伤形成的血肿。在损伤早期可表现为不规则模糊的絮状、云雾状或斑块状强回声。随着时间的延长,病灶密度可逐渐变为低回声或无回声液性暗区。彩色多普勒为破裂区有血流中断现象,由于病灶区血肿对周围组织的压迫,可使其周围血管变细,流速减慢。

（二）CT

肝右叶钝伤多于左叶,其中绝大多数为右叶后上段。依肝钝伤的程度和类型不同,CT 表现不一。Ⅰ型肝挫伤,为局部组织充血、水肿及微血管血液外渗。CT 平扫为边界不清的低密度区,增强扫描可强化,但比周围组织密度略低,局部结构可轻度扭曲。Ⅱ型肝撕裂,CT 平扫见肝实质内有线状或星芒状的低密度影,增强扫描不强化,未侵及肝表面(图 9-22)。Ⅲ型肝破裂,为肝实质损伤的严重类型,侵及肝表面使包膜破裂,形成肝包膜下血肿、肝实质内血肿。CT 平扫为较宽不规则低密度带,增强扫描为明显的低密度区,周围有强化,边界清楚。当断裂的肝失去血液供应,或见门静脉截断征,增强时该肝组织可不强化。肝包膜下血肿表现为肝边缘新月形或双凸镜样的等密度或低密度影,局部肝实质变平,6～8 周可吸收。肝实质内血肿表现为肝内境界模糊的类圆形影,新鲜血肿密度略高于或等于肝实质,随后逐渐成为低密度。增强扫描,肝实质密度增高,血肿密度相对减低(图 9-23)。此外,当肝三联结构中的小血管破裂出血,血液沿门静脉周围阻力较小的结缔组织鞘蔓延,形成门静脉周围轨迹(周围晕)征。CT 增强扫描见门静脉及其分支周围有管状低密度影。长轴断面上呈树枝状轨迹征,横断面上呈环形影,此征象在小儿腹部钝伤中并非罕见,提示损伤的严重性。

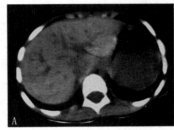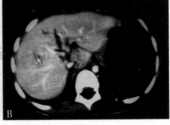

图 9-22　Ⅱ型肝损伤

A.CT 平扫肝实质内见多条不规则纵行带状低密度影;B.CT 增强检查上述肝实质内纵行带状低密度影无强化,贯穿下腔静脉至肝脏表面

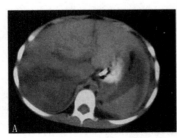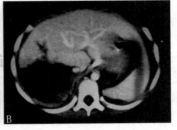

图 9-23　肝损伤

A.CT 平扫示肝右叶后段大片低密度区,其内见裂痕,边界模糊,脾周积液;B.CT 增强检查肝右叶后段低密度区无强化,正常肝实质部分明显强化,两者分界清楚,且见带状低密度裂隙

腹腔内及腹膜后积血亦常见,发生率为 67%。积血发生于肝周围 Morison 隐窝,左、右结肠旁沟或盆腔内隐窝处。积血也可发生于腹膜后间隙,表现为肾上腺周围积血使肾上腺移位,下腔静脉周围积血表现为下腔静脉周围的低密度晕轮影。

肝钝伤还可合并胆汁瘤、胰腺炎、胆汁性腹膜炎、延迟出血或感染。胆汁瘤是由于胆管破裂,胆汁漏至肝实质内或肝外积聚形成,可表现为低密度囊状影,并压迫、推移周围组织。当肝组织损伤、坏死、液化或感染,于伤后 CT 随访可见肝区内有气体影。

肝钝伤后 CT 动态复查对于评定治疗有重要价值。轻微肝损伤经 2～3 周保守治疗后,CT平扫和增强可恢复正常表现或低密度改变范围缩小,程度减轻。而血肿经数周后,由于血液被完全溶解吸收,CT 表现为病变范围缩小,密度逐渐降低接近液体。在恢复良好的病例中,门脉周围晕征短期内就可消失。病变发展和并发症的出现均可在短期复查 CT 扫描中得到观察,长时间 CT 随访则可了解损伤痊愈状况。

三、诊断与鉴别诊断

临床上接受影像学检查的主要是钝性损伤患儿,直接肝损伤者往往来不及进行检查就行紧急手术治疗。肝钝伤 CT 诊断不难,主要表现为肝挫伤、肝撕裂和肝破裂,常分为 5 级。①Ⅰ级:肝包膜撕裂,表面撕裂<1 cm 深,包膜下血肿的直径<1 cm,仅见肝静脉周围轨迹;②Ⅱ级:肝撕裂 1～3 cm 深,中央和包膜下血肿的直径 1～3 cm;③Ⅲ级:肝撕裂深度>3 cm,实质内和包膜下血肿的直径>3 cm;④Ⅳ级:肝实质内和包膜下血肿的直径>10 cm;肝叶组织破坏或血供中断;⑤Ⅴ级:两叶组织破坏或血供中断。CT 分级可提供临床关于肝损伤及其程度的诊断,更重要的是有利于指导临床治疗。

四、比较影像学

超声、CT 检查安全、迅速、可靠。尤其是增强 CT 可以评估肝损伤的程度、血肿类型和周围结构、器官的状况,并进行分级。MRI 一般不作为肝创伤首选的检查方法。

(邓丛丛)

第六节　脾　脏　疾　病

一、脾外伤

(一)临床概述

在钝性腹部外伤中,脾受伤的机会较其他脏器多。脾外伤在闭合性腹部外伤中约占 30%,特别是病理性肿大的脾,质地脆弱,更易破裂。临床主要表现为腹痛、血腹和失血性休克。儿童中多见于年长儿,亦可发生在新生儿,尤其是人工助产的婴儿。如新生儿产后表现进行性贫血、腹胀、血红蛋白下降等,应警惕肝脾破裂的可能性。

脾损伤临床主要表现为腹痛,腹膜刺激征,腹腔内出血和出血性休克的症状。临床表现的凶险程度与致伤时力的强度,就诊的早晚、出血量的多少以及有无合并伤等有关。严重者在伤后很快出现休克,甚至危及生命。腹痛为主要症状,在伤后立即出现,典型者多自左上腹扩展至全腹。可以伴有恶心、呕吐、腹胀。如病情加重出现出血性休克时,有颜面苍白、口渴、心悸、四肢无力,重时患儿烦躁不安、呼吸急促、神志不清、瞳孔散大、四肢冰冷、脉细弱、血压下降等。脾损伤早期于左上腹有压痛及腹肌紧张。腹腔内的积血刺激腹膜可出现全腹弥漫性压痛及腹肌紧张。腹腔内积血增多,腹部逐渐膨隆,有移动性浊音,肠鸣音减弱。肛门直肠前壁有饱满感。伤后形成脾被膜下血肿时,左季肋区可摸到脾。实验室检查红细胞计数和血红蛋白量严重降低。或动态红细胞计数,血红蛋白和血细胞比容的检测,发现三者均进行性下降时,应该考虑腹腔内出血的诊断。

(二)影像学表现

1.X线

脾损伤患者可有左膈肌抬高、活动受限、左侧肋膈角变钝,脾区阴影扩大、左侧肾脏、腰大肌及腹脂线阴影不清楚等征象。若发现左下胸肋骨骨折或左侧胸腔积液,应警惕有脾损伤的可能性。

2.超声

B型超声检查对判断腹腔内有无积血,脾有无损伤帮助很大,目前已将B超作为腹部损伤患者的常规检查项目。可显示脾周出现液性暗区或血凝块,其大小常与出血量有关,脾包膜断裂,脾实质内出现不规则的裂隙暗带,并对判断脾包膜下血肿以及动态观察血肿的吸收情况均有重要意义。

3.CT

脾破裂表现脾大,脾实质内线状、圆形、规则或不规则低密度区,严重破裂可见脾的连续性中断,撕裂部位大量血液使脾边缘模糊(图9-24)。脾实质内血肿一般呈圆形、椭圆形或不规则形,早期密度较脾组织稍高或呈等密度,凝血块则呈高密度,随着时间延长逐渐转变为低密度(图9-25)。增强扫描脾实质强化而血肿不强化。包膜下血肿表现为脾边缘半月形阴影,脾受压、变形,与血肿相邻脾边缘常模糊,周围包膜较清楚,单纯包膜下血肿可持续数月大小和形态不变,仅表现为半月形低密度。

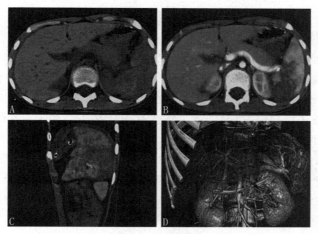

图9-24 脾破裂

A.CT平扫示脾轮廓尚清晰,脾实质密度欠均匀;B.CT增强检查脾实质内可见片状无强化区,形态不规则,脾静脉显影清晰;C.CT增强检查,矢状面重组图像示脾下极呈片状无强化区,上极及前方斑点状无强化区为增强早期血流通过红髓速度不同所致;D.CT增强检查,VR三维重组示脾蒂及其分支显影良好,下极无强化的脾实质形态不规整

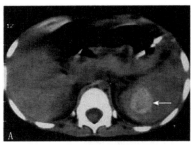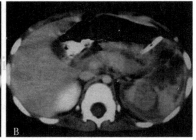

图 9-25　脾破裂伴脾实质血肿

A.CT 平扫显示脾密度不均匀,脾实质内类圆形高密度区(白色箭头),边界模糊;B.CT 增强检查示脾强化不均匀,脾实质内大片形状不规则低密度区

近年来有的学者将脾损伤占全脾的面积和裂伤的深度作为伤情分级标准,使脾损伤分级有具体的量化标准和可操作性。M.M knudson 和 K.I.Maull 将脾损伤分为 5 级,其标准如下。①Ⅰ级:脾包膜下血肿小于脾表面积的 10%,脾裂伤的深度<1 cm。②Ⅱ级:脾包膜下血肿占脾表面的 10%～50%,脾裂伤的深度<1 cm。③Ⅲ级:脾包膜下血肿大于脾表面积的 50%,或血肿进行性增大;脾实质内血肿>5 cm 或进行性增大。④Ⅳ级:脾裂伤,累及脾段或脾门大血管,并有大块脾组织失去血供。⑤Ⅴ级:脾粉碎性破裂,脾门部血管损伤,使脾失去血供。

4.MRI

外伤引起的脾内、包膜下血肿,撕裂伤可造成脾周或腹腔内出血,MRI 表现与其他部位的血肿相似。早期(3 天以内)T_1WI 表现为等信号,T_2WI 显示为低信号,周围可有高信号水肿带。3～7 天 T_1WI 表现为高信号,T_2WI 显示为低信号。7～14 天 T_1WI、T_2WI 均表现为高信号,T_2WI 序列与周围高信号水肿带融合。14 天以后进入慢性期,T_2WI

高信号血肿周边出现低信号环,具特征性,周围水肿带基本消失,T_1WI 呈低信号。如果血肿内含不同时期的出血或其他原因影响,则信号表现不典型。静脉注射 Gd-DTPA 可显示脾血供中断。

(三)诊断与鉴别诊断

根据外伤史和伤道的方向,结合临床表现诊断不难。对临床表现不典型,经腹部 B 超检查未能明确诊断的闭合性腹部损伤病例,应进一步行 CT 检查。CT 检查可清楚地显示脾的外形与解剖结构,对脾损伤的诊断准确率达 90%,CT 检查不仅能判断腹腔内的出血量,还能对脾的损伤程度进行伤情分级。还可同时发现肝、肾等脏器有无合并伤。对于血流动力学稳定的脾损伤者,增强 CT 扫描检查是最佳选择。

(四)比较影像学

影像学检查有助于临床对脾外伤作出及时、明确的诊断,协助临床判断脾外伤的类型、程度、估计腹腔出血量,超声常作为首选检查方法,必要时可选择 CT、MRI 检查进一步证实诊断。MRI 一般不用于急性脾损伤的患儿。

二、脾大

(一)临床概述

脾弥漫性肿大多为全身性疾病的一部分,临床除有不同程度脾大表现外,还伴有全身性疾病的表现。儿童脾大可由感染和炎症性病变(脓毒血症、传染性单核细胞增多症、结核、类风湿性关节炎)、网状内皮系统增生症(溶血性贫血、免疫性血小板增多症、遗传性淋巴细胞增多症)、血管充血(肝硬化、肝静脉和门静脉栓塞)及浸润性疾病等(戈谢病、尼曼-皮克病、白血病、淋巴瘤、朗格汉斯细胞组织细胞增生症)所引起。

(二)影像学表现

1.超声

脾大,脾下极超过肋弓下缘或脾上极达到腹主动脉前缘,重度者脾下极超过脐水平线以下,周围器官受压移位或变形。脾内部回声通常无明显改变,或轻度均匀性增强,脾血管增宽。

2.CT 和 MRI

脾大小因年龄、体型而异。一般脾下端与肝右叶下端水平相同,前缘内侧不超过腋中线。如脾向下延伸低于左肾或肝右叶下缘,向内侧伸展至主动脉前方以及内侧面的凹陷消失均为脾大征象。亦可采用脾周肋单元计数,大于 5 个肋单元,即 2 个肋骨和 3 个肋间隙,或 3 个肋骨和 2 个肋间隙则视为脾大。

(三)诊断与鉴别诊断

影像学检查如 CT 可显示脾大及肿大程度(图 9-26),尽管脾大为非特异性征象,但其他征象可提示特异性诊断。如严重脾大并脾实质内多发性病变可能为戈谢病。脾大合并出现肠系膜或腹膜淋巴结增大则可能为淋巴瘤。当脾大,脾血管曲张和肝结节样变同时出现时可诊断门脉高压,还可发现囊肿、脓肿或肿瘤引起的脾大。

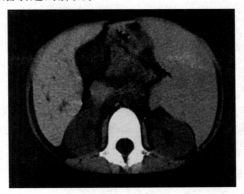

图 9-26 遗传性淋巴细胞增多症
CT 平扫示脾脏弥漫性增大,密度均匀

(四)比较影像学

超声检查很容易确定有无弥漫性脾大,但对病因的鉴别诊断价值有限。CT 和 MRI 检查能更清晰地显示内部结构,结合脾外其他征象有助于病因的鉴别诊断。

三、脾肿瘤

脾肿瘤无论是良性还是恶性都较其他实质性器官的肿瘤发生率低,这可能与脾是人体最大的淋巴器官和主要的免疫器官有关。儿童脾良性肿瘤多于恶性,脾良性肿瘤主要包括脾血管瘤、淋巴管瘤、错构瘤、纤维瘤、脂肪瘤等,以脾血管瘤常见。脾恶性肿瘤病理类型主要是原发性恶性淋巴瘤、血管肉瘤、网织细胞肉瘤、恶性纤维组织瘤、转移瘤。其中常见的为恶性淋巴瘤及转移瘤。

（一）脾良性肿瘤及囊肿

1.脾血管瘤

（1）临床概述：脾血管瘤是脾内最常见的良性肿瘤，可以是原发于脾，也可以是全身血管瘤的一部分。病理上分为结节型和弥漫型，多数为海绵状血管瘤。与肝血管瘤相比常常较小。

（2）影像学表现：①超声，多数为边界清晰的强回声团块，其间有较低的不均匀圆点状和细管状结构。少数也可表现为混合性回声或低回声团块。彩色多普勒大多显示瘤内有静脉血流信号，瘤周围有脾动脉或脾静脉分支绕行，少数内部无血流信号。②CT，脾内单发或多发类圆形低密度块影，密度均匀，边界清楚。偶有钙化。增强扫描小病灶早期明显均匀强化，大病灶则边缘结节状强化，以后逐渐向中央充填。延时 10～15 分钟病变全部被对比剂充填，但纤维化、血栓和瘢痕区无强化。③MRI，血管瘤表现为 T_1WI 低信号和 T_2WI 高信号区，信号强度均匀，边界清楚。静脉注射 Gd-DTPA 增强后早期均匀一致性强化，也可以是渐进性结节样强化。

（3）诊断与鉴别诊断：脾血管瘤与脾囊肿、脾脓肿、恶性淋巴瘤及脾内转移癌的影像学表现类似。脾囊肿和脾脓肿 CT 主要表现为轮廓清楚的圆形水样低密度灶，增强扫描脾囊肿不强化，脾脓肿为环形强化，但两者病灶均于 MR 无血流信号，后者还伴有发热等全身表现。脾恶性淋巴瘤和脾内转移癌均表现为单发或多发低密度影，境界不清，增强后不强化，但前者常伴有脾门和腹膜后淋巴结肿大，后者常伴有身体其他部位原发灶。

（4）比较影像学：超声检查常用于发现病灶，进一步观察采用 CT 和 MRI 检查。CT 和 MRI 特有的强化特点有助于病变的定性。

2.脾淋巴管瘤

（1）临床概述：脾淋巴管瘤由增生的淋巴管构成，多数是淋巴管的畸形或发育障碍。其发生率低于血管瘤，大多数发生在婴幼儿。病理上分为毛细淋巴管瘤、海绵状淋巴管瘤和囊状淋巴管瘤。一般无临床症状，多因体检或其他疾病就诊时意外发现。

（2）影像学表现：①超声，脾内囊性包块，壁薄，呈多房或蜂窝样结构，内含淋巴液呈无回声，后壁回声增强。②CT，平扫可见脾内单发或多发薄壁囊状低密度肿块，呈圆形或类圆形，与正常脾分界清楚，内见分隔。增强后无强化，分隔可有强化，边界更清楚。③MRI，脾内包块于 T_1WI 上呈低信号，T_2WI 呈高信号，边缘清晰，呈多房状，内有间隔，增强后间隔可有强化。

（3）诊断与鉴别诊断：临床表现无特异性。影像学检查以 MRI 检查较具特征，为脾形态不均匀性增大，T_1WI 序列上为低、等信号且不均匀，T_2WI 为不均匀高信号。增强检查淋巴管瘤边缘可见轻度强化，延迟扫描有时可见中央的纤维分隔，中央囊性区无强化。

本病主要需与以下疾病相鉴别：①脾包虫囊肿，脾包虫囊肿患者一般有疫区生活史，Casoni 试验有助于诊断；②脾错构瘤，典型错构瘤 CT 可有钙化或脂肪成分，而淋巴管瘤则无；③脾囊肿，多为单一囊腔，少见分隔或分叶，增强后囊壁无强化；④脾脓肿，临床常有高热、寒战，白细胞增高，增强 CT 可见厚壁强化，周围可见水肿影像。

（4）比较影像学：超声检查常用于发现病灶，进一步观察采用 CT 和 MRI 检查。

（二）脾恶性肿瘤

1.脾恶性淋巴瘤

（1）临床概述：淋巴瘤是最常见的脾恶性肿瘤，可以是全身淋巴瘤脾受累，也可以是原发于脾器官的淋巴瘤。恶性淋巴瘤晚期往往累及脾，脾原发性恶性淋巴瘤并不多见。脾常是淋巴瘤最早受累的器官，其中非霍奇金淋巴瘤占 75%。大体分均匀弥漫型、粟粒结节型、巨块型和多肿块型四类。原发性恶性淋巴瘤的诊断标准是:脾大为首发症状,肿瘤仅局限于脾内或累及脾门淋巴结,而肝、肠系膜或主动脉旁淋巴结活检阴性且诊断后6个月不出现其他部位淋巴瘤。临床多以左上腹部不适和脾大为突出症状,可伴食欲不振、低热、血中白细胞和血小板减少。

(2)影像学表现:①超声,可仅显示脾增大,或脾大伴脾实质内单个或多个圆形或椭圆形低回声或弱回声团块。多个结节融合时,可呈分叶状。肿瘤呈小结节状弥漫性分布时,脾实质内可见密布的小弱回声区,间以较厚的高回声分隔,呈蜂窝状。肿瘤呈浸润性生长时,脾明显肿大,内部回声减低,无占位病变特征。彩色多普勒显示瘤体内及其周边均有丰富的高速动脉血流。②CT,原发性恶性淋巴瘤平扫时显示脾大,脾内低密度病灶,边缘不清楚,增强扫描正常脾组织可见强化,而病灶部位仅轻度增强(图9-27),病灶边缘清楚,可表现为数个结节状,或融合成团块状。若淋巴瘤平扫表现为等密度,仅见脾大,但增强扫描后,脾内亦可显示出低密度病灶。淋巴瘤弥漫浸润脾时往往表现为脾弥漫增大,CT平扫有时不能检出病灶,部分淋巴瘤脾浸润CT上可无阳性发现,静脉增强也很难检出病灶。③MRI,原发性恶性淋巴瘤表现为脾增大,单发或多发稍长 T_1、长 T_2 信号结节。增强后不均匀强化。淋巴瘤脾浸润常规 SE 序列 T_1WI 多呈等信号,因此不易显示,T_2WI 上可信号不均匀,趋向多灶性低信号,有利于区别转移瘤。梯度回波动态增强可见多灶性低信号灶分布于整个脾。

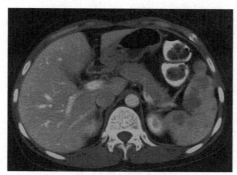

图 9-27　脾原发淋巴瘤
CT 增强检查显示脾大,脾内多发低密度结节轻度强化,边界较清楚

(3)诊断与鉴别诊断:诊断往往需结合病史、体检、实验室检查,淋巴结穿刺活检可确诊。脾内多发病灶主要与转移瘤鉴别,转移瘤常易发生坏死囊变,且病史、体检、实验室检查可提供帮助。

(4)比较影像学:B超检查可确定脾有无肿块,以及肿块的囊实性,但不能区分良恶性。CT和 MRI 不仅显示脾本身的病变,尚可显示肿块与邻近脏器的关系、淋巴结或肝脏的侵犯,以及腹腔和胸腔的其他病变,可作为诊断分期、疗效观察以及预后评价的必要补充手段。

2.脾血管肉瘤

(1)临床概述:脾血管肉瘤又称恶性内皮瘤或内皮肉瘤,是原发脾窦内皮细胞的高度恶性肿瘤,很少见,多数为成人,男性略多于女性,偶见于幼儿和青少年,国内报道1例8岁男孩发生于脾。病理上多表现为多发大小不等的肉瘤结节。临床症状不典型,早期无任何特异症状,随着病情进展出现脾迅速增大伴上腹部疼痛,部分病例可有贫血、血小板减少和凝血异常,预后很差,早期即可肝转移,还可转移至肺、骨骼及淋巴结等。

(2)影像学表现:①超声,脾增大,内部回声不均匀,脾内见类圆形混杂回声肿块,可有坏死、出血,边界欠清晰,呈多发结节。多普勒超声显示紊乱的血管,肿瘤内实性部分见高速血流。②CT,平扫见脾内单发或多发边缘不清楚低密度肿块,伴有脾大。病灶内常有囊变坏死,散在针尖样钙化,也可为大片钙化呈放射状。增强后病灶呈边缘强化,实性部分不均匀强化,也可酷似血管瘤改变即进行性向心性强化,坏死区不强化。③MRI,血管肉瘤平扫时与正常脾组织之间信号强度差别小,不易显示。若肿瘤内含血液成分较多或继发出血时,T_1WI 信号强度增高,T_2WI 呈高信号,内部发生坏死、囊变和纤维化时,坏死或囊变区呈长 T_1、长 T_2 信号,纤维化则 T_1WI、T_2WI 均呈低信号。增强扫描尤其采用超顺磁性氧化铁微粒剂,其信号强度明显高于正常脾组织。

(3)诊断与鉴别诊断:脾血管肉瘤 CT 和 MRI 增强强化曲线类似于血管瘤,故应注意鉴别。前者易发生肝转移和后腹膜淋巴结增大。同时还应与脾淋巴瘤、转移瘤鉴别。淋巴瘤常为单发或多发低密度肿块或结节,增强后脾实质强化,而病灶强化不明显。转移瘤往往有其他器官原发肿瘤史。

(4)比较影像学:B 超为首选影像学检查方法,CT 和 MRI 可显示病变的大小、形态、位置和分布,但很少能作出组织学诊断。

(邓丛丛)

参 考 文 献

[1] 安红卫.临床医学影像诊断与实践[M].上海:上海交通大学出版社,2023.

[2] 詹松华,陈克敏,曹厚德.现代医学影像技术学[M].上海:上海科学技术出版社,2023.

[3] 李宏军,陆普选.实用肝胆疾病影像学[M].北京:人民卫生出版社,2023.

[4] 刘洋,张矫雷,张学庆.医学影像诊断[M].上海:上海交通大学出版社,2023.

[5] 贾海涛,郭丽丽,司晓辉.影像诊断学[M].北京:中国纺织出版社,2023.

[6] 屈春晖.医学影像临床诊断[M].上海:上海科学技术文献出版社,2023.

[7] 徐振宇,陈初阳,邵小慧.医学影像理论与实践[M].北京:中国纺织出版社,2023.

[8] 居胜红,彭新桂.影像诊断思维[M].北京:人民卫生出版社,2023.

[9] 常利芳.医学影像诊断学[M].北京:中国纺织出版社,2023.

[10] 高娜.医学影像技术与诊断[M].长春:吉林科学技术出版社,2023.

[11] 文静,叶印泉,李燕.医学影像诊断与临床实践[M].上海:上海交通大学出版社,2023.

[12] 蓝博文,代海洋,杨健.临床影像疑难病例解析[M].北京:人民卫生出版社,2023.

[13] 罗春.实用影像诊断与临床应用[M].济南:山东大学出版社,2023.

[14] 孙伟.医学影像诊断与超声技术[M].青岛:中国海洋大学出版社,2023.

[15] 高素娟,刘建新,赵宇博,等.医学影像学读片指南[M].上海:上海交通大学出版社,2023.

[16] 张红,张伟,于佳.实用医学影像诊断与技术[M].沈阳:辽宁科学技术出版社,2023.

[17] 张雪松,耿航,陶乙宣.医学影像与临床实践应用[M].北京:中国纺织出版社,2023.

[18] 王成禹.现代医学放射影像学[M].汕头:汕头大学出版社,2023.

[19] 陈国梁,张华,张明鹏.医学影像诊断与鉴别诊断[M].上海:上海交通大学出版社,2023.

[20] 张明.脑疾病与影像新技术[M].西安:西安交通大学出版社,2023.

[21] 窦斌.医学影像学理论与应用[M].上海:上海科学技术文献出版社,2023.

[22] 屈春晖.实用医学影像技术与应用[M].上海:上海科学技术文献出版社,2023.

[23] 吴树旺,张书伟,宋帅.常见疾病影像学诊断与鉴别[M].上海:上海交通大学出版社,2023.

[24] 唐志强,刘文霞,苏世军.常见疾病影像学检查与诊断[M].上海:上海交通大学出版社,2023.

[25] 任春旺,周建,张宏波,等.现代医学影像与超声新技术[M].青岛:中国海洋大学出版社,2023.

［26］孙卫平,甘志浩,胡亚南.临床医学影像诊断与超声医学［M］.上海:上海交通大学出版社,2023.

［27］刘业辉.医学影像检查技术与临床诊断应用［M］.北京:科学技术文献出版社,2023.

［28］吕仁杰.现代影像诊断实践［M］.北京:中国纺织出版社,2022.

［29］纪方强.影像医学进展与应用［M］.武汉:湖北科学技术出版社,2022.

［30］赵恒宇.实用影像技术与诊断［M］.武汉:湖北科学技术出版社,2022.

［31］王燕.临床影像诊断研究［M］.武汉:湖北科学技术出版社,2022.

［32］纪方强.影像基础与诊断学［M］.武汉:湖北科学技术出版社,2022.

［33］杨贵昌.医学影像学基础与应用［M］.武汉:湖北科学技术出版社,2022.

［34］李艳,贾立伟,许凤娥,等.医学影像基础与临床［M］.哈尔滨:黑龙江科学技术出版社,2022.

［35］李怀波,崔峥,于璟,等.实用医学影像检查与常见疾病影像诊断［M］.西安:西安交通大学出版社,2022.

［36］姜慧杰,王子翯,孙冉,等.医学影像研究生思政教学改革探索与创新［J］.中国继续医学教育,2023,15(2):1-4.

［37］张配配,冯朝燕.比较影像学在医学影像学教学中的应用分析［J］.中国社区医师,2023,39(10):7-9.

［38］王杰,熊伟茗.医学影像技术专业实习生的CT辐射防护安全教育［J］.教育教学论坛,2023(28):185-188.

［39］彭芳,张震江,任鸿伦,等.胸部影像智能诊断技术在远程会诊中的应用［J］.中国数字医学,2023,18(4):57-62.

［40］杨敏,高泽强.多种新型教学方法在医学影像学临床教学中的联合应用与思考［J］.基层医学论坛,2023,27(10):110-113.